医療倫理学のABC

第4版

A Core Text for Health Care Ethics
4th Edition

編著　服部 健司
　　　伊東 隆雄

メヂカルフレンド社

● 編　集

服部　健司	群馬大学大学院医学系研究科医学哲学・倫理学分野教授
伊東　隆雄	旭川大学短期大学部教授

● 執　筆

服部　健司　群馬大学大学院医学系研究科医学哲学・倫理学分野教授
　　　　　　博士（医学），修士（文学）

伊東　隆雄　旭川大学短期大学部教授
　　　　　　精神保健指定医　日本精神神経学会認定精神科専門医

原　　　敬　さいたま赤十字病院緩和ケア診療科部長
　　　　　　旭川医科大学医学部医学科卒業，日本外科学会外科専門医，日本緩和医療学会指導医　博士（医学）

德永　　純　狭山神経内科病院神経内科部長
　　　　　　慶應義塾大学経済学部卒業，群馬大学医学部医学科卒業，新潟大学大学院医歯学総合研究科博士課程修了
　　　　　　博士（医学），日本神経学会認定神経内科専門医・指導医

宮城　昌子　豊島病院緩和ケア内科医師
　　　　　　群馬大学医学部医学科卒業，群馬大学大学院医学系研究科博士課程修了　博士（医学）

西川　彰則　和歌山県立医科大学附属病院医療情報部次長，輸血部・血液内科学講師
　　　　　　上智大学理工学部物理学科卒業，上智大学大学院理工学研究科修士課程修了　修士（理学），
　　　　　　群馬大学医学部医学科卒業，日本血液学会認定血液専門医・指導医，日本骨髄バンク調整医師

● コメンテーター（50音順）

足立　大樹　ホームケアクリニック横浜港南院長
　　　　　　金沢大学医学部医学科卒業，東京大学大学院医学系研究科内科学専攻博士課程修了　博士（医学）

足立　朋子　亀田総合病院臨床研究審査委員会事務局
　　　　　　淑徳大学社会福祉学部卒業，淑徳大学大学院社会福祉学専攻修士課程修了　修士（社会福祉学），
　　　　　　米国ドゥルー大学大学院医療人文学専攻修士課程修了　修士（医療人文学）

小野　節子　利根中央病院総合支援センター　社会福祉士
　　　　　　渋川看護専門学校卒業，看護師

加藤　直克　自治医科大学名誉教授／自治医科大学大学院看護学研究科・医学部・看護学部非常勤講師
　　　　　　早稲田大学第一文学部卒業，早稲田大学大学院文学研究科哲学専攻博士後期課程単位取得退学　修士（文学）

北爪　明子　群馬県病院局総務課看護人材支援専門官
　　　　　　群馬県立福祉大学校看護学科卒業，群馬大学大学院医学系研究科保健学専攻修士課程修了　修士（保健学）

倉林しのぶ　高崎健康福祉大学保健医療学部看護学科地域看護学教授
　　　　　　群馬大学医療技術短期大学部看護学科卒業，群馬県立福祉大学校保健婦学科卒業，
　　　　　　群馬大学大学院教育学研究科修士課程修了　修士（教育学）

武見　綾子　川崎市立井田病院看護部
　　　　　　日本赤十字看護大学大学院看護学研究科修士課程修了　修士（看護学），がん看護専門看護師

中澤　　慧　群馬大学大学院医学系研究科博士課程医学哲学・倫理学　大学院生
　　　　　　群馬大学医学部医学科卒業，医師

西　　智弘　川崎市立井田病院かわさき総合ケアセンター腫瘍内科・緩和ケア科医師
　　　　　　北海道大学医学部医学科卒業，日本臨床腫瘍学会認定がん薬物療法専門医

西川　祐司　旭川医科大学医学部病理学講座腫瘍病理分野教授
　　　　　　旭川医科大学医学部医学科卒業，旭川医科大学大学院医学研究科博士課程修了　博士（医学）

米田　昭子　山梨県立大学看護学部成人看護学教授
　　　　　　兵庫県立看護大学大学院看護学研究科修士課程修了　修士（看護学），慢性疾患看護専門看護師

〈所属・職位は刊行時〉

第4版に寄せて

　各地の病院や教育機関（高校から大学院まで）で医療・看護・生命倫理学について講演する機会を比較的多くいただいている．話の前にお尋ねすると「倫理はムズかしい」という悲鳴のようなお声が返ってくることが少なくない．でも，終わってみると，「楽しかった」「時間があっという間に過ぎていた」「もっと聞きたい」というお声に変わる．「今まで自分が考えていた倫理は何だったのか」「自分たちは倫理的なことをしていると思い込んでいたけど，それはうわべだけで，医療者中心の目線でしか見ていなかったことがわかった」という感想もいただく．お笑い芸人のコントではないからお腹の底から笑いころげていただく時間ではない．それでは何が「楽しかった」のか．「これまで倫理とは決め事や制約をひたすら守ることだと思っていたが，そうじゃないとわかって気持ちが軽くなった」「始めは揺さぶられて頭の中が混乱したけど，さいごは逆に腑におちて心にしみた」「同じケースなのに人によって捉え方が全然ちがうのに驚いた．話し合っていくうちに自分も隣の人も考えがどんどん変わっていって，オセロゲームの石のように次々とひっくり返った．患者さんの言動の裏の気持ちをいろんな角度からあれこれ想像していくことがこんなに面白いとは思わなかった」「自施設ではある特定の臨床倫理の方法を使うことになっているが，それでは答えが出せずモヤモヤしていた．今日その理由がわかってすっきりした」「原則や難しい言葉，型にあてはめるのが倫理だと勘違いしていたのに気づけてよかった．窮屈な思いから解放された」．こうした研修会での好意的なお声は，編著者の日ごろの教育・研究活動だけでなく，数年ごとの本書改訂に際して，大きな支えとなっている．倫理をムズかしくめんどくさいものとカタく考えている，あるいはそう思いこまされている方たちの手に本書がとどき，やわらかく，しなやかに考え，視界が広がってゆくなか，共に悩む愉しみを味わっていただけたら，こんなにうれしいことはない．

　本書第3版上梓の直前に個人情報保護法が改正され，それを受けて2017年2月に人対象医学系研究倫理指針が改正された．それとは別に，第3版で巻末資料として掲載した「人生の最終段階における医療の決定プロセスに関するガイドライン」も2018年3月に改訂された．第4版ではこれらをふまえて加筆ならびに改稿を行った．また医療経済学の数節をより読みやすくなるよう書き改めた．

　メヂカルフレンド社編集部の羽鹿敦雄さんには改訂すべき箇所の洗い出しをはじめとする，重要かつ細やかな作業を担っていただいた．ここにお礼申し上げたい．

2018年11月23日

編著者　服部　健司　伊東　隆雄

第3版に寄せて

　本書の初版はひたすら，医療倫理学を初めて学ぶ医療系の学生に想いを馳せて書き上げた．それから11年の間に，すでに現場におられる医療者や実習指導者の方々にもお使いいただけるよう書き直す必要がある，そう思うようになった．

　初版を上梓したあと，空前の倫理指針・ガイドラインブームが到来した．そうした決まり事を守り，マニュアルを整備することが倫理だ，それで倫理にケリがつけられる，と思い違いをする風潮があっという間に広がってしまった．第2版が出た後にこの傾向は加速して，〈医療者による医療者のための医療者の倫理〉と形容できるかたちで，法を気にしつつガイドラインの鎧で身を固め，医療者の〈自律〉がリバイバルを遂げた．これは医療倫理学の現代史の中ではとてつもなく大きな方向転換だ．

　この思い違いによって方向を見失うことに半鐘を打ち鳴らし，航路を見定めるために，この版では新しく「医療倫理学の海図」という章を書き起こした．この間，法律の改正，指針・ガイドラインや用語の改訂が次々と行われたので，しっかり対応をした．せっかくの第3版改訂なので，実践編ではケースを一部入れ替えて，第2版でコメンテーターをお願いしていた3人の仲間に執筆者として加勢してもらった．新たに6名の方にコメンテーターをお引き受けいただいた．また従来，各々の持ち味をいかそうと，干渉し合わないようにしていた編著者二人の分担箇所について，今回は批判的な読み合わせを徹底的に行った．その結果，多くの章やケースで大幅な書き直しを行った．それに加えて電子カルテや医療経済，また古典的な倫理学説，ヨーロッパでの臨床倫理学の方法論の動向など随所で説明のアップグレードを行ったので，（巻末資料などスリム化も図ったものの）少しだけ頁数が増えることになった．文字ばっかりじゃ読みづらいよというお声に応えて，図表を入れて整理をつけやすくなるよう工夫してみた．

　でも，ライブ授業の感覚は残したままだ．左や上下の余白に，思いついたこと，疑問，友だちや同僚の意見を書き込みながら，この世に一冊しかないあなただけのABC本にしてください．

2015年11月23日

　　　　　　　　　　　　　　　　　　　　　　　編著者　服部　健司　伊東　隆雄

第2版のためのまえがき

　やたら知識を並べたてた本，学問風に高尚に粉飾した本，自分の研究成果をてんこ盛りにした教科書．そんな本は図書館の書棚に置いてあればいい．斜めから裏から考える力，想像する力を磨いてもらえるような，くらくらする，ぐらぐら揺れることのできる遊園地のような教科書を書こう，そう思い立ってぼくたちはこの本の初版を送り出した．それから数年，幸いご好評を博し，刷を重ねることができ（9刷），またいくつもの教室でこのABC本を教科書にして授業してみて使用感を確かめ，また学生や医療者のみなさんから感想や意見をいただいたりしているうちに，説明不足を補い，時代の移りゆきに合わせてさらにひと工夫を加えてみたいという気持ちがふくらんできた．
　もともとこのABC本は，特定の考え方を一方的におしつけないよう，対話型の授業や自習に向くように作られた．対話を促進するため，固定的な見方をゆさゆさ揺さぶるため，疑問や反対意見を思いつく手がかり足がかりにしてもらおうと，みなさんあての質問のほかに，わざと極端な意見を書いてみたところもある．あえて「ぼくはこう思う」なんて書き方をしたところもある．

　知識をいっぱい覚えて貯めこんだら，いつかきっと役に立つ日がくるよ，だからがんばって勉強してね——こういうタイプの教育をブラジルのパウロ・フレイレは「銀行預金型」と名づけた．教師からもらった知識というお金を生徒は将来使う日のためにせっせとノートや頭の中に詰め込む．もうお分かりのように，このABC本は，銀行預金用には作られていない．体育の時間にたとえると，前へならえ，回れ右だの，整列や行進の練習じゃなくて，ドッヂボールのゲームをするような本だ．ボールの代わりに意見を交換しながら，問題点を見つけ，別の新しい見方を探し，解きほぐすための工夫をこらしていくことをめざす本だ．
　そうはいっても，教室や職場で正面から意見交換するのは，今日，そう簡単ではなさそうだ．正解のパターンをたくさん暗記することで入学試験に合格できた学生のみなさんに，もう受験はおわったんだからこれからは自分の力で自由かつ徹底的に考えてごらんと言っても，すぐに頭を切り替えられるものでない，ということもわかった．あるいは医療者のみなさんにしても，つねに周りと同じ見方同じ足並みでいることを求められていて，ちょっと違った意見を出すと同僚からはじかれてしまいかねない，そんな職場に長年いたら，心がかたくならないでいる方が不思議だ．
　だから，この改訂版では，ぼくら初版の著者とみなさんとの間をつないでくれる，いわば読者代表のような方々にコメンテーターとして紙上参加いただくことにした（メンバーは，「監修

のことば」の前頁を参照)．みなさん，別々の医療施設や教育機関に属している．医療観，人生経験，価値観，性格，生活スタイルだっておたがいかなり違っているにちがいない．そんな方々に，本文に対する意見や感想，批判，補足，経験を寄せていただいた．さらに数名の現役学生の参加も得ることができた．

　本文に書かれたことを絶対視したりうのみにしたりしてほしくなかったから，初版では腹話術みたいに架空の掛け合いをしていたのだけど，この第2版ではついに，やらせ抜きの対話，応酬を通して，本文を相対化する試みを実現することができた．もっともスペースの関係で，何度も対話を往復させることはできなかった．その続きはみなさんにあずけたい．本文と同じように，コメントもあくまである立場からの一つの声だということを心にとめたうえで読んでほしい．すべては，教室内，職場内，そして（あなたの心の中での）自分自身との対話のための手がかり足がかり．どうか活字というピンで固定されてしまった文章より，もっと奥へ，ゆれながら進んでいってください．余白にあなたやお友だちのコメントを書き込んで，世の中に一冊しかない大事な本にしていただけたら，とってもうれしい．

　また，初版では省略していた典拠や参考文献，この本の次に手にして読んでもらいたい本や論文なども余白にあげることにした．でも，もはやぼくらの脳髄の奥深くにしみこんでしまっていて，いつ誰からどの本で学んだか思い出せないものも多々ある．全部を書ききれていない点をどうかおゆるしください．

　もうひとつ，初版ではあえて書かないことにしていた，倫理原則，そしてケーススタディの方法論について，読者のみなさんからのリクエストにお応えして，補論の1と2として追加することにした．こうして，少しだけふつうの教科書みたいになったところもあるけど，基本姿勢は初版以来変わっていない．こうした改訂のアイデアに賛成してくださり，実現のためにご尽力くださったメヂカルフレンド社編集部中村洋一さんをはじめ編集部のみなさまに心からお礼申し上げたい．

　ハイデガーという人は，哲学は事柄を難しくするためにある，と語った．問題をわかりやすくしたり，答えを出したりするためじゃなくて，問題そのものをややこしくすることが哲学の存在理由だというんだ．そんなの変だ，学問はわからないことをわかるようにしたり，問題に答えを出すためにあるんじゃないか，そう思う人もいるだろう．でもこの本は，やさしい言葉で書いたけれども，事柄を難しくややこしくしようと思いながら書いた．どうしてか．

　すっきりした答えがすぐほしいばかりに，割り切って単純化したり，図式化マニュアル化したり，こんがらがった糸の結び目をハサミでちょきんと切ってさっぱりするようなことには，ぼくたちは反対だ．割り切って考えさえすれば，そりゃ答えなんて出てくるさ．でも，そんな答えにどれだけの意味があるんだろう．そうして倫理が単なる行動指針や手続き的なものへと変質させられ，形骸化していくのをただ見過ごすわけにはいかない．

　ぼくら，生きている間，その時々さまざまな問題に向き合わなきゃならない．決断を迫られる時もある．でも，ぼくたち，自分の人生の問題を，マニュアルや流れ図や倫理原則に従って

テキパキと片づけたりしないよな．答えを出した後のむこうに人生があるんじゃなくて，ふり払っても乗り越えても次から次へと湧いてくる問題に向き合い続けること，それが生きるってことなんだと思う．目的地に着くことが旅じゃないように，答えを出して安心することは医療倫理学のめざすところじゃない．

　ケーススタディをする場合でも，情報を刈り込んで単純化されたケースを使えば，答えはなんなく出せる．短くして詳細を省けば省くほど，考える余地も悩みも少なくなって，割り切りやすくなる．とにかく答えを出すことを目標にした技法や方法論を掲げる本では，うまい答えを滑らかに出せるよう，そして異論が出てこないよう，扱いやすく単純化されたケースが使われ，そこから一般論が引き出される傾向にある．けれども，そんな（ヤドカリやカニが住む砂浜をブルトーザーで激走するような）ドリルで練習しても，実際の医療現場での複雑な状況下では役立たないどころか，むしろ粗野だし有害ですらあるだろう．

　「いつものやり方と別の仕方で考えることはできないか，いつもの見方とは別の仕方で物事を見ることはできないものか」，フーコーという人はずっとそんな気持ちで考え生きてきたという．いいこと言うなあ．ぼくらも，今までのやり方とは別様の，もっと望ましい医療のあり方の可能性はないものか，行きつ戻りつ，あちこち寄り道しながら，裏から横から斜めから，そして真正面から考え抜こう．

2011年12月24日

編著者　服部　健司　伊東　隆雄

はじめに（第1版）

　この本は「医療倫理学のABC」と銘打ってある．でも，医師や医学生のための倫理学の本というわけではない．医療に関わる者なら誰もが考え取り組まざるをえない倫理学，そういう意味での「医療倫理学」だ．
　近頃ではこの国でも看護倫理学という言葉をよく耳にするようになってきたし，近い将来には，歯科倫理学や薬学倫理学などにも今以上にもっと光が当てられるようになるだろう．それでも，そうした特殊な倫理学を学ぶ前に，それらの共通の土台となる基本的な医療倫理学を学ぶ必要性が薄れてしまうことはけっしてないにちがいない．

　この本では，クローン人間とか，ヒト胚性幹細胞とか，脳死や臓器移植の問題は扱わない．あくまでも日常ごくありふれた医療現場の倫理問題を扱っている．日常の中で，あまりに当たり前すぎてあまりに目につくために，かえって見逃されてそれとは気づかれないでいる倫理問題に気がつく，問題発見的な感受性を磨いていただくことが本書のねらいである．
　だから，退屈でつまらない事項解説式の教科書のようなつくりにはしなかった．また，世の議論や制度づくりの動向とか，研究者の誰々がこんな説を唱えているといった紹介をする最新情報本のようなものにもしなかった．そんな本はいずれ古くなって捨てられるだろう．でも，この本は違う．いつまでも本棚に置いてもらい，何度も読み返してもらおうと思って書いた．だからこそ，よそいきの，無味無難な書き方はしていない．大胆かつ周到に，お体裁ばかりでうわべだけの医療倫理の床板をめりめりとめくりはがす本，また，最後のページまでぼくたち筆者とともに——ときには筆者の論述に疑問を抱きながら——読み通してくださった読者には，根本的にものを考える力がつく本，そんな本を目指した．

　なぜか今，世は倫理ブームである．ぼくたち筆者はそんな一時的で表面的な潮流には乗りたくないと考えている．ぼくたちは，医学生や看護学生をはじめ多くの学生の教育を担当しているが，教え子たちが表面的にはいかにも倫理的であるかのような装いを身にまとって巣立っていく様を見たいと思わない．もし，世の建て前的な倫理ブームに乗り遅れないための指南書，外部評価をクリアするための医療倫理の「攻略本」，患者の心証をよくするためのマニュアル本なんていうものがあるとしたら，この本はそれらとはまるで性格の違う本だということになる．この本は，望ましい医療のあり方を正面からまっとうに問い直し，悩ましい医療倫理学の問題を考え悩み抜くための本である．
　医療倫理と聞くと，学生の多くは，インフォームド・コンセント，○×宣言，患者の権利の

尊重の話だと早合点し，あるいはヒューマニズムあふれる高邁な心構えについての教説的で儀礼的な〈どうとく〉の話だと想像する．いや学生に限らず，医療者のなかにもそうお考えの方々がおいでだろう．そういった学生や医療者のためにこそ，この本は用意された．医療倫理学は，小学校時代に習った〈どうとく〉のようなものではない．もっと悩ましく，苦く，深いものだ．そもそも〈絶対にゆるぎなく正しい医の規範〉など，かつてあった験しはないし，今もってなく，またこれから先の世にだって出て来ないだろう．それを遵守してさえいれば「自分は倫理的だ」と安心していられるような黄金のマニュアルを手にすることなどできないのだ．

　看護学の世界にはさまざまな看護理論がある．どこかの国で新しい看護理論が提出されて，誰かが翻訳してそれを紹介する．それが広がって……．そうしたらもう，以前からあったいくつもの看護理論はご用済みのお払い箱になるだろうか．新しい看護理論それ一つですべての問題が解消してしまうだろうか．そんなことにはならないにちがいない．その点では，医療倫理学も同じだ．

　医療倫理学という小さな領域でも，いろんな学説や原則が入り乱れている．立場もいろいろだ．話せばわかるとか言って，それらが一つの立場にまとまるなんてことは想像できない．それにぼくたち筆者は，そんな数学や物理の公式みたいな法則を適用することで，医療現場での複雑な倫理問題がすべて解けるなどと思っていない．原則や体系，立場に縛られることでかえって問題の本質が見えにくくなり，自由な発想が妨げられて，死角や盲点が拡大するのではないかとさえ思う．その意味では，この本は読者の自由な発想を促すための本だということができる．一部に広まっている医療倫理問題解決のためのツールをあえて使わなかったのは，そのためである．

　医療倫理学の問題に向き合うためには，三徳包丁のようなもの一本槍というのではどうしても足りない．倫理学をベースにしながらも，人文科学や社会科学の成果を駆使し，そのうえで，感性を総動員しなくてはならない．医療倫理学の問題に向き合い続けるためには，論理的に考える力のほかに，問題の鉱脈や核心を掘り当てる嗅覚や，諸学の広い草原を自由に駆けめぐるのに必要な方向感覚，そして見えないものを見る想像力のしなやかさとが必要だ．ところが見渡しても，そうした能力を総合的に開花させることを目指した本というのがなかなかあまり見当たらない．そこで本書が企画されることになった．またの機会に恵まれたら，ぼくたちはもっと別の（たぶんもうちょっとアカデミックな）タイプの本をつくるだろう．でも，どんな本よりまず本書のような本を書き上げておきたかった．

　そのようなわけでこの本は主として，さまざまの豊かな能力がまだつぼみの状態の看護学生のために書き起こされたが，他の医療系の学生，経験豊かな医療者，非医療系の学生や，医療を受ける立場の市民の方々に読んでいただくこともできると思っている．

　筆者の所属している群馬大学医学部医学科では90分授業60回の計90時間が専門必修科目「医療倫理学講義・実習」に割り当てられている．そのエッセンスを注ぎ込んで成ったのが本書である．呼んでくださる学校や病院，市民の集いがあれば，喜んでどこへでも出かけていきたいと思っている．けれども，毎週お伺いできるものではないし，1回2時間程度の講演では

お話できることも自然と限られてしまう．そこで，直にお伺いできない学校や病院，集いのみなさんへ，この本を通して，ぼくたち筆者が行っている授業の内容を，なるべくライブに近いかたちでお届けしようと考えた．医療倫理学の専任教員が特におられない学校でも自習用として無理なくお使いいただけるだろうし，専任教員のおられる学校や病棟の勉強会では，ディスカッションのいわば叩き台として十分お使いいただけるものと信じている．もちろん，自分たちの授業の試みが完璧だとはゆめにも思っていない．お読みいただいたみなさんから忌憚ないご意見を頂戴できたなら，それを教育現場やこの本の改訂版へと還元させていただきたいと思う．

さて，本書の使い方について少しだけ言い添えておこう．もちろん自由にお読みいただいてなんの問題もないが，肩ならしの意味で「医療倫理学のキーワード」をまずご一読いただければと思う．そのままひきつづき「医療倫理学の基本問題」の各章に目を通していただくと，あとあと楽かもしれない．「実践編」には23のケースを用意した．ケース2とケース3だけはペアになっているが，あとはどのケースも独立しているし，順番にお読みいただく必要はまったくない．ちょっとした合間に気の向いたページを開いていただければと思う．「医療倫理学の応用問題」の各章は，「基本問題」とケーススタディとのつなぎ役も果たしているが，なかには少し歯ごたえのある章もある．ゆっくり読んでいただければありがたい．

この本に載せたケースは，ごく一部をのぞいて，どれも仮想のケースである．なかにはケースブックやビデオ教材から採らせていただいたものがあるが，利根中央病院外科医長（平成22年よりさいたま赤十字病院緩和ケア診療科部長）で群馬大学医学部非常勤講師の原 敬さん作成のものが少なくない．断りがないものは筆者が作成したものである．不自然さや誤りがあるといけないので，京都大学大学院医学研究科医療倫理学分野助教授（平成17年春より熊本大学大学院教授）の浅井篤さんと原 敬さんとにケース監修をお願いし，多くの助言をいただいた．もちろんケースをめぐる論述については，二人の学友にではなく，筆者に責が帰せられるのは言うまでもない．また各章がなんとかかたちになるとまっさきに，群馬大学医学部学生の宮城昌子さん（平成20年春より群馬大学大学院医学哲学・倫理学分野助教）に読んでもらった．学生の視点からの数々の助言は本書が成るにあたって大きな力となった．そしてそもそも，監修をお引き受けいただいた聖路加看護大学の井部俊子学長やお声かけくださったメヂカルフレンド社編集部のみなさま，とりわけ藤本浩喜さんのご苦労がなければ，本書が世に出ることはなかった．お世話になったこれらの方々，そしてぼくたちを今日まで育て支えてくださったお一人おひとりに謹んでお礼申し上げたい．

最後にこの本の筆者二人の関係とプロフィールについて，簡単に記しておこう．二人は当時開学してまだ数年の，旭川医科大学の文芸部の部室で出会い，青春の惑いの時をともに呼吸し合った．卒業以来，伊東は精神科医として病院や福祉施設などで診療にあたってきた．精神科領域の倫理問題についてこれまでいくつか論文を書いているけれども，基本的なスタンスは臨床医であって，医療倫理学のプロの研究者や教師ではない．医療現場で答えのない問いに翻弄

され，日々悩み続ける者の一人としてこの本の執筆を分担した．伊東の2年後輩にあたる服部は，哲学の岡田雅勝先生の研究室に入りびたって6年を過ごした．精神科医としての初期研修を受けた後，医療者は患者の生にどこまで踏み込むことが許されるのかという問いを抱えて，早稲田大学第一文学部哲学科に編入学．その後，医学の哲学・倫理学に研究の軸足を移すまで，伴 博 先生のもとでカントを中心に近現代ドイツ哲学を学んだ．

　二人は遠く離れて暮らしそれぞれの道を歩みながらも，年に何度かガード下の焼き鳥屋で飲み交わしながら，あるいは温泉の湯につかりながら，文学や哲学について議論を重ねる時間を持ち続け，また詩や文芸評論を書き合ってきた．そんなある日，当時はまだ医療倫理学の本も数少なかったこともあって，伊東は抱える困難なケースについて倫理学的にどう考えるべきか，服部に相談したことがあった．そして，哲学を専門に学んでいる服部ですら絶対的な正解を導き出せないという現実を知って愕然とした．と同時に，なぜかほっとした．それは，悩みが自分の無知のせいだけではないことがわかったからかもしれない．わからないことは正直にわからないと言ってもいいのだ．それ以来，安心して悩めるようになった．

　それから10年近く経ち，服部は医学部や大学院で医学哲学・倫理学を担当するようになり，伊東も非常勤講師としてときどき授業に現われ，医療現場の悩みを学生に投げかけ，考えを深める過程を共有している．そして群馬では，学生も教師もなく一緒になって課外に文芸作品を読み合っている．医療のことは医学だけではわからない．倫理のことは哲学だけではわからない．人が生きるということの機微は，文芸作品を通してしか理解できないことがある．だからもしかしたら医療倫理学の基礎の一隅――少なくともケーススタディを読みほどく鍵――は，文学にあるかもしれないと思っている．作品の読み方を互いに語り合うことで，自分の理解の浅さや独善が明らかになっていく体験が心地よい．そうした体験のなかから得たものが，本書を通して，読者のみなさんにお伝えできたとしたら，こんなにうれしいことはない．

　医療倫理学というのは，そんなに窮屈なものではない．もし，一読して目からウロコが落ちたとおっしゃっていただけたら，ぼくたちふたり，よろこびのあまりビールを飲みすぎてしまうにちがいない．

2004年11月23日

伊東 隆雄　服部 健司

Contents

第4版に寄せて ……………………………………………………………… i
第3版に寄せて ……………………………………………………………… iii
第2版のためのまえがき ……………………………………………………… iv
はじめに（第1版）…………………………………………………………… vii

第1部　基本理論編

医療倫理学のプロムナード

トムのケース ………………………………………………………………… 2
愛・まごころ・信頼関係 …………………………………………………… 4
責任 …………………………………………………………………………… 5
患者の身になること ………………………………………………………… 7

医療倫理学の海図

倫理とは ……………………………………………………………………… 9
倫理と道徳 …………………………………………………………………… 12
倫理と自然法則 ……………………………………………………………… 13
倫理と法 ……………………………………………………………………… 15
倫理指針・ガイドライン …………………………………………………… 19
倫理綱領 ……………………………………………………………………… 22
法とガイドライン　再び──法学者の声 ………………………………… 23
倫理と倫理学 ………………………………………………………………… 24
医療倫理学・生命倫理学・臨床倫理学 …………………………………… 26
医療倫理学と看護倫理学の歴史 …………………………………………… 28
倫理学すること　倫理学のやり方 ………………………………………… 31

医療倫理学のキーワード

QOLとSOL …………………………………………………………………… 34
QOLチェックシート ………………………………………………………… 35
よい死の物語 ………………………………………………………………… 37

自由と自己決定 ································· *40*
　　自己決定能力 ··································· *42*
　　最善の利益 ····································· *44*
　　医学的無益性 ··································· *46*

医療倫理学の基本問題

A　プライバシーと守秘義務 ································· *49*
　1．守秘義務以前のデリカシー ························· *49*
　2．秘密の守り方 ··································· *50*
　3．全人的医療とプライバシー ······················· *52*
　4．自分のことを話したがる患者——秘密とは何か ····· *53*
　5．プライバシー権とは何か ························· *55*
　6．守秘義務はなぜ大切か ··························· *56*
　7．守秘義務解除の条件 ····························· *57*
　8．電子カルテ ····································· *59*
　9．改正個人情報保護法とその周辺 ··················· *60*

B　インフォームド・コンセント ······························· *62*
　1．インフォームド・コンセントの成り立ち ··········· *62*
　2．インフォームド・コンセントの中身 ··············· *64*
　3．インフォームド・コンセントの展開 ··············· *64*
　4．インフォームド・コンセントはなぜ必要なのか ····· *66*
　5．インフォームド・コンセントの根底にあるもの ····· *67*
　6．インフォームド・コンセントの前提と除外条件 ····· *68*
　7．インフォームド・コンセントについての見方のさまざま ··· *69*
　8．患者-医療者関係のモデルパターン ················ *72*
　9．勧奨・誘導・説得，そして強要 ··················· *74*

C　医療情報の開示と説明 ··································· *76*
　1．開示・説明の範囲と深さの基準 ··················· *76*
　2．実質的基準と形式的基準 ························· *78*
　3．知りたいことの汲み取り方 ······················· *79*
　4．カルテ開示のあり方 ····························· *80*

D　本当のことの告知 ····································· *82*
　1．真実告知の流れはごく最近のこと ················· *82*
　2．嘘とごまかし ··································· *83*

3．真実告知の根拠 ……………………………………………… *85*
　　4．知らされない権利 …………………………………………… *86*
　　5．真実告知の問題のひろがり ………………………………… *87*
　E　パターナリズム …………………………………………………… *88*
　　1．パターナリズムとは ………………………………………… *88*
　　2．パターナリズムの理由 ……………………………………… *90*
　　3．パターナリズムの問題点 …………………………………… *90*
　　4．パターナリズムのさまざまな型 …………………………… *91*
　　5．医療者がやきもきするとき ………………………………… *93*

医療倫理学の応用問題

　A　治療拒否 …………………………………………………………… *96*
　　1．ダックス・ケース …………………………………………… *96*
　　2．シャボット・ケース ………………………………………… *98*
　　3．できることはしたくなる …………………………………… *101*
　B　患者の弱さと自律の尊重 ………………………………………… *104*
　　1．自律的な個人としての患者 ………………………………… *104*
　　2．自律的な患者という想定のきわどさ ……………………… *106*
　　3．2種のアドボカシー ………………………………………… *108*
　　4．アドボカシーの困難さ ……………………………………… *109*
　　5．より高い健康と自己実現 …………………………………… *111*
　C　ケアと倫理 ………………………………………………………… *113*
　　1．ケアとはなんだろうか ……………………………………… *113*
　　2．ケアという行為は侵襲的なもの …………………………… *115*
　　3．ケアは相手が弱者であることを前提にしている ………… *117*
　　4．ケアは弱者という存在を恒久化する ……………………… *119*
　　5．ケアする側にもたらされるもの …………………………… *119*
　D　患者と医療者の意見の対立 ……………………………………… *121*
　　1．サービスとしての医療 ……………………………………… *121*
　　2．不適切な医療行為 …………………………………………… *122*
　　3．治療の対象は何か …………………………………………… *123*
　　4．性同一性障害（GID）について …………………………… *124*
　　5．患者が求めない治療について ……………………………… *126*

- 6．主訴をどう受け止めるのか ……………………………… 127
- E　家族と「その他の関係」 ……………………………………… 128
  - 1．家族の実像はマンガと違う ……………………………… 128
  - 2．家族主義 ………………………………………………… 128
  - 3．家族の移り変わり ……………………………………… 130
  - 4．家族の愛の神話とせつなさ …………………………… 130
  - 5．家族の二面性──愛と暴力性 ………………………… 131
  - 6．家族と「その他の関係」 ……………………………… 132
- F　限られた医療資源の配分 ……………………………………… 135
  - 1．医療資源は有限だ ……………………………………… 135
  - 2．治療の優先順位をどうやって決めたらいいか ……… 136
  - 3．どうであったら平等なのか …………………………… 138
  - 4．目の前の患者とまだ来ぬ患者 ………………………… 140
  - 5．環境倫理学との通路 …………………………………… 141
  - 6．医療資源配分における正義とは ……………………… 142
  - 7．医療制度のあり方における自由と平等 ……………… 144
  - 8．難病と経済 ……………………………………………… 146

医療倫理学の理論と方法

- A　医療倫理の四原則とその問題点 ……………………………… 148
  - 1．原則論のはじまり ……………………………………… 148
  - 2．どうして原則？ ………………………………………… 148
  - 3．四原則の概要 …………………………………………… 149
  - 4．原則論の問題点と諸批判 ……………………………… 150
- B　古典的な倫理学説の要点 ……………………………………… 155
  - 1．徳倫理学 ………………………………………………… 155
  - 2．義務論 …………………………………………………… 156
  - 3．功利主義 ………………………………………………… 157
- C　臨床倫理学の方法論──日本と世界ではどんな方法が使われているのか ……………………………………………………… 160
- D　ケーススタディのやり方 ……………………………………… 168

第2部 実践編 ―ケーススタディ―

A 成人看護, 一般診療科の場で ... 175
- Case 1 再発癌の告知と治療 ... 175
- Case 2 やっぱり延命してほしい ... 180
- Case 3 人工呼吸器の装着拒否 ... 184
- Case 4 頻回の吸引 ... 189
- Case 5 パートナーへの連絡 ... 193
- Case 6 －Ｄ－ ... 198

B 母性看護, 小児看護, 産科婦人科, 小児医療の場で ... 203
- Case 7 子どもの意思決定 ... 203
- Case 8 遺伝相談 ... 207
- Case 9 障害をもつ新生児への治療の差し控え ... 212

C 老年看護, 高齢者医療の場で ... 218
- Case 10 高齢者へのペースメーカー ... 218
- Case 11 身体拘束 ... 222
- Case 12 経管栄養 ... 227
- Case 13 退院調整 ... 231
- Case 14 看護師と医師との連携 ... 234

D 精神看護, 精神医療の場で ... 239
- Case 15 アルコール依存症の治療 ... 239
- Case 16 身体合併症の強制治療 ... 244
- Case 17 自殺防止の行動制限 ... 250

E 保健活動と研究, 教育の場で ... 256
- Case 18 在留外国人に対する医療 ... 256
- Case 19 海外派遣 ... 260
- Case 20 単身高齢者の在宅支援 ... 265
- Case 21 異なる文化圏での調査 ... 270
- Case 22 アンケート調査 ... 276
- Case 23 実習で取り扱う患者情報 ... 281

付録　医療倫理学のQRS ………………………………………… *287*
参考文献………………………………………………………………… *290*
資　　料………………………………………………………………… *293*
索　　引………………………………………………………………… *298*

●本文執筆分担

服部健司	第1部 基本理論編「医療倫理学のプロムナード」,「医療倫理学の海図」, 「医療倫理学のキーワード」,「医療倫理学の基本問題」A1〜7, A9, B〜E, 「医療倫理学の応用問題」A, B, E, F1〜5,「医療倫理学の理論と方法」B〜D
	第2部 実践編　Case 5, 8, 18, 19, 21, 22
伊東隆雄	第1部 基本理論編「医療倫理学の応用問題」C, D
	第2部 実践編　Case 3, 7, 9〜12, 14〜17, 20, 23
原　　敬	第1部 基本理論編「医療倫理学の基本問題」A8
	第2部 実践編　Case 1, 2
徳永　純	第1部 基本理論編「医療倫理学の応用問題」F6〜8
	第2部 実践編　Case 4, 13
宮城昌子	第1部 基本理論編「医療倫理学の理論と方法」A
西川彰則	第2部 実践編　Case 6

第1部 基本理論編

医療倫理学のプロムナード

みなさん，こんにちは．このケースから勉強を始めることにします．

トムのケース

Edwin Dubose, Ronald Hamel, "Casuistry and narrative ; of what relevance to HECs?", *HEC Forum* 7(4) : 211-227, 1995.

トムはニューモシスチス肺炎のために人工呼吸器につながれていた．エイズを発症したのは今回が初めて．HIVポジティブであることが告げられたのは入院して5日目のことだった．そして今，彼は今後の治療の一切に同意することを拒み，現在行われている治療も止めるよう訴えている．これから先，入退院を繰り返し，エイズの他の症状が出現し，体が弱りながら長い経過をたどっていくことを望まず，また自分は限られた医療資源を使うに値しないとも考えていた．いろいろな点からみて，彼には判断能力が保たれていたし，家族からのサポートもあった．そこで主治医は病院の臨床倫理委員会にコンサルテーションを依頼した．

委員会はケースについて話し合い速やかに結論を出した．わりと短かった討議時間のほとんどは，トムに自己決定能力があるかどうかに向けられていた．自分の要望が通ることで何が帰結するのか，トムには理解できているように思われた．そこで委員会は，彼の自律は尊重されなければならず，主治医は彼の要望を聞き入れるべきだとした．

医療・福祉系の道を進もうとするみなさんは，専門的な知識と技術を身につけて，患者さんや家族のためにがんばりたい，役に立ちたいと思っているでしょう．治療や看護をして，笑顔で退院する患者さんを見送って，ありがとうございました！　と感謝されて，それを励みにしてまたがんばる，そんなイメージかな．でも，医療者として働いているみなさんの多くがすでに経験しているように，医療者はいつも感謝されるとは限らない．トムのケースのように，治

療すれば助けてあげられるというのに，患者がそれを拒むことはそれほど稀じゃない．

　このケースをあなたが担当していたとしたら，臨床倫理委員会の判断をどう思うかな？　賛成する？　それとも？

　倫理研修会の講師としていろいろな病院にお邪魔をしてきました．始めにこのケースを出して参加者の意見を伺うと，だいたい98％の方が倫理委員会の結論に賛成の立場だ．後でちゃんと勉強するけど，昔は医療者がプロとして最適の治療が何かを判断し，患者はそれに従う，いわゆる「おまかせ医療」がふつうだった．ところが今は，患者中心の医療がいい，患者の自己決定が大切ということになっている．だから，トムが治療を断るならそれは仕方がないことだ，無理やり治療を押し付けるわけにはいかない，と考える人が多いんだね．倫理委員会の委員たちは倫理の勉強をして経験を積んでいる．そうした委員が倫理原則や倫理学説から答えを導き出したんだから，間違いない．そう思う人もいるだろう．なるほど，委員たちの頭の中では，トムの人生や人となりではなく，自律尊重の原則や自己決定能力，インフォームド・コンセントといった，まことしやかで抽象的な言葉が大きな位置を占めていただろう．

　このケースを紹介したドゥボースさんとヘメルさんは，論文のおしまいの箇所でこう述べている．――委員会のメンバーは，トムが「同性愛を嫌悪すべきものと，同性愛者を重罪人とみなす保守的なキリスト教の伝統のなかで育てられてきたということ，家族とりわけ父親との関係がしっくりいっていなかったこと，彼の自己肯定感情は少年期以来ずっと弱く，自殺企図を3度行っていたこと，友人関係もなめらかでなかったこと，エイズ治療の進歩に関する知識が不十分かつ不正確だったことなどについて，もっとしっかり把握しようと努めていてもよかったはずだった」．なのに，話し合いをした委員たちの頭は，そうしたトムの人生のあれこれよりも，抽象的な自律尊重の原則のほうを向いていた．

　医療の世界では主観的なものよりも客観的なものに重きがおかれる．想像よりもエビデンス（統計処理をした数字的な裏付け）が頼りにされる．医療倫理に関する本も，いろいろな知識を与えてくれるものが多い．でも，上のトムのケースから学んでほしいのは，もっともらしい理屈や，原則，建前よりも，想像力と患者への関心が基本になきゃいけないんだってこと．周りからの無理解で自分を追いつめて自暴自棄になって，「自分は限られた医療資源を使うに値しないとも考えていた」トムに必要なことはなんだろうか？　言うことをきいて退院させて，肺炎がもとで死なせることだろうか？　それとも，トムの心情を察して，寄り添ってくれるような当事者，たとえば性的少数者の支援活動をしているゲイの人たち，HIVポジティブ（抗体反応陽性＝感染者と，前向きに生きると，2つの意味をもっているんだよ）の支援グループの人たちと少し

トムの詳細な情報を「誰」なら聞くことができたか．医師？　看護師？　臨床心理士？　急性期病棟で限られた時間の中でこれだけの話を聞けるか．関係性の薄い医療者にここまで話してくれるだろうか．[足立朋]

Re：聞き役は特定の職種に限定されない．全部を一度に聞き出す可能性も必要もない．ただトムが「有限な医療資源」を口にした時点で，あれ？　とピンときていい．プライバシーへの踏み込み方についてはケース5（☞p.193）で．[服部]

医療倫理学のプロムナード　　3

話してみないか，と勧めてみることだろうか？　どっちがいい？　心の中で手をあげてみて．

　医療倫理を学ぶ意味を，倫理の専門用語などの知識をもっていること，使えることだと思い込んでいる人は，自律尊重の原則を高く掲げて，トムを死なせてしまう可能性がある．なんでもっと具体的に，ケースに寄り添って考えようとしないんだろう？　みなさんはそれがいいと本気で思う？

　この本は知識偏重・公式マニュアル主義とは違う立場で書かれている．だから，コチコチで窮屈な倫理観から脱出するために，ストレッチをして，筋肉をほぐすことから始めることにしよう．もう十分にほぐれているよ，という人は近道して「医療倫理学の海図」に進んでみてください．

愛・まごころ・信頼関係

　「医療者にとって一番必要なのは，愛情です」．「まごころが何より大切です」．「患者さまに対する誠実さを忘れてはいけません」．「医療者にとっての基本は，患者さんへの共感的姿勢にある」．よく耳にする言葉だ．

　医療現場で倫理問題が浮上するのは，医療者に愛や誠実さが足りないせいなんだろうか．愛や誠実さがあれば倫理問題は解消するだろうか．しょせん，そんなの言葉だけというか，ただうわべのポーズじゃないか．ここだけの話，そう思ってしまう．

　同じように，なんだかありがたいけど，よくわからないのが「医の心」というやつだ．黒板に「醫」なんて書かれると，もっと厳粛な気持ちになったりするけど，それが一体どんな「心」なのかというと，わかったようなわかんないような，だよね．ヒューマニズムにあふれた心，と答えてみても漠然としすぎた感じがする．医療者じゃない人のなかにも優しいヒューマンな人はいっぱいいる．

　そんなわけで，毛筆で書いて額縁に入れておくか，床の間に下げておくのが似合う言葉は，この本の中にはもう登場しない．少なくとも，そんなありがたい*言葉を唱えてみても仕方ない．

> ＊「ありがたい」を漢字で書くと「有り難い」．つまり，「そんなことはめったにない」という意味だ．見知らぬ土地を旅していて道に迷っているうちに，夜になり雨まで降り出してきた．心細くなってきたところへ，たまたま通りすがりの地元の人がわざわざ車で宿まで送ってくれたとする．こんなとき「ありがとうございます」と言う．

信頼と信用の区別について，長岡成夫「医療者・患者関係における信頼」，『医学哲学医学倫理』21：71-81, 2003.

　入学したての学生の話を聞くと，「患者さんから信頼される医療者になりたいです」という声が多いように思う．そうか，でも，信頼される医療者って，一体どんな医療者なんだろうか？　どうやったらそんなふうになれるだろう

か？

　突然，変な例を出してすまないけれど，誰かがあなたのことをとても愛してしまったとしよう．その人はあなたに気にいられようと，何でもする．こんな気持ちになったの初めてだと言って，毎日ラブレターを書く．あなたが好きだと言っていたミュージシャンの曲を繰り返し聴いているらしい．あなたが「これやって」と言えば，どんなに忙しいときでも嫌な顔をせず，笑顔できちんとやってくれる．あなたは，この人のことを好きになるだろうか．

　好きになるかもしれないし，うとましくて遠ざけたいと思うかもしれない．それと同じで，あなたがいくらがんばっても，信頼してくれるか，愛してくれるかどうかは，相手の心にかかっている．何かを達成したら，とある人間性を身に帯びたら，必ず信頼される，必ず愛されるなんてわけない．

　ぼくたちにできることは，信頼される人間になることではなくて，愛されるに値する，信頼されるに足る人間になろうと努めることだけだ．ヤドカリは大きくなるに従って，古い小さな殻の家を捨てていく．古巣を捨てなければ，大きくなれない．学生のみなさんは，早くからうわべだけの，小さくまとまった優等生なんかならずに，幾度も幾度も変身を遂げながら，ゆっくり大きくなっていってほしい．

　もしも，自分は絶対愛される人間だ，誰からも信頼される医療者だ，倫理的な人間だと思い込んでいて，だから自分を見習いなさいなんて言う人がいたら，そうとう鈍感な人だ．えらく勘違いをしている人だ．ぼくは医療倫理学の教員をしているけど，自分は倫理的だとは胸を張れない．倫理的であることって，そんなに簡単なことじゃない．

　ぼくたちにできることは，ただ，愛されるに値する人間，信頼されるに足る人間になろうと，また倫理的であろうと，努め続けることだけだ．魔法の棒の一振りとか，偉い先生の話を聞いたくらいで，医療倫理学の本を読んだだけで，ぼくらはそう急に変われない．

> 患者から感謝の言葉をかけられたとき，患者から信頼されたと錯覚してはいないだろうか．患者と真に向き合う謙虚さをなくしたとき信頼関係はなくなると思う．恋愛も同じかな．[北爪]
>
> そもそも，患者が自分のことを本当に信頼しているかどうかなんて，どうやったらわかるのだろうか．僕らは相手の心を直接のぞきこむことはできず，言動や仕草から推測することしかできない．[中澤]
> 　Re：そう，推測するしかない．しかし推測することは（なぜか）できる．[服部]
>
> これを謙虚さと呼びたい．イエスは「貧しいものは幸いだ」と言ったというが，その「貧しさ」とは謙虚さではないだろうか．[加藤]

責　任

　責任をもって職務にあたるとか，医療者として責任をまっとうするとか語られる．医療事故を起こさないように医療者一人ひとりが責任感をもって仕事をしよう，なんて聞くと，なんだか頼もしい気がしてくる．

　けれども，責任ってなんだろう．ごくふつうに，「責任をとりなさい」「責任をとります」なんていう言い方をするわけだけど，責任をとるって一体どんなことだろうか．そもそも，どうすれば責任をとったことになるのだろうか．

　たとえば，ぼくの乗っている原付バイクが，不注意から交差点で自動車にぶつかってしまったとする．バイクは大破してぼくも軽いケガをしたが，相手の

車にも大きなへこみと傷が付いている．きちんと謝り，運転免許証を見せて名前と連絡先を相手に教え，警察に連絡して，事故現場の検証をお願いし，交通規則違反の罰金と相手の車の修理代を支払う．後日，菓子折りか何か持参して，あらためて相手にお詫びをしに行く．これで責任は果たしただろうか．

学生とのコンパで大いに盛り上がり，しこたま酔っ払ったぼくが，女子学生Cさんに抱きついてキスしちゃったとする．Cさんは驚いたし，ひそかに思いを寄せていたT君の目の前だったので泣き出してしまった．みんなからの怒りのこもった冷たい視線の中，ぼくは責任をとらなきゃならないと感じる．どうすればいい？　Cさんに謝る．その場のみんなに謝る．学部長や学長に事情を説明して謝る．「倫理学教師，泥酔して女子学生にセクハラ」という見出しの新聞記事を載せられ，社会的制裁を受ける．Cさんの精神的苦痛に対して慰謝料を払う．倫理学教師としてあるまじき行為をしたとして退職願を出す．懲戒免職となる．一家離散となる．仏門に入る．死んでお詫びをする．……で，ぼくは自分の行為に責任を果たしたことになるだろうか．Cさんが「謝ってくれればそれでいい」と言ってくれたとしたらどう？　逆に「絶対に許しません」と言われたらどうだろう？　キス以上のことをしてしまったとしたら？

医療現場に例をとってみよう．あなたが不注意で4歳の入院患者Mちゃんの点滴バッグに間違って他の患者用の薬液を入れて，その結果，Mちゃんに重い障害が生じたとする．どうしたらあなたは責任をとったことになるだろう？

3つの例では事の重大性がまるで違う，と言われるかもしれない．たかが車という物体を傷つけたのと，人を傷つけたのとでは違う．なるほどね．だけど，もしCさんの一件で退職してむしゃくしゃしたぼくが，ルーブル美術館にある「ミロのビーナス」を粉々に壊したとする．このとき，Cさんへのキスと「ミロのビーナス」への破壊行為と比べてみて，事の重大性はどうか．人か物かではなくて，回復が可能か不可能かで判断されることになるかな．世界的な文化遺産を修復不能なほど破損させることに比べれば，たかが女子学生にキスをしたぐらいどうってことないじゃないか，と言ってもいいだろうか．そんなの比べられない？　そうしてみると，事柄によって責任のとりやすさに差があるという考えは，はずれているのかもしれない．

責任って，もともと，そもそもどうやってもとれないものなんじゃないか．どうやってもとれないものを責任と名づけているんじゃないか．

ここまでくると，責任って何のことだかわからなくなってきたね．なのに，世間では責任，責任って騒いだりする．それってなんだか中身がない気もする．そこで提案なんだけど，もっともらしくカッコいい言葉を雰囲気でなんとなく使ってわかったふりをするのはよそう．何も責任という言葉を使っちゃいけないというのではない．使うなら，言葉の意味をよく問い直し，どういう意味でその言葉を使っているの？　と人から尋ねられても平気なようにしてからにし

責任を取るとは逃げないこと．逆に，責任を取らされるとは逃げられないということ．逃げないということは自分の心に巣くう恐怖と共にいること．日本の古来の生き方に照らしてみれば，潔さということか．[加藤]

信頼される，寄り添う，支えるといった，耳触りの良い言葉を使うときは注意が必要だ．使い古されたフレーズをコピペしているだけではないのか，自分の中でその意味を確認しながら使うべきだと思う．[西]

ようってこと．言葉は，床の間に飾るためにあるのでなく，使うために，つまり考えるために，考えたことを他の人と交し合うためにある．

患者の身になること

ぼくたちは，小さい頃からよく，「人の身になりなさい」「他の人の気持ちがわかる子になりなさい」と言われて育てられてきた．子どもの頃，ぼくはどうしたらそんなことができるのか，わからなかった．親に，どうやったら人の身になれるのかと聞いていたら，なんて答えたろうか．

「患者の身になりなさい」と語られたりする．患者の身になれるだろうか．余命いくばくもない患者の身に．なかなか診断がつかずにひと月以上も微熱が続いた状態で入院している患者の身に．人工呼吸器につながれて，自分の息を機械の動きに合わせてし続けている患者の身に．家族の受け入れがととのわずに何十年も精神科病棟で生活している患者の身になれるだろうか．深夜ナースコールのブザーを押そうかどうしようか迷っている患者の身に．黄疸が治りかけ身体中がかゆくて眠ることのできない患者の身に．

つかまるものが何もないほど落ち込んでいるとき，悔し涙がどうにも止まらないとき，あなたの病気は治らないと言われたとき，誰かが近づいてきて，そっと，こう言う．「あなたの気持ち，とてもよくわかるわ」．あなたは，ああ，わたしの気持ちをわかってくれる人がここにいる！　と思うだろうか．

ぼくたちは誰も，患者の親や子でさえも，患者の身になることはできない．それは絶対に不可能なことなのだ．せいぜいできるのは，患者の身になったつもりになることぐらいだ．この〈つもり〉を忘れて，すっかり患者の身になれている，共感できている，心がわかっていると思い込んでいる医療者がいたとしたら，ずいぶん押しつけがましい．その人の身にはなれないことをわかりつつ，寄り添い，医療を差し出すというのが医療者の位置取りだ．

患者の身にはなれないが，かといって医療者は完全に中立中正でもいられない．ややもすると目の前にいる患者にはさまざまな感情移入をしてしまいがちだ．そうした自分の気持ちをしっかりと鏡に映しておくこと．たとえば，大好きだった亡くなったおばあちゃんにそっくりの患者には，他の患者たちより，ことさら親切にしてしまうかもしれない．反対に，えこひいきばかりして大嫌いだった小学校の担任の先生に似た患者には知らぬ間に冷たくあたっていたりするかもしれない．

以上でストレッチは終了．倫理というと，もっともらしい美辞麗句で身を飾ることだと思っている人がいる．世間から後ろ指を指されたり訴えられたりしないように，倫理という鎧で身を固めて，自分たちを守ることだと考える人が

大森荘蔵『流れとよどみ；哲学断章』産業図書, 1981.「ロボットが人間になるとき」の章を参照．

トマス・ネーゲル『哲学ってどんなこと？』(岡本裕一朗・若松良樹訳), 昭和堂, 1993. の中の「他人の心」も読んでみよう．人間にかかわる根本的な問題を考える方法を，難しい言葉を一切使わずに手ほどきしてくれている．この本と似ているかも．[宮城]

自分だったらこうしたい・したくない．相手の立場になって考えようとするとき，誰もが，まずはそう思う．しかし自分とその相手は，健康状態も経済状況も家族関係も，歩んできた人生もみんな違う．[倉林]

「どうせその人の身になることが不可能なら，主観的な判断なんて独断的で誤った解釈を生み出しかねない危険なものだ．だったら，客観的に評価可能な項目でできたアルゴリズムに従って医療を提供するしかないんじゃないか」と，大きなため息をつきたくなるかもしれない．しかし理解できないことを知る慎みは，諦めとは全く異質のものだろう．[宮城]

医療者としての経験が増すほど「このタイプの患者は，こう」とラベリングする傾向が強い．それが常に正しいとは限らないことを忘れてはならない．[足立朋]

いる．これからこの本を読みすすめていくみなさんは，重たい鎧を脱いでしまってください．露天風呂に入るみたいに，自由になってください．「裸の王様」の話，知ってる？　新しい服が大好きな王様がいてね，バカには見えない布地で服を作りますっていう詐欺師にひっかかる．王様はその服を身にまとい得意になってパレードをするんだけど，家来も町中の人たちも，バカだと思われたくないし王様の手前もあるし，ぜんぜん見えないその服のことを口々に褒めそやす．そんで，ちっちゃな子どもが「はだかじゃん」って正しい指摘をする．医療倫理学を学ぶときには，そんな家来や見物人にならないようにしよう．バカには見えない服なんか，服じゃないんだから，着ても褒めてもしようがないよ．みんなが倫理的なふりだけして，それで医療現場は良くなると思うかい？　では，ざぶーん，と湯船につかろう．いや，本論に入ろう．

医療倫理学の海図

倫理とは

　倫理と書いて〈りんり〉と読む．ろんり，じゃないよ．えっ，知ってる？
　論理のろんはごんべん．論理というのは，言葉を使って考えを展開するときのルールのこと．それから外れると「言っていることが非論理的だ」と非難される．三段論法って聞いたことある？　それも論理．「クジラは哺乳類．クジラは海で暮らす．だから哺乳類は海で暮らす」って言われたら変だし，納得できないでしょ．それは三段論法を間違って変てこに使っているからだよ．
　一方，倫理のりんはにんべん．人間くさそうでしょ．ところで，精力絶倫ということば，知っている？　精力というのはスタミナ——特に男性の性的な欲求＆機能のことを指す．えっ，それじゃ絶倫って？　問題はここ．倫理の「倫」の前に絶（たち切る）という字が付いている．ということは，倫理からはずれるような，みだりがわしさの極みのことなのか，それとも不倫というか，相手を選ばないですることだろうか？　実は両方ともハズレ．そもそも「倫」のつくりの下の冊は紙がなかった時代に文字を書くのに使った竹簡のこと．集めるという意味の△を上に乗せた侖は，竹簡をちゃんと束ねてまとめた形．これににんべんが付いて仲間という意味になる．そこで絶倫とは，他の仲間を大きく引き離し優れているということで，ようするに精力絶倫とは性的なパワーが人一倍強いっていうことの表現となる．一方の「理」のつくりは里．里は田＋土で，縦と横に筋を入れて区画整理した田畑のこと．あぜ道の畦という字とそっくりでしょ．へんの王は「玉」で美しい石（中国では翡翠のことだね）．そこで理というのは美しい筋道のことさ．こんなわけで2文字が合わさった倫理という熟語は，仲間うちで認められているうるわしい生き方，通すべき生き方の筋道という意味になる．

藤堂明保『漢字語源辞典』学燈社，1965．

倫理には語の成り立ちからして秩序と美という2つの意味が絡んでいる．美意識は意外と倫理に近い気がする．ギリシア語のコスモスは宇宙の秩序だが，そこからコスメティク（美容）という言葉も生まれている．［加藤］

ここまでいい？　倫理とは，同じ仲間どうしの間——これを共同体といっても社会といってもいい——その中での生き方のルールのこと．

だとしたら，仲間が変わったら，いったい倫理はどうなる？　時代が変われば，文化圏が違えば，異なる社会では，仲間うちでの倫理も違ってしまうっていうことがおおいにありうるわけでしょ．例をひとつ．かつて南太平洋のとある島国では，若い未婚の男女間の性的関係にはおおらかだったのに，2人が同じ食卓の席につくことは厳禁だったんだとか．現代の世の親たちが思い描く倫理とは正反対だ．別の例．ある国ではよそのお宅でご飯を出されたら残さずいただくのがよいと教えられる．だけど隣の国では残さなくちゃ失礼にあたる．ここでまた問題．どっちの倫理が正しいのでしょうか？　どっちが高い倫理でしょう？　えっ？　決められない？　それぞれの倫理はそれぞれの社会の中での生き方のルールだからね．そうか，だとすると，医療現場の倫理も，たかだか，その時代その社会でのルールにすぎない，ってことになりそうだ．

ここで，質問がきている．紹介しよう．「倫理というのはどれもすべてローカルルールなんですか？」——いい質問だ．なんて答えたらいいかなあ．よし，この際だから，包み隠さずはっきり言うことにしよう．ある倫理学者は「そうだよ」と答える．別の倫理学者は「そんなことはない，それは違う」と答える．

それぞれの時代や社会，文化ごとに倫理は異なると考える立場は，相対主義（レラティヴィズム moral relativism）と呼ばれる．

その一方で，いつでもどこでも例外なく成り立つ（これを普遍的という——普遍は不変（変化しないこと）とは違うよ——）倫理の原理（ゆるがない，どっしりした大きな柱）とその根拠（土台，固い地盤）を探究しつづけてきた倫理学者がたくさんいる．そうした人たちはローカルルールでは満足しないで，不変不動の究極的な倫理の核心を探究してきた．数からいっても，倫理学者の中で主流，表街道を歩いているとみなされるのは，こういう人たちだ．先に，倫理は仲間うちで成り立つ生き方のルールだといった．この仲間の輪を，限局した地域や文化圏，国から，すべての人間，全人類にまでぐんと広げれば，倫理はもはやローカルルールではなくなる．ただ，ここでひとつ注意してほしいのは，主流とか多数派というだけで正しさが保証されるわけではないということ．それに主流といっても，一枚岩ではなくて，実は立場はさまざまだ*．ここから先は話が少しややこしくなるから，後で説明しよう（☞ pp.155-159）．

　　＊倫理学に限った話じゃない．なじみ深い仏教を例にとってみよう．仏教は大きく2つに分けられる．上座部仏教（各人が出家して修行して悟り，仏になることを目標とする）と大乗仏教（自分が悟るよりも先に，多くの人々を理想的な彼岸へと導くことを大切に考える）だ．東アジアで仏教といえば大乗が本流．でも大乗仏教には諸々の宗派がある．だからといって，どれもこれも仏教なんて間違い，不完全，劣ってるなんて言われない．今度

新田孝彦『入門講義　倫理学の視座』世界思想社，2000，pp.24-25．

相対主義については，メイランド＆クラウス編『相対主義の可能性』（常俊宗三郎・戸田省二郎・加茂直樹訳），産業図書，1989．

この本にはあらゆることに関して多数意見とは反対の見方が，また世の中で主流の論調にも批判的な意見が書かれている．このテキストを読むまでは世の論調を信じて疑わなかったが，今は違う．これからどんな見方が流行するかわからないが，どんなものでもうのみにすることはないだろう．これが僕がこの本から学んだ最も大きなことだ．［1年・K］

はあなたに尋ねよう．生物学や物理学，医学，看護学，作業療法学，福祉学……はそれぞれ〈ひとつ〉かな？

　身近な例で考えてみよう．絶対にぐらついたりしない人間関係，裏切りや嫉妬のない，いつまでも続く友情，ってこの世の中にあると思う？　愛のほうが考えやすいなら，愛でもいいよ．さめることのない愛，変わることのない愛がこの世の中にあると思う？　——いろいろな友情のかたちがあるし，愛だっていろいろ．みんな違ってそれでいい．そう考える人は相対主義に近い．そんなのは変だ，誰がみても真の友情，真の愛だと思えるような友情や愛のかたちがあるはずだ，そうしたものがあるべきだ．でもそれってどんなものだろうか……と考える人は主流派の立場に親和性があるといってよい．この世の中を見ると，究極的で理想的なものを追い求めても無駄なような気がしてくるかもしれない．でも，あきらめないぞという気持ちの人もいる．「どちらの立場が正しいんですか」という質問がくるだろう．その点については，倫理学者たちの間で研究・議論が続けられている．

　それじゃ落ち着かない？　では，山の絵をひとつ描いてみよう．真ん中の部分は誰がどう見てもはっきり山だよね．でも両端の裾野はどうかな，どこまでを山といっていいのか，はっきりしない．高くきわだった所を見るのか，それとも境目のはっきりしない周縁に目をやるか．どっちを注視するか，それで山の見え方が変わる．仲間の輪をどこまで広げて／しぼって考えるかによって，倫理の及ぶ範囲はローカルにもグローバルにもなる，ということだ．

　仲間の輪の広さの他にもうひとつ伸び縮みさせて考えておく要素があるので，付け加えておこう．それは筋道の道幅だ．筋道の道幅をものすごく狭くとらえると，「〜すべきだ」というキツキツの形になる．これを「shouldの倫理」と呼ぼう．shouldの倫理はゴルフや登山と似ている．ゴルフでは各ホール1つずつしかない小さな穴の中にボールを落とさなければならない．山頂を目指して登攀するのが登山だ．ストライクゾーンが狭い．これに対して，道幅を広くとると「〜してもよい」「〜するのもありだよね」という，ふかふかした許容の形になるので，「mayの倫理」と呼ぼう．ハイキングのように川辺や丘の斜面，時には花畑がゴールになる．皆が目指すべき一点を前提としていない．ただ谷底や崖の下に落ちたり，川の急流にのまれないようにしなくてはいけない．mayの倫理はストライクゾーンがshouldの倫理より広い．けれどもボールと判定される範囲も（デッドボールも）あるわけだ．

　倫理はたいていどちらかのタイプになる．「道に迷って困っている人を助けてもよい」というのはぼくたちの感覚に合わない．この場合は「助けるべきだ」のほうがしっくりする．けれども倫理がすべてshouldの倫理だと考える必要はない．人生の岐路や医療現場ではshouldと同じかそれ以上にmayかどうかという問いの立て方のほうがふさわしい場合が多いんじゃないか．「つらい治療

右の説明は半分以上ごまかしだ．そんなのはイヤだという君は，倫理学の本を手に取ってほしい．

shouldやmayに人間の価値や情念（主観性）が絡んでくる．だからmayは「してよい」と「かもしれない」という2つの用法がある．後者がより主観的だが，前者にもたっぷり主観性が入っている．〔加藤〕

はもうやめて退院して，家族との時間を大切にすべきだ」とか「あきらめずに治療すべきだ」と，一般論でしかも「べき」の形で語ると感覚的にキツイ．この場合は「退院するのもあり」とか「治療を続けるのもあり」というほうがやわらかく，しっくりする．倫理というととかく，いかついshouldのイメージが強い気がする．そして，このタイプに囚われていると，なんとかして絶対正しい答えを出さなきゃーとキリキリしがちだ．けれども，もっとやわらかく考えてもいい．mayの倫理では最低限ダメなことをはっきりさせ，状況や関係者の価値観にふさわしいゴールを探す．

倫理と道徳

　小学校では「どうとく」の時間がある．NHKの教育番組を見たり，教科書を読んだり，みんなで意見を出し合ったりしたかな．この「どうとくと倫理とはどう違うの？」という質問をもらうことが時々ある．

　がっかりさせるようだけど，言葉の由来（語源）からいうと，倫理も道徳も実は同じなんだよ．倫理（エシックス ethics）の語源は古代ギリシアにまでさかのぼる．ギリシア語に，もともとは鳥や獣の巣を意味するエトス（ἔθος）があり，次いで人間の住居を指すようになって，さらに転じて都市国家（ポリス）における慣習を表すようになった．この慣習を身にすり込むことで形成される市民の人格や品性はエートス（ἦθος）という言葉で表現された．エートスの形容詞形エティコスが倫理（エシックス：ドイツ語でエーティク（Ethik），フランス語でエティク（éthique））という語の元だ．ギリシア時代の後，ローマ時代に，エトスにはモス，またエートスにはモレス（モスの複数形）というラテン語が訳語としてあてられ，その形容詞としてモラーリスという言葉が作られた．ほらね，こうして道徳（モラル morals）の語源ができた．要するに，倫理と道徳は言葉の成り立ちのうえでつながっていて，ばらばらじゃなかったってこと．

桝形公也「倫理の基礎；エートスとは何か」，有福孝岳編『エチカとは何か』ナカニシヤ出版，1999，pp.98-117．

ギリシア語：エトス(慣習)→エートス(品性)→エティコス⇒エシックス(倫理)
翻訳⇓
ラテン語：　モス　→　モレス　→　モラーリス　⇒　モラル(道徳)

　でもね，言葉は長い歴史の流れの中で，その言葉を使う人によってそれぞれの独特な思い入れとか意味づけを与えられて，変化していくことがある（プライバシーという語の意味の変化については☞p.55）．語源的にみればほとんど重なり合っているけど，特にこの200年の間に，倫理と道徳とは別ものだと主張する人たちが現れた．その主張も人それぞれ．たとえば，①倫理をエート

ス（個々人の品性）寄りに，道徳をエトス（社会の慣習）寄りに理解する見方，②世の中で実際に人々を導くのが道徳，それを学問的に考察するのが倫理だとみる見方，③共同体に特有な諸々の倫理をつき合わせて，普遍的形式的なものへと高めたものが道徳だとみる見方．こんなこと覚える必要はまったくない．①〜③のような見方をする研究者もいるっていうことさ．中学高校までの教科書読んで覚えるだけの世界（勉強）と，実際の学問の世界（研究）とはこんなにもぜんぜん違うんだよ．教科書には，すべての事柄が解明されていて確定しているかのような説明しか書いてなかったでしょ．でも，それはしょせんお勉強レベルだったからなんだよ．

さらにやっかいなのは，倫理にしても道徳にしても，漢字2文字で表現されているっていうこと．倫とか道とか徳とか，独特な意味が入りこんじゃってる．

倫理とは？ とか，自由とは？ と考えて，辞書を引く人も多いだろう．およその意味をサクっと調べるのに辞書はたしかに便利だ．けど，辞書に……って書いてあるからって，それを絶対に正しい定義だと思わないことだ．ものを考えたり文を書く人（プラトンでもいいし，デカルトでもいい）が○×出版社の国語辞典をいちいち引いて，載っている語釈どおりの意味で本を書いていた，なんてことあると思う？ まずないね．

万人が納得する定義を探したり決めたりすることは難しい．それよりも，相手と自分とで使っている言葉の意味合いに違いがある場合があることを念頭において，それぞれの意味合いを確かめ合うことが大切だ．これは，議論がかみ合っていないときはもちろん，逆にうまくいっているように思えるときにも，しておいたほうがよい．後になって，振り出しに戻る，っていうことがないようにね．

倫理と自然法則

ここでクイズ．右といったら左．上といったら下．山といったら川（あれっ，海かな？）．では，倫理といったら，何でしょう？ ヒントは，○理（まるの中に1文字入れる）だよ．整理とか調理とか答える人がこれまでにいたけど，大ハズレ．第2ヒントは，高校で習う科目．でも，地理じゃないよ．——というわけで，正解は物理．倫理が右なら，左は物理．

物理とは物体が従う道理，自然の法則のことだ．居眠りしている学生めがけてチョークを投げる．チョークは放物線を描きながら飛んでいく．運動の法則，慣性の法則，重力の法則に従うチョークはある意味で不自由だ．別の方角に勝手に飛んでいくことはできない．投げられたままに飛んでいき，落下する．すべての条件がわかれば，滞空時間も落下地点も計算で割り出せる．生きている人には身体があって，これは物体の一種だ．身体は重力の法則に従い，血管

ABC本は「考え方」を教えてくれた．賛成意見も反対意見も書いてある．最終的にどちらを優先すべきという結論はほとんど（あえて）書かれていない．この方法は，患者に対する説明に似ている．医療者が患者に治療法を選んでもらうとき，A，B両方の利点欠点をわかりやすくできるかぎり公平に説明し，最終的な判断は患者自身に委ねる．これと同じ方法でABC本も書かれている．[1年・C]

老子『道徳経』ではわれわれの理解する道徳とは全く異なった世界が語られている．それは道（タオ）の徳という意味だからだ．[加藤]

ポイントは，話し手や書き手がそれをどんな意味や味つけで言葉を使っていそうかを考えながら，聞いたり読んだりすること．上の倫理と道徳の例でいえば，①の見方をしてる人が，②の立場の人の話を聞くと，話がチンプンカンプンでよくわからない，話が通じないと感じるに違いない．そんなときには，そもそも言葉のとらえ方が違うのかも，と思ってみることだ．

矢島羊吉『倫理学の根本問題』福村書店, 1962, pp.8-15.

中の血液の流れは流体の法則に従う．

　中学生の頃，化学の勉強したでしょ？　木を燃やすと炭ができる（$C + O_2 \rightarrow CO_2$）．水を電気分解すると水素と酸素が発生する（$2H_2O \rightarrow 2H_2 + O_2$）．これは誰がどこで，いつやってもまったく関係ない．どうやっても同じになる．こんなふうに化学反応式どおりに化合物を作るみたいには，医療はできない．自然法則にかなった人体のメカニズムをいくら勉強して知識をいくら暗記しても，それだけではよい医療はできない．なぜかって？　医療の対象は物体としての人体じゃなくて人間だから．医療は，人間が人間を相手に社会の中で行われるものだから．それに医療行為は予測不可能な偶発的な出来事にも影響されるから．医療は，医療を求める側と提供する側の双方がよく話し合って，どこまで何をどうやるかを，個別の状況や事情に応じて決めて行うものだから．

　人はみな，身体のほかにも個人的な欲求や価値観や感情，記憶をもち，社会の中で人間関係のうちに生活している．自然科学の成果や統計データだけで治療方針を決められるものではない．高い効果が望めるからと医療者が勧める治療を患者は拒むかもしれない．仕事や家族の世話が優先で，自分の身体のことは二の次だと考える患者もいる．医療は，研究室の中で探究される自然科学としての医学をはみ出していて，おさまりきらない．だから臨床現場で働く医療者は人体だけでなく，人間の心の機微や社会のことも知ろうと努めなくてはいけない（人間や社会のことに関心がもてない医療系の学生は，対人援助職である臨床系より，基礎的な研究や，患者とは直接かかわらない―検体や画像を扱う―部門に向いているかもしれない）．

　倫理はね，医療から医学を引いた領域，人間の人間くさいところや社会のあり様，人々の価値観にかかわっている．最先端の科学に比べると地味で，はなばなしさが足りないけど，この部分がないと，医療は化学実験や工作と同じレベルのものになっちゃうよ．

　倫理と物理とを比べてみようか（表1-1）．

　何をどう想おうと自由だけど，人にはしていいこととしてはいけないことがあるのも事実だ．これを掟（おきて）といってもいい．掟は，自然法則のように宇宙の始まりとともにすでにあったわけではなくて，人間が社会の単位で定め，修正を重ねてきたものだ．エクレアを食べるかモンブランを食べるかは自由だし，倫理の関知することではない．けれども，嘘をつくこともできるし本当のことを

表1-1　倫理と物理

倫理（道徳法則）	物理（自然法則）
人為的な掟 　（当の社会の中の人々が取り決めた）	非人為的な摂理 　（人が作ったり決めたりしたものでない）
当の人間社会の中で 人々の自由を制約する	宇宙の果てまで （不自由な）物体を支配する

医療者は医学的データを中心に説明しがちだ．患者・家族の多くは，医学的データの向こう，病気になった自分はどんな「生活」を送るのか，治療したら「元の生活」に戻れるのかを知りたい．話がかみ合わないのは，この視点のギャップのせいではないか．［足立明］
Re：価値観や社会状況は人それぞれで，患者の今後の生活について，予め医療者のほうから説明するのは困難だ．患者の話を聞き，話し合い，考えていくことになるだろう．［中澤］

患者や家族への対応のまずさは，単なる知識不足や不器用さだけが原因ではないかもしれない．そういう医療者は決まって同僚との関係もつくれないことが多いように見える．［原］
Re：対人関係能力がかなり未開発の医療系学生に，教育段階でどう対応するのが望ましいのか．成績が悪くなければ進級・卒業させるというのは，教育機関のあるべき姿でない．［服部］

古代ギリシアでは，神々の領域で生成展開し続ける宇宙的全自然とその法則（ピュシスphysis→ここから物理学physicsとか身体的physical，（内科）医師physicianなどの言葉ができた）と，人間が人為的に定めた掟・慣習・制度・法（ノモスnomos☞p.104）とが，対をなすものとして考えられていた．［服部］

告げることもできる．こうしたある種の行為については，どちらにもころびうる自由な状況の中で，倫理が問題になり，掟が定められている．倫理という道理（道徳法則）は，半ば自由な，つまり自由意思をもつ人間が従うべき（そして人間が自分自身に課した——これを自律（☞ pp.104, 157）と表現するよ）掟のことだ．たしかに倫理は自然法則みたいな宇宙的な広がりをもってはいない．電子顕微鏡で観察されるものでもない．だけども，現にぼくたちは自然法則と倫理の両方の下で生きているし，医療行為も両方の重なりの中で行われる．自然科学や生命医科学をいくら学び究めても，それで倫理のことがわかるようにはならない．

倫理と法

　倫理は仲間うちで成り立つ生き方の筋道のことで，仲間の輪をどうとらえるかによって倫理の中身が変わる．暴力団や国際的麻薬密輸組織の中にも倫理はあるだろう．そんなだから，「世の中で倫理！　倫理！　といわれる割には，倫理ってあやふやで頼りない感じがする」と思う人もいる．そういう人たちは，法とかガイドラインのほうが頼もしい，実際的で役立つと考える傾向にある．では，法と倫理とではどこがどう違うんだろうか？

　法とは何かも，倫理とは何かと同じく，諸説紛々だ．しかし大胆に書いてしまえば，法というのは，領土（国や州）の統治者が公認する社会規範（社会の中で，社会の秩序を保つために定められた，〈してもよいこと〉〈すべきこと〉〈してはならないこと〉のルール集）のことだ．

　国家が文章化したもの（成文法＝制定法）だけでなく，裁判を行う際の判断基準として採用する（成文法以外の）規範もまた法とみなされる．成文法以外の規範としては，その社会の慣習，条理（社会通念とか公序良俗），判例（過去の裁判のケース集）がある．こうしたもの全部が法だとすると，慣習や条理というかたちで，倫理も含まれることになるよね（表1-2）．だから法と倫理は，水と油の関係にはない．法は倫理を要素として含むことがある．ただし，国家なり統治者なりが公認する倫理であるかぎりでね．北陸地方ではお歳暮の時期，お世話になった方や嫁ぎ先にブリを贈る慣習がある．けれどもこれは法ではない．国家公認の慣習じゃないからだ．

　世界的にみると法は，ドイツ，フランス，イタリアなどが採る大陸法と英米

ビギナー向けなのは，伊藤真『伊藤真の法学入門』日本評論社，2010．川崎政司『法律学の基礎技法，第2版』法学書院，2013．

表1-2　法とは

国家・州（その統治者）が公認した社会規範
＝（制定した<u>成文法</u>＋伝統的な社会慣習・条理（社会通念・公序良俗）＋<u>判例</u>）
↑　　　　　　　　　　　　　　　　　　　　　　　　　　　↑
大陸法の中心　　　　　　　　　　　　　　　　　　　　　英米法の中心

法との2つの系統（法系という）に分けられる．大陸法は，古代ローマの法をモデルにして整備された法典（議会が制定し文章化した成文法）が中心だ．他方，英米法の場合，中心になるのは蓄積された判例で，これを新たに制定された成文法が補うかたちになっている．正統な伝統慣習やそれをもとにした判例の蓄積から吸い上げられた英米法の法規範はコモン・ローと呼ばれる．

明治維新を機に日本はドイツをモデルに法を構築した．だから基本的には成文法中心の大陸法系に属している．第2次世界大戦の後はアメリカ法から影響を受けることになった．では，明治維新以前はどうだったのかな？

基本的に大陸法系に属する日本では成文法が重要だ．成文法の中心は法律だ．法律は国会（日本で唯一の立法機関）の議を経て可決されて成立したもの．法律の上には日本国憲法があり，法律の下には，行政機関が出す命令（内閣による政令と各省による省令），規則，地方自治体議会ごとの条例が，（効力の優先度に差のある）段階的構造をとって位置づけられる（表1-3）．法律と命令とを合わせて法令と言うよ．なんだか解説調で申しわけないなあ．とにかく，国民が選挙という多数決の原理で選んだ国会議員が制定したのが法律さ．この法律が国民一般の自由を制限したり，また他方で，ある種の人たちに資格・権利・権限を与えたり（授権という）するわけだ．法に定められた手続きを踏み要件を満たした人だけが看護師，助産師，保健師，医師，臨床検査技師……という資格を与えられる．

それはそうと，多数決は時として危ういものだ．そこで，国民の代表である国会議員が制定するならどんなものでも法律にしてOKとはせず，国として絶対にしてはいけないこと，守らなければならないことを憲法として掲げておいて，すべての法律はこの憲法に基づかなければならないことにした．こうして政治に携わる統治者は憲法という最高位の法の枠の中で権力を行使しなければならず，これを立憲主義という．

さてと，ようやく法と倫理との異同について話をする準備ができた．

日本は成文法中心の法体制だから法令を注視して，慣習とか条理という（倫理に重なる）要素をあえて外して，法と倫理とを比べてみよう（表1-4）．

法と倫理は，ともに規範だという点では共通している．規範の規の字は規準のキ，範は模範のハン．生きていくうえで，していいこと，してはいけないこと，すべきこと，あるべき（to be）あり方についての決まり事だ．人々が現に

> テレビドラマシリーズ化された「大岡裁き」について，大平祐一「日本法史43年；名裁判とその意味するところ」，『立命館法学』333・334：1901-1915，2010．

> 憲法は国が国として存立する基盤だ．では憲法は誰がどのように作るものか．日本国ではもちろん主権者たる国民が作る．その意味では，日本国民は憲法全文を暗記しつつ，常にそれを吟味するべきだ．それが主権者たるものの権利と義務の基礎をなす．［加藤］

表1-3　日本の成文法の構造

効力大 ↑	憲法
	法律（←国会）
	命令（政令・府令←内閣／省令←各省）
	規則
	条例（←地方自治体）

表1-4 法と倫理（日本）

法（特に成文法）	倫理
規範（してよいこと・すべきこと・してはならないこと）	
1. 国会が制定（公布・施行日が明確）	1. 誰がいつ決めたのか不明
2. 明文化され（文章になっ）ている	2. 明文化されていない
3. 国家・公権力による強制	3. 社会の目・世間体も縛りになる
4. 違反すると時に損害賠償や刑罰が生じる	4. 反すると良心の呵責・時に社会的制裁を受ける
5. 外的行為（ただし刑法では故意か過失かが問題）	5. 心の内面的なあり方（心術）（ただし功利主義では心術でなく結果が大事）
6. 通常なら守れる現実的な水準	6. 時として理想的で高度な水準

どう生きているかという（beingの）事実とは対（右と左の関係）だ．多くの人が貯金をしている．事実がたとえそうだとしても，貯金をするべきだということにはならない．制限速度内で走る車が少ないとか駐車違反しているドライバーが少なくないという事実があるとしても，交通法規は依然として守られるべき規範である．なかなか人にやさしくなれないとしても，やさしくしなさいと言われる．規範として法と倫理は，人々の現実の姿・行動を（写実小説のように）ありのままに描写しようとはしていない．（たとえ誰一人そうしていないとしても）本当はどうすべき（should，倫理学の世界ではドイツ語でSollen ゾレン．当為と言い表す）なのか，どこまで許される（may）のかを指し示すものだ．

　法と倫理との違いはどこか．その着眼点は，誰が作ったか，いつでもどこでも読もうと思えば読めるように明確に文章で表現されているか，強制的か，守らなかったらどうなるか，心の中まで問われるか，守るのは難しいか，だ．①倫理は誰が定めたかわからない．②倫理は文章になってない（親や祖父母などから口で注意されるけど，親たちは倫理の本をめくりながら注意したりしない）．③倫理には国家による強制性はない（人にやさしくしなさい，よその家にお呼ばれしたときはお行儀よくしなさい，医療者は患者に丁寧な言葉遣いをしなさい，なんて法は指図しない）．④倫理に反したとき，当人自身が良心の呵責に苦しんだり，周囲の人々から社会的制裁を受けたり（集まりに誘ってもらえなくなったり）することはあっても，賠償金を支払えとか刑務所に入れと国家権力をもって有無を言わさず命じられることはない．⑤たまたまパトカーを見つけたから制限速度どおりに運転したときでも，とにかく法を守ったことになる（適法性，ドイツ語でLegalität レガリテートという）けど，たまたま偶然，倫理的だとされる行為を結果的にしたとしてもそのとき心が伴っていなければ倫理的だ（ドイツ語で道徳性，Moralität モラリテートという）として賞賛されない（道を尋ねられたときにふざけてデタラメを教えたら，たまたま正しい道だったとき）．そこで法においてはとにかくどう行動するかが大事で，

倫理は心のもちよう（心術という）が大事だといわれる．トマジウスという学者の説だ．⑥倫理的であろうとすることは法を守るよりも難しいときがある．制限速度表示を見てアクセルを踏む足の力をゆるめるのに比べたら，「なんじの敵を愛せよ」を実行するのは困難すぎる（表1-4）．

　他人を傷つけたらだめだということについては法も倫理も一緒．でも法と倫理は時として食い違うことを指示する．典型的な例は，ソポクレスが書いたギリシア悲劇のひとつ『アンティゴネー』に表現されている．わが身を追放した自国への反逆を企て討ち死にした兄．その兄を埋葬することを叔父である王はきつく禁じた．しかし妹アンティゴネーは肉親を弔おうと兄の亡骸に砂をかけた．そのために彼女は，王から死罪の宣告を受けて幽閉される．やがて神託や長老の進言でこの処分を撤回したのだが，王が見たものは，アンティゴネーと（その婚約者だった）自分の息子の自害した姿だった．

　それでは，考えてみよう．法がありさえすれば倫理はもはや無用だろうか？　法律だけ守っていればいいだろうか？　医療者は患者の不安をやわらげるようなケアをせよ……なんてことは，法令のどこにも書かれていないよ．「患者本人にはほんとの病名を知らせずに，嘘の病名を伝えてください」という家族からの依頼にどう応えたらいいか，法令は指示してくれない．逆に，倫理があれば法は不要だろうか？　どれも違うよね．

　唐突だけど，フルーツパフェって好き？　形のはっきりしたフルーツの角切りや半球のバニラアイスは法，そして形のないクリームやフルーツソース，シロップは倫理だってイメージしてみたらどうかな．法令や判例は読めるけど，倫理は読めない．本屋さんで六法全書は買えるけど，ザ・倫理全書みたいなルール本は買えない（倫理の学説について書かれた研究書や学習参考書は売っているけどね）．この本も，医療現場で医療者が守らなくてはいけないザ・倫理のルール集にはなっていない．医療現場の倫理問題を心底よく考えるための倫理学の教科書だ．フルーツパフェは，形ある食材，形のない食材のどちらか片方じゃ作れない．カットしたフルーツにアイス乗せただけじゃパフェじゃない．クリームとシロップだけでももちろんパフェにならない．ごろんとしたハードタイプの法と，間を埋めるソフトタイプの倫理とが両方合わさらないとパフェはできない．

　なのにさ，「倫理，倫理」と言いながら，ほとんど法のことしか考えていない本や人がけっこう多いんだよね．これって，「肉屋」の看板を出してるのに，コロッケとメンチとカツ，ハムばかり売っている店みたい．蛇足ながら，医療安全学と医療倫理学とを混同している人も多い．医療安全学では〈安全〉が最重要で，その実現のために技術・技法を確立するのが課題だ．他方，医療倫理学は〈安全〉第一とは考えない．ときとして〈安全〉以上に大切なものがあると考える．一番大切なものが決まりきっていると考えない．

アンティゴネーが兄を葬ったことは家族愛としては当然の行為だ．ここに国の法と家族愛（自然権と言ってもよい）のどちらを優先させるべきかという問題が早くも現れている．［加藤］

法と倫理の関係についてはほんの一部のことしか書けなかった．長谷部恭男『法とは何か；法思想史入門』河出ブックス，2011．などで学んでください．

倫理指針・ガイドライン

　倫理を離れたところで，医療者はガイドラインの類にとてもなじみがある．学会ごとに各種診療ガイドラインや癌取扱い規約を定めて，エビデンス（医学の場合には，統計処理を駆使した経験知のこと）に基づいた標準的治療法を細かく決めている．数年おきに改訂される（改訂版が出版されたらすぐ次の改訂作業に取りかかるに違いない）から，絶対不動とはいえない．けれども標準的治療法は日本全国の医療者にとって信頼すべき羅針盤，権威的な正典の役割を果たしている．これらなくしては今日の医療は成り立たないといっても大げさではない．そんなこともあって，指針とかガイドラインという名前の付いたものがあると，医療者は従順にそのまま受け止める習性・体制ができている．では，倫理の指針に関しても同じ態度でいいのかな．

　おおざっぱにいうと日本では2005（平成17）年あたり以降，倫理指針といわれるものがやたらとたくさん作られるようになった．指針というのは方針とか手引きの意味だけど，ルールであることに変わりない．で，この倫理指針を誰が作るかというと，大きく分けて，行政機関（省）が作るものと学術団体が作るものの2通りだ．前者の代表として，文部科学省および厚生労働省が作成し告示した「人を対象とする医学系研究に関する倫理指針」，文部科学省，厚生労働省および経済産業省が作成し告示した「ヒトゲノム・遺伝子解析研究に関する倫理指針」などがある．後者には，日本小児科学会の「重篤な疾患を持つ子どもの医療をめぐる話し合いのガイドライン」，日本老年医学会の「高齢者ケアの意思決定プロセスに関するガイドライン：人工的水分・栄養補給の導入を中心として」などがある．

　倫理指針とガイドライン．なんか区別があるのかな．どうやら行政機関が作成したもののうち，「告示」されるものは倫理指針と漢字表記して，「通知」「通達」されるものはガイドラインとカタカナ表記するという使い分けがあるようだ．「人生の最終段階における医療・ケアの決定プロセスに関するガイドライン」（巻末資料参照）は厚生労働省から通知されたものだから，ガイドライン．だけど，前の段落にあげた「人を対象とする医学系研究に関する倫理指針」は厚生労働省のウェブサイトにその公式英訳版がアップロードされていて，Guideline……と訳されている．倫理指針はガイドラインと区別されてるのに，英語にしちゃえば両方とも同じで guideline だっていうんだから，わけわからない．行政機関に勤める公務員以外の人は気にしなくていいってことさ．

　ただひとつ，わかっていなければならないことは，倫理指針もガイドラインも法律じゃない，法令の中には入らない位置づけのものだということ．告示も通達も通知もともに（行政機関内部でのみ効力をもつ）行政規則というものの

中に入る．○○省が出しているんだから法令だろうなんて勘違いをしている人はけっこう多いみたいだ．でも，倫理指針・ガイドラインは国会で審議されて定められたものじゃないし，具体的なことについては××倫理指針で定めることとすると何かの法律の中に書かれてある（法律の委任とか法律による授権という）のを受けて定められたわけでもない，つまり法律でもなく法律上の根拠もないから，倫理指針は法的拘束力をもたない．学術団体が作成したガイドラインはもちろん法的効力をもたない（ただ，その学術団体に属している会員に対しては効力をもつ）．法令じゃない，法的拘束力がないということは，それらに違反したとしても，違法ではないということだ．

とはいえ，現実的には大人の事情っていうやつが通用する．倫理指針もガイドラインも世の中に浸透していけば慣習，条理とみなされるだろう．行政規則は裁判所を拘束しないと定められているけど，裁判になったときに裁判所は，倫理指針・ガイドラインを慣習，条理として評価して，判決を下す可能性がある．それ以前に現に，広く公募したうえですぐれた研究課題にだけ配分する競争的資金について，厚生労働省は「指針等の遵守を厚生労働科学研究費補助金の交付の条件とし，違反があった場合には補助金の返還，補助金の交付対象外（最大5年間）とする措置を講ずることがあり得るものとしております」と明言している．それじゃ法令でないからといって軽視するわけにいかないわけだ．この点，法令でないという理由で倫理を軽視することが不適切なのと似た道理だ．

ここで，法と倫理との違いをみるために使った着眼点を再活用して，倫理指針・ガイドラインの性格を改めて整理してみよう（表1-5）．

あれれ，なあんだ，倫理指針・ガイドラインって，倫理っていう言葉が名前に入ってるのに，倫理というより，ほとんど法令みたいじゃないか！（倫理の特徴についてもう一度確認．☞p.17）って，よく気がついたね．

だから，倫理指針・ガイドラインにちゃんと従っているから十分に倫理的だ，と思う人がいたとしたら，その人は倫理がわかっていない人だ．法と倫理をごっちゃにしている人だ．目に見えるもの，文章になっているもの，御上がこしらえたものばかりに気をとられている人だ．倫理的なことが倫理指針の中に含

「人を対象とする医学系研究に関する倫理指針」の遵守はなかなか難しい．臨床研究の研究デザイン，研究対象，侵襲・介入のレベル等により倫理的配慮の方法が異なる．研究対象者への倫理的配慮の最低ラインを守り，そこから初めて研究対象者の「心のありよう」への配慮ができるのではないか．［足立朋］

Re：組織や仕組み，文書様式を整備し，細かい規定の具体例への実務的適用を理解するのに手間はかかる．整備し理解した後は何も難しくない．［服部］

Re：たとえば，委員5名以上の出席で倫理審査委員会が成立するなどの要件を遵守することが研究対象者の心への配慮の前提にはならないだろう．［中澤］

倫理指針が最低ラインだとしても，最低ラインが何かも気づかずに，たとえば臨床研究しようとする医療者

表1-5 倫理指針・ガイドラインの性格

①誰がいつ作ったかがはっきりしている
②いつでもどこでも誰でも読めるように明確に文章で表現され公開されている
③行政機関の作ったものは実質的には半ば強制力をもち，学術団体のつくったものは会員に対して強制力をもつ
④違反すると，実質的には時に不利益を受ける可能性がある
⑤心のありようまでは問わない
⑥守ること自体は特に難しいことではない

まれていないとまでは言わないけれど，指針に盛られていない，盛りようがないこともあるんだよ．倫理指針に書かれていることを，逐一なぞって，書かれているとおりに実施したとする．それって外面的な行為だよね．パトカーが見えたから捕まらないように法定速度を守って運転する，みたいな．それで，捕まらなかった．よかった．ほら，こんな発想自体がぜんぜん倫理的でないでしょ．倫理は，自分が捕まらなければいいなんて，そんな自分中心的な発想を超えたところにあるんだよ．だって，いつかあなたが医療を受けることになったとき，訴えられなければ捕まらなければOKみたいな気持ちでやられてる医療・看護を受けたい，ってほんとに思う？

　法は倫理的なことの最低限（das ethische Minimum ダス・エーティッシェ・ミニムム），当の社会状況における規範の最低ライン（das Minimum der Normen ダス・ミニムム・デア・ノルメン）だ，とイェリネックという法学者は述べた（1908）．倫理指針・ガイドラインはまさにそれに近い．最低ラインだよ．それに対して医療倫理学は，最低線にとどまらず，より望ましい医療とはどんな医療なのかを考えようとする．倫理指針やガイドラインが次々に作られて，これでOKと思っている人は，ただ訴えられないようにすることばかり気にしていて，より望ましい医療にはあまり関心が向いていない人に違いない．「だって，訴えられたら大変ですよ，裁判を受けながら診療するなんて精神的にもきついです」という学生もいる．そうだよなあ．裁判などで余計なエネルギーをとられるのは，医療者としてつらいし避けたい．日々の医療に支障が出かねない．だから身を守らなくてはならない．よくわかるよ．法令や倫理指針・ガイドラインを遵守することがまずいわけではない．そりゃ守らなければならない．問題なのは，その種のものを守っていればそれで十分だと思い込むことだ．「仏つくって魂入れず」では困る．自分の身を守ること（マイナスを防ぐこと）だけに気が向いて，どうしたら患者や家族，研究協力者（研究の被験者）のため（プラス）になるかを考えようとしないとしたら，十分とはとてもいえないだろう．法令や判例，倫理指針・ガイドラインのことばかり気にして，（法のすぐとなりの）本来の倫理への関心がなかったとしたら「頭かくして尻かくさず」になる．でもさ，そうした無理解を促進しているのは当の行政当局かもしれない．というのも，〈倫理〉指針なんていう名前そのものが，この指針を守っていさえすれば倫理面では万全です，御上のお墨付きです，みたいな誤解を招いている可能性があるからだ．法令や倫理指針で倫理がカバーされると思い違いされながら「倫理，倫理」「倫理は大事」なんて持ち上げられるなんて，倫理にとっては不幸なことだ．倫理が法に勝ると言いたいわけではないよ．念のためにもう一度．フルーツとアイスだけでも，クリームとシロップだけでも，パフェにはならない．

は意外に多い．この最低ラインを周知するための教育的役割を担っている面もある．[足立朋]

平野仁彦・亀本洋・服部高宏『法哲学』有斐閣アルマ，2002, p.30.

行動指針としての倫理原則は法と同様，非常識な逸脱行動を戒めるというニュアンスをもち，試験の合格最低基準60点を示す．だからベストな医療・研究については何も教えてくれない．原則さえ守れば倫理はクリアしていると思うようになると，芸術と技術の2つの意味をもつアート（医術）の意識が希薄になる．[加藤]

倫理綱領

倫理指針・ガイドラインと似た名前のものに，倫理綱領（コード code of ethics）がある．これは専門職能団体や企業が，自分たちの社会的使命や根本的な価値観，職務遂行上の行動規範を定めて，構成員に訓示するとともに社会に公開して誓約するものだ．倫理指針・ガイドラインが何か特定の問題に対する具体的な方策を扱うのに対して，倫理綱領はもっと全般的な事柄，基本的な姿勢を表明する．元祖的代表格としては「ヒポクラテスの誓い」や「ナイチンゲール誓詞」があげられる（どちらも本人が書いたものじゃないけどね）．国内で古いところでは日本新聞協会「新聞倫理綱領」(1946)，日本医師会「醫師の倫理」(1951) がある．

日本医師会「醫師の倫理」には，「医師は医師会に入会すべきである」，「主治医のある患者に対しては，主治医の諒解を得ずして診療することは，不徳の行為である」，「適正なる報酬は，確保すべきである」，「濫りに無料または軽費診療等を行ってはならない」などとあった．これらをどう評価するかは別として（日本医師会は改訂の際にこれらの事項を消し去ってしまったけど），とても具体的に細かなことまで踏み込んで書かれているね．

これに対して，いまどきの倫理綱領はもっと抽象的（具体的の反対，絵に描けない）で一般的な書かれ方をしている．その意味で倫理綱領はいわばスローガンだ．アドバルーンだと言ってもいい．高らかに志を謳いあげ，仰ぎ見る理念を指し示す．よほどひどく低レベルのことをしたり不正をはたらいている施設や人に対しては，これが目に入らぬか！ と叱りつけるのに使えるかもしれない．でも倫理綱領というのは，白黒がはっきりしない，悩ましい，どうしたらいいかわからない臨床現場の切迫した具体的な問題やケースに答えを与えてくれる性格のものじゃない．高校野球の開会式の選手宣誓「われわれ選手一同は，スポーツマン精神に則り，正々堂々と……」みたいに，もともと実用のためにあるわけじゃない．紙風船みたいなものだ．使い方を間違わないようにしないとならない．

もし倫理綱領を本気で大切にしようとするのなら，高いところに飾っておかないで，徹底的に考え抜かなければならない．抽象的で曖昧な表現が意味していることを，わが身や現場に引き寄せて読みほぐす作業が必要だ．たとえば，個人情報を「他者と共有する場合は，適切な判断のもとに行う」（「看護者の倫理綱領5.」）の「適切な判断」とはどんな判断を指すのかについて詰めて考えることだ．倫理綱領にもその解説にも「適切」さを判定するためのリトマス試験紙になるような説明はまったく見あたらない．このままじゃ切れない包丁だ．何が適切な判断なのか，みんなが意見を出し合い検討する作業を欠いた

傍注：

日本看護協会「看護婦の倫理規定」(1988)，社会福祉専門職団体協議会「ソーシャルワーカーの倫理綱領」(1995, 2005改訂)，日本手話通訳士協会「手話通訳士倫理綱領」(1997)，日本医師会「医の倫理綱領」(2000)，全国保育士会「全国保育士会倫理綱領」(2003)，日本看護協会「看護者の倫理綱領」(2003)，日本医師会「医師の職業倫理指針」(2004, 2008改訂—この冊子にも判例（！）がいっぱい引用されてるよ．それもそのはず，作ったのは医師と法学者だ．「会員の倫理・資質向上委員会」には倫理学者は一人も入っていない）などがある．

「紙風船」黒田三郎
落ちてきたら
今度は
もっと高く
もっともっと高く
何度でも
打ち上げよう
美しい
願いごとのように

倫理綱領を使って倫理教育をしてほしいと頼まれたことがあるが，実際には使用しなかった．おそらく依頼者は，倫理綱領を理解することで「倫理的」な医療者になれると思っていたのだろう．みんなで深く話し合い検討する作業で，倫理綱領も倫理教育の教材になり得たのかもしれない．［足立朋］

Re：「適切な判断」について現場に即して意見を出し合うとき，実質的な教材となるのは倫理綱領ではなくケースだろう．［中澤］

「適切な判断に基づいて」「適切な処置をとる」「適切な看護が受けられるように」……と倫理綱領（解説を含む）に記載されている．「適

ら，倫理綱領にいのちはない．

法とガイドライン　再び——法学者の声

　ここらへんで法学の専門家の声を聞いてみよう．厚生労働省「人生の最終段階における医療・ケアの決定プロセスに関するガイドライン」（2018（平成30）年）の元になったガイドライン（2007年）の取りまとめ役だった樋口範雄さんは，後にこうお書きになっている．

　「今，求められているのは明確なルールだという．明確さは画一性を意味する．人は誰もが死すべきものであり，終末期を迎えることになるが，そのありようは人それぞれである．病気にもいろいろある．医療機関も小さなところから大きなところもある．家族のありようも一様でない．それぞれのさまざまな終末期に，明確だが画一的に適用されるルールを作ろうとすることが，いかに困難か，あるいはいかに危険か」．「今回のガイドライン策定にあたり最も恐れたことは，医療現場がガイドラインの文言を硬直的に解釈し，画一的な適用をすること，その結果，一種の思考停止の状況が生まれることであった．眼前の個別具体的な患者を診ずに，警察を気にして，明確に定められた通りのことだけをするという状況である」．「『明確なルール』という○×式の回答を求めるのではなく，むしろ本来の医療の問題にもっと強い関心を向ける時である．仮に警察も検察もない世界を想定し，何が患者のためになるかを考える．患者にとって必要なのは法ではなく明確なルールでもない．個々の具体的な患者，かけがえのない個人に配慮する医療である．現状は，医師もメディアも医療ではなく法に過剰な関心を向けているような印象を受ける」．

　憲法学者の長谷部恭男さんは，法律学や憲法学は「科学ではなくて，どちらかと言うと芸に近い」と仰る．なぜかというと，目指すべき理想の社会がどんな社会なのか，答えが学者によって違っていてずっと議論を続けている一方で「日々解決しなくてはならない具体的な問題がごちゃごちゃある」ので，「人々が根本的に対立している問題になるべく触らないように解決していかないといけない．今日のところはせめてこのあたりで折り合いがつくだろうというところを探していかないといけない」から，対立している問題については「決着はつかない．みんながいろいろなことをえんえんと考えつづけるのが法律学」というものであって，「法律学は進歩しない」．

　「人間っていうのは，自分が大事だと思う事は，人にも大事だと思ってもらいたいって思うものなんですよね」と長谷部さんは語る．猫派の人と犬派の人，ペットがわずらわしい人のことを思い浮かべると，よくわかるよね．「ですから，ほんとは世の中には，いろいろな考え方や価値観があるんだという事を，ほんとは認めたくないと思ってる」．犬／猫派の人は世の中のみんなが犬／猫

切」という言葉には，答えのはっきりしない曖昧なものをなんとなくまとめてしまう魔法の力がある．しかし，決して実践的ではないし，即戦力でもない．［倉林］

「終末期医療の決定プロセスに関するガイドライン」（2007）

樋口範雄『続・医療と法を考える；終末期医療ガイドライン』有斐閣，2008．第5章．

太田光・田中裕二・長谷部恭男『爆笑問題のニッポンの教養；みんなの憲法入門』講談社，2008．

60点医療を保証する倫理原則と，理想を掲げる倫理綱領との「間」が，臨床現場である．そこに長谷部さんの言う「芸」すなわちアート（医術）を追求する空間がある．そこでのキーワードが「ケア」ではないか．［加藤］

医療倫理学の海図

が大好きでいてほしいよな．そんな中で，「世の中の善悪の判断はいろいろなんだと，価値観はいろいろなんだという事を認め」てもらうということは「かなり無理をしてくださいっていうふうに，お願いをしている事になる」．その意味でも，法律学は芸に通じるんだという．対談相手から，法律の世界に進歩も決着もなくてそれで法律学者として満足できるんですか？ と質問されて，長谷部さんは法律学が「画期的に進歩して，この通りに君たちみんな，生きるんだっていう法律学になったら，そのほうがよほど怖いですね」と答えている．そして「要するに憲法っていうのは，何を教えるかという事よりも，何を教えないかっていう事が重要だ．結局，人はどう生きるべきなのかっていう事は，憲法は教えない．各自で考えて，各自で決めてくださいというのが，これが憲法学のメッセージだという事だ」と話を結んでいる．

　司法では，事実認定と法適用において裁判官の判断が働くことは明らかだし，そもそも法の欠缺(けんけつ)といって，ある事柄について適用されるべき法が欠けていることもある（法令は国民生活・行動のすべての領域をカバーしておらず，穴あきチーズのようだ）．三審制であることもあって司法の判断が確定するのに時間を要する．こうしたことも法の判断の特性だけれども，それ以前に樋口さんや長谷部さんの著書を読むと，倫理よりも法が頼りになるに違いないと，手放しで法に走る姿勢が問題含みだということがわかる．

倫理と倫理学

　倫理（エシックス ethics）は仲間うちで成り立つ望ましい生き方の枠のこと．もともと鳥や獣の巣（エトス）や都市国家で公認された，市民が身につけるべき品格（エートス）がその語源だったと書いた．しかも倫理は，明文化された法令とは違う．倫理指針やガイドラインは名前とは裏腹に，形からして（倫理より）法令に近いということも書いた．だとすると，倫理ってなんだかうさんくさい，と頭で考える人も出てくる（電車の席を高齢者に譲らない若者に眉をひそめたりするとき，その倫理性をうさんくさくは思わないのにね）．それに，倫理はローカルルールが原型だとも書いた．だとしたら，どこまで正しいのかあやしいよねと思う人も出てきて当然だ．たとえば，奴隷制ってどうなの？ ギリシア時代に問題視されなかったとしたら，ギリシアの倫理ってどうかしてるよ．そういう例はいくらでも見つけられるだろう．要するに，倫理とされていることが必ずしも倫理的とは限らないんじゃないか．世の中で倫理だとされているものをそのまま正しいものとしてすんなり受け入れていいか，わからない．うーん，とってもいいね！ そのとおりだよ．だから倫理学がある．倫理学というのは倫理についての学問だ．倫理も倫理学も，英語だといずれも同じ ethics という語だ．日本語では便利なことに学を付けたり取ったりして

> それゆえ倫理学では，無自覚に世の中の「倫理」に取り込まれてしまっている「自己」を見つめ直すという作業を避けることはできない．［加藤］

区別できる．この本のタイトルは『医療倫理のABC』じゃない．これこれのルールを守ってください，という啓蒙普及の教科書じゃないからね．仲間が変われば時代や人々の意識が変われば変わりうる世の中の倫理を批判的に点検し考えるための本だから，『医療倫理学のABC』．

> 批判は非難とは違うよ．非難とは悪い点をあげつらうこと．批判は，そのものをよく味わい尽くし，その意義や，根っこ，限界（妥当する範囲）を明らかにすること．

倫理学は倫理についての学問．ちゃんと言うと，倫理についての哲学だ．実践哲学という言い方をする研究者もいる（その対は理論哲学）．哲学は頭をフル回転させて，本質，根っこを追究することなので，倫理学とは倫理の本質や根元を考えることだ．倫理学は大きく2つの領域に分けられる．古くからあるのは規範倫理学．そして20世紀になってから盛り上がってきたのがメタ倫理学．メタというのは，斜めから念入りに見直すという意味だ（表1-6）．

規範倫理学の目指すところは，①何をすることが善い／正しいことなのかに関する最高原理，②その原理の根拠，を明らかにすることだ．

> 新田孝彦『入門講義 倫理学の視座』世界思想社，2000．田中朋弘『文脈としての規範倫理学』ナカニシヤ出版，2012．
>
> A. Fisher, *Metaethics ; An introduction*, Acumen, 2011．が断然わかりやすい．

メタ倫理学は，規範倫理学上の諸学説どうしの論争に次ぐ論争の土俵に上がったりどちらかの陣営に加勢することなく，クールに考えようとする．たとえてみれば，世の中には映画監督がいて，「これこそが愛の映画だ，愛とは献身だ」と言って作品を送り出す．別の流儀の監督は，「いや，愛とはエロスだ」と言って違うタイプの作品を世に問う．作品にあたるのが規範倫理学．どっちがいい作品かをめぐって評論家や審査員，映画ファンが意見を闘わせるのはよくある光景．メタ倫理学の研究者は，勝ち負けについて言わずに，そもそも映画（ほんとは倫理のこと）とは何か，愛とは献身とはエロスとは何かを問題にする．映画は現実世界の模写なのか，それとも新たな世界の創造なのか．演じるとはどういうことか．そもそも映画にはどんな意味があるのか，などと問う．たとえ話は以上でおわり．

つまりメタ倫理学者は，規範倫理学者たちが長い間やってきていること（倫理学すること）そのこと，使ってきた言葉そのものを，斜めから分析する．規範倫理学の学説は時にお説教くさく感じられることがあるが，メタ倫理学にはそんな感じはしない．倫理学は〈倫理についての哲学〉といったけど，メタ倫理学は｛〈倫理についての哲学〉についての緻密な哲学｝だ．ある研究者は，「△△は悪だ」という規範倫理学の判断（文）は，「△△？　ブーッ，てめえ，

> エイヤー『言語・真理・論理』(1936)（吉田夏彦訳），岩波書店，1955．

表1-6　倫理学

- ●倫理学
    - 規範倫理学——何をすべきかについての説
        - 徳倫理，義務論，功利主義，社会契約説など
    - メタ倫理学
        - 情動主義，指令主義，錯誤理論，非自然主義実在論，準実在論など
- ●応用倫理学
    - 生命倫理学，環境倫理学，ビジネス倫理学，情報倫理学など

冗談じゃねぇ」という個人的な感情の表出，叫びでしかないと言う．メタ倫理学は学問としてとても知的でおもしろそうだ．それに倫理の語りや規範倫理学の学説，四原則なんかを仰いでアリガタがる風潮をかるく笑い飛ばすのにも有用だと思う．しかし悩ましい倫理問題を直截に解決したいと願う臨床現場でミスマッチなのは確かだ．

倫理というと，とかく，▽▽せよ，××すべき，といった指図だらけの文言集だというイメージを抱かれがちだけど，本当の倫理学の領土では，こうして倫理学研究者たちが本物の倫理をめぐってあくなき探究を真剣に続けている．倫理指針やガイドラインの日陰に隠れて見えにくいのだけど，そのことは伝えたい．倫理は決して，お決まりの，あるいは官製の配給品ではない．

> 悩ましい問題が渦巻く現場だからこそ，そこを演劇空間と見て，映画・演劇評論家になってみるのは頭を冷やすのに有効だろう．自分の中に渦巻く情念やコンプレックスに気づくためにも，メタ倫理学的アプローチが役立つことがあるかもしれない．品川博二の言うように「カチン，ムカ，グサ」のどれが今の自分，などと問うてみることも．［加藤］

医療倫理学・生命倫理学・臨床倫理学

この教科書のタイトルには医療倫理学という言葉が入っている．なぜバイオエシックスじゃないの？　生命倫理と違うの？　って聞かれることがある．この本は医療現場の倫理問題を扱うという意味で，医療倫理学（health care ethics）という言葉を使っている．ヘルスケア倫理学でもよかったんだけど，世の中にあまり浸透していないのでそうしなかった（表1-7）．

古くからあるのは医療倫理学（メディカル・エシックス medical ethics）だ．これは医師による医師のための医師の倫理学だ．かつて医師は自分たち専門職業人（プロフェッショナル）のあるべき姿を自分たち自身で決めた．医療倫理学は素人や専門外の人たちが口出しすることのできないものだった．閉鎖的といえばそうとも言えるね．けれども医師はこれを自律（自分で自分を律するという意味の自律．☞ p.104）ととらえていたわけさ．

1970年代初頭，生命倫理学（バイオエシックス bioethics）という造語が作られ流布するようになった．この語の発信源は2つある．一つは地球環境倫理と科学のあり方を考えようとする立場（ポッター）から．もう一つは人間に関する生命科学と医療のあり方を多分野の研究者の視点から学際的に考えようとする立場（ヘレガース）から．話をはしょると，後者の問題意識が今の生命倫理学の主流となっている．生命倫理学という名前からは，生命に関する先端医科学研究の倫理問題ばかりを考えているように見えるけれども，そうではない．医療現場の倫理問題も扱っている．ただ，伝統的な医療倫理学と違うの

> A・ジョンセン『生命倫理学の誕生』（細見博志訳），勁草書房，2009．
>
> 「生命」倫理という日本語にも問題がある．lifeの訳として生命，いのち，人生，の3つが考えられるが，これらを一挙に示す言葉は日本語にない．英語も，なぜethics of lifeとしなかったか．［加藤］

表1-7　倫理学の階層

（規範）倫理学	嘘をつくことは正しいか
医療倫理学・生命倫理学	患者に嘘の病名を告げることは正しいか
臨床倫理学	301号室の山田勝次さんの家族が嘘の病名を……

は，医師による医師のための……という線から脱却しようとした点にある．医学の専門家以外のさまざまな研究者や専門家，市民も医療の倫理問題について意見をどんどん交わし合おうというオープンさが生命倫理学の特徴だ．

　そして臨床倫理学（クリニカル・エシックス clinical ethics）．その特徴はなんといっても，医療現場で遭遇する，どうしたらよいのか悩ましい個々のケースの倫理問題を，そのケースごとの個別の諸事情を汲み取りながら，あくまで具体的に考え，解きほぐそうとすることにある．臨床倫理学はケースに始まり，ケースに終わる．他方，医療倫理学や生命倫理学は，一般的で抽象的な問いに向き合い，一般論的な答えを出そうとする．たとえば，人工妊娠中絶は許される行為か？　とか，一度装着した人工呼吸器は外すべきでないか？　とか．

　この本の前半は医療倫理学的な性格を，後半は臨床倫理学的な性格をもっている．医療倫理学の問題を考えるときは，個別のケースの特異的な事情を考慮しないで，理論的に攻めることになる．他方，目の前の当のケースに向き合い，万人にあてはめる定規や方程式を作ることを目的にしない臨床倫理学は，理屈だけでなく感性も動員することになる．そしてゴールは当のケースの倫理問題を解消することであって，学説を確立することではない．もちろん，個別のケースに即して考えるといっても，しょせん人間のすること，限界がある．だから臨床倫理学は，唯一絶対の答えを常に出せるとは思っていない．暫定的（さしあたり）・蓋然的（なるほどそうだな）な答えで甘んじるしかないと思っている．だからといって手を抜くとかいいかげんに考えるというわけではない．どうがんばっても暫定的・蓋然的な答えにしか至れないだろう，でも一層もっともだ，なるほどと思えるような答えを探っていこうという姿勢だ．

　しばしば，「倫理なんてどうせ正しい答えがないんでしょ」という，溜息とも軽蔑ともつかない声を聞くことがある．この際だから書いておこう．こういう言い方をする人は，小学生のときからドリルや問題集で勉強しすぎている人だ．ドリルや問題集にはたいてい後ろに解答が付いていて，自分で答え合わせをする．長い間そんなことばかりやらされてると，答えや解法がわかっていない問題に取り組むことに慣れていないものだから，答えの付いていない問題に出くわすと，どうしていいかわからなくなってしまう．つい，ありきたりの問題と答えの付いている本で勉強して，答えを丸暗記して，それで十分だと思いたくなる．インフォームド・コンセントを得ることが大事だとか，思いやりをもって患者を支援することが倫理的な態度だなんていうスローガンを暗唱して済ませたくなる．でも，そんなことでは医療倫理の本当の問題に対処できるわけがない．だからこの本が今あなたの手元にある．

　臨床倫理学は算数じゃない．公式に数字をあてはめて計算したら正しい答えが出る，というやり方じゃだめだ．だって，あなたも人生の悩みにぶち当たることがあるでしょ．どうしようか，ああでもないこうでもないとあれこれ考

本当にそうかな．「個々のケースの倫理問題を解きほぐす」ことは，臨床倫理だけの目的だろうか．たとえば「生命倫理の四原則」も，最終的な目的は臨床の場で個々のケースのために活用されることのはずだ．だからこそ，研究者から臨床の医療者まで幅広い層に読まれ続けているのではないのか．［足立則］

Re：「はずだ」は願望の表現で，事実とは限らない．理論家は現実の具体的な生よりも，理論を愛し求め，時に知を目的とする．四原則論の著者2人の講演を聞いたとき，彼らの関心はツギハギだらけの自説の防衛に向いていると強く感じた．［服部］

Re：甘味，酸味，塩味，苦味，うま味という基本味でおふくろの味は表現できるか．個々のケースを四原則で考えようとするのはこれに近いのではないか．［中澤］

A. Jonsen, "Of balloons and bicycles; or the relationship between ethical theory and practical judgment," Hastings Center Report 21 (Sep-Oct): 14-16, 1991.

試験勉強のときに，ページ上に置くと赤字で印刷された正解が隠れる赤いシートを使うことがある．でも人間を相手にする職業教育では，感情に働きかけ，粘り強く考え続けられる力を鍛える学習が必要である．重要な用語や倫理原則を丸暗記できても，考える力がなければ患者に寄り添うことはできない．臨床の現場には，空欄に当てはまる用語を探すとか○×で処理できる問題は一つもない．［北爪］

服部健司「臨床倫理学と文学」，『医学哲学医学倫理』27: 49-57, 2010.

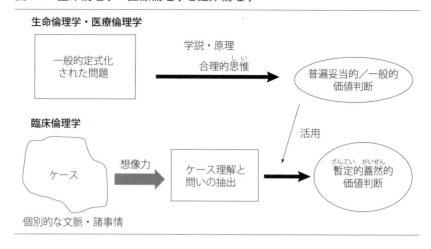

図1-1 生命倫理学・医療倫理学と臨床倫理学

えるでしょ．そのとき公式や原則を使って答えを見つけようとする？　友達が第三者の立場からあっさりと一般論的な助言をくれたとき，あなたはどう感じる？　自分の人生の問題はあれこれ悩みながら考えるのに，患者や家族の人生の問題に関しては公式やマニュアルでテキパキと正解を出そうとしたり，考えたって無駄でしょとか言うなんて，変でしょ？　問題集の問題の答えは見つけるもの（だって出題者は正解を前もって用意しているからね）．人生や社会の問題の答えは工夫して編み出すもの（あらかじめ答えを用意している出題者なんてどこにもいないでしょ）．この2つを混同しちゃだめだ．

目の前のこのケースから始める臨床倫理学では，まずそれがどんなケースなのかを理解することが大事になる．どんなケースなのか，どんな事情があるのか，患者はどんな気持ちなのか，家族とはどんな関係か，どうしてあんな態度をとっているのかなどを，つかまないうちにあれこれ議論しても始まらない．それどころか，誤解したまま話し合いを続けていったら，患者や家族がなるほどと思えるような解決策からどんどんはずれていくだろう．服を着るとき最初のボタンをかけちがえると，あとで全部やり直しになる（☞ pp.163-164）．

ケースを理解する段階で必要なのは理屈じゃない．哲学や倫理学や法学じゃない．小説を読んだり映画や演劇を観るときのように，想像力が必要なんだ．だから，この本の中には時々，小説や演劇の話が出てくる（図1-1）．

医療倫理学と看護倫理学の歴史

5分で読めるくらいにごく簡単に医療倫理学の歴史をおさえておこう（図1-2）．ギリシア時代のヒポクラテスから始めよう．この頃，医術は流派の師匠から弟子へと伝承されていた．今のように国家試験があったわけではない．コ

「プロムナード」冒頭のトムのケースの本文には，彼の性格や家族背景についての詳しい記載がなかった．議論を始める前に，ケースの説明で不足している情報を補っておくのは大切なことだ．情報が不十分なままでは，誤った方向に議論が進んでしまう．［中澤］

英文医学雑誌の輪読をする「医学英語」の授業時間に，英国の短編小説を読んでみた．久しぶりに繊細で深い世界に触れて皆が感動していたが，英語の読解の不正確さによって途方もない勘違いが生じることにも気付いたようだ．英語に限らず日本語でも，相手の言葉とそれに込められている感情を十分に理解するため，ふだんからの言葉の修練が大切だ．［西川祐］

図1-2 医療倫理の流れ

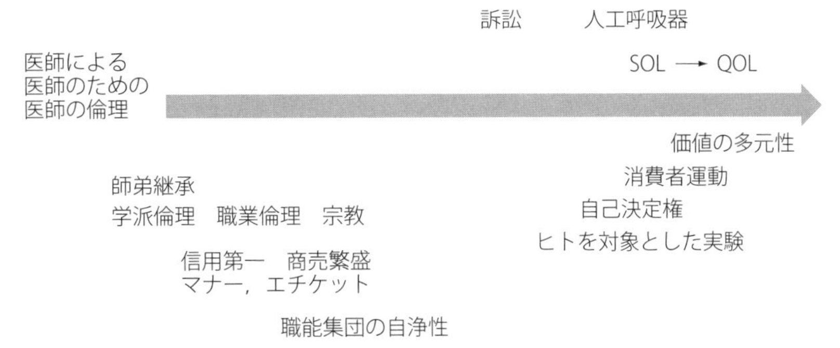

```
                                            訴訟      人工呼吸器
医師による                                          SOL → QOL
医師のための  ────────────────────────────────────→
医師の倫理
                                                  価値の多元性
        師弟継承                             消費者運動
        学派倫理  職業倫理  宗教              自己決定権
                                            ヒトを対象とした実験
            信用第一  商売繁盛
            マナー, エチケット
                    職能集団の自浄性
```

A・ジョンセン『医療倫理の歴史』(藤野昭宏・前田義郎訳), ナカニシヤ出版, 2009.

ス島出身のヒポクラテスはコス派の頭だった．倫理は仲間内のルールだったね．コス派の一員であるためにはこの派の倫理を守る必要があった．医療倫理は最初期には医術の流派ごとに定まっていた．それがやがて流派を超えた職業倫理（プロフェッショナリズム）へと発展していった．職業倫理は専門職（プロ）の掟だ．これには，身なりをきちんとして，言葉遣いに気をつけ，金品をせがまず，色目をつかわずといったマナー，エチケットが含まれていた．プロとしての掟を守ることで，患者からの信頼を得て，適正な収入も確保する（商売繁盛）という面もあった．掟を破り，医師の信用を落とすような面汚しには制裁を加えて仲間から外し，医師の面目を保ったわけだ（自浄性という）．一言で表すと，医師による医師のための医師の倫理だった．医師の倫理は医師が決める．医師でない者が口出しをする領分でない．自分たちが自分たち自身で自分たちを律するわけだから，これを自律という（☞p.104）．

プロフェッショナリズムという言葉が流行している．流行にのる人たちは，時代に逆行していることに気づかない．プロ意識で問題が解決するなんてあるわけない．歴史がそれを証明している．

　ギリシア的な医療倫理はその後キリスト教の影響を受けて展開していく．隣人愛の精神に基づいて負傷した敵兵をも医師は治療すべきだが，治した後には敵兵は敵兵だから戦う，なんてね．けれどもこのあたりのことはすべてカットする．医学史は絶対におもしろいから専門の本で勉強してほしい．

　とてつもなく大きな変化が起きたのは19世紀末のことだ．この頃から医療にまつわる訴訟が起こされるようになる．裁判が行われるということは，医師の閉じた世界に風穴が開いて，法律家がかかわってくるということだ．しかも医師が裁かれる．これは長い間，自律の世界を維持してきていた医師にとってはゆゆしいことだ．さらに1960年代前後には社会にさまざまな動きが生じる（☞pp.64-65）．医師でない者たちが医師の振舞いについて，医療のあり方について積極的に発言するようになった．患者の権利，自己決定の重要性が強調されるようになった．こうして古来の医師の自律，医師による医師のための医師の倫理に外気が吹き込まれることになった．医師は外部の世界の声に耳を傾けなければならなくなった．医師たちは文系研究者から倫理について学ぶ機

日本では1982年に日本医学哲学・倫理学会が設立された．会員の約7割は非医療系の研究教育者だ．

会を作るようになった．

　1960年代後半には人工呼吸器が普及し，それまでなら命を落としていたような人たちの命を救うことが可能になった．その後，逆に，生命の延長ではなくてQOLが大切だと主張する人たちが出てきた．こうしてギリシア以来の伝統的な医療倫理の枠の中では対処することができない諸問題が立ち現れてきた．

　これらを解決するためには，医学系内部の努力だけではなくて，倫理学，社会学，宗教学，法学など多分野の研究者や市民らによる学際的な（専門分野の垣根を取り払った）努力が必要と考えられた．この国でも2000（平成12）年を境に，多くの医療系大学では医療倫理の教員を配置し，授業が行われるようになり，国家試験に医療倫理に関する問題が入れられるようになった．しかし，その後，各種医学系学会が法律家と協働して続々と倫理ガイドラインを作成するようになると，医師たちは倫理について他分野の専門家から学び，ともに取り組んでいく必要性を感じなくなっていった．倫理指針やガイドラインを制定し遵守すれば問題ない，訴えられないという意識が強まってきた．

　こうして，ここにきて医師による医師のための医師の倫理，医師の自律が復活してきたのだ．1980～1990年代に見られたような，外部の声を聞くという姿勢は，だいぶ弱まってきたように思われる．海外の学会で発表を聞くと，こうした流れはこの国だけでなく海外の諸国でもはっきりみられるようだ．倫理，倫理という声が大きくなったのと引き換えに，倫理といわれているものの内実がかなり変質してきている．だからこそ，今まで以上に医療倫理学が必要になってきている．

　看護倫理学はどうだろうか？　医療倫理の歴史と同じように，看護倫理の流れを書いてみよう．看護倫理はどこからどこへ向かっているだろうか？　流れを大きく変えた社会の出来事は何だろうか？

　そう尋ねると，多くの看護者は，保健師助産師看護師法の制定や，専門看護師・認定看護師などの制度をあげる（図1-3）．

　このような流れの押さえ方は見当違いだ．ぼくが尋ねたいのは，看護者の資質・地位向上を図る制度や看護者の権利主張の話じゃない．看護の本質や看護の倫理に関する考え方，とらえ方が時代とともにどう変化してきたのか，と

> 服部健司「医師国試と医学哲学・倫理学教育のベクトル」，『医学哲学医学倫理』19：223-230，2001.

図1-3　看護倫理の流れ（その1）

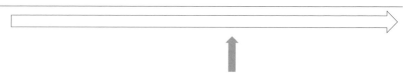

法や制度（保健師助産師看護師法／専門看護師・認定看護師）

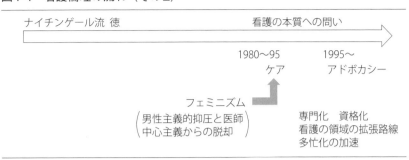

図1-4 看護倫理の流れ（その2）

いうことだ．看護と社会との関係だ．外からみると，看護はどんどん専門化し，領分を拡大し，権能を拡張してきている．それが看護者にとってとても大きな意味をもっていることはよくわかる．問題は，それが看護の世界の外の人々にとって一体どんな意味をもっているのかだ．看護の世界の外の人たちは看護に何を求めているのか，それに看護者はどう応答しようとしているのかだ．看護者が看護者どうしで凝集し，自身の資質・地位の向上ばかりに目を向けていると，看護の外の世界の人々の声が聞こえなくなりがちだ．看護は，かつての医師の後追いをするように，看護師による看護師のための看護の倫理を追い求めていくのだろうか．それとも，看護の本質・倫理への問いを，看護を求める社会の人々と一緒に探究していくのか．今，岐路にさしかかっている．

ためしに，看護倫理の歴史についてスケッチしてみた（図1-4）．これが模範解答だというつもりはない．みなさん自身が社会の中での看護の役割や看護者の倫理がどう変化してきているかを調べ考え，流れ図を作ってみてほしい．作業療法士や理学療法士，他の医療系専門職を目指すみなさんも自分の専門領域の歴史を調べて，変曲点がいつあったのか，変化をもたらした社会的要因はなんなのかを見極めてほしい．

倫理学すること　倫理学のやり方

倫理というと，なんだか一段高くて偉そうだし，窮屈そうだ．倫理を語る人は高潔で，他のみんなを裁く威厳をもっているかのように錯覚しがちだ．倫理のこんなイメージを利用して，倫理はいろんな役まわりをやらされる．外面を整え美顔にするための規制のチェック項目へと矮小化されたり，自己PRのために使われたり，悩み迷わないですむようにするためのマニュアルの衣装を着せられたりする．これを倫理的なフリをするための倫理，倫理の擬態，2次使用あるいは目的外使用と呼ぶことができる（表1-8）．

この本は，初版以来，古くなった角質層や手垢にまみれたワンパターンの語りをこすり落として，医療倫理のつるつるの肌をよみがえらせようとする．飾

ケアという言葉も同じように，あらゆるところで「便利」に使われている．ケアするってどうすること？ケアがケアとなるってどういうこと？［加藤］

言葉にできるものと言葉の届かないものの違いにも気づいてほしい．言葉が言葉

表1-8　倫理の擬態（倫理の2次使用，目的外使用）

- お墨付き倫理　　認定や評価のための倫理　→　法令・指針の遵守
- 隠れ蓑倫理　　　世間の視線をくらますための倫理　→　きれいごと標語の掲示
- マニュアル倫理　機械整備・防災・事故対応を模倣　→　フローチャート

りじゃないんだ，医療倫理は．お正月の鏡餅の上にのっているミカンとは違う．医療倫理は，世間体やお体裁のためのものでもないし，隠れ蓑でも，免罪符でもない．接客上のマナーでも，社会人のエチケットでもない．どこか外とか上から与えられ押しつけられる〈縛り〉でもない．経験豊かな医療者なら全員が会得し体現しているってわけでもない．

それを守ってさえすれば，自分たちは倫理的だと思い込んでいられるような，そんな医療倫理マニュアルなんて存在しない．そんなものがあるかのように語るいかがわしい教説にだまされちゃいけない．患者を支援する医療倫理だとかQOLを高める医療倫理だとか，一見するともっともらしい，その実わけのわからない言葉に釣られてはいけない．医療倫理は単なるスローガンじゃないし，雰囲気づくりの小道具でもない．

医療倫理学は，もっとどろどろとしていて，切なく，わりきれないものを含んでいる．たとえそこから逃げたくなったとしても，決して逃げとおせないようなものだ．医療者であるかぎり，いや医療とかかわりをもつかぎり（いつか医療を受ける可能性を含めて），感性と知性を総動員して引き受け続けなければならない問題だ．医療倫理学は取り組まれるべき問題であり，課題であって，答えの束なんかじゃない．しかも，ぼくたちは，小さなヒナ鳥のように，口をあけて答えをただ待っているわけにはいかない．ぼくたち自身が自分たちで考え，対話をとおしてさらに練り上げていかなくてはならないものだ（表1-9）．

底の浅い答えをすぐに見つけようなんてしないで，しばらくの間，ゆっくり悩み，揺れ，考えてみよう．なかには，いつでも絶対揺れることがない人，自分の意見を曲げない人，自分なりの倫理観や看護観を早く確立した人，他の立場の人を言い負かせられる人こそが強い人，できる人だと誤解する人がいる．

表1-9　倫理学する上でのヒント（A・ウエストン）

- 耳を傾けて独断を避ける
- 自己正当化を急がない
- 権威を後ろ盾にしない
- 規則を疑う
- 選択肢を広げる
- 不可能であっても理想的なことをまず大胆に発想して，そこから現実味のあるところまでゆっくりと戻る
- AかBかに二極化させない（ジレンマ型思考から脱する）
- 想像力の届く範囲を広げる

になるために，その背後に隠れてしまうもの，隠れざるをえないものを同時に意識すること．これらの総体が「いのちの営み」なのではないか．[加藤]

ベテランになれば臨床での倫理問題をすべて解釈でき解決の方向に導くことができるというわけではない．常に迷いながら意思決定している．その時その場で感じた疑問や迷いを言語化し，議論を繰り返し，考え続けていくことが，臨床倫理問題を考える原点のような気がする．[北爪]

自分の頭で考えるための基礎知識や基本的な枠組みとして，原理のような答えの束があるのではないか．原理や理論は，倫理的問題の答えを短絡的に当てはめる等の弊害がある．しかし基礎的な教育には有効で，問題はそこまでで倫理教育が止まってしまうこと．そこから臨床倫理の想像力が活用できるようになるまで学ぶことが必須なはずだ．基礎知識も想像力も共に必要ではないか．[足立]

Re：算数の勉強には定理や公式や例題・模範解答が役立つ．倫理も算数と一緒かな？　アリストテレスは倫理を〈理論〉知的な学問とは区別した．倫理教育に有効なのは原理・知識でなく「しつけ」だと考える人もいる．ぼくは臨床倫理が基礎的な倫理学の応用とは考えない．[服部]

Re：倫理原則は答えではない（原則論の弊害は☞pp.150-154）．自分自身で考えるとは，固定化した枠組みにはめ込んで考えることではなく，様々な視点から問題をとらえて考え抜くことだろう．[中澤]

A・ウエストン『ここからはじまる倫理』（野矢茂樹・高村夏輝・法野谷俊哉訳），春秋社，2004．

ABC本を読むことで大いに揺れる．自分の意見さえ見失いかねない（自分に意見があるのかどうかもわからないけど）．自分の限界を知り他に目が向く．他の中に正解を求めようとするが，他は無限にあるし，しかもそれを考えたのもまた自分と同じ人間だ．考えるきっかけはもらえるがそこにも限界を感じる．ABC本は「それでも考えろ」と言ってくる．多角的な視点が出てくるので本文を読んだだけでもう考えているような気持ちになるが，これはABC本の危険な罠だ．この本を読むだけでは思考停止状態だ．そこで終えずに，自分で考え感じること，ABC本はそれを求めている．最近その警告をキャッチできるようになっている自分に気づいた．［1年・Y］

そうではない．心の芯から揺れることのできる人，悩むことのできる人，必要があれば自分の意見を変えられる人こそが，強い人だ．そういう人は他人の意見も変える力ももつ．独りよがりに考える人よりも，いろんな人と対話ができる人のほうがはるかにすばらしい．中途半端に高尚な倫理観など急いでもたなくてよろしい．実を言えば，自分なりの倫理観，独りよがりの倫理観を確立することぐらい簡単なことはない．そんなこと，しようと思えば誰にだってできることだ．それより，いっそう難しくて，もっともっと大切なことは，倫理観の確立をできるだけ先送りすることだ．自分の信念に固執するより，倫理問題そのものの大きさと深さの前に謙虚になることが大切だ．そうした姿勢が，他の大勢の人たちとの実りある対話を可能にしてくれる．わかったふり，知ったふりをしないで，強がらないで，医療倫理の問題をきっちり見つめ，考えていくことにしよう．ここでは，問うてはいけないこと，疑問に思ってはいけないこと，考えてはいけないことなど何ひとつない．

医療倫理学のキーワード

┌ QOL と SOL ┐

　日本人の平均寿命は80歳を超えているけど，1950（昭和25）年の頃はおよそ60歳だった．寿命が延びた裏には乳幼児死亡率の低下があるから，昔も単純に全員が60歳で亡くなっていたわけではない．でも当時は会社の定年は50歳，それまで働くだけ働いて，余生も何もなく亡くなる人もけっこういただろう．

　1930（昭和5）年以前は男女とも平均寿命は45歳以下だった．その頃は，医療機関や医療者の数もぜんぜん少なかったでしょ．治療法も今からみると，ずいぶん限られていた．医療を受けること自体かなり大変だったに違いない．診てもらえただけで「有り難うございます」という状況だったろう．長生きしたくても長生きできない時代，医療者も患者も家族も，一日でも長く生きられることを大切に思い懸命の治療が行われたろう．命あればこそというこの立場を生命至上主義（バイタリズム vitalism）という．それに疑問を感じて異を唱える人は，いたとしてもかなり少数派だったろう．

　ぼくたちは今，こうして生きていて本を書いたり読んだりしているけど，このこと自体かなり不思議なことだ．なんでこれまで急に心臓が止まらずにきたんだろう．いつ止まってもおかしくないのに，なぜだか生きている．有り難いことだ．生きていることそのこと自体，それだけですでに有り難いという考え方はSOL（生の神聖性；サンクティティ・オブ・ライフ Sanctity of Life）と呼ばれている．長いこと寝たきりで，重い認知症のために自分の子どもが見舞いに来てることがわからないお母さんの，ベッドにくくりつけられたハルンバッグ（蓄尿容器）を手でさわると温かい．亡くなってしまったら，おしっこが出なくなるし冷たくなる．温かいってことはお母さんが生きている証だ．そう思うと，涙が出るほど有り難かった，と語ってくれた人がいる．何かすること

宇野邦一『〈単なる生〉の哲学』平凡社, 2005. にSOLという言葉は出てこない．けれども，「ただ生きている」姿

のうちに生の充溢さを見て
とる思想の系譜が丁寧に書
かれている．

ができる（歩ける，話せる，パズルが解ける）という話じゃない．生きていることでもう十分有り難い，それがSOLという見方だ．

その一方で，ただ生きているというだけでは価値はない．心臓が動いていて息をしているだけじゃ，人間らしく生きているとは言えない．まして，ただ生物学的に生きているということのために，いろいろな装置につながれていて，すべてが医学的に管理されているなんて，人間として悲しすぎる，という見方も出てきた．それじゃ，まるで水温や酸素濃度の調整された水槽で生きている熱帯魚か，SFマンガによく出てくる培養装置の中に浮かんでいる脳みたいだ．こうした見方の人は，人間にとっては，生きている時間の長さよりも，生きているそのあり方のほうに意味がある，と考える．生のあり方には，ただ心臓が動いているというだけの状態から，もっと生産的な生活まで，質的な高下の差がある．そう考えて，この質のことをQOL（生（命）の質；クオリティ・オブ・ライフ／キューオーエル Quality of Life．社会学や経済学などでは生活の質と訳す）と呼んでいる．QOLが低ければ，ただ生きているだけに近い．そんな状態で生命をながらえることにあまり意味はない．苦痛を伴っていたり屈辱的なしかたで延命されるとしたら耐え難いし，そんなことをする医療は有害だと考える．こうした考えは，医療工学技術が進歩して，延命がそこそこ可能になったからこそ出てきたものだ．1960年代後半に人工呼吸器が普及しだした．このあたりが転回点だとみていい．

あなたは，SOLとQOL，どっちの見方に近いだろうか？ QOLという見方に賛成の人が大多数のようだ．けれども，SOLだという人も少なからずいる．もともと多数決で決着のつく問題ではないし，正しい－間違っている，という規準では割り切れない問題のように思える．

QOLかSOLか，意見を一本化することはかなり困難だ．もしどちらか一方が絶対に正しいと言えたなら，議論すべき医療倫理の問題はかなり減るだろう．でもおそらく，いくら考えたって医療倫理の問題は片付かないだろう．

なのに，時々，「生命の尊厳と人間性の尊重に立脚した高い倫理観」なんてフレーズが医療系教育機関や病院の案内パンフレットに載っていたりする．これって翻訳すれば「SOLとQOLとを重んじた高い倫理観」ってことでしょ．それって一体どういうこと？ だってこの2つ，右と左，水と油の関係でしょ．そんなに単純に並べていいの？

QOLチェックシート

QOLという言葉が使われだしたのは，何年くらい前のことだと思う？ 5年前，20年前……？ いやいや，1950年代にアメリカで使われだしたんだ．でも，その頃の意味というか言葉の使われ方は今のとは全然違っていた．当

A. Musschenga, "The rela-

tion between concepts of quality of life, health and happiness", *Journal of Medicine and Philosophy* 22(1): 11-28, 1997.

時，経済成長ばかりに重きを置いて，自然環境がばんばん破壊されて，そのことがようやく問題にされかかっていたんだ．自然環境破壊はやがて，その張本人である人間の生存環境の悪化に直結する．そこで，ある社会学者が，工業化や経済成長も大事だけど，アメリカ国民全体のQOLを考えに入れて，自然環境保護とバランスをとっていかないといけない，と提言した．ここで，注意しておきたいことは2点．まず，QOLという言葉は医療と関係のないところで使われはじめた．そして次に，（個々人のではなく）国民全体のQOLとして語られていたこと．

　医療現場に即してQOLという言葉が使われだしたのは，1960年代になってからのこと．その頃はこんなふうな語られ方をした．薬や医療者や病床などの医療資源は有限だ．有り余ってはいない．だからアメリカ国民全体のQOLが上がるように，こうした医療資源を適切に配分する必要がある．ここでもまだ国民全体のQOLだ．こうした流れが転換して，個々人のQOLという考え方が出てくるのは，1970年代になってからだ．

　その頃に考えられたのは，こんなことだった．声がかすれるという症状で病院を受診した有名な歌手の診断がついた．喉頭癌だった．治療上の選択肢は次のいずれかだ．手術をして喉頭部を外科的に摘出するか，化学療法（抗癌薬治療）か．手術をしたほうが5年生存率が高いという客観的なデータがある．ただしそうすると，あの歌声を出すことは二度とできなくなる．化学療法では副作用は出るものの，声は失われない．けれども，長く生きられる可能性は低い．生命至上主義の医療者は，データをあれこれと示して外科手術を勧めるだろう．けれども，患者本人にとって，満足度が高いのはどちらの生活だろうか？　声は出なくなるが癌再発の可能性がより低く不安の少ない生活と，長くは生きられそうもないが声の出る生活とでは，どちらの生が本人にとって（主観的に）質的に高く感じられるのだろうか？　それは，医療者には見当もつかないことだ．医療者にわかっているのは，どちらがより長生きできそうかという，過去のデータから割り出された確率だけだ．

　そこで，客観的なデータをもとにして医療者の考えを押しつけるのではなく，患者自身がどんな生をより質の高い望ましい生と考えるのか，QOLが高いと思えるのはどちらの生のほうなのか，本人の主観的判断を重んじて，治療方針を決定していこう，という方向性が打ち出されだしたんだ．QOLは患者本人の主観的な満足度と言い換えてもいい．つまりQOLの高低を決めるのは患者自身なわけだ．

　それから10年20年経って，東洋の島国にもQOLという言葉が入ってきて，あっという間に広がった．だいぶ前から，病院ごと，あるいは病棟ごと，診療科ごと，疾患ごとに，「QOLチェックシート」なるものが作られていて，日常診療でごくふつうに使われていた．自分で食事がとれたら＊点，自分で排尿が

できたら＊点，痛みがどのくらいだったら＊点……，合計＊＊点．先週よりも＊点上がった．というような使い方をしていたようだ．あいまいなしかたじゃなくて，きちんと定量化（点数化）して，患者の容態を評価しようというわけだ．

でも，ちょっと待ってほしい．これってQOLなんだろうか？　本家元祖の'70年代型のQOLは，患者が自分で規準を決めて自分で評価するんだった．でも，チェックシートのほうは，作るのもチェックするのも患者じゃない．評価項目もほとんど客観的に評価可能なものばかりだ．もともと本家元祖では，客観的な医学的な判断よりも主観的な判断を優先して治療の方向性を決めていこうっていうのが趣旨だったはず．なのに，こうした考え方はどこに行っちゃったんだろうか．だいいち，質（クオリティ quality）を見ようとしていたはずなのに，量（クオンティティ quantity）で表せるものしか見ないなんて，Qの意味がまるで正反対だよ．

言葉というのは使っているうちに意味も変わっていくものだ．QOLという言葉もまさにそうだった．1950年代と1970年代とでは，アメリカという同じ国なのに全然違う領域で，まるで違う意味で使われていた．さて，1970年代のアメリカでの使われ方と，今のこの国の医療現場での使われ方と，どっちがQOLという言葉にふさわしいと感じられるかな？

そう言えば，重度の知的障害児のための施設に勤務している専門職者から相談にのってほしいと頼まれたことがあった．「児のQOLを測定したいのだけど，どういう項目を入れたらいいか，わからなくて悩んでます」という．どうしてQOLを測るの，と尋ねたら，こういうことだった．「まず全員のQOLを測定しておいて，その後，職員が濃厚にかかわりケアすることによってQOLが向上したことをデータで示せたら，自分たちの職務の重要性，存在理由を裏づけられるのでうれしい」．このとき，あなたがその場にいたとしたら，この人にどんなアドバイスをしてあげるかな？

この島国といわず，世界中でQOLがこんなふうに使われているとしたらどうかな．「生まれたばかりのこの子はかなり重い先天性の障害をもっている．今ここで積極的に濃厚な治療を施しても，将来的に高いQOLは望めそうもない．だから治療を控えることにしよう」．あるいは，「この高齢者は認知症もひどく進んでいて，もともと患っていた疾患の合併症もかなりひどい．このままでは本人の苦痛も大きいようだし，QOLも相当低いから，積極的な治療はそろそろ打ち切りにしよう」．――QOLという言葉のこうした使い方について，あなたはどう考える？

よい死の物語

入学して間もない看護学生たちと話しているとき，なんで看護師を目指した

有限な医療資源の公正な配分方法を考える際，QALY（Quality-adjusted life-year：QOL×予測生存年数）と必要な医療費をはじき出して治療効率を比較しようという立場がある．浅井篤「QALYと医療資源配分」，伊勢田哲治・樫　則章編『生命倫理学と功利主義』ナカニシヤ出版，2006, pp.193-217.

QOLを測定しないとルーティンワークの機械的繰り返しになりかねず，測定が自己目的化していくと，医療者の医療者による医療者のためのQOLになってしまう．ということは，QOLの測定が必要なうちはケアがケアとなっていないということだ．［加藤］

自分の基準で評価できない患者のQOLは，不明なはずである．患者の代わりに判断してあげようという考えは，パターナリズム的だろう．［中澤］

のと尋ねたら，「患者さんによい死を迎えてもらうための援助をしたいと思ったからです」という答えが返ってきて思わず息をのんだことがある．

よい死って，どんな死のこと？

穏やかな死．苦しくない死．家族に看取られながらの，安らかな死．「おかげで良い人生でした．ありがとう」と周りの人々に感謝しながら握手して，みんなが感動する死．人格の成長の極みでの死．自分らしい死．仕事や財産の整理をつけた後の死．大往生．自宅の畳の上での死．やりたいことをすべてやり遂げてからの死．家族に面倒をかけないぽっくり死．チューブやコードにつながれてない自然な死．なるほど，いろんな意見があるもんだね．

この国でも，デス・エデュケーション（death education 死の準備教育．デス・スタディともいう）が行われだしてからそこそこ月日が経つ．死をタブー視しないで，死についてよく考え，心構えを確立して，悔いのない，よい死を迎えよう．死をみつめながら生きることで，よい生を生きることが初めて可能になると考える人もいる．

デス・エデュケーションはもともとキリスト教系の学校で始めたもので，死後には永遠の生があるから，希望をもって平安のうちに神のもとへ召されよう，という宗教的なメッセージが伴う．これは一種の布教活動とみてよい．特定の宗教の精神によって設立された学校や病院で布教活動が行われることは自然なことだし，それは宗教者の使命ですらある．が，公立の機関では，特定の宗教色を打ち出したり特定の死生観に立つことには慎重さが求められる．

『死』という，えらく分厚くすごく濃厚な本を書いたフランスの思想家ジャンケレヴィッチは，「死を学ぶことはできません．死に学ぶことは何もありません」と言う．彼に言わせると，死の向こう側にふたたび生があると考えるのは死への冒瀆(ぼうとく)だ．死後に生があったりしたら，死が死でなくなってしまう．その後に何もないからこそ，死は死なんだし，だから厳粛なものなんだ．ヨーロッパ人の中にもそう考える人がいる．

どんな死がよい死なのか．宗教者が布教するような死生観はここでは扱わない．だって，この本は特定の立場に立つ一部の人たちだけを対象にした教科書ではないから．そんなことを言うと，信仰のうちに生きている人は，がっかりするかもしれない．でもね，たとえ，あなたにとって，あなたの信仰こそが真の信仰なのだとしても，あなたが将来みる患者の多くはきっと異教徒だろう．それでも，あなたはそうした異教徒のケアをするだろう．だからこの本を読んで，そのうえで教義に立脚した医療倫理の勉強をしてほしい．

ところで，ぼくたちは死のイメージをどこから得ているのだろう．姉妹兄弟の数も少なく，祖父母と同居している人も少なく，医療が進み，乳幼児死亡率の低い現在，身近な人の死に立ち会う機会はとても少ない．ぼくたちのもっている死のイメージは，テレビドラマや映画などから得ている部分が大きいかも

死に関する本はたくさんあり過ぎて紹介に困る．小浜逸郎『癒しとしての死の哲学〈新版〉』王国社，2002. は良書．コンパクトでおもしろいのは，アリエス『死と歴史 新装版』（伊藤 晃・成瀬駒男訳），みすず書房，2006.

医療従事者としての経験が増すほど「このタイプの患者は，こう」とラベリングしてしまう傾向が強い．経験から患者の意向や価値観を推し量ることが容易になったとしても，それが正しいとは限らないことを忘れてはならない．［足立朋］

ジャンケレヴィッチ『死とはなにか』（原 章二訳），青弓社，1995. はインタビュー形式なので読みやすい．

死という名詞と死ぬという動詞とは意味がまったく異なる．ラ・ロシュフコーは「誰も太陽と死を直視できない」と言った．［加藤］

服部健司「予防医学と臨床死生学のあいだ」，『医学哲学 医学倫理』17：11-22, 1999.

しれない．テレビドラマではたいていの人が安らかに死んでいく．ぎゃあああ，うぇえぇっと，わめき，もがき，のたうちまわりながら死んでいくのは，悪役ばかりだ．こんなふうにして，ぼくたちは，いい人はどのように死ぬのかのイメージをすり込まれている．でも，死にたくないよォ，こわいよォと泣きながら死んでいくのは，みっともなく恥ずかしい悪い死なんだろうか．

　医療者も一人の人間として，理想とする死に方というものを個人的にイメージしていて，悪いことは何もない．けれども，一般の人々よりも多くの死に立ち会うだろう医療者が，いい死・悪い死，いわば「死の質（QOD）」（クオリティ・オブ・デス）の高下の差について公然と語ってよいだろうか．ぼくたちは，他人からQODをどう評価されるかを気にしながら，QOLに加えてQODまで医療者から評価されながら，死んでいかなきゃならないんだろうか．

　死は，それがどんな死であったとしても，死だ．生き方がいろいろあるように，死に方にもいろいろある．そもそも思うように生きられるとは限らない．同じように，思うように死ねるとは限らない．第一，いつ死ぬかだってわからない．究極的に，死はぼくたちのコントロールの対象外だというのに．

　たしかに，穏やかな，美しい死に方というのもあるかもしれない．不満や恨みがましいこと，苦痛や不安を表現せずに，周囲に感謝しながら死ぬ人もいるだろう．それは，ある見方からすると〈いい〉死だ．本人にとっても〈いい〉死に方かもしれない．家族や医療者にとっても，悔やみの少ない，ありがたい死だ．これを〈都合のいい〉死と表現することもできる．忙しい医療者にとって，手がかからず，外面的にきれいなしかたで患者が亡くなってくれるというのは助かることだろう．

　小さいときに手のかからないいい子だったのが，反抗期には逆に人一倍世話がやけるようになったりすることはふつうのことだ．学校時代の優等生が，優等生である自分に後々嫌気がさして，正反対の生き方をすることがある．手のかからない優等生は，全員とは言わないけど，自分でも気づかないうちにけっこう無理をしていたりする．同じように，模範的な入院生活を送っている患者のなかには，無理を抱えこんでいる人もいるかもしれない．いい患者を演じようとがんばって，自分の内側に不安や憤りや悲しみをすっかりためこんで，ぎりぎりのところでこらえていたりする．表面上の穏やかさにばかり目がいって，内面の苦しさに気づかないような，鈍感な医療者であってはいけない．

　排泄物をあたりに投げつけて皆を困らせ，長く人々の記憶に残るような個性的な死に方をしてみたい．ぼくは今そう思っているけど，実際に実行できるかわからない．それだけの体力が残っているかどうか，あやしいし，病気でなくて突発的な事故で急に逝ってしまう可能性もある．いいかい，死はぼくたちのコントロールの対象外だ．眠りと似ている．眠ってはいられないときに眠ってしまったり，眠りたいのにちっとも眠れなかったり．

死が近づくとき，できたはずのことができなくなる．すべて受け身になり，涙と嗚咽（おえつ）のうちにある．レヴィナス『時間と他者，新装版』（原田佳彦訳），法政大学出版局，2012．

よい死にかかわれたと思えたとき，自分が楽になっていると感じることがある．でも，それが本当によい死だったのかと問われると，その気分はどこかに消え失せてしまう．［原］

自分の最期を想像してみる．自分ではコントロールできない感情を溢れさせ医療者にとっては非常に厄介な患者となるだろう．こうした患者からも逃げない，患者から投げられたボールを拾い続け，その内側に入り込む勇気をもち続ける．そんな医療者のために，私の最期が生きた教材になればいい．［北爪］

シェイクスピア『ハムレット』．映画ならケネス・ブラナー監督・主演（ワーナー・

医療倫理学のキーワード

[欄外左:]
ホーム・ビデオ）が最高．「生きるべきか死ぬべきか，それが問題だ」と言った後，ハムレットは「死という眠りの中で一体どんな夢を見ることになるのかわからない」（だから自死に踏み切れない）とつぶやく（第3幕第1場）．角川文庫（河合祥一郎訳）ちくま文庫（松岡和子訳）が読みやすい．

「人間は自由の刑に処せられている」と語ったのはサルトル．『実存主義とは何か』（伊吹武彦訳），人文書院，1996．

[本文:]
　睡眠障害の患者に睡眠薬を処方するように，医療はこれまで死に方をコントロールしようとしてきた．そこには医療を受ける側の要望がないわけではない．けれども，死を医療という舞台の上にあげて完璧に演出しきろうとすることには，無理がある．夜の闇をなくして真昼だけの世界に変えることができないように，死を思いのままに統御することができるほどの力を，人間はもたない．
　ややもすると，特に医療者は，死を医療の敗北と考えてきたきらいがある．その一方で，病気や死を，不健康で不摂生な生活を送っている人が受ける当然の報いとか罰であるかのように語る人もいる．でも，死はそもそも人間の力ではコントロールできないという，人間の有限性という観点から，こうした見方を再点検してみる必要がある．

自由と自己決定

　倫理とは，チョークや星のような物体の道理ではなくて，人の生き方のスジ道のことだった．人はただの物体とはどう違うのか．火を使う，言葉を使う，一番大きいのは，人が自由だという点にある．人の行動は計算し尽くせない．あんまり自由すぎて，自分自身，何をしたらいいのか，わからなくなるときだってある．チョークや小石にはおそらくこんな悩みはない．
　人間はシュークリームやソーダ水と違って，意思をもち，しかもその意思はかなり自由だ．空き巣に入る計画を立てたり，違う部族の人々を殺そうと考えたり，子どもが欲しいと思ったり，タレントに会いたいと願ったり，募金活動に参加しようと考えたり，妊娠しないように願ったり，もう寝ようと考えたり．自由意思をもつ人間は，自分の意思に反したこと，望まないことをさせられると不快に感じ，時として傷つく．
　今から何十年か前までは丁稚奉公といって，小学校を出るか出ないかの男の子たちが，親元を離れ，手に職をつけるためのつらい修行を積みに職人の家や商家に住み込まされることがあった．そこには当然，自由はない．自我の目覚めがくる思春期前であり，それが珍しいことでない時代だったからこそ，成り立っていたのだろう．医療の場でも同じだ．一昔前までは，医療を受ける際に，こうしてほしいと患者が自由な意思を表明するなんて事態は考えられないことだった．「おまかせ医療」だった．
　けれど今の世の中，個人の自由の時代だ．国民の権利，人権だ．法に反したり，他人に危害を及ぼすことがないかぎり，自分に関する事柄を自分で決める，自己決定権が認められている．都市部では，病院が気に入らなければ変えることだって自由だ．個人の自由と自己決定権は今の時代，トランペットのように高らかに鳴り響いている．
　それを認めたうえで，考え直してみよう．

ぼくたち，そんなに自由なんだろうか．自分で何かを決めることなんかできるんだろうか．洋服を買うとき，ヘアカットするとき．自分で選び自分で決めているつもりでいて，実は選ばされていたりする．今年の夏の流行の色についてファッション雑誌が書きたてる．ショートヘアがはやりというのに，自分だけロングじゃあ，と思ったりする．誰かに脅迫されたり強制されたりしているわけじゃない．最終的に決めているのは一応このワタシ．たしかにそうなんだけど，気づかないところで動かされ，促され，からめとられているのかもしれない．ぼくの意思を誘導しているのは，メディア社会や流行現象に限ったことじゃない．

　蕎麦打ち教室に通ったくらい，ぼくは蕎麦好きだ．父も祖父も蕎麦好きだ．とすると，蕎麦好きなのは，ぼくの個性とか趣味というより（血筋というより食生活習慣を介しての）祖父や父の影響をかなり受けてるのかも．いくらむいても皮ばかりで芯が見つからないタマネギみたいに，外からの影響を次々とはがしていっても，ぼく自身の意思の芯なんて見つけられず，意思なんてしょせん周囲からの影響の複合体でしかないのかも．自由だと思い込んでいるけど，結局のところ実は意外と不自由なのかもしれない．

　こうしてみると，本心なんてものがあるのかさえ，わからなくなってくる．「口ではこう言っているけど，本心は違う」とか「本心を打ち明ける」と言うけど，たとえ本心というものがあるとしても，それを自分で気づけるのかどうかさえ，とてもあやしい．だって，無意識とか言うよね．ぼくたちは，ふだん自分の意識の下に潜んでいる無意識に気づくことはない．気づけていたら，それを無意識なんて呼ばないだろ．

　医療の世界では，よく，患者の〈思い〉を十分に汲み取ることの必要性が説かれる．だけど，患者の本当の〈思い〉なんて，もしかすると，当の患者自身にもわからないものかもしれない．自分にひきつけて考えてみよう．生きていて一体何がしたいのって尋ねられたら，あなたはなんて答える？

　自己決定なんていうと，すごく輝かしくて立派な権利のように感じられがちだけど，そうとは限らない．蕎麦とうどん，どっちが好き？　ミルフィーユとガトー・ショコラだったら？　バッグと靴，どっちを買う？　行くとしたらパリそれともニューヨーク？　こんな選択なら楽しい．選べるってすばらしい．でもね，おえええと思うようなゲテモノ料理が2皿あって，どっちか1皿を選ぶとしたら，どう？　選べるんだからいいじゃん，自己決定権バンザイって言える？　医療の場での自己決定はそれと似ているよ．手術か化学療法か．完治を目指し副作用や合併症の危険性（リスク）の高い治療を受けるかどうか．

　医療現場では，リスクや不確実性にたじろぎ迷って，半ば祈り半ば諦め，時には目をつむって，時にはなんとなく流れにまかせて，自己決定が行われてい

突然「患者」になり，医学的データを並べた説明を聞き，自分のからだがどうなっているのか曖昧なまま，どの治療がいい？　どの療養先を望む？　と聞かれても，「わからない」が本心かもしれない．できることなら病気になる前の自分に戻りたい，ということしかわからないかもしれない．〔足立明〕

長岡成夫「インフォームド・コンセント；患者の自己決定の意味」，新潟大学教育

る．選べるってラッキーじゃん，だからじゃなくて，その人以外の人に選んでもらうわけにはいかないから，仕方なく自己決定してもらうこともある．自己決定したんだから患者には自己責任がある，みたいな言い方を医療者がするのを聞くことがあるけど，そういうのを粗野というんだ．それに，そもそも責任をとるって，どうすればいいんだっけ？

自己決定能力

「ぼく，自分で決める」と幼稚園の年長組のユウシ君が言ったとしよう．よし，任せた，と言うかな？ 50円のおこづかいでどの駄菓子を買うかを決めるだけなら，任せてあげてもいいでしょ．でも，一軒家を買うかどうかをユウシ君に決めさせるわけにはいかない．財産上・身分上の権利／義務の発生・変更・消滅（法律効果という）——たとえば売買や貸借，会社の設立——をもたらす行為を法律行為という．家を買う契約を結ぶのも法律行為だ．こうした法律行為を単独で有効に行うことが許される，法律上の地位・資格のことを，法学用語で**行為能力**という．行為能力が制限される人のことを制限行為能力者というんだけど，どんな人がそれにあたるかって？ 未成年者（20歳未満），成年被後見人，被保佐人だと民法に定められているよ．ユウシ君は未成年者だから制限行為能力者だね．行為能力はこうして年齢，そして家庭裁判所の審判を受けたかどうかで，線引きされる．制限行為能力者が仮に法律行為を行ったとしても，法定代理人によって取り消されてしまう．

これとは別に，年齢や家庭裁判所の審判という明確な事実には依らない線引きがある．それが**意思能力**で，事理を弁識する能力（民法第7条），自分がする／した行為の結果を理解できるのに必要な知的能力のことだ．7〜10歳未満の子どもや泥酔者，重度の精神障害者や認知症の人は意思能力がないとされているけど，要は個別に判断される．ユウシ君は行為能力も意思能力もないと判断される．重度の知的障害がないかぎり，中学生の千絵さんには意思能力は認められる，でも未成年だから行為能力は認められない．ぼくは20歳を過ぎているし，家庭裁判所で成年後見人の審判を受けていないから，行為能力ありとみなされる．だけど，とんでもない悪者に捕まって，むりやり酒と睡眠薬を多量に飲まされて，何かの書類に印鑑を押してたとしても，そのときぼくには意思能力がなかったとみなされて，無効と認めてもらえるだろう．行為能力と意思能力と，2種類の能力を区別して書いたけど，いずれも法律用語だという点をおさえてほしい．

これらに対して，医療倫理学では**自己決定能力**とか，判断能力，対応能力とかいう用語を使う．英語ではcompetence（コンピテンス）．この種の能力を備えた状態にある人のことをcompetent（コンピテント）と表現する．一定の

---

side notes:

人間学部紀要，人文・社会科学編，2：37-52，1999．

行為能力

意思能力

コンピテンスの訳語はいろいろある．自己決定を遂行するのに必要な総合的能

力だという理由から，本書では自己決定能力とする．判断能力というと部分的に限定されるし，対応能力というと接待や危機管理の能力みたいだから．

年齢や家庭裁判所に基準が置かれない点では行為能力ではなく意思能力に近いんだけど，自己決定能力は法律用語ではない．自己決定能力というのは，①開示され説明された医学的な情報（医学的知識と自分の病状）を理解して，②自分のこととして引き寄せてとらえ，③可能な選択肢と予想される結果と確率を勘案し，④どうするかを比較衡量して判断したうえで，⑤決定して，⑥それを医療者に表現することができることだ．自分がなした決定を医療者に伝えるときには必ずしも口頭での言語表現でなければならないわけではない．筆談や，まばたき，電子機器を活用することもしばしばある．千絵さんに自己決定能力があるかどうかを見極める明確で絶対的な判断基準はない．脳波をとっても血液検査をしても，千絵さんの自己決定能力の有無は判定できない．いろんな研究者がいろんな説を提案してきてはいるけど，意見の一致は得られていない．妄想に基づいた決定をする場合には自己決定能力がないと考える見方があるが，この点はケースで考えよう（☞ p.244）．

J. Drane, Competency to give an informed consent ; A model for making clinical assessments, *JAMA* 252, 925-927, 1984.

ドレーンはスライディング・スケール・モデルを提唱した．自己決定能力があるかないかを一つの固定した基準で決めるのはうまくない．いくつかの基準を用意して，事の重大さに応じて高い低い（厳しい甘い）を使い分け（スライドさせ）たほうがいいというアイデアだ．難度の高い危険な手術を受けるかどうかとチクッと注射針を刺して血液検査を受けるかどうかでは，判断するのに必要な知的能力にはレベルの差があるという考え方だ．でも，それにしたって，知能テストみたいな全国共通の判定法があるわけじゃない．

それでも，医療現場では，個々の患者に自己決定能力があるかどうかをざっくりと見極めていく必要がある．いちいち家庭裁判所に判断を委ねてもいられない．ロウは，具体的なリトマス試験紙を提案している（表1-10）．

けれども，こうした問いに対して満足できる返答がいくつ以上得られたら自己決定能力ありとか，どんな返答なら満足できるものとみなしてよいとか，という基準をロウは示していない．それは無理というものだろう．またロウは，その人のそれまでの価値観や生き方に沿った判断をしているかが参考になると

表1-10　自己決定能力を見極めるのに役立つ質問（B. Lo）

B. Lo, *Resolving ethical dilemmas ; A guide for clinicians*, 5th ed, 2013, p.81.

1. 開示・説明された情報を理解しているか
   「ご自分の具合のどこがどう悪いのか，教えていただけますか」
   「血管造影ってどんな検査ですか」
2. 自分が選択したことがどんな結果をもたらすかをわかっているか
   「血管造影検査を受けなかったらどうなると思いますか」
   「血管造影検査の利点と起こりうる危険性を説明しました．それが現実のものとなったとき，日常生活はどんな影響を受けるでしょうか」
3. 選択をする際にしっかり合理的な推論をしているか
   「どのように結論を出したんですか」
   「血管造影検査を受けないと決めたわけを教えてください」
   「血管造影検査が他の検査に比べてよくないと思われるのはどんな点ですか」

医療倫理学のキーワード

言っている．たしかに参考になるだろうね．でも，人の気持ちや価値観って変わることがあるから，それまでの価値観に沿っていないというだけで自己決定能力がないと判断することは問題だろう．

最善の利益

　自己決定能力があると認められる患者は医療の場で自己決定することが許される．幼稚園年長組のユウシ君が自己決定能力ありと認められるとは思えない．怪獣のことについては詳しいかもしれないけど，血管造影検査やショックという医学的状態を理解できそうにない．では，自己決定能力が十分でないと判断された場合，その患者の治療方針はどうやって決めたらいいんだろうか．

　それには2つの決め方がある．優先順位の高い順に，①事前指示，②患者の最善の利益（ベスト・インタレスト best interests）だ．

　事前指示については後で勉強する（☞ p.180）けど，簡単に書くと，以前に患者当人に自己決定能力が十分あるときがあったとしたら（今はないとしても），そしてそのときになんらかの意思表示をしていたとしたら，その意思（これが事前指示）を尊重しましょう，ということだ．人の気持ちは変わることがあるから，特に時間が経っている場合に事前指示どおりにすることが絶対に正しいとは言い切れないけど，事前指示がもし残されていたとしたら，大きな手がかりだ．

　こうした手がかりがない場合に，最善の利益という考え方の出番となる．ユウシ君の人生観や価値観がほぼ出来上がっているとは思えないし，事前指示を残しているとは思えない．だから，ユウシ君にとって最善の利益とは何かを見極めて，治療方針を決めていくことが求められる．最善の利益というのは患者当人にとっての最善を基準にした考え方で，家族や周囲の人たちにとっての最善は基準にならない．

　何が患者にとって最善の利益になるかを決めるのは，患者をよく知る人，たいていは家族だ．けれども，家族の判断が常に患者本人のためになされているかというと，そうとは限らない．医療者からみて，家族が患者の最善の利益の観点から決定していないように思われるときは，MSW（ソーシャルワーカー），倫理委員会，顧問弁護士，家庭裁判所を活用することを考える必要がある．子どもの場合は，家庭裁判所に親権喪失の申し立てを行い，親権代行者に判断をしてもらう手がある．

宗教上の理由で子どもの治療を拒否していた親の親権が停止され，治療が行われた例（2009（平成21）年3月15日，共同通信）がある．［伊東］

D・パーフィット『理由と人格』（森村進訳），勁草書房，1998, pp.667-679.

　では，何が患者にとっての最善の利益なのかを決める際の基準は何だろうか．これまでに3つのアイデアが出されてはいる．だけど定説はまだない．

①快楽主義（ヘドニズム hedonism）

ずばり，本人にとって快であることが，本人にとって利益だという考え．

ちょっとみると正しいと思えたとしても，それは違うだろう，と反論する人がいる．仮に，考えられるかぎり最高の快感をもたらす薬物を持続的に注入する機械があるとして，一生涯この機械につながれて，幸福感にひたることを希望する人なんている？ 感覚的な快感が低級だというのなら，もっと高度な「経験機械」を用意しよう．これにつながれると，友人との交わりや，偉大な小説を書きあげたときの達成感，あるいは望むなら他のどんな——難なく国家試験に合格して，有能なナースもしくは教員として活躍しているかのような——人生経験でも確実に味わえるとしたらどうか．こうした人工培養タンクの中で夢を見て終わる人生を選ぶ人なんている？ 架空の世界での確実な快よりも，たとえ苦難に満ちていようと実生活を選ぶだろう．人生に望むのは，内的な達成感や快そのものではなくて，それ以上のことでしょ，というわけだ．

R・ノージック『アナーキー・国家・ユートピア』（嶋津格訳），木鐸社，2000, pp.67-72.

②欲求充足説

本人の選好（プレファランス，指向，好み preference）を充たすことが，本人にとって利益なのだという考え．

快は望むけど，「経験機械」につながれることは好まないという人向きだ．人によって選好はいろいろ．蓼食う虫も好きずき．苦い葉を好む虫もいる．スリラー映画で悲鳴をあげたい人もいれば，骨董品のために全財産を注ぎ込む人もいる．でもね，選好を充たすことが必ずしもよいことだとは限らない．たとえば，ぼくは外国で出版されたばかりの研究書を資金があるかぎり買って取り寄せちゃうわけだけど（選好充足），いざ手に入れてよく読んでみると，タイトルはすごいけど中身のない本だったということも意外と多くて，がっかりする（不利益）．予想ははずれることがある．カレーライス好きの人というのは，メニューにカレーがあればカレーを食べたくなるものだ．旅先でふらりと入った店で一口食べて，友達の食べてるカツライスにすればよかったと後悔することもある．

R・M・ヘア『道徳的に考えること』（内井惣七・山内友三郎監訳），勁草書房，1994.

つまり，選好が充たされたら満足できるはずとか当人にとって利益だとは言い切れない．もっと詳しい情報があればよかったのか．でもたとえば，絶対失敗しない進路決定の本なんてあると思える？ 呼吸困難に陥ったらこれこれの処置をしてほしいと強く希望した人がいて，実際そうなってきたとき，その処置をしたところ……，それでよかったのかどうか，それはそのときの本人にしかわからない．あるいは，本人にだって判断がつかないかもしれない．

③客観的リスト説

本人がそれを快と感じようが感じまいが，何を望もうが，そんなことと関係なく，その人にとってよいこと，利益的なことがあると考える人たちもいる．だまされないこと，才能を開花させること，人のために役立つこと，友人との

深い交際をとおして互いにわかり合うこと，長生きすることは，客観的にみてよいことじゃないか，という．こんな単純な例で考えれば，確かにそうかもなあと思えてくる．それじゃ，生命維持装置によって生かされ続けるのと，つながれず死ぬのと，どっちが客観的にみて利益なのかは，決まりきっているんだろうか？　それに，そもそも何かあることが客観的によいことだと，どうやって説明することができるというんだろうか．

このように，患者にとって最善の利益がなんなのかを，誤りなく確実に見定めること，基礎づけることは，途方もなく難しく，倫理学者であれ法学者であれ，まだ誰もなしえていない．それは倫理学者や法学者が無能だからではない．それが，人間のなしうることの限界を超えているからだ．家族や現場の医療者——医師以上に患者とよく接し，思いやりの心で寄り添ってると自負する看護師——ならば，患者にとって何が最善の利益なのかを，正しく見極めることができるだろうか．できない，そう思ったほうがあぶなくない．大事なことは，周囲の者の最善の利益を優先しないということなのだ．

> 本人の利益を優先させるべきであっても，結果的に周囲の者，特に家族にとっての最善の利益を優先させざるを得ないことも多い．本人の意向がわかっていても，本人と家族の社会的・経済的要因が複雑に絡み合い，最終的には家族の都合・事情が優先されてしまうことがある．［足立朋］

医学的無益性

最善の利益について書いたので，無益性（フューティリティ futility）という考え方もごく簡単に紹介しておこう．ごく簡単にというのは，無益性という考え方自体が無益なのだという意見も医療者の中に根強くあり，無益性という考え方がいわば宙吊り状態にあるからだ．にもかかわらず，医療現場や教室では依然としてしばしば無益という言葉を聞くし，そう言われると周りの人たちが押し黙ってしまう光景を目にする．だから，説明をはしょることができない．

他の言葉でもそうだったように，この言葉にも意味の歴史がある．

1960～70年代に患者の自己決定権という考え方が広まると，医療者による過剰な医療行為に対して患者や家族が無益な治療を中止するように訴え出した．

やがて1980年代になると，単に医療者から提案された治療を拒むとかいくつかの選択肢の中から選ぶといった枠を超えて，患者の側からこういう治療をしてほしいという要求が出されるようになった．すると今度は，医療者側が無益という言葉を使い出す．いくら患者から要求されたとしても，専門家の観点からみて医学的適応がない（医学的状態に対して治療法がかみ合っておらず有効でない）と判断されるなら，その判断のほうが自己決定権より勝るという考えが打ち出された．すると「医療者の判断が常に正しいのか？　それはパターナリズムだ」という反対意見が寄せられた．これに対して，病態生理学的にみて無益なのだ，QOLが高い低いという判断をしているのではなくて，求められている治療では病態（病理的状態）を生物学的な次元で改善できないか

> R. D. Truog, "Concept of "Futility" is gaining momentum, but universal definition remains elusive", at the 15th Annual Congress of ESICM in Barcelona, 2002.
> S. Moratti, "The development of "medical futility"", J Med Ethics 35(6)：369-72, 2009.

> 「死んでもいいから抗癌薬治療をしてほしい」という訴えを，患者・家族双方から受けることがしばしばある．この一見逆説的とも思える発言に，どのような思いが込められているかを医療者はよく考えたほうがよい．無益性を説明するだけではなく，治療そのものにすがるような患者・家族の思いに共感しつつ話を進めていくのがよいと思う．［西］

ら無益なのだという説明のされ方がなされるようになった．

　改善できないということを示す根拠として，予後（治り具合）の統計データが使われた．しかしデータにはばらつきがつきもので，総体的にみると改善できない患者が多いけど，中には少数ながら改善した患者もいるわけだ．すると，「確率が低いからといって無益だと言い切れるのか，見捨てるな」という反対意見が寄せられることになった．治療が有効か無効かの線引きは難しい．色見本を見たことある？　たとえば赤色と黄色が両端にあって，間にはオレンジ色が連なっている．どこからどこまでが赤色かを決めるのが難しいのと同じだ．いくら数値を出してみても，どこもなだらかに移行していてすっぱりと区切れない．

　1990年には，量的・質的の両面から無益性を定義しようという提案がなされた．直近の100症例の治療成績を見て無効だったら量的に無益といえるし，またどんなに治療をしても遷延性無意識状態もしくは集中治療を受け続けざるを得ない状態を脱することができないなら，質的に無益性といえる，とかね．しかし実際にこの基準を運用してみたところ，そんなに簡単に振り分けることができないことがわかった．患者や家族に必要なのは，医学的効果（effects）ではなくて恩恵（benefit）だという声もあがった．さらには，無益性という基準を持ち出しても医療経済面での利得はそれほどないという報告が相次ぐようになった．このようにして，無益性を定義して，誰もが納得できる基準を確立しようというという機運は90年代半ば以降衰えていった．

　やがてあるアメリカの判事が，ポルノは定義できないが見ればわかると言い出した．同じように無益性だって定義やマニュアル化にはなじまないが，個別のケースごとに公平公正かつ慎重に判断することはできると主張されるようになった．ただし，この立場を採る研究者からは注意点が２つ提示されている．まず，無益性は医療を受ける側と行う側の双方から持ち出されてよいこと，そして無益性という言葉を試合終了のゴングのようにカンカン鳴らして双方の話し合いを一方的に打ち切る符牒として使わないこと！

医療倫理学の基本問題

　さて,これからが,いよいよ本編だ.前半では医療倫理学のごく基礎的な土台をおさえておくことにしたい.医学・看護学の世界でいうと,解剖学・生理学・生化学にあたるといってよいかもしれない.

　最初は,「プライバシーと守秘義務」の問題から.プライバシーを大切に守るということは,わざわざ学習するまでもなく,当たり前のことだよね.その当たり前のことから,語り始めることにしよう.でもきっと,当たり前のことをただ並べるだけではおわらないと思うよ.全人的医療の意味についてもここで,ちょっと意表をつく角度から考え直すことになる.

　読者のみなさんがよくご存知の「インフォームド・コンセント」を論じるところも,予想を裏切る,ただものでない文になっていると思う.それにしても,医療者は患者や家族にどこまで何をどう説明すればいいのかってことが問題になるね.それを考えるのが「医療情報の開示と説明」.そして,「本当のことの告知」はいつでもすべきなのか,それとも場合によってはしなくてもいいのかについて考えてみる.

　そして最後に,インフォームド・コンセントという考え方が出てくるまで,医療の世界において不動の位置を占めてきた「パターナリズム」という見方を点検することにしよう.名前は耳新しいかもしれないけど,ぼくたちにとってとてもなじみ深いものだ.

A プライバシーと守秘義務

守秘義務
(confidentiality)

患者のプライバシーがしばしば話題になる．しかし，医療者のプライバシーはどうだろう．最近は医療機関が情報提供にホームページを用いることは珍しくないが，なかには温泉旅館の紹介ページと見分けがつかないくらい凝ったものもある．そこには担当医の顔写真や時には診療風景まで盛り込まれている．電車のなかで見知らぬ人から声をかけられるんじゃないかと心配になる．[原]

医療法第73条や保健師助産師看護師法第42条2，感染症法第73，74条，精神保健福祉法第53条，母体保護法第27条，臓器移植法第13条，理学療法士および作業療法士法第16条，臨床検査技師，衛生検査技師等に関する法律第19条，精神保健福祉士法第40条，診療放射線技師法第29条などにも守秘義務の規定がある．http://www.mhlw.go.jp/shingi/2004/06/s0623-15p.html

医療者にとって重要な義務の一つとして守秘義務がある．知り得た個人情報を本人の許可も得ないまま必要もなく他人に漏らしてはいけないということだ．真実告知の重視やインフォームド・コンセントの誕生が長い医療の歴史の中では最近の出来事なのに対して，守秘義務の大切さはギリシア時代から一貫して説かれてきた．裏を返せば，そのくらい昔から守秘義務は守られにくかったということだ．でなきゃ，大事だって，わざわざ言われ続けることはない．

この国で守秘義務に違反すると刑法第134条で処罰される．条文にはこうある．「正当な理由がないのに，業務上取り扱ったことについて知り得た人の秘密を漏らしたときは，六月以下の懲役又は十万円以下の罰金に処する」．ということは，「正当な理由」がありさえすれば秘密を漏らしても許される，ということだ．では，どんな場合に守秘義務は守らなくてよくなるのか．どんな理由なら「正当な理由」とみなされるのか．

「世界医師会リスボン宣言」は，かなり厳しいかたちで守秘義務を掲げている．表1-11の中の文を声に出してゆっくり読んでほしい．患者個人の「すべて」の情報は，死後にも守られなければならない．当人がはっきりと同意していなかったら，あるいは法の定めがないかぎり，開示することは許されない．これに，「知る必要性」があるときだけ他の医療者に開示してもいい，という段（8b）が1995年の修正で盛りこまれた．だけど，「知る必要性」があるとかないとか，誰がどうやって決めることなのか．

1 守秘義務以前のデリカシー

この国の医療施設では，診察室と処置室の間が薄いカーテンで仕切られているだけだったり，ドアが開けられたままだったり，壁が薄かったりで，話し声が漏れて聞こえてしまうことがある．個室でないかぎり，病室内での家族や医療者との会話も他の患者さんにまる聞こえである．漏らそうと意図していなくても，結果として漏れてしまっている例が少なくない．これは医療者の不注

表1-11 世界医師会リスボン宣言（一部）

8a．患者の健康状態，症状，診断，予後および治療について個人を特定しうるあらゆる情報，ならびにその他個人のすべての情報は，患者の死後も秘密が守られなければならない．ただし，患者の子孫には，自らの健康上のリスクに関わる情報を得る権利もありうる．	b．秘密情報は，患者が明確な同意を与えるか，あるいは法律に明確に規定されている場合に限り開示することができる．情報は，患者が明らかに同意を与えていない場合には，厳密に「知る必要性」に基づいてのみ，他の医療提供者に開示することができる．

意とか義務違反というより，医療施設の構造上の問題だ．

かつて病室の入り口には，その部屋の患者の名前がかけられていた．医療者やお見舞いの人たち，患者当人の便を考えてのことだろう．けれども，入院していることを知られたくないと思っている人だっていただろう．同じことが外来でも起こっている．「ハットリさん，ハットリケンジさん，泌尿器科3番診察室にお入りください」というアナウンスが流れ，窓口で「今日はどうなさいましたか」と聞かれたりする．この本で勉強した人がそこに居合わせたら，「えっ，どこかで聞いた名前だ．どこが悪いのかな」と好奇心にかられるかもしれない．こうしたことは，道徳性とか倫理性のレベルの問題というよりも，はるかそれ以前，デリカシーの問題だ．

仕事に熱心なあまり配慮不足のために守秘義務に反してしまうこともある．病院内のエレベーターの中や通路，食堂で，患者のことをついつい話してしまうことがある．ややこしくて日々気にかけ悩んでいるケースほど話題にのぼりやすい．街中の飲食店でいつしか仕事の話になって，患者のことを夢中であれこれ話し込んでいたら，仕切りの向こうの席にたまたまその患者の家族がいた，なんて怖い話を聞いたことがある．だから守秘義務なんておカタいことを言う前に，ごく常識的なデリカシーをもたなくてはいけない．

2 秘密の守り方

秘密の守り方には2つの方法がある．

① 「見聞きして知ってしまった他人の秘密を別の人に漏らし伝えない」．そしてもう一つ．おそらく，そっちのほうが基本形で，大切で，秘密の守り方としてはいっそう確実だ．それはね，② 「秘密に立ち入らないこと，秘密を引き出さないようにする」ことだ．はじめから秘密を知らなければ，そもそも他人に漏らすなんてこと自体不可能な話だ．だから，秘密に踏み込まないようにするという秘密の守り方のほうが，知ってしまった秘密を漏らさないという守り方よりも基本形なのだ．

ところが一般的に，医療者は患者について何でも知っておきたい，把握しておきたいという欲求をもつ傾向がある．それが全人的医療のための必要条件だと錯覚していたりする．けれども，医療者が知っておきたいと思って尋ねる事柄が，実際に医療に生かせる，患者の利益になるとは限らない．たとえば，ある人が足にケガをして病院にやってきたとする．この人から離婚歴や生育歴，学歴，非淋菌性尿道炎の既往歴，飲酒習慣を聞き出すことに，どんな意味があるだろうか．

ぼくが研修医になりたての頃に読んで，以来胸に深く刻み込まれている話がある．笠原嘉（よみし）さんという精神科医がお書きになられたものだ．ごくかいつまんで紹介しておきたい．

外食先のお店や電車の中など，隣の席の人たちの会話が聞こえてくる．会話の内容から医療関係者とすぐにわかる．「守秘義務とは何ですか？」「もっと静かに小さな声で」「大事な情報が漏れていますよ」と，思わず声に出したくなる．この本に出会ってから，自分自身も常識的なデリカシーをもつことをもっと意識すべきだといつも反省する．［北爪］

ファミレスでよく仕事をする．1つ離れたテーブルから「ナースコールで……」「申し送りが……」．雑談の中のほんの一言で職業が推測できる．［倉林］

笠原 嘉『予診・初診・初期治療』診療新社, 1980. この本は加筆訂正されて復刊された.『精神科における予診・初診・初期治療』星和書店, 2007, pp.71-80.

ある日,笠原さんはうつ症状に苦しむ男性の診察にあたる.どうやら母親が亡くなった後から抑うつ状態になっているらしい.一見するともっともな気もするが,それが半年以上続いているとしたら,やはりふつうの喪の悲しみとはいえない,笠原さんはそうみる.診察室で男性は,自分と母親の関係について語り出す.母親は芸妓で,その地方の名士との間に生まれたのがこの男性であった.親子水入らずの生活というわけにはいかなかったが,男性は美しい母親を深く愛しながら,また生い立ちをバネにがんばって生きてきた.故郷を離れ,大学に学び,今では会社の役員である.これから親孝行ができる.そう思った矢先に母親が倒れた.聞けば,前から血圧が高かったらしい.そのことを母親は弟には相談していたらしい.なんで自分には一言もなかったのか…….細部は省くが,男性は,彼と「母親との関係についての秘部」をぶちまけるように語った.笠原さんはこう書いている.

「私が押しとどめなかったら,彼はもっとしゃべったにちがいない.しかし,私は押しとどめた.それは時間がきたという理由からではない.ともあれ睡眠をとり休養することが先であること,またいずれそのお話のつづきを貴方がなさろうとお思いのときがあれば,いつでも喜んでうかがうが,今日はこれくらいにしておこう.そういう提案をしたのだった」.

経過は順調で,薬は半年で不要になった.その後5年経ったが,小説より奇なように思える男性の生い立ちの話を「私はそれ以降きかされることなしにすんだ」.

患者の心の深層に踏み込まないなんて精神科医らしくない,と思う人もいるかもしれない.この人がうつになった根本を医療者が突き止めて初めて医療らしい医療ができるようになるだろうと思う人もいるに違いない.この点について笠原さんの意見を聞いてみよう.

「われわれの目標は,病人の治療にあって,病人の心理の解析にあるのでない.いや,その心理の解析にあたるのは治療に必要な限りにおいてであって,決して解析のために病人を利用するのではないだろう.できることなら浅く切開することで癒したい.かりに病人の心の襞について何がしかの推論ができたとしても,曝露しなくともよいところはあばかない.このケースの場合など,若干の精神分析学的知識があれば,もっと立入った解析をこころみることはそんなにむつかしいことではなかっただろうし,また病人もそれを望んでいたかもしれない.しかし,病人が望むからそうしてよいとはいえまい.この点は精神科医にとって重要な禁欲だと私は思っている.病人に必要以上のことを「告白」させる理由は何もない.私が初診で,彼の「告白」的陳述を途中でさえぎったのは,そのような考えにもとづいてであった」.

この「できることなら浅く切開することで」という言葉のうちに，笠原さんのやさしさを感じるのはぼくだけだろうか．少し前のところで強調した，デリカシーの極み，と表現してもいいかもしれない．

踏み込もうとすれば容易に踏み込める秘密の花園がすぐそこにある．医療者なんだから，そこで踏み込んでも誰からも咎められないだろう．他人に話さなければいいだけのことだ．それに，患者の深い心理をつかんでおくことはよい医療を提供するのに必要なことだ，そんな声も聞こえてきそうだ．けれども，心理をつかむことと，その人の人生に分け入ることとは違うことだ．笠原さんの語る「精神科医にとって重要な禁欲」は，そのまま「医療者にとって重要な禁欲」と置き換えてもいい．医療者が，私的な興味や職業的な興味から，患者当人の治療には直接関係のないことを知りたくなることもありうる．症例報告や研究発表のために基礎的情報としてそろえておく必要がある場合もあるだろう．でも，知ることが果たして本当に必要なことなのか，患者にとって益となるのか，それに乗じて自分の好奇心を満たそうとする心がうごめいていないかどうか．部屋の中を点検したり，スマートフォンを見たり，交友関係や外出先を把握したりして，子どものことをすっかり掌握して安心しようとする親の姿と似ていないか，自問する必要がある．患者本人に直接還元されないことが，治療の一環みたいに偽装されて行われたりしたら，かなりマズイよな．

3　全人的医療とプライバシー

全人的医療って聞いたことある？　それってどんなことだろう？　絶対的な定義はないようで，人によってまるで違った意味にとらえている．でも，こんな見方が一般的のようだ．——患者を単なる細胞や臓器の寄せ集めだとみなさない．病気の部分にばかり着目したりしないで，患者を一人の人として丸ごとみる．さらに，その人の置かれている状況や生活までを視野に入れて多角的にとらえて行う医療．これこそが全人的医療．こうした見方は単純でわかりやすい．ヒューマンな気がする．今までの医療は病気だけを診て人をみてこなかった．それではいけない．

そうした全人的医療の名のもとに，患者に関するありとあらゆる情報が集められることがある．時として，隠しておきたい過去や生活状況，家族関係までもが医療情報として記録され，医療者の間で共有され，患者はいわば丸裸にされてしまう．こうして患者のことを知り尽くすというのが，人として丸ごとみるということなんだろうか．もし本当にこうしたことが全人的医療なのだとしたら，全人的医療は患者のプライバシー権と衝突することになる．

患者を臓器の集まりと見ないで，人としてみなし，人として扱おうという主張は，正しいと思う．そうだとしたら，まるで網をかけるように患者のすべてに医療のまなざしを注いだり，患者を丸ごと医療の対象とすることは，控

たかったのは，全人的医療のつもりが，実は，全患者的治療（人としてでなく，医療者の前で情報的に丸裸にされて当然な患者として見る）になっていないか，という点だ．［服部］

えるべきだと思う．でなければ，人を（人としてでなく）患者つまりは医療の〈対象〉としてしかみない，全〈患者〉的医療になってしまう．本気で患者をひとりの人としてみようとするなら，その人の生活のすべてを医療という狭い舞台の上にのせて心の襞(ひだ)まで照明を当てようなんて思わないほうがいい．それにたいていの場合，患者の生の私的部分を知ったからといって，医療者には患者の人生を丸ごと背負い支えるなんてことはできないのだ．もし本当に患者を人としてみて全人的に遇しようというのなら，医療者があえて患者のある部分にだけまなざしを注ぐという，慎みのある姿勢を崩さないほうがいい場合もあるし，いやそのほうが圧倒的に多いのではないか．

4 自分のことを話したがる患者——秘密とは何か

こちらから踏み込もうとしていないのに，自分から進んで自分の話をしたがる患者もけっこういるものだ．医師に言わないことを看護師に話し，看護師に言わないようなことをふと看護助手や看護学生，お掃除の人に漏らしたりする．そういう患者は多い．経験的には，患者にとって一番身近で，飾りをとりはらった患者のそのままの姿を見ているのは，お掃除のおじさんおばさんじゃないかと思っている（研修医時代，受け持ち患者の本当の調子などをずいぶんと教えてもらった）．

情報の共有と方針の統一は医療現場の常識になっている．できるだけたくさんの情報をチームで共有することが，安全で適切な医療やケアには欠かせないという．たしかにそうかもしれない．でも，やっとの思いで告げた秘密が電子カルテの掲示板に大きく張り出され，自分が知らないところで筒抜けになっていると知ったら，患者は事実を隠すようになるかもしれない．［原］

臨地実習中の看護学生が，担当している患者から私的な話を聞かされる機会は幾度もあるだろう．そんなときはどうしたらいいだろうか．これにはいくつかの考え方がある．①治療に直接結びつかない個人的な話は，医療者としてはなるべく聞かないほうがいい．ぴしゃりと拒絶するというのも感じが悪いだろうから，適当に聞き流したり相づちを打つ程度にしておく．②患者が話したがっているのだから，聞いてあげるべきだ．他人に話すことで気持ちの整理がついたり，すっきりしたりすることは，誰にでもあることだ．聞いてあげることがケアになって，良好な人間関係を築くのにも役立つのだから，プライバシーなんて難しいことを考えなくていい．③話の中身による．たわいのない話だったら聞くけど，かなり折り入った話の場合にはなるべく聞かないようにする．話が深いところにさしかかったら，「わたしなんかがそんな大事な話を聞いてもいいんでしょうか」といった確認とも牽制ともつかない言葉をはさんでみる．「じゃ，やめた」とはならないかもしれないが，自分が話している事柄の重大さに気づいてもらうきっかけにはなるだろう．

どの答えを選ぶかは，その人の個性やテイスト（美感）の問題でもあると思う．多様な個性やテイストをもった医療者が同じ病棟内にいることはわるいことではない．患者もまたそれぞれ多種多様な個性や指向をもっている．だから，いろんな医療者がいたほうが，フィーリングの合う人を見つけてもらいやすいだろう．そう断ったうえで，③についてもう少し書いておくことにしたい．

気楽に聞くかどうかの姿勢を分ける切り替えポイントはどこか．そう尋ねられたら，ひとまず，"愚痴やノロケあるいは回想"と"告白"との違いだと答えておこう．「秘密の守り方」で紹介した，抑うつ状態の男性の場合を思い出してほしい．また，すでに何人もの人に語っている事柄とそうでない事柄との差も大きい．秘め事（と思われること）とそうでないことの差といってもいい．話を聞くことを断るときは，「わたしに大切な話をしてくれてありがとう．でも，こんな大事な話，わたしが聞いてもいいお話かどうか，ちょっと迷ってしまいます．本当にわたしに話していいものかどうか，もう一度考えてみてください．もし，かまわないということでしたら，そのときはお伺いいたします」と言うだろう．逆に，聞いたときには，「大切な話を聞かせていただいて，ありがとう．お話のこと，絶対に他の人には漏らしません」と言うだろう．何が秘密で何が秘密でないかは，医療者が決めることではない．当人が決めることだ．でも，少なくともひとたび相手をそっとガードすることは必要な配慮であり，やさしさだとぼくは感じる．

　さてところで，「これはあなたにだけ言うんだから，他の人には内緒だよ」という話の中に，医療・看護上とても重要な情報が入っているのに気づいた場合，臨地実習中の看護学生はどうすべきだろうか．さっきまでの話と違って，これは倫理学的問題だ．守秘義務を守って沈黙しているべきだろうか．それとも，ただちに病棟の実習指導者や看護教員にこのことを報告すべきだろうか．

　守秘義務は重い．けれども，患者からの話によっては，治療・看護方針をがらりと変えないと，当の患者に多大な不利益が生じかねないと判断されることもあるに違いない．もしそうなら，あなたはそうした判断を患者に言わなくてはならない．こうした判断を告げたうえで，正規のスタッフに伝えてもいいという許可をもらう必要がある．このとき，こう言い添えることもできるだろう．「看護師さんも大勢いますけど，どなたか，この人ならいいよという看護師さんにお伝えして相談してもよろしいでしょうか」*．

　　*患者が，「熊田看護師さんになら話してもいい」と言ったとしよう．ぼくなら患者の見えないところで熊田さんに患者の話をすることはしない．患者と熊田さんと3人だけになれる場をつくって，直接，患者から熊田さんに話をしてもらうか，それがしにくいなら，まずやや言葉少なに切り出して，患者に補足してもらうようにするだろう．

　学生ひとりの胸にしまっておくことが患者自身の利益にならない（可能性がある）から，経験者の判断を仰ぐ必要性を感じるということを説明し，もしそれで患者がいやだと言ったときには，どうしたらいいか？　内緒でこっそり看護教員や実習指導者に報告してしまったほうがよいだろうか？

　もし患者に不利益が生じるときには患者との約束はなかったことにしていいというのなら，インフォームド・コンセントをはじめとして，現在の医療倫理

もし患者から「あなたにだけ言うが，癌で助からないとわかったら，自分のことは自分で始末をつける」と言われたら，ひとりで抱えておくことができず報告してしまうだろう．[小野]

学生にとっては，患者の秘密を守ることより，患者になんらかの不利益が生じないようにすることのほうがより重要である．「自分で判断できないことはすべて指導者か教員に報告，相談すること」．学生は，そのように教育されている．[倉林]

患者はなぜ，知識・技術の面で勝る医師や看護師にではなく，学生に本音を打ち明けるのか．教員や指導者に相談できない状況もあることを学生は理解しておく必要がある．倫理原則を知っていても患者に寄り添うことはできない．学生が自ら判断し対応しなければならないことがあることを，学生と一緒に考えていくことが倫理教育の大切な課題である．[北爪]

の原則をことごとく，パターナリズム（☞p.88）に則したものに書き直していく覚悟がいるだろう．

5 プライバシー権とは何か

　プライバシー権なんてものは一体いつ頃からあるのかって？　よその国で主張されるようになってからまだ100年ちょっとしか経っていない．

　ごくはじめの頃，プライバシー権は，そっと独りにして放っておいてもらう権利のことだった．ひとつの部屋に家族や仲間5人で暮らすとしたら，他の人たちの視線から逃れた自分だけの時間と空間を確保することはできない．その後，髪型とか服装とか自分のことを誰からも干渉されずに自分で決定する権利という意味でとらえられた時期もある．が，やがて，自己情報コントロール権という考えにゆきついた（表1-12）．つまり，私に関する情報にアクセスしていい人は誰か，どの範囲でなら許すかを決めるのは，他の誰でもなく私自身だということ．要するに誰とどの程度の深さの人間関係をもつかを決める個人の自由のことだ．あのことはクラス全員に知っててほしい，けど先生には知られたくない．このことはサイコやケースケになら打ち明けてもいい，でも，アキオミやカズフミは絶対だめ．こういうことだ．

　Aさんが周りの人にしゃべりまくっている事柄（たとえば宝くじが当たったとかデートしたとか）が，Bさんの場合は誰にも言いたくないヒミツっていうこともある．ぼくの名前と顔を知っている人が，ぼくの行動をチェックして，ウエスト何インチのジーパンを試着していたとか，コンビニでどんな雑誌を買ったとか言いふらしていたとしたら，とても嫌だろう．誰かにいきなり，「先週泌尿器科を受診してたって鈴木さんから聞きましたけどその後調子はどうですか」なんて言われたら，この人はどこまで知っているのかな，あの場に鈴木さんいなかったけどどうして知ったんだろう，と怖くなるだろう．あなたが昔付き合っていた人の名前とその期間，デートコースまで黒板に書いてあったとしよう．そんなのへっちゃら？

　他人からの監視や干渉や圧力の及ばない私的領域の自由，そして勝手に公開されたり情報を流されたりされない私的領域を確保すること，これがプライバシー権だ．これって，同じ家族どうし，友達どうしでも大切なことでしょ．まして医療現場なら，なおさらのこと．

　相手との距離が遠すぎても近すぎても，相手のプライバシー権をつい忘れて

在宅医療における臨床は自宅のベッドサイドであり，そこは私的情報であふれている．訪問看護師には，在宅療養をサポートするために必要な情報と不必要な情報，また共有すべき情報と個人のうちに留めておくべき情報を取捨選択できる能力が，病棟以上に求められる．［倉林］

Re：たまに患者さんのお宅に往診に行くと，なんとなく落ち着かず居心地が悪い．まるで敵地（アウェー）で試合に臨む選手みたいに．思わず窓際に干されている

表1-12　プライバシー権（the right to privacy）の意味の移り変わり

ひとりで放っておいてもらう権利（the right to be let alone）（1890）
とやかく言われずに自分のことを自分で決める権利
自己情報コントロール権（the rights to control self-information）（1967）

しまいがちになる．目の前の患者を数多くの患者のうちの一人としてみていると，私的情報は単なる業務上の共有情報にみえてくる．飲食店の注文伝票の，カツカレー（大）1，日替りランチ2，ラーメンセット1，という文字列と変わらないように思えてくる．逆に，ある程度の時間を共に過ごすなどして濃厚な人間関係が築かれていくと，今度は相手が他人だという意識や，単に治療契約関係において相手のプライバシー領域に踏み込むことが許されているにすぎないのだという自覚が，薄れてしまいがちだ．

> 洗濯物を数えたり．そう，病院は医療者のホームで，患者さんはアウェーの不安の中にいることを再確認．情報量の多寡の問題だけでなく場の空気の問題も大きい．［伊東］

6　守秘義務はなぜ大切か

　時に患者の側に，医療者に言いたくないこと言いにくいことがあったとして，なんら不思議なことでないし，患者は，そうした情報を伝えなくても客観的な検査データだけで正しい診断がつく，と思い込んでいるかもしれない．だけど，ある種の情報——たとえば，かつてある病気に罹患したことやある種のライフスタイル——が医師に提供されなかったばかりに，鑑別診断上の有力な手がかりが得られず，誤診につながったというケースも多々ある．

　自分のために医療をすすんで受けるかぎり，患者には，必要な情報を包み隠さず偽らずに差し出すこと，同意した治療に伴う療養指示を守ることの2つが求められる．もしもこれらが行われずに，医療上の不利益が発生した場合，患者の側にもその責任があるとみなされることになるだろう．でも，言いにくいことは言いにくいのだ．

> 人に言えないことを言葉にしてみるだけで，患者自身が自分はこんなことを考え望んでいたのかと初めて気づき，治癒につながることもある．逆に言葉に出した後で後悔し傷つくおそれも十分にある．プライバシーとは微妙なものだ．［加藤］

　そこで，職務遂行のため，また患者自身のために，有用な情報が得られるような関係性を作り出すための工夫をこらすことが医療者に求められる．そのときに守秘義務の遵守を保証することは最低の条件だ．医療者が守秘義務を負い，その義務を守ってくれると信じるからこそ，患者は他の人にはめったに明かすことのない既往歴，家族歴，成育歴，現病歴，生活状況を医療者に告げ，また身体的な診察検査を受ける気になる．避妊，妊娠，中絶，薬物乱用といったおおっぴらにしにくい事柄に関して，たとえ保護者であろうと誰であろうと絶対に聞いたことを伝えたりしないという約束を本人と交わすことで，思春期外来の再診率，治療継続率が高くなるというデータがある．

> C. Ford et al., "Influence of physician confidentiality assurances on adolescents' willingness to disclose information and seek future health care", JAMA 278：1029-1034, 1997.

　何の質問もしないうちから私秘的なことを話し出す患者もいるだろう．そんな場合でも，その人のことをプライバシーといったものを意に介さない人なんだと考えてはいけない．たとえ担当医療者が初対面の人物だろうと，医療者だからこそ，患者は私的情報を告げ，託す気持ちになるのだろう．それは，医療者がみな例外なく道徳的な人格者だと信じて疑っていないからじゃない．そうじゃなくて，そうあてにし信じざるを得ないからだ．つまり，患者の医療者への信頼は，当初いわば捨て身の要請という性格をもつ．背に腹はかえられないから，しょうがない，言うけど，どうか他人には話さないでくれよな，信じる

からさ，捨て身の要請をわかったうえでそれに医療者が応える，そのさまが患者に伝わることで，やがて，患者からの信頼は，仮のものから，積極的な，本当の意味での信頼に変わっていくだろう．

　倫理学の話からはそれてしまうけど，大事な点にふれておく．人から人にうつるような感染症の場合，社会防衛的な観点からも，特に守秘義務遵守が必要だと主張する人が多い．守秘義務遵守が十分に保証されていないと，自分の個人情報が第三者に漏洩したり，保健衛生当局へ通報されてプライバシーが侵されたりすることを恐れて，患者が医療機関を受診するのをためらい，早期に診断と治療を受ける機会を逃してしまうために，この間に水面下で感染症の伝播が拡大してしまうという最悪のシナリオもありえる，というわけだ．

　このことと関連して，ふたたびデリカシーの問題でひとつ．性感染症の患者に対して，「どこでうつったの？」「遊んでばかりいるから，うつるんだよ」「相手は何人？」「奥さん（ご主人）は知っているの？」なんて，説教とも尋問ともつかない発言を医療者が繰り出したら，患者はもう二度とその病院に来なくなる可能性がある．他の医療機関を受診してくれればまだいいけど，医療不信のあまり病院に行くことをやめてしまわないともかぎらない．保健と道徳とをごっちゃにしてはいけない．

7　守秘義務解除の条件

タラソフ事件

Tarasoff v. Regents of the University of California. 529 P 2d 55（Cal 1974）; on appeal 551 P 2d 334, 17 Cal（3d）358, 425（Cal 1976）.

　この問題に関して，アメリカで起きたとても有名な事件がある．タラソフ事件（1969）という．西海岸にある大学の診療所で心理療法を受けていた留学生Pが，ある日，自分との交際を断った相手への殺意を心理療法士に漏らした．名前は告げなかったが，その相手がタラソフさんであることがわかった．心理療法士から通報を受けた学内警察は取り調べを行ったが，Pが理性的に思われたうえ，タラソフさんに近寄らないと約束したため，勾留を解いた．Pが治療施設に入院させられることなく，タラソフさんと家族にはこのことは何も知らされなかった．心理療法士は，学内警察の責任者にPの拘束に協力してくれるよう依頼する書状を送付したが，上司の精神科部長から，Pに関する記録を廃棄するよう，また今後Pにかかわらないよう指示を受けた．その2か月後，通院をやめ，タラソフさんの兄に近づき行動を共にするなどしていたPは，夏休みが明けて母国から戻ったタラソフさんを殺害した．そこで両親は大学当局と職員に過失があるとして裁判所に訴えた．州上位裁判所の判決（1974）では，訴えは棄却され，両親は上訴した．州最高裁判所は，患者が他者に危害を及ぼすおそれがあることを診療上知りえたとき，医療者はその相手に警報を与える義務（duty to warn）を負うという判断（1974）を，その後さらに踏み込んで，警報・通報するだけでは不十分で，医療面での再評価，措置入院，薬剤変更などの手段を講じて，危険にさらされた人々を保護する義務（duty

警報を与える義務
（duty to warn）

保護する義務
（duty to protect）

to protect）が医療者にはあるという判断（1976）を示した．

タラソフ事件とその判決はその後，ブラドリー事件（1982）をはじめ守秘義務が解除されてよいかどうか判断される際に，古典的基準とみなされるほど，大きな影響力をもってきた．結果的に，裁判判決の多数意見が守秘義務よりも通告警報義務に重きを置いたことから，このタラソフ判決は守秘義務が絶対的なものでないことの例証として用いられることが多く，とかくその側面ばかりが強調される傾向にある．

タラソフ事件では危険にさらされている他者が特定されていたけど，常に特定できるとは限らない．また患者自身が自殺念慮をほのめかすこともあるだろう．こうしたときにはどうしたらよいだろうか．あいまいに受け流すのではなく，話を真剣に受け止め，本人とはっきりと話し合うことが必要となる．ではこのときの話の内容は誰かに伝えるべきだろうか？

アメリカの医療倫理学のある教科書は，タラソフ判決や多くの州の法をふまえて，守秘義務解除の条件を表1-13のように整理している．でも，どれもかなりあいまいな表現だ．危害が重大か重大でないかは，誰がどうやって判断するんだろうか？　殺人が重大だというのは疑いようがない．でも，たとえば，クラミジアとかヘルペスといった病原体をうつしてしまうかもしれないとき，その危害（クラミジアは時に不妊症の原因になる）は重大か，それとも重大でないか．どっちだろう．その教科書は答えてくれない．

タラソフ判決を離れて守秘義務解除の要件をさぐってみよう．まず何より患者本人の承諾である．判断能力のある本人が私的情報の開示通知に対して自発的に同意するならば，医療者の守秘義務は問題なく解除されるだろう．第三者に情報を開示通知する必要があると判断される場合には，その理由を患者本人にきちんと伝えて，同意を得るように努めることが医療者に求められる．

通報や報告を行うことが法に定められていることもある．虐待を受けたと思われる児童や高齢者，障害者を早期発見するように努め，発見したときは速やかに福祉事務所や児童相談所，市町村に通告しなければならない（児童福祉法，児童虐待防止法第6条，高齢者虐待防止法第7条，障害者虐待防止法第7条）．また，配偶者からの暴力によって負傷し，または疾病にかかったと認められる被害者を発見したら，配偶者暴力相談支援センターについて情報提供すること，当人の意思を尊重して同意が得られたときには配偶者暴力相談支援センターまたは警察官に通報することが求められている（配偶者暴力（DV）

表1-13 守秘義務解除の条件（B. Lo）

1. 第三者への潜在的危害が重大である．	4. 守秘義務を解除することで危害が回避できる．
2. 危害の及ぶ見込みが高い．	5. 守秘義務解除により患者当人がこうむる害が最小限に抑えられて許容範囲内．
3. 危険にさらされている人に警報し保護するのに，他の方法がない．	

B・ロウ『医療の倫理ジレンマ，第2版』（北野喜良・中澤英之・小宮良輔監訳），西村書店，2003, p.54．この本の原著は2013年に第5版が刊行されている．よくできた本だ．

児童や高齢者，障害者が虐待されているときには，それぞれの虐待防止法により行政機関等への通報者の守秘義務は解除される．では一般成人はどうか．精神保健福祉法では，他人を害するおそれのある精神障害者を誰でも保健所に通報することができる．ただしこれはあくまでも保健所への通報であり，危険が及ぶかもしれない第三者のことは想定されていない．不幸にして事件が起き，医療を受けさせなかった保護者の責任が問われた判例（福岡高裁，平18・10・19判決，判タ1241号, p.131）はあるが，通報しなかったことの責任が争われたことはない．通報の義務と守秘義務の解除は，この国では法の空白地帯である．[伊東]

表1-14 診察したときに通報・報告が法的に義務とされ，守秘義務違反とされない場合

虐待を受けたと思われる児童や高齢者，障害者
配偶者・元配偶者・事実婚のパートナーからの暴力で負傷した人（当人の意思を尊重するよう努める）
感染症・食中毒患者
麻薬中毒者
覚せい剤保持・中毒者

防止法第6条）．疫学的な動向調査上の必要から，感染症法では感染症の患者を診察した医師は知事（とはいうものの実質的には保健所長）へ，食品衛生法では食中毒について保健所長へ，届け出る義務を定めている．書式は感染症の種別によって異なる．麻薬中毒者を診察したときは，速やかに知事へ届け出る義務がある（麻薬及び向精神薬取締法第58条）．覚せい剤保持者や中毒者については，国公立病院に勤務する医師は通報義務を負う（刑事訴訟法第239条）（表1-14）．

HIVに感染したのが性産業と無関係な一般人だったら，検査対象者の名前は公開されなかったのではないか．これは差別にあたらないか．[中澤]

では，応用問題．ポルノ男優ダレン・ジェームズがHIVに感染していることが，性産業医療ヘルスケア財団による月ごとの定期検査で判明したのは2004年4月のことである．ただちに過去3週間以内に彼と共演した女優，その女優たちと共演した男優たちのリストが作成され，HIV抗体検査が行われた結果，カナダ出身の女優ララ・ロックス（21歳）がデビュー作の撮影時に感染していたことが判明した．検査対象者の芸名のリストはホームページ上で公開され，またカリフォルニア保健当局の強い求めで本名も提出された．私生活上のパートナーを追跡して特定し，HIV感染の有無を確認し，さらにそれらの人々と性的関係のあったパートナーを追跡し特定する，といった感染拡大防止措置を行うためには，本名を含めた個人情報があったほうが便利だというのが当局の見解だ．守秘義務という観点から，このことをどう考えるだろうか？（ひとつ言い添えたい．ララはその後HIV／エイズ感染予防に向けての社会活動を行っている．）

8 電子カルテ

電子カルテを使うことで，ぼくらが扱うことのできる情報は格段に増えた．医療者のあいだで情報を共有しやすくして安全な医療を効率的にすすめるのに電子カルテは好都合だ．院内どこからでも，ことによっては他院から，患者情報や診療情報をいつでも引き出せる．X線フィルムも現場で呼び出してすぐに見ることができるから緊急対応のときも便利で，それが患者の利益にもなる．散逸や紛失の心配もない．手書きのくせ字を解読する苦労もいらない．な

んだかいいことずくめのようだけれど，忘れていけない，それを操作するのはほかでもなくぼくら人間だっていうことを．

ちょっと前までは，カルテを見ようと思ったら保管されている部署まで足を運び，紙のカルテを手にとって書き込まれた文字を丹念に読み込む以外に手立てはなかった．でも電子カルテはちがう．目の前の端末を開けば，いつでもどこからでも座ったままで読めてしまう．そこで電子カルテの情報は筒抜けやのぞき見の危険に晒されているような気がしてくる．

もちろん電子カルテにも仕組み上プライバシーへの配慮はちゃんとある．診療情報を扱う以上どの医療機関でも，病院外への漏洩などに対して技術的・物理的安全対策がなされているはずだ．多職種で利用する電子カルテは，特定の職員だけが書き込んだり読めたりできるよう制限を加えること（権限の設定）で情報を守秘する仕組みも備えている．誰がいつどの情報にアクセスしたか，自動的に履歴が残るようになってもいる．筒抜けやのぞき見の危険性をおそれるあまり，そこに保存管理されている個人情報や診療情報へのアクセスを制限しすぎると，せっかくの情報共有という利点が失われてしまう．といって，逆にハードルを下げ過ぎれば情報の漏洩につながりかねないと指摘する声もある．どうすれば適切なアクセスを最大にし，不適切で問題のあるアクセスを最小にできるのか，これをアクセス・ジレンマという．

効率のよさという恩恵に浴することと引き換えに思わぬ危険にも晒されることになるのを覚悟しないとならないが，背中合わせとなっている恩恵と危険をどこまでとるか．あれこれ考えてみても装置をあつかうのは人間だから，結局のところ線引きは医療者個人の心構えに頼るしかないのだろうか．さあ，きみはどう思うかな？

9 改正個人情報保護法とその周辺

コンピュータや情報通信の技術が飛躍的に発展し，大量の個人情報があっという間に国境を越えて流通するようになった．こうなるともはや各国の国内規制だけではプライバシーを保護しきれない．だから，経済協力開発機構（OECD）という国際組織に加盟する35の国が一致団結して個人情報取扱いルールを決めることになった．その結果，超有名な「OECD8原則」を含む「プライバシー保護と個人データの国際流通についての勧告」が策定（1980年）され，その後改正（2013年）がなされた．これが本邦で個人情報に関する法が制定された背景だ．

個人情報の取扱いについての理念，取り扱う（民間）事業者の義務，行政の監視・監督権限を定めて，個人の権利・利益の保護を確保しつつ個人情報の有効かつ適正な活用を図る．これが個人情報保護法の趣旨だ．この法はあまりに包括的なので，医療・保健・福祉の現場に即して説明しよう．参照すべ

電子カルテはデータを印刷できるので，検査結果などを患者に説明するのに便利だ．一方で，印刷されたデータを紛失すれば個人情報の流出につながる．学生の臨床実習においては，カルテの印刷を制限するなど，対応を検討する必要があるだろう．[中澤]

厚生労働省「医療情報システムの安全管理に関するガイドライン第5版」，平成29年5月

S・A・アルパート「医療情報―アクセス，守秘，よい実践」(1998)，板井孝壱郎監訳『医療IT化と生命倫理』世界思想社，2009，第5章．

そもそも患者の医療情報に不正アクセスがあったかどうか，またそれが不正なアクセスだったかどうかを誰がどうやって判断するのか．それはコンピュータにはできない仕事だ．[加藤]

OECD 8原則

①目的明確化（データ収集の目的を明確に），②利用目的制限（目的外使用の禁止），③収集制限（違法・不適切な収集方法の禁止），④データの質（正確かつ最新に），⑤安全保護（紛失や破損を防ぐ措置を），⑥公開性（データの取扱い方を公開），⑦個人参加（個々人が自分のデータ管理に権利をもつ），⑧責任（データ管理者は上記の原則を守る）

きは厚生労働省のガイダンスだ．

　法やガイダンスを理解するにはまず重要語の定義と例をおさえる必要がある．個人情報とは「生存する個人に関する情報であって，当該情報に含まれる氏名，生年月日等その他の記述等により特定の個人を識別することができるもの」（他の情報と容易に照合可能で，それによって特定個人の識別が可能になるものを含む），または個人識別符号を含むものと定められている．この個人識別情報とは「当該情報単体から特定の個人を識別できるものとして政令に定められた文字，番号，記号その他の符号」のことだ．また，個人情報のうち「不当な差別，偏見その他の不利益が生じないようにその取扱いに特に配慮を要するもの」は，要配慮個人情報と名づけられている．

　検索したり加工することを目的に複数の人々の間で整理・蓄積・共有されているデータの山のことをデータベースという．個人情報のうち，データベースに保存されているものは個人データとよばれる．個人データは，データベース化されていない個人情報にくらべてはるかに漏洩・悪用されやすいので，取得・保管・利用について厳格な規制が設けられている．

　診療記録や介護関係記録は，紙媒体であれ電子媒体であれ個人データに該当する．患者から採取された血液等の検体は個人情報に該当し，患者の同意を得ずに，診断など特定の目的の範囲を超えて取り扱ってはならない．また検査結果はふつう検索可能な状態で保存されるから個人データにあたるため，第三者に提供するときには，要配慮個人情報と同様に，本人の同意が必要だと定められている．

　患者当人以外の人に病状説明を行うときは，誰に対してならば病状説明を行ってよいかをあらかじめ当人に確認し，同意を得ることが望ましい，と定められている．当人が意識不明であるなどで自己決定能力を欠いている場合は，本人の同意を得なくてよい．ただしその後意識や自己決定能力が回復した際には，当人にその間のことをすみやかに説明したうえで，それ以降は誰になら病状説明を行ってよいかについて本人の意向を尋ね，それを尊重しなければならない．

　患者・利用者の症例や事例を学会で発表したり，学会誌で報告したりする場合は，氏名，生年月日，住所，個人識別符号等を消去して匿名化する（特定個人を識別できないようにする）のが基本となる．それだけでは（患者数がきわめて少ないなどで）十分な匿名化が困難な場合は，（その人が当の本人であることを確認をしたうえで）本人の同意を得なければならない．顔写真を使う際には両目の部分を黒い長方形で覆って見えなく（マスキング）することが基本となる．

　法とガイドラインに定められていることは膨大で，ここではそのすべてを網羅しきれない．基本はOECD8原則にあるので，これをしっかり押さえておくことが理解の近道だ．

1988年（昭和63年）に行政機関個人情報保護法，2003年（平成15年）に個人情報保護法が制定されて平成27年に改正された（平成29年5月全面施行）．

厚生労働省「医療・介護関係事業者における個人情報の適切な取扱いのためのガイダンス」（平成29年4月通知）

個人情報の例：診療録，処方箋，手術記録，助産録，看護記録，検査所見記録，X線写真，紹介状，入院期間中の診療経過の要約，調剤録，ケアプラン，介護サービス内容の記録．

個人識別情報の例：DNA塩基配列や身体的特徴（容貌・虹彩・歩行態様・指紋等）などの生体情報をデジタルデータに変換したもの，被保険者証や高齢受給者証の記号・番号および保険者番号．

要配慮個人情報の例：人種，信条，社会的身分，病歴，診療・調剤情報，健診結果，保健指導内容，障害の事実，犯罪歴，犯罪により害を被った事実．

B インフォームド・コンセント

インフォームド・コンセント
(informed consent)

　この本を手にしている人なら，インフォームド・コンセントということばをもうすでに聞き知っているに違いない．医療系の学生のみなさんの場合，受験の準備中に勉強したという人が多いんじゃないかな．ことばを知っているだけでなくて，意味を聞かれても答えられるという人もいるだろう．

　なんといっても現代の医療倫理の金看板だ．水戸黄門に寄り添う格さんがかざす葵の御紋の印籠みたいに，それを出されると誰もが逆らえない．インフォームド・コンセントなんて今の医療では常識，それなしの医療なんて考えられない，そんなイメージがある．けれども，それはごく表面上の話なのさ．

　インフォームド・コンセントってのは，世の中で思われているほどには単純明確なものじゃない．いろいろな見方考え方があって，どれが正しいのか，まだ決まっていない．そんなはずないでしょと思う人は最後まで読んでほしい．

1 インフォームド・コンセントの成り立ち

診療のかなり初期の段階に「癌だったら告知を受けたいか」という紙にイエス／ノーを記入させたり，白紙の病状説明用紙に初めから「インフォームド・コンセント・シート」などと印刷してあったりする．同意は，熟慮のうえするものかもしれないのに，流れ作業になり，言質をとるという意味合いに変質しているように感じる（診療行為の同意書を書いてもらった後，しばらく経ってから「やっぱりやめました」と言われることも経験する）．［徳永］

Schloendorff v. Society of New York Hospital 211 NY 125, 105 NE 92 (NY 1914).

　今では当たり前になっているインフォームド・コンセントは，古くから医療の歴史の始まりとともにずっとあり続けてきたわけではない．むしろ，それは医療の伝統に反してさえいる．

　だって，医療者がプロとしての経験と技術と誇りをもって「おまかせ医療」を行うのが当然とずっと考えられてきたからね．インフォームド・コンセントは，そうした流れに逆らった，新しい考え方だ．インフォームド・コンセントは，およそ100年前から何十年もかけてゆっくり作られ，練り上げられてきたものだ．実は，インフォームド・コンセントはまだ形成途上にあって，未完成のものだ．それに，今から100年前にはなかったものなら，今から100年後には再び消えてなくなっている可能性だってある．ただ，たまたま今のところ流行しているにすぎない，という見方も可能だ．そうした未来のことはおくとして，はじめにインフォームド・コンセントの成立の歴史をみておこう．そこから大切なことをつかむことができる．

　約100年前，ドイツに続きアメリカで数多くの医療訴訟が起こされはじめた．それらに共通していたのは，医療者が患者のためになると思った治療を，本人の意向を聞かずに，あるいは意向に反して行ったことである．そうした裁判のなかで一番有名なのがシュレンドルフ事件（1914）だ．開腹して検査をするのはいいけれども何も取ってはだめと言っていた女性の胃に腫瘍が見つかったため，外科医はそれを摘出した．麻酔から醒めて事を知った女性は，この外科医を訴えた．当時の有名判事カードーゾは判決文のなかでこう述べている．「成人に達し健全な精神をもつすべての人は，自分の身体に何がなされてよい

のかを決める権利をもっている．患者の同意なしに手術をする外科医は，暴行による損害への責任を負う」．

ここのところは2つの部分からなっている．まず，健全な精神をもつ成人は，自分の身体に関して自己決定権をもつ．裏返せば，知的障害や精神障害をもつ人や子どもには，自己決定権は認められないってことだね．そして，患者の同意のない医療行為は，医療行為でなくて暴行だということ．これがインフォームド・コンセントの成り立ちの第一段階だ．

次の転機は，サルゴ事件（1957）の判決を待つことになる．これは，腹部大動脈の造影検査を受けた後に転倒して下半身不随になった男性が，確かに検査をすることには同意したけど，こんなことになるとは思わなかったと言って起こした裁判だ．判決文にはこうある．「患者が理性的な同意をおこなう際に必要な事実の開示を差し控えることは，医師の義務に反することだ」．

> Salgo v. Leland Stanford Junior University Board of Trustees 317 P 2d 170 (Cal 1957).

ここでは「理性的」というのがポイントだ．例をあげてみよう．パーティーに誘われたあなた．別に用事がなかったので，行ってもいいよと返事をした．いざ出かけてみると，2万円のパーティー券を売りつけられた．そんなことがあったら，あなたは猛烈に怒るだろう．同意がきちんとした意味のある有効な同意であるためには，必要な情報が前もって与えられていなくてはならない．判断に必要な情報が隠されている状況では，たとえ同意がなされたとしても，そんな同意は無効である．わけがわからずにOKしても，そのOKは「理性的」なものでない．本当の同意は，わけがわかったうえでの（＝理性的な）同意でなくてはならない．これがインフォームド・コンセントの成り立ちの第二段階．ここまで来るのに，ほぼ60年の歳月を要したわけだ．

整理しよう．まず，医療が医療であるためには自己決定権に基づいた患者の同意が必要だという考えが定着した．そこへさらに，その同意が有効なものであるためには判断に必要な情報が開示されていなければならない，ということが付け加えられた．これがインフォームド・コンセントの基本的な骨格だ．ちなみに，「インフォームド・コンセント」という名が世に生まれたのは，サルゴ事件判決のとき，1957年．日本にインフォームド・コンセントという言葉が入ってきたのは1980年代．日本医師会が「説明と同意」という表現を，とある報告書（1990（平成2））の中で用いたため，それがインフォームド・コンセントの訳語だと間違われたりした．勘違いつながりで書くと，インフォームド（ed）を，インフォーム（告げる）という動詞の過去形だと勘違いしてる医療者がいた．正しくは，過去分詞（〜されたという受動態で使うね）の形容詞的用法で，情報に基づいての〜，という意味だ．コンセントは同意という意味．子どもの場合はコンセントと区別するためにアセント（assent）という語を使うから，これは覚えておこう（☞ p.204）．

> インフォームド・コンセントとは何かと質問すると，学生の多くが「説明と同意」と答える．並列の"と"でいいのか？と再度問うと，首をかしげる．インフォームド・コンセントには判断や理解，選択など多くのプロセスがあり単純ではない．そのことを知らないと，説明から同意までが最短距離で結ばれる．［倉林］

さて，サルゴ事件で骨組みはできたけれど，これでインフォームド・コンセ

ントが確立したというわけじゃない．まだ肉がついていない．今日なお，その形成の途上にある．その真相はもう少し後で明かそう．

2　インフォームド・コンセントの中身

　患者から意味のある同意を得るためには，必要な情報の開示・説明を行うことが医療者に求められる．そこで，何をどこまで説明しないとならないのか問題となる．サルゴ事件の判決では，それは医師の裁量範囲，つまりそれは専門家である医師が決めてよい事柄だ，という判断が示された．だが，その3年後のネイタンソン事件の判決（1960）では，開示・説明されるべき内容が次のように具体的に示されることになる．

　「病気の性質，医学的にみておすすめの治療法とその性質，治療の成功の可能性，他に可能な代替治療法，不幸な結果や不測の事態の起きる危険性を，わかりやすく，かつ必要な言葉を用いて」開示し説明しなくてはならない．

　ここで注意しておきたいのは，「情報開示」と「説明」とが別のことばだという点だ．英語やドイツ語の専門用語だらけの診療録（カルテ）をホイッと患者に渡して，「はい，開示しましたよ」と言っても，きちんとした説明がなければ，患者がそれを判断材料に使うことはできないだろう．このとき，話を適当にはしょったり，簡単な言葉でいいかげんにごまかしたりすれば，一見わかりやすい説明になるかもしれない．でも，ただやさしくわかりやすければいいというものじゃない．中身のある説明，誤解を与えない説明であることが大切だ（ケース21 ☞ pp.270-275）．だからこそ「必要な言葉を用いて」と判事は言ったに違いない．必要な中身はなんなのかは，次の章で改めて勉強する．

3　インフォームド・コンセントの展開

　サルゴ判決の中でインフォームド・コンセントという言葉が生まれたが，それが世に浸透するのには時間がかかった．それが広く認知され定着するようになる裏には，それを後押しするような社会の動きがあった．医療は社会の中で行われる営みだ．医療はただ単に医療技術や医科学の進歩といった理系の成果の上に乗ってるわけではない．医療は時代や社会の影響を受けるし，同時に社会に影響を与える．そこで，インフォームド・コンセントの定着を促進した社会背景をおさえておこう．

国家の独立運動
(national independence movements)

　第一次世界大戦後には世界各地で国家の独立運動が起こっている．このとき，「民族自決（national self-determination）」という理念が掲げられた．1960年代の終わりあたりからは，避妊の自由と人工妊娠中絶の合法化，つまり「性と生殖の自由（リプロダクティヴ・フリーダム　reproductive freedom）」を求める女性たちによるウーマンリブ運動が盛り上がる．さらに，裁判の被告人や囚人のプライバシー権の擁護を訴える運動もこの頃にさかんになった．これら

ウーマンリブ運動
(Women's Liberation)

「性と生殖に関する健康と権利 (sexual and reproductive health and rights)」というのが，現代のスローガンだ．

の動きに共通しているのは，それまで政治的に抑圧されてきた立場の人たちが，自分たちの生にかかわることは自分たちで決定するのが当たり前なんだと，自己決定権の回復を大きな声で訴えたというところにある（そのためにはどれだけ長い準備期間を要したことか）．そうした権利運動と，インフォームド・コンセントの広がり（言ってみれば，患者を支配してきた医療者からの，患者の自己決定権奪回運動だね）とは，重なり合っているわけだ．

もう一つ，消費者運動（コンシューマリズム）の流れも見逃すわけにはいかない．ケネディ大統領がアメリカ議会に提出した「消費者の利益保護に関する大統領特別教書」(1962) も大きな影響力をもった．商品に安全性を求める権利，商品についての情報を与えられる権利，商品を選択する権利，商品を提供する側に自分たちの意見を聞いてもらう権利，というものが消費者にはあるんだ，とそこには書かれている．消費者はサービスや商品の単なる受け手なんかじゃなくて，むしろ消費者が市場を支えている．消費者とそのニーズを大切にしないような企業は，消費者から相手にされなくなる，というわけだ．医療をサービス業の一種とみる見方からは，消費者主権の動きと，患者の自己決定権を確保しようとする動きとは大きく重なってくるね．

消費者運動
(consumerism)

消費者の権利は，その商品にお金を支払うという消費行為を前提として承認される．商品を買わ／えない人には，その商品に対する権利を主張できない．医療が商品の一種とみなされるとき，この事態は重要だ．医療とは買わなくても済む商品の一種なのか．〔加藤〕

ここで現代における数々の人体実験について書かなければならない．

医学の進歩のためには，（ヒト以外の）動物実験と人体実験は不可欠だ．けれども，実験をするにあたっては，それをやらなくては医学の進歩がありえないという必然性がなければいけない．そして，科学的に妥当なものであって，その場の思いつきによるいいかげんなものであってはならない．また，被験者として人体実験に参加する人を募る際には，抑圧的，強制的であってはならない．どんな実験研究なのか，どんな成果が期待されるのか，被験者にはどんな危険があるのかなどについて詳しく説明を受けたうえで，それに納得し，それじゃ被験者になろうという，その人の協力への自発性を待たなくてはならない．いったん参加を表明した後で気持ちが変わってやめたくなったら，いつでも協力をやめる自由をもつ．やめたからといって研究者からいやがらせなどの不利益を受けることがあってはならない．そういう国際的な取り決めが作られていったわけだ．その代表的なものが，ナチスの医師団が行った人体実験と戦争犯罪を裁いたニュルンベルグ裁判の後に結実した「ニュルンベルグ綱領」(1947) で，これが「世界医師会ヘルシンキ宣言」(1964．以降改定を重ねている) に受け継がれた．

伊勢田哲治『動物からの倫理学入門』名古屋大学出版会，2008．P・シンガー『実践の倫理』(山内友三郎・塚崎智監訳)，昭和堂，1999．

ニュルンベルグ綱領

この，ヒトを対象にした研究への参加の手続きの中で，インフォームド・コンセントと実質的に同じことが唱えられているわけだ（1975年の修正の際に，同宣言の中にインフォームド・コンセントという語が採り入れられた）．ケーススタディでは，疫学研究の倫理問題を考えよう（☞ pp.270-281）．

医療倫理学の基本問題

4 インフォームド・コンセントはなぜ必要なのか

よくインフォームド・コンセントは大切だと語られる．そうかもしれない．では，なぜ，インフォームド・コンセントはそんなに大切なんだろうか？ インフォームド・コンセントなしに医療を行うなんて倫理に反する，と言う人もいる．では，尋ねてみよう．なぜそうなのか？

どうして，と根拠を問うことはとても大事なことだ．根拠もわからずに，人の言うこと（たとえ，それが先生の言ったことだったとしても）を，常に正しいものと，うのみにしてしまうようでは，単なる歯車のような医療者になってしまいかねない．医療者は，自分自身で考えられる人でなければならない．

インフォームド・コンセントがなぜ重視されなければならないのか，唯一絶対の正解はない．考えついたことを書き出してみる．本当にそうかどうか，他にもっといい答えはないかどうか，考えてみてほしい．

1. 医療はとかく侵襲的で，しかも不確実なものである．その結果は良くも悪くも患者の身の上にふりかかる．だから，自分の身に人為的に何がなされてよいかについて，本人が決定できる範囲で決定できたほうがいい．
2. 患者は基本的に受動的な立場にある．けれども，できるかぎり主体性を確保できたほうがいい．
3. 患者ごとに，望みや価値観，人生観が違う．けれども，医療者にはその人がどんな望みや価値観をもっているかが，わからない．だから，本人に尋ねるしかない．

「侵襲的」というのは，平たくいえば，傷つける，身にこたえるようなことをすることだ．狭くみれば，注射の針を刺す，メスを入れる，副作用のある薬を与えることは侵襲的だ．人から触れてほしくないつらいことを根掘り葉掘り尋ねるというのも，広い意味では侵襲的だといってよい．受ける側にとっては苦痛だけれども，する側（つまり医療者）は痛くも痒くもない．靴を踏んだ人は痛くない．痛い思いをするのは踏まれた人だ．患者がつらそうでご飯が喉を通らないなんていう医療者を見たことがない．医療行為は，患者の心身に直接，作用する．副作用や合併症に苦しんだり，治ったり，命を縮めたりは，すべて患者の身の上に起こることで，医療者の身の上に起こるわけではない．

しかも，ある医療行為の成果が事前に確実にわかるということもない．医療は魔法の杖ではない．しばしば「病は気から」と言って患者を励ます人がいるが，手術がうまくいくかどうか，薬が効くかどうか，それは患者の精神力で決まるものじゃない．言ってみれば運かもしれない．だから，当事者である患者が，自分の身になされることを選べる範囲で選べることが望ましい．

治ったり治らなかったり，強い副作用が出たり出なかったり，みな患者自身のコントロールの範囲外だし，患者本人の治りたいという気持ちの強さだけで

患者が苦しんでいても医療者は痛くも痒くもない．そのとおりである．しかし勤務終了後もその患者のことを考え続けて眠れないこともあった．患者を深く知ったぶんだけ精神的には痛みを感じることがある．［北爪］

Re："苦しむ患者を見るに堪えない""何とかしないと自分まで苦しくなってしまう"ということはよくあることだろう．自然な情かもしれない．しかし，"家に帰ってまで患者のことが頭から離れない"のなら，自分を見失っている兆しだから，そのときは担当を交代せよ，というある精神科医の意見もある．［伊東］

> 医療者が病気を治すんじゃない，患者自身が自分の病気を治す．医療者はその手助けをするだけだ，とよく語られる．この語りは間違っている．〔服部〕

決まることではない．そもそも病気になったりケガをしたことだって，その人が望んだことではないだろう．患者はこうして受け身の立場にある．ついでだから，医療者に対しても受け身になって，指示にただ従っていればいい，なんていうのは変だ．

たとえ話をする．車のハンドルをにぎりアクセルを踏むのは運転免許証をもったドライバーだ．でも，助手席の人はドライバーにこう言ってもいい．「酔いそうだから追い越しはもうしなくていい，急ハンドルを切らないで，トイレに行きたいから次のサービスエリアに入って」．ひるがえって，ハンドルを握る医療者はいついかなるときも患者の要望に応えなければならないのか，という問題については後で考えるよ（☞ pp.121-128）．

5 インフォームド・コンセントの根底にあるもの

　ぼくは中学生のときからメガネをかけている．朝起きたときメガネをかけないと時計の針が見えない．ラーメンを食べるときメガネがくもる．プールの中では物が見えない．近視矯正手術を受けてメガネなしでよくなったらどんなにいいかと思う．でも手術は100％成功するとは限らないし，お金もかかる．万が一，何かの拍子でこすれて角膜がはがれてどこかにいってしまったら大変だ．それなら，ほどほどに見えるメガネの生活でもかまわない．現時点ではそんな結論に落ちついている．世の中には，同じ考えでメガネの生活を送っている人もいるだろうし，手術を受けた人もいる．よく見えないのにメガネをかけない人もいるし，コンタクトレンズの人もいる．視力や眼底や角膜を調べて，近視の矯正について経験と技術とデータをもっているのは眼科医だけれども，結局どうするかを決めるのは眼科医じゃない．外見，費用，危険性，希望する視力，手軽さ，そのうちどれに一番重きを置くのか，何を不便に感じるかは，人それぞれだ．それを眼科医は確実に見透せない．もちろん，眼科医自身も何かの仕方で自分の近視を矯正しているかもしれない．だけど，その眼科医個人の考えが万人の生活観に合うわけではない．

> "Do not do unto others as you would that they should do unto you. Their tastes may not be the same". Bernard Shaw, *Maxims for revolutionists*. (1903)

　「汝(なんじ)，他人からしてほしいと望むことを，他人にすることなかれ」．――これは，アイルランド生まれのイギリスの劇作家バーナード・ショー（1856〜1950）の皮肉めいた教訓である．子どものときからぼくたちは，その逆を教え込まれてきた．自分が人からしてほしいと思うことを，人にしなさい．人から親切にしてもらいたかったら，人に親切にしなさい．それをショーは逆さにひっくり返す．自分だったらこうしてほしいと願うことを，他人様にするもんじゃありませんよ．

　なんでこんなことを言うのか？　それは他人が異他なる人だからだ．ぼくたちは「同じ人間なんだから」と一人合点して，自分にしてほしいと自分が思うことを誰かにしてしまいがちだ．もちろん，その人にとってよかれと思ってす

るわけで，自分のためにするわけじゃない．これが正しいのなら，医療は「おまかせ医療」でかまわないことになる．自分なら手術を受けたいから，この患者さんにも手術がいいという具合に，医療者が代わりに判断することになる．

「他人の身になれ，患者の身になれ」とよく言われる．けれどもどうやってみたところで，他人の身になどなれっこない．せいぜい，身になった〈つもり〉にしかなれない．むしろ，そのことに気づかず，心底，相手の身になれていると思い込んでいる鈍感な医療者がいたとしたら，こわいことだ（☞ p.7）．そこには善意と価値観の押しつけがある．ショーの教訓はその問題性を的確についている．そんな余計なことをするな．どんなによく見知った患者であろうと親きょうだいであろうと，異他なる人だ．人それぞれ．こうしてみると，ショーの教訓は，現代的な医療倫理学の出発点といえるインフォームド・コンセントの根底にある考え方を示しているのがわかる．

蛇足を書いておこう．宴席とかでよく周囲の人にビールを注いでいる人を見かけたりする．ビールがあまり好きでなくてコップにかなりまだ残っている人にまで，まあまあ，なんて言いながら，注いだりして．そうして注いでまわっている人自身のコップを見ると，たいてい半分ぐらいカラになっていたりする．なんのことはなく，その人は，他の人に注いでもらいたいのだ．しかも，その人はビールを注がれて喜んでいる人ばかりではないことに気づいていない．当人は周りに精一杯気配りをしているつもりなのだ．こういう光景を見ると，ぼくはいつもショーの言葉を思い出す．

6 インフォームド・コンセントの前提と除外条件

ミュージック・プレーヤーで大好きな音楽を聴くことを考えよう．このとき，音源がなければ音楽は聴けないのはもちろん，電源がなければ話にならない．インフォームド・コンセントは，家電製品ではないけれど，一種の仕掛け，患者の主体性を確保するための装置である．これが機能するためには，やはり前提条件がある．ミュージック・プレーヤーと同じだ．何かがそろっていないと動かない．それは何か？

人間の意思と決意の自由（☞ p.40）が大前提となる．具体的場面では，当の患者の理解能力，判断能力と自発性があること，周囲からの強制や巧妙な誘導的操作がないことが，条件である．意識不明の重体の患者からインフォームド・コンセントをとろうとしても無理だ．また，言うことを聞かないともう二度と治療しないよ，といった脅しがあったのでは，インフォームド・コンセントの本来の意味は発揮されない（表1-15）．

とても簡単な話にみえるとしても，実はそうではない．家族の受け入れ，経済状態，利用可能な社会資源など，患者をとりまく人的，物的環境によっても，患者の判断は大きく影響を受けるだろう．家族への気兼ね，遠慮，意気消

とかく判断能力は，理性的・合理的で高度な能力と思われがちだが，もっと感覚的な理解力の果たす役割は思いのほか大きい．入院準備が整うまで水とごはんは摂らずに待つようにと説明された腸閉塞の患者さんが，温かいお茶とよく煮込んだうどんを食べて待っていたというエピソードを交え，理解するとはどういうことか考究したものに，原敬「患者による理解」，『臨牀看護』33（7）：987-992, 2007．［宮城］

さまざまな思惑と計算，人間関係や欲望が引き起こす葛藤に引き裂かれる中で，意思決定することは困難を極める．自分自身が分裂状態なのに，意思の主体としての人格があると言われても戸惑うだけかもしれない．でも自分が人格であり個人

であり権利の主体なのだと認めないと，権利を放棄したと見なされる場合がある．[加藤]

表1-15 インフォームド・コンセントが意味あるものであるための要件

- 患者に自己決定能力がある（清明な意識，理解力，判断力，自発性）
- 意思決定の自由がある．強制や巧妙な誘導的操作がない
- 判断に必要な医療情報（医学的経験知と患者の医学的状態）の開示と説明がなされる

表1-16 インフォームド・コンセントを受けずに医療を行ってよい場合

- 法の定めによる場合（精神保健福祉法や感染症法）
- 緊急時，また意識障害や知的障害のために自己決定能力を欠くとみなされる場合
- 本人が医療情報開示を望まない場合

沈といった，病的とはいえないふつうの心理状態も患者の判断に影を落とすだろう．そもそも，患者の本心というのは周囲から独立してありうるものなのだろうか．いや，それ以前に，本心なんてあるんだろうか．自分の本心というものを患者自身は知っているのだろうか（☞p.41）．あなたはどう？　自分の本当の心，本当にしたいこと，何が一番大切なのかを知っている？　たいていの人は，自分の心の奥まで十分に見通せず，また多くの影響を外から受けつつ，それでいながら，自分には自分の自由な意思があり，ある判断を下してそれが自分の判断だと思い込んでいる．インフォームド・コンセントはこんなあやういバランスの上，あるいは自分の意思というフィクションの上にしか成り立ちえないものなのかもしれない．

ついでに，インフォームド・コンセントをとらずに医療行為を行ってよいとされる例外的な場合についてもみておくことにしよう（表1-16）．

法的には，精神保健福祉法や感染症法などが，精神保健上，公衆衛生上の見地から，検査，隔離，入院などについて本人の同意を必要としない措置を定めている．また，救命処置が必要だが，意識障害などがあり本人の意思が確認できない場合，意識障害，知的障害などで理解し判断する能力が著しく制限されているとき，本人からインフォームド・コンセントを得ることはできないし，それはしかたない．また，本人が医療情報の開示やインフォームド・コンセントを希望しない場合にはそれらは行われてはならない．治療に参加するのは患者の義務だとか，患者には自分の身体や病状をきちんと知る義務があるとか言って，本人がいやだと言うのにむりやり情報開示をしたりすると，精神的苦痛を理由に損害賠償を求められることがありうる．

方針を決めることは患者のではなく，医療者のニーズだ．護られるべき患者の自律が強いられるものに変わり，「自己責任」という重石がついてきたら，重大な決意はさらに大きな苦しみを生むだろう．[原]

7 インフォームド・コンセントについての見方のさまざま

その成り立ちをみたように，インフォームド・コンセントは医療者や倫理学者によって考え出されたものではない．長い年月をかけて医療訴訟を扱う法廷で，法律家によって生み育てられてきたものだ[*]．

医療倫理学の基本問題

＊この国の医療法には「第1条の四　2　医師，歯科医師，薬剤師，看護師その他の医療の担い手は，医療を提供するに当たり，適切な説明を行い，医療を受ける者の理解を得るよう努めなければならない」と盛り込まれた（1997（平成9））．

　そんなことから，インフォームド・コンセントというのは，つまるところ，ただ単に，法的に訴えられないようにするために医療者に課せられる法的な手続きなんじゃないかと思い込む人がいる．そういう人は，ちゃんと説明したという事実と，患者の同意署名とが診療録にしっかり残されていることが何より大切だと考えるだろう．最低でもとにかく1回はインフォームド・コンセントをもらっておけば，医療者の身は安全だと考えるかもしれない．これをイベント・モデルと名づけた人がいる．

　こうした見方を変だと思って反対する人もいる．とにかく1回とっておけばいいとか，訴えられないようにするというのではなくて，インフォームド・コンセントとは，医療が継続的に行われるかぎり連続的に展開していくことになる治療方針決定プロセスへ患者の積極的参加を促すためのものだし，また患者と医療者がよい関係を作り上げ，その中で患者の要望に合ったよりよい医療を探るためにこそあると考えるわけだ．これはプロセス・モデルと呼ばれる．

　どっちのモデルがインフォームド・コンセントにふさわしい解釈だと思いますか，と医療者に尋ねると，圧倒的に多くの人がプロセス・モデルを選ぶ．なんとなくそのほうがヒューマンな感じがするらしい．でも，もしプロセス・モデルを採って（理屈のうえの話じゃなくて）実践していくとしたら，インフォームド・コンセントは必要な場面では何度でもとるべきだということになる．外来初診時や，入院時，検査前，検査後，治療開始後など，患者の病状や気持ち，とりまく状況はどんどん変化する．それが治療の転機だとしたら，そのつど，きちんと受け直さないといけない．プロセス・モデルがいいと答えた医療者たちがみな，日常的にこまめにインフォームド・コンセントを受け直しているかというと，どうかな．それに，杓子定規にやろうとすると書類の量が膨大になって，双方にとって相当な負担になるだろう．

　別の軸での見方の対立もある．

　インフォームド・コンセントは，何よりも患者の自己決定を重んじ主体性を確保するための仕組みだ．だとすれば，医療者は必要な情報を開示し説明する以上のことは控えなければならない．そうみる見方を自己決定モデルという．

　これに対して，しょせん医学については素人である患者に判断と決定を任せるのは，まるで太平洋の真ん中にひとりぼっちで置き去りにするようなものだ，という意見がある．この立場からは，インフォームド・コンセントというのは，患者が自己決定権をふりかざして単独で行う行為ではない．最終的な決定は，患者と医療者とが相互的にかかわり合い，よく話し合い，両者の協働の

インフォームド・コンセントは今や事務手続き化している．簡単な検査でさえ，医療者は患者に説明し同意書にサインをもらう義務が課せられる．診察室のカーテンごしに順番を待つ患者が並ぶ外来で，「あなたがサインしないと検査日の予約ができない」と言われたら，わかってもわからなくてもサインする．そんな経験がある．［倉林］

自己決定を強いられ，押しやられているという感覚が，患者の不信感を助長させ，セカンド・オピニオンを受けないと不安だという気分にさせている面も十分にありうる．［加藤］

完治の可能性はあるが副作用での死亡例もある治療法

中から導き出すのがよいということになる．これは協働決定モデルと呼ばれる．

　患者と医療者が垣根を越えて，お互い理解し合い，意見を交わしながら，双方が納得できるような治療方針を決めていくというのは美しい．だからこの協働決定モデルにはけっこう人気がある．みんなもこれがいいと思う？　でも，この人気モデルに対しては，自己決定モデル支持派から鋭い反問が寄せられている．協働決定なんていうと聞こえはいいけれども，実際のところは医療者の巧妙な誘導介入によって，患者の自己決定尊重という元来の根本精神がなし崩しにされてしまいかねないというのだ．知識の面でも経験の面でも患者と医療者とは対等でありえない．口では協働といいながら，専門家であり経験豊富な医療者が，患者との話し合いの中で，患者の意思を誘導的，操作的に動かして，自分たちの勧める治療法に患者の気持ちを傾かせることなんて，赤ちゃんの手をひねるくらいに容易なことだろう．だから協働決定なんて夢また夢，実態は誇大広告だ，という批判だ．

　こうして，インフォームド・コンセントの本来の意味を，ともすれば「おまかせ医療」に傾きがちな医療者から患者の自主性を守ることに見てとる人は，協働決定モデルを退けて，あくまでも自己決定モデルを支持する．しかしね，自己決定モデルは病院や医療者にとってラクチンな態度かもしれないけど，結局のところ，患者に向かって「勝手にすれば」的な無関心さと冷淡さが根底にあるという批判もけっこう聞かれるようになってきた．

　どうだい？　はじめに，インフォームド・コンセントはそんなに単純なものじゃないよと書いたのは，このことだ．

　インフォームド・コンセントをめぐる解釈モデルのどれが最終的に望ましいか．あなたの身のまわりの人たちの間でも意見の一致はなかなか得られないだろう．インフォームド・コンセントはまだ発達途上にあって完成していない．手足の生えたオタマジャクシみたいなものでカエルにはなりきっていない．

　近頃，自己決定モデルと協働決定モデルとの衝突を発展的に解消するような見方も出されはじめている．その一つが，外部資料を最大限に活用する決定援助モデルである．これは担当医療者の直接の介入的なかかわりを抑え，その代わりにパソコンやビデオ，パンフレットなどの媒体を駆使して，客観的でしかも自分のニーズに合った情報を患者自身が自由に引き出せるようにして，患者の自己決定を援助しようというものだ．

　たとえば，選択肢となっているいくつかの治療法それぞれについて，実際にその治療を受けた人からその治療法を選んだ理由や，その後の生活上の実感，良かったと思う点や困った点，アドバイスなどを聞けたらとても参考になるに違いない．そうした生の声の収録された動画が病棟にあったら便利だ．もちろん病状や価値観，生活背景がぴったり同じという人はそうそういるものじゃない．それに医療には不確実性がつきまとう．この点はきちんとわかってもらわ

を提示するとき，医療者にはデータに基づいた説明しかできない．最終的には患者や家族に方針を決めてもらうが，医療者から突き放されたように感じるかもしれない．［中澤］

協働決定といっても，医療者の話し方で結論が変わってしまいそうだ．患者さんに決定してもらい，万が一治療が失敗したとき，患者さんの自己決定だからと責任回避するのもどうかと思う．［西川彰］

NPO「健康と病いの語りディペックス・ジャパン」健康と病いの語り．DIPEx-Japan, http://www.dipex-j.org/katari/ 他人も同じように悩み苦しんでいるのを知ることは，自分も悩んでいいのだと言われているようで，患者は安心を感じるかもしれない．が，他人の経験を知ることで迷いが解消されるのとは逆に，かえって他人と自分の違いが際立ち，再び迷いの森に足を踏み入れることになってしまわないだろうか．［原］

表1-17 インフォームド・コンセント理解の相違

1. イベント・モデル vs. プロセス・モデル
2. 自己決定モデル vs. 協働決定モデル vs. 決定援助モデル

ないとならない．そのうえでなら，いろんな患者のいろんな意見や実感を聞けるというのは，いいことかもしれない．この方式なら，患者は孤立しないですむし，それでいて医療者による過度な干渉を受けずにすむかもしれない．言うまでもないことだけど，こうしたライブラリーを利用するかしないかは本人の自由だ．今，こんな試みが行われているらしい．それが本当にどれだけ有効なのか，問題点はないかどうか，報告があがりはじめたところだ．

　それでは，インフォームド・コンセントの理想的なモデルはどれかな（表1-17）？　それを決定する前に，患者-医療者関係の理想的なモデルはどんなものかを考えておくことにするよ．

8　患者-医療者関係のモデルパターン

　これまでにいろんな研究者が，患者と医療者との関係性を分析分類して発表してきた．その中から，有名なものを取り上げて簡潔にまとめておく（表1-18）．ここから先，モデルの名前をいちいち覚える必要はない．ただ，それぞれの特徴をつかんでほしい．

　シャシュ&ホランダーらは，患者の医学的生理的状態に応じて，望ましい患者-医療者関係は変わり，⒤能動性-受動性モデル，⒭指導-協力モデル，⒣相互参加モデルという3つのパターンを使い分ける必要があると説いた（1956）．⒤麻酔下や救急外来などで意識が低下している患者に対しては，医療者はパターナリズム（☞p.88）に基づいて治療にあたらないとならない（親と幼児の関係）．⒭たとえ患者の意識が清明であっても感染症急性期や心筋梗塞などの場合には，患者は医療者の治療・療養上の指示に従うことが期待される（親と思春期の子）．なぜなら，こうした疾患の場合には治療方法がかっちり決まっていて選択の余地がないからだ．これらに対して，⒣慢性疾患の場合には患者は医療者と対等に積極的に治療過程に参加するべきだし，医療者は患者の参加を助け促す役割を負う（成人どうしの関係）というわけだ．

　ヴィーチは，①医療者は道徳的主体としてパターナリズムに則って患者を導

表1-18　患者-医療者関係のモデルパターン

〈ヴィーチ（1975）〉		〈エマニュエル&エマニュエル（1992）〉
聖職者モデル	＝	パターナリズム・モデル
技術者モデル	＝	情報提供モデル
同僚モデル（仲間・友人）		解釈モデル（患者の価値観の明確化，非指示）
◎契約モデル（紳士協定）		◎協議モデル（疑問提示・介入をとおし再考を促す）

くべきとする〈聖職者 priestly モデル〉，②医療者は情報と技術の提供に徹するべきでそれ以上踏み込むことを慎み控える〈技術者 engineering モデル〉，③患者と医療者とが病気の治療という目的を共有する仲間・友人として親しく振る舞うことを旨とする〈同僚 collegial モデル〉，④両者が相互信頼に基づくいわば紳士協定的な契約を結んだ者どうしとして相互に相手への義務を負うとみなす〈契約 contractual モデル〉と区分して，この中では契約モデルを最も望ましい類型と考えた．

エマニュエル＆エマニュエルの考え出した4分類のうち初めの2類型，すなわち⒜〈パターナリズム・モデル〉と⒝〈情報提供モデル〉は，それぞれヴィーチの聖職者モデルと技術者モデルに照応する．⒞〈解釈モデル〉の立場からは，医療者は患者の価値観が明確になるように積極的に関与するべきだけれど，しかし指示・指図的な介入は控えるべきだと受け止められている．それとは逆に，⒟必要性を感じたら医療者は患者の判断に疑問を呈し，介入的な指図や説得を行ったりして患者に再考を促すべきだと考える立場が〈協議 deliberative モデル〉で，このモデルが最適だとエマニュエル夫妻は考えた．

さてそれでは，あなたはこれらの中でどのモデルが最も良いと考えるだろうか．今日，聖職者モデル＝パターナリズム・モデルは医療系の学生の間であまり人気がない．医療者はでしゃばり過ぎないほうがいいと考える学生たちによって，技術者モデル＝情報提供モデルはそこそこの支持を得ている．医療者は自分自身の価値観を患者に押し付けずに，価値中立的な（特定の色の付いていない）情報を提供する立場にとどまるべきだという．でもさ，価値中立的って簡単じゃないよ．あなたは血圧が高いからまずはこの利尿薬を飲んだほうがいいと説明する場合，一見科学的な価値中立的な語りに聞こえるだろうが，血圧を下げずに動脈硬化症を加速させて寿命を短くするのは得策でないという，立派な価値観が根底にある．だから，価値中立的な情報提供に努めるなんてことを軽々しく言ってはだめだ．これに対して，医療者が前面に出ていくことを好ましく思う学生たちは，協議モデルを選ぶ．これって，あの協働決定モデルというのと似ていないか．そういう目で見直してみると，技術者＝情報提供モデルは，自己決定モデルととても似ている．患者に判断を委ねようというわけだからね．

それでは改めてあなたに尋ねよう，どれが良い関係性かな？

コントロール不良で食事療法が限界の糖尿病患者さんに，内服の加療を勧めても，拒まれることがある．いくら説明しても最後には「薬に頼りたくない」と言う．合併症の心配もあるので，こういう場合は現実的には

あるべき良好な患者—医療者関係ってどんなものかについて意見がさまざまあって人それぞれなのは，インフォームド・コンセントがどうあるべきかをめぐって意見がさまざま分かれているのと，本質的に同じ事態だ．ぼくは1つの答えに絞ることができないと思う．だって，好みがあるもの．受けたいと望む医療の方向性に一人ひとりの患者の選好があるように（痛いのはいやだとか，

薬をずっと飲むよりは手術がいいとか），対医療者関係についての選好も同じことが言えるはずだ．医療者にすがりついて頼りにしたい人もいれば，医療者と友達のような関係になりたい人もいる．医療者のちょっかいをうるさく感じて嫌う人もいれば，こと細かにあれこれ指図してほしい人もいる．医療者の望ましい位置どりや，望ましい患者—医療者関係のあり方に，これだ！　という絶対的なものなんかない．だとすればインフォームド・コンセントのあるべきあり方に絶対的なモデルを決めることもできない．

> 説得にならざるを得ない．[西川彰]

> 患者に最もフィットしているだろうと思う医療方針を提示しても患者がそれを選ぼうとしないとき，医療者は説明を繰り返す．患者が自分の提案を選ばないのは「考えが違う」からではなく「理解できていない」と考えるからだ．説明には説得の意図が隠されていることを医療者自身が意識することなく，こうしてさらに説明という説得が繰り返されることになる．[原]

> 患者—医療者関係だけでなく，患者の家族—医療者関係についても考える価値はあるだろう．また，患者—看護師関係と患者—医師関係では，患者が求める関係性は変わってくるだろうか．PT, OT, STではどうだろうか．[中澤]

9　勧奨・誘導・説得，そして強要

インフォームド・コンセントをとるときに，医療者は説得をしてもいいものだろうか．タラソフ事件（☞ p.57）のところで触れたアメリカの教科書をまた開いてみよう．

ロウは，有益な治療を受けるように患者に説くべきだという．でも注意が必要だ．ロウが言う〈説く〉は，世間でよくいう〈説得〉——しつこく言い迫るとか，まるめこむとか，そうしないと大変なことになりますよと脅かすといったこと——とは別のことだ．

ロウによれば，①そうした振舞いは，どれも患者を人として重んじてない．それに，②心変わりさせようとして患者にしつこくすると，かえって逆効果になることもある．だから，おしつけがましくしないで，だからといって放ったらかしたり腫れものに触るようにもしない，適度な距離をとって，しっかり「患者の価値観や選好の観点に立ってみて患者にとって最善だと信じることを勧めるべきである」と言う．

患者が治療を拒んでいるとき，治療しないことによって生じるだろう結果と，患者が治療を拒んで実現しようとしていることとがずれている場合，つまり患者の選択が患者自身の望む状態を実現するための手段としては不適切だと思われる場合，医療者はそのことを患者にしっかりと説かなくてはならない，というのがロウの主張だ．それは医療者の価値観に患者を従わせることとは違う．とびきり辛いカレーを食べて汗をかきたいという人が，お勧めのカレーを拒んで子ども向けの甘いカレーを注文したとき，それじゃ辛くないし汗はかけませんよと丁寧に説くことと，客の好みも聞かずにオススメの辛いカレーを勧めることはまるで違うでしょ．

> 病状に即してメリット・デメリットを勘案し，有効と思われる治療を提示しても，時に強要や説得と受け取られることがある．強要する気はなくても医療者の言葉は強いものだ．[西川彰]

> 理性に訴える〈説得〉は許されるが〈強制〉や〈操作〉

さて，それでもなお，患者が医療者からみて合点がいかない，不合理に思える選択をしようとするとき，どうしたらいいだろうか．そんなときは説得もやむをえないかな？　その場合の説得は，どのくらいの圧力までなら許されるのかな？　「説得は徹底的に行うべきだ．その結果患者がそれに同意したのなら，それは最終的には患者自身の判断なわけで，強制にはあたらない」と考える学生がいる．異様に興奮した黒装束の男がその学生に向かってピストルを突

は排すべきだという考えが
ある一方で，説明は容易に
説得に変化し，そこから強
制までは決して遠くない，
という主張もある．言葉の
選び方，視線，情報を伝え
る順番，声のトーン，そう
したすべてが説明を成り立
たせている．とすれば，そ
れらを変化させることで容
易に，半ば無意識のうちに
操作や誘導が滑り込みうる．
医療者に中立的な情報提供
や説明ということが果たし
て可能なのだろうか．［宮城］

き付けて，「手を挙げろ，でないと大変なことになるぞ」と叫んだとする．学生は手を挙げるだろう．男が去った後，学生は「いや別に強制されたわけじゃない，手を挙げたくなったのさ」と言うだろうか？　インフォームド・コンセントという名前をもう一度みてほしい．「インフォーム」の部分に説得というニュアンスを感じるだろうか？　説得と強要とはほとんど紙一重だ．

C 医療情報の開示と説明

医療が医療であるためには患者の同意が必要だということ，またその同意が有効な同意であるためには，判断に必要な情報の開示と説明が求められること．そのことを，インフォームド・コンセントの成り立ちをとおして学んだ．ではしかし，判断に必要な情報の範囲というのは，実際にはどの程度のものなのだろうか．その範囲は一体誰が決めるものなのだろうか．

1 開示・説明の範囲と深さの基準

インフォームド・コンセントの名を生んだサルゴ判決では，医療情報の開示説明範囲は医師の裁量範囲内だとされた．つまり，患者に何をどの程度説明すればいいのか，その範囲を決めるのは他の誰でもなく担当医師なのだ，ということだ．しかしその後のいくつかの判決で，担当医師の裁量範囲という場当たり的な基準ではなく，一般的な形の開示基準説が示された．それは合理的医師基準説と合理的患者基準説だ．

合理的医師基準説（reasonable physician standard）を掲げたのはネイタンソン判決（1960）である．これは，同時代の理性的で有能な医師なら誰もが開示説明するに違いない範囲をもって基準とする考えだ．その後，カンタベリー判決（1972）で，合理的患者基準説（reasonable patient standard）が掲げられた．これは，十分理性的な患者なら，みなたいてい知りたいと思うに違いない事柄を開示説明することが医療者に求められるという考えだ．これらに対して，個別的患者基準説（individual patient standard）がある．これは一人ひとりの患者の選好や価値観に合わせて情報開示すべきというものだ（表1-19）．

裁判の名前を出したけど，別に覚えなくてよい．こうして基準を4つあげてみた中で最もふさわしいのは一体どれだろうか？ どの基準にも問題がある．

合理的医師基準説を採用すると，ややもすると医師どうしが裏で示し合わせて開示説明の基準を低く下げてしまい，めんどうな開示説明を控え，その結果，患者が本当に必要としている情報が伝えられなくなるという最悪のシナリオが現実のものになる可能性がある．そこで最近では，疾患ごとに説明事項をこと細かに整備した書式（こうした書式のひな型集は市販もされている）を事

> 脳梗塞などでは，初診時に説明すべきことはほとんど標準化されている．胃瘻を造る処置の前にも網羅的に書かれた文書を使うことが多く，必要なことは全部きちんと伝えられる．しかし最近，不明熱の患者さんへの説明では苦労した．鑑別診断をどこまで挙げ，どれだけの検査を行えばよいのか，当面妥当と考えられる

表1-19 開示説明範囲の基準

担当医の裁量説（1957）
合理的医師基準説（1960）
合理的患者基準説（1972）
個別的患者基準説（1979）

前に用意しておいて，コピーして説明に使うなんてことも行われていたりする．医療者側の説明不足があったと，後で指摘されないための工夫のひとつだね．いいじゃないか，だって？　そうかな．完璧に説明しようとすればするほど，網羅的になっていって，盛られる情報が総花的に，メリハリなく，ふくらんでいく．そしてこの種の書式はたいてい，はじめから最後まで完璧に医療者の目線で作成されている．医療の中心は患者だと言いつつ説明の中心にいるのは医療者だという意識が強いので，こうした書式を標準化した施設では，医療者が「インフォームド・コンセントを行う」と表現する珍現象がまま観察される（変な話だと気づけなかったら再確認． ☞ p.72）．

> 治療は何か，それらの判断は，悩みながらそのつど修正していくことになる．こうした場合，部分的開示のほうが妥当と感じる．病院の症例検討会のように，逐一すべてを患者や家族に伝えていたら，融通のきかない機械みたいな医者だと思われるだろう．〔徳永〕

　では，合理的患者基準説はどうだろうか．この説は，合理的医師基準説とは違って，患者の側に中心があるようにみえる．その点で，合理的医師基準説の根底にある医療者中心主義のあやうさはない．しかし，患者を市民や国民という言葉に置き換えてみてごらんよ．そもそも合理的患者，合理的市民，合理的国民というのは，どんな人たちのことなのだろうか．実にわかりにくい．もちろん医療者にもいろいろな人がいる．でも所定の教育を受け，資格試験に合格し，専門の知識と技術をもつ医療者は，まだひと括りにできる．それでは患者とか市民はどうだろうか．ひと括りにすることはできるのだろうか．相当難しいんじゃないか．だって，薬が好きな患者もいれば嫌いな患者もいる．病名を知りたいと思う人もいれば知りたくない人もいる．病院がいい人もいれば家がいい人もいる．延命治療を望む人も望まない人も．実に多様な人々を合理的患者なんていう言葉でひと括りにして，合理的患者が知りたいと思う情報をリスト化して基準にするのは，すごく無理があるよね．こんなのを基準にされたら個々の患者はとても困るに違いない．

　おしまいの個別的患者基準説を採ると，今度は医療者のほうが困ることになるだろう．一人ひとり患者の個人的背景や性格，好み，人生観，価値観を深く知っているわけでない医療者が，その人に合わせ，その人が知りたいと望むに違いない情報の範囲と深さを見きわめ提供するなんてハナレワザに近い．並の人間がそうそうできることではない．それに，患者自身が自分のニーズに自覚的でない場合だってあるだろう．そんなときは，医療者が個々の患者にぴったりの情報を提供することも，現に提供できているかどうかの判断を下すことも，共に難しくなる．もっと別の問題も出てくる．治療の結果に不満をもつあまり，「事前にもっと情報を与えられていたら，あんな治療を受けなかったのに」と，患者が医療者を訴えることも容易になる．これは医療者にとって酷なシナリオだ．

　さてでは，開示説明の範囲と深さの基準は，どうやって定めたらいいのかな．いや，そもそも定めることなんかできないよ，と思う人もいるに違いない．

2 実質的基準と形式的基準

どんなものでもいいから草花を想い浮かべてほしい．たんぽぽ，れんげそう，むらさきつゆくさ，あぶらな，ひまわり，あざみ．種類によって葉の形やつき方，花の色や形がまったく違うけど，どんな草花にも共通していることがある．根があり茎があり葉がある，ということだ．根や葉のない草花なんてありえない．

これをちょっと特殊な言葉で表してみる．目に見える実際の具体的な中身を実質とか質料（しつりょう）といい，目に見えない抽象的な様式を形式という．ノートに三角形を描いてみる．いろんな大きさのいろんな三角形が無数に描ける．それぞれの三角形は，特定の大きさ，辺の長さ，角の組み合わせをもって，そこに描かれている．それが実質だ．だけど，どの三角形も3辺と3つの角をもち，内角の和は180度になっている．これが三角形の形式だ．この形式を満たす図形はすべて三角形だ．逆にこの形式からはずれたものは絶対に三角形でない．

実質
(matter, hyle)

形式
(form, eidos)

ルールにも実質的なルールと形式的なルールがある．「茶髪禁止」というのは実質的ルールだ．「嘘をついてはいけない」というのは形式的ルールだ．嘘にもいろいろある．いちいちどういう嘘をついてはいけないかを指図するのでなくて，およそ嘘であるかぎりの発言一般を，つまり真実に反する発言一般を禁止するとしたら，それは形式的ルールだ．真実に反するというのが嘘の形式だ．それに対して，具体的な嘘の中身，たとえば「ぼく昨日，火星に行ってきたよ」などが嘘の実質だ．「行ってもいないのに，火星に行ってきたという嘘をついてはいけない」という規則があなたの学校の校則にあるとすれば（おそらくないだろうけど），それは「茶髪禁止」と同じく，実質的な規則だ．

医療情報のすべてについて開示・説明する用意が必要だ．それは医療情報を解説する程度のことで，大学の講義レベルである必要はない．形式的基準を定めるとすればこのあたりということになるだろう．［原］

目の前の患者に医療情報を開示し説明するにあたって，伝えるべき範囲と深さの基準は，どうやって定めたらいいのか．そもそも開示と説明の基準なんて定めることができるのか，という問いにさっきまで向き合っていたんだった．

ここで，実質的基準と形式的基準という考え方を使ってみる．

情報開示と説明の基準として，実質的基準を立てることはできない．どんなことをどこまで詳しく説明すべきかについて，ことこまかに具体的にいちいち定めることはできないし（たとえ可能だとしても）望ましいことだと思われない．なぜって，患者それぞれが違うから．医学的なことについてまったく知識がない人もいれば，インターネットや本を使って自分の病気についてプロの医療者以上に詳しく勉強している人もいる．自分の病状や薬の副作用，合併症についてうんと詳しく知りたいという人もいれば，そんな話は聞きたくもないという人もいる．だから一律な仕方で「かくかくしかじかのことをこれこれのレベルまで説明するべし」という具合に，つまり実質的に開示説明範囲を規則化することは，いろんな患者がいるという事実にそぐわないのだ．

だからといって，基準がまったく立てられないとまでは言い切れないだろう．実質的基準は無理だとしても，形式的基準ならば立てることができるかもしれないからだ．では，一体どんな形式的基準が考えられるだろうか．

3 知りたいことの汲み取り方

　ここでは，やはり個別的患者基準説を基本にすえてみたい．ただし，この基準を実質的なものとみるのでなくて，形式的なものと考える．つまり，「患者が知りたいと思うあれこれを一つとして漏らし落とすことなく，前もって推し量ってきちんと説明するべし」，それができない医療者は能力不足だから責められて当然，というようには考えないこと．そうではなくて，やりとりを通じながら，目の前の患者のニーズを可能なかぎり汲み取って，それに応えようと努めること，という意味でこの基準を受け止めたい．事実として患者の知りたいと思った事柄をつかみ，実際に開示し説明したかどうかが問われるのではなくて，できるかぎり患者の知りたいと思うことをすくいとるような工夫をし，努力をしているかどうかが大事だと思う．

　どうやったら患者の知りたいことをつかむことができるだろうか．現役のバレリーナが足にひどいケガをしたとしよう．治るかどうか，ふたたび舞台に立てるのか，傷は目立たなくなるか，治療期間はどれくらいか，いつからバレエの練習を始めていいか，といったことが気になるに違いない．こうしておおよその見当がつく場合もあるだろう．が，これらのことが彼女の気がかりのすべてであるわけではないだろう．また，そもそもいつもさしあたりの見当がつくとは限らない．ぼくがバレエダンサーでないことは知っていると思うけど，このぼくが足にひどいケガをして病院に運ばれたとしよう．ぼくが知りたいことは何か，想像できるだろうか．相手から何も聞かずに，相手が何を考え何を欲しているか，どんな情報をどこまで知りたいと思っているかなんて，なかなかわかるものではない．

　当たり前のことだけど，患者からの要望を寄せてもらうことしか手はない．どんなことを知りたいと思っているか，患者から聞くという姿勢を常にもつことだ．常にというところが肝心だ．初診時や入院時といった節目に限るのでは決してなく，いつでも患者が知りたいことを医療者に尋ねやすいように，工夫をしないといけない．だって，人の気持ちや知りたいことなどは，時とともに変化したとしてもちっともおかしくないし，病状の変化や治療の進み具合によっても変わるだろうから．

　初診時に，「もし癌だったとしても病名を知りたいですか」といったアンケートを実施している施設もあるようだけど，その答えをそのまま信じるのはどうかと思う．アンケートというのは軽い気持ちで書いていることがある．検査の前と後では気持ちが変わっていたりもする．知りたいか知りたくないか，尋

要望に応えて病状説明したはずなのに，内容が伝わっていなかったり誤解されていたりすることも稀でない．繰り返し説明するだけでなく，説明した内容をきちんとカルテに書いておくことも必要だ．［中澤］

医療を効率よく進めるのに告知アンケートは確かに都合がいい．患者の権利を尊重する医療機関だと地域に印象づけることもできるだろう．しかし，医師に「病気が治らないときはどうする？」などとはじめから切り出されたら，しっかり治療して元気を取り戻そうと

問みたいなことも避けたい．人間はそんな単純じゃない．

　患者が尋ねたい知りたいと思っていることを，心にためることなく口にしてもらうために，他にどんな工夫がいるだろうか．スキのない用意周到な説明はかえって相手を黙らせることになりかねない．また，医療者がいつもテキパキしていたり，忙しそうにしていると，なかなか聞きたいことも聞けないだろう．つまり，面接場面以外のふだんの雰囲気も大事だと言いたい．忙しくても忙しくみえないようにする工夫が必要だろう．説明内容だけの問題ではなくて，話しかけ方，話す速度，声のトーン，場の設定などが大切だ．外来診察室，病室，ナースステーション，病院の屋上や中庭のベンチでは雰囲気がだいぶ違うだろう．話の中身や相手に応じて，話をする場所の使い分けができるといいね．

　それに，「知りたいことはなんでも聞いてくださいね」と患者に言うだけでは不十分なことが多いことに気をつけよう．人はまったく知らないことについては質問すらできないものだ．「ビタミンK誘導体の蛋白チロシン脱リン酸化酵素阻害による肝癌細胞増殖抑制機制」について，どんなつまらないことでもいいから質問してごらんと言われても，質問できる人は限られている．ノーベル物理学賞の人から「何でも質問してください」とにこやかに話しかけられても，作り笑いを浮かべるしかないだろう．

　たとえば，あなたが高級寿司店に入ったとしよう．メニューを置いていない店で，何でもお好きなものをお作りします，何にしましょう？　と聞かれても困るだろう．医療機関だって同じようなものだ．どんなことを知ることができるのか，どんな情報が判断に使えるのか，医療情報のメニューのようなものがあると便利かもしれない．メニューが手の届くところにあると，いつでも好きなときに追加注文することもできる．

　知りたいものには知りたいときがある．初診時にいきなり本当の病名を知りたいかどうかと聞いておくというのは，患者側からすれば，レストランの席に着いたとたん，すぐさまオーダーをとられてそのままメニューを持っていかれるようなもので，忙しい医療者側にとっては手間がかからないのだろうが，意外と粗野なことかもしれない．

4　カルテ開示のあり方

　医療倫理ブームと世の中の情報公開化の流れとが合わさって，カルテ（診療録）の患者への開示の動きが進んでいる．なかには，〔カルテ開示を常態化している医療機関＝患者中心の医療＝倫理的＝進んでいる〕という図式をつくって，カルテ開示を医療機関の宣伝（患者を獲得するためのイメージ戦略）に使おうとしているところもありそうだ．

　イメージ作戦の一環としてカルテ開示に取り組むような医療機関では，カルテ開示はよいことだ，という先入観が何の疑いもなくもたれている．〔カルテ

欄外注：

> している患者も家族も，その医師の常識を疑ってしまうだろう．〔原〕

> 入院時や初診時こそ，医療者は，患者や家族への細心の気配りが必要である．「いつでも何でも聞くことができる」と患者や家族が思える対応になっているか，常に意識し振舞うことが必要である．〔北爪〕

> 医師が白衣を着ないことが常識の国がある．患者の椅子を医師のものより安楽でしっかりしたものにしたり目線を同じ高さにしたり，緊張感や圧迫感を与えない細かい工夫をするのが大切だとされている．〔加藤〕

> 週末の病棟はスタッフの数が少なく雰囲気も落ち着いている．そのためか，普段より打ち解けて話してくれる患者が多く，重要な情報が聞き出せることもある．〔中澤〕

> すぐに治る病気なら病名をすぐに知りたいだろうが，重症で治療困難な病気だとしたら心の準備をして改めて後日家族と一緒に説明を聞きたいと思うかもしれない．話の中身によって知りたい時期が違うかも．治らない病気なら聞きたくないという人もいる．だから本当の病名を知りたいかを初診時に聞いていたとしても参考程度にしかならない．一方，医療者側は，治療時期を逸しないよう，病名や治療方針について早く話したいと思うものだ．〔西川彰〕

> 病院でも，一定の手続きをすればカルテを開示する．医療者側は，カルテ開示を求められると，何かあったのだろうか？　と思う．カルテ開示を希望する人が少ないせいだろう．地域によっては「先生にお任せしてますから」という高齢者が多い．近くに住んでいて病院に面会に来ている人よ

り，たまに遠くからきて顔を出す人のほうが，治療に対する説明を受ける機会が少ないためか，いろいろ疑問がわくようだ．そして日曜日に突然「先生から説明をしてほしい」と申し出られたりする．［小野］

Re：たしかにカルテ開示を求められるとき，患者側の不信感が背景にあることは多いだろう．だから医療者の防衛挙動による自発的な開示で，見たくもないカルテをむりやり見せられることになる．遠方でたまにしか来られない家族の慌ただしさや焦慮は，不信感とは別次元のものと考えるのがいい．［伊東］

開示＝患者中心的＝善〕というイメージを浸透させていくと，どうなるか．治療に熱心な患者はカルテを見るものだ，カルテを見ない患者は知的に低いか治療への熱心さを欠く人だ，といったイメージも同時にふくらませることになりかねない．同室の患者がみなカルテ開示を希望し，医療者が善行のつもりで嬉々としてそれに応じているさまを見ているうちに，本心では見たいと思わない人もカルテ開示を希望せざるをえない空気に包まれてしまうかもしれない．そういうことがないように，カルテ開示はあくまで徹底して個別的であるべきだ．カルテ開示の時間帯を定期的に設けたり，病室にカルテを一斉に運んで各患者に手渡したりという方法は，明らかに配慮を欠いている．

カルテは，写真集や週刊誌とは違う．専門用語や略語や横文字の単語（なぜか，文ではなくて単語だけ）が使われている．クセ字がのたくっていたり，医療者が見たって読みにくいのがカルテだ．それを患者に手渡して，はいどうぞ，よくご覧ください，隠しだてするようなおかしな医療はしていませんよ，と言ってみたところで，それはポーズ，イメージ戦略でしかない．だからもし，患者が自分の状態や受けている医療についてよく知ってもらって，以前にもまして治療に参加してもらうことがカルテ開示の理由なのだとしたら，カルテの記載について，十分に時間をかけて患者からの質問を受け，わかりやすく説明するという作業が絶対に必要だ．今のこの国の医療施設で，日常業務のかたわら，とても労力のいるそんな作業にスタッフをあたらせることのできる施設は一体どれくらいあるだろうか．

D　本当のことの告知

真実告知
(truth telling)

一言で veracity（ヴェレスティ）と表現されることもある.

　診断の結果がもし深刻な病気だったとき, 本当の病名を本人に告げるべきだろうか, 告げてよいものだろうか, という問題はこの国では1990年代によく議論された. 今ではかなり多くの病院で原則として本当の病名を告げるようになってきている. 病名に限らずに, 本当のことを告げることは一般に真実告知と呼びならわされている. ここでは, 患者にどんどん病名告知をしようという今の流れをそのまま単純によいことだとうのみにせずに, 真実告知について倫理学的に考えてみよう. 医療の場にあって, 嘘やごまかしは絶対にいけないことなんだろうか. いけないとしたら, その根拠はなんだろうか.

　はじめに言っておこう. 真実告知は, 医療の長い歴史の中ではかなり新しい, ごく最近の流れだ. たとえば癌の病名告知率が高くなったからといって, 医療の場で嘘やごまかしがすっかりなくなったわけではない. そうしたことをきっちりとおさえたうえで, 医療の場での真実告知と嘘について考えよう.

1　真実告知の流れはごく最近のこと

大槻真一郎編集責任『新訂ヒポクラテス全集』(全3巻), エンタプライズ, 1997. は絶版なので, 所蔵している図書館を検索してみよう.
http://webcat.nii.ac.jp/

　真実告知が医療者に求められるようになったのは医療の歴史上, ごく最近のことにすぎない. 医聖と称されるヒポクラテスの『礼儀について』には,「診療の間, 患者の前ではたいていのことを隠しながら, 静かに巧みに行わなければならない」「あるときにはこれから患者の身に起こることは一言たりとも漏らさずに, 思いやりと注意深さをもって, 慰めの言葉をかけなければならない. なぜなら多くの場合, 告知することで患者の状態は悪い方に転じるから」と書かれている.

　「もはや医術が及ばず治せそうにない病人の前からは直ちに立ち去りたまえ」というヒポクラテスの教えを疑問に思い, どんな場合でも医師は病人を見捨てちゃいけないと説いたのは, 18世紀のイギリス人医師パーシヴァルだ. その彼でさえ, 真実告知は避けたほうがいいと考えていた. パーシヴァルが著書『医療倫理』(1803) に記した真実告知回避の指針は, ほとんどそのまま「米国医師会倫理綱領」(1847) に取り込まれ, その再改訂版である「米国医師会医療倫理諸原理」(1980) が出されるまでの間, ずっと正しいことだとされていた. そんなわけで,「世界医師会ジュネーヴ宣言」(1948) や「医療倫理に関する国際規定」(1949) においても, 真実告知が医師の義務だとは謳われていない. 真実告知の正当性と必要性を謳った最初の声明は, 米国病院協会による「患者の権利章典」(1972) だ.

D. Novack et al., 'Changes in physician's attitudes toward telling the cancer patients',

　アメリカではずっと昔から病名告知が本人になされていた, とかくそう思われがちだ. けれどもそれは事実と違う. シカゴで行われた1961年報告の意識

調査によると，88％の医師が癌の病名告知に原則的に反対の立場だったという．だが，同じ質問票を使った1977年の調査では，逆に98％の医師が告知に賛成になっていた．わずか20年足らずのうちに，一体何が医療者の態度をこうも変えさせたのだろうか．医学の進歩のせいだけではないだろう．消費者運動，自己決定権とインフォームド・コンセントの浸透など，市民の権利意識や社会の動きが大きくかかわっているに違いない（☞ pp.64-65）．

いずれにせよ，世界的にみても真実告知をめぐる医療者の態度が大きく変わったのはたかだか50年前，日本に限ればこの30年のことだという事実はしっかりおさえておこう．もちろん，今の流れが絶対いいとか，流れが逆行することはないとは，誰も言い切ることができない．

2 嘘とごまかし

牛島さんは定年退職したばかり．長年の夢だった，夫婦そろって2週間の海外旅行を予定している．ある日，便に血のようなものが混じっているのを見つけて，念のために近くの胃腸科の病院を受診し，大腸の精密検査を受けた．そして旅行の数日前，牛島さんは外来の担当医のもとに検査結果を聞きに来た．大腸ポリープの細胞診の結果，悪性という病理診断が下されているが，旅行を中止して治療を早急に開始したところで治療効果に差はないと担当医は考える．「どうでしたか」という牛島さんの質問に，担当医はどう答えたらよいだろうか．

真実告知に反する行為を整理したバーラックの分類を参考にしてみよう（表1-20）．これに従えば，真実告知に反する行為は，「あざむきだますこと（欺瞞）」と「隠すこと（隠蔽）」とに，大きく分けられる．欺瞞はさらに，真実でないことを明確に言葉で語る嘘つきと，相手の誤解を誘う行為とに分けられている．隠蔽ということでは，まったく隠してしまう場合と，部分だけ伝える場合との区別が考えられている．さて，この分類を牛島さんのケースにあてはめてみよう．

今，本当のことを告げたとしたら，牛島さん夫妻は楽しみにしていた旅行を中止してしまうかもしれない．中止しなくても，癌の不安を抱えながらの海外旅行が楽しいわけはない．そこでもし，外来担当医が牛島さんに「すみません．

表1-20　真実告知とは相いれない行為の形（バーラック）

類別	形式	例
欺瞞	虚偽 誤解を与える	嘘 プラシーボ　婉曲表現　ジェスチャー
隠蔽	開示の差し控え 選択的開示	非開示　好機の選択 部分的省略　部分的強調

病理検査の結果がまだ出ていないんです」と答えたとしたら，これは嘘だ．「実はちょっとよくない細胞が見つかったんですが，もっと詳しい検査をしてみないとなりません」と言ったとすれば，これはまるっきりの嘘とはいえず，婉曲的な欺瞞だろう．出発前には本当のことを言わずに，帰国後にすべてをはっきり告知するとしたら，バーラックの見方からすると，「隠蔽─開示の差し控え─好機の選択」ということになる．精神的ショックは避けたい，せっかくの旅行なんだから楽しんだほうがいいというのは，牛島さん自身の判断ではなくて，あくまで医療者の想いからの反－真実告知的な振舞いだ．

バーラックの表には「プラシーボ」というのもある．プラシーボというのは，本物の薬のような外見をしているけれども，薬の成分をぜんぜん含んでおらず，服用してもからだの中で薬理作用を発揮しないもののことだ．偽薬と呼ばれることもある．「これを服用すればよくなりますよ」と言って差し出された錠剤がまさかプラシーボだとは，たいていの患者が思わないだろう．そこで，（薬理作用ではなく）心理的効果によって病状の改善がみられる場合もあるから，結果だけからみれば，医師の説明はあながち嘘とはいえない．たとえば，足がふらふらして転倒してしまった高齢の患者がいて，このふらつきは，どうやら不安を和らげる精神安定剤の投与量が多すぎたせいではないかと疑われるとしよう．しかし，不安をやわらげる薬が減らされてしまうことに大きな不安をもつ患者は少なくない．そこで，不安をあおらないようにしようと考えて，正面きって「ふらつきの原因は薬が多すぎたためだと思いますから，薬を減らします」と説明しないで，その薬にそっくりのプラシーボをこっそり患者にまぜて渡して減薬を図る場合があったりする．これはよくないことだろうか？

似たものとして，胸腹部の聴打診（聴診器を当てたり，指で叩いて，音を聴いて異常がないか調べる方法）や触診がある．「診断をつけるうえでの意義は薄らいではいるけれども，こうした基本的な手技は診察にぬくもりを与え，良好な患者─医療者関係を築く助けになる」と経験豊かな医師が学生相手に説いたりする．身体所見をとるためというより，儀式的なコミュニケーションの手段として聴打診や血圧測定を行うとしたなら，これも一種のプラシーボ的欺瞞にあたる．これらはよくないことだろうか？

もうひとつ別の例をあげよう．血圧の値のちょっとした上がり下がりをとても気にする患者は，日常診療上けっこういる．さて，正常域をちょっとだけはみ出している場合，患者の不安をあおらないように，「今日は少し高めだけど大丈夫です，心配いりません」と告げることは，バーラックの表によると，部分的省略と部分的強調を伴った選択的開示であり，ノートを手にして数値を教えてほしいというその患者に，最低血圧86のところを84と告げることは嘘である．

こうしてみると，日常診療には，思っている以上に真実告知に反する医療者

プラシーボ
(placebo)

こうした工夫は昔から「知恵」と呼ばれ，知恵を場に応じて出せる人を「賢い」と形容してきた．現代では知恵が活躍できる余地が少なくなってきている．思惑どおりに事が運ばなかったとき，善意は言いわけにならず，知恵を出した人に責任が掛かってくるからだ．[加藤]

患者や家族の同意なくプラシーボを使用することは不正であるという立場がある．しかし，患者に「本当の薬の代わりにプラシーボを出します」と説明して理解してもらったうえで，同意が得られたときにプラシーボを処方するというやり方をするとしたら，そもそもプラシーボを使う意味があるのかな．[服部]

Re：そもそも「にせもの」の「薬」と訳されたのが問題かもしれない．プラシーボは「ほんもの」でも「にせもの」でもなく，やはり「薬」としても効果をもつ．ラテン語のplacoは，和らげる，穏やかにする，placeoは喜ばれるなどの意味がある．使用することで苦痛が緩和され喜ばれるなら「喜薬」のほうがいい訳語かもしれない．[伊東]

医療はサービス業だと思っているので，仮に儀式的であっても信頼関係を築く一端となればいいとも思うが，聴診は診断上でも大切だ．[西川彰]

コミュニケーションをとらないと肝心の情報を引き出せない場合があるし，陰性

の操作的行為が潜んでいるように思われてくる．もっと言うと，日常診療現場での説明は，実質的には，ほとんどが部分的開示にとどまっているだろう．やはり，こうしたあり方は改められたほうがいいだろうか．

正直に本当のことを開示して説明すべきだろうか．ゆっくり時間をかけてていねいに何度でも説明すれば，患者は不安を抱くことなく事実と向き合ってくれるだろうか．

3　真実告知の根拠

「ときに真実は残酷でつらいものかもしれない．でも告知するときには残酷であってはならない．患者の主体性と感受性を重んじて，こまやかによく配慮して開示をしよう．そうすれば，熟慮したうえで選択するという患者の能力が強化される．告知がこの能力を圧倒してしまうことはない」と書いてある教科書もある．こうした語りのうちには，人間の強さへの期待と確信がある．また実際に，告知を受けた後の患者の意気消沈は一時的なものにすぎないものだという報告がある．けれども，そうした患者ばかりだろうか．

多くの患者が告知を受けてよかったと回答している，という結果を示す意識調査報告もある．しかし，こうした報告には盲点がある．告知を受けてしまった人に「告知は受けなかったほうがよかったですか」と聞くことも，告知を受けなかった人に「受けていればよかったですか」と聞くことも，両方ともナンセンスなのだ．告知を受けてしまった人は，告知を受けなかった場合に送っただろう人生を実際にやり直すことができない．また，告知を受けなかった人に「癌だともっと早く言ってもらっておけばよかったですか」とは聞けない．聞けたところで，そう尋ねられた人は人生を過ごし直すことができないわけだから，そんな質問への回答が本当だという保証はない．

告知を望む人や望まない人がどれだけいる（事実）というデータをいくら集めたところで，真実告知がなされるべきかどうか（価値の問題）の一般論的な答えを導くことはできない．多くの人々がネバーランド遊園地に行きたがるのがたとえ事実だとしても，それで，みんなネバーランド遊園地に行くべきだとまで言ったら明らかに飛躍だ．

告知または非告知を望む人の数や割合に頼る以外の観点から，本当のことを告げるべきだという立場，本当のことを告げないほうがいい場合があるという立場，それぞれの言い分を探ってみよう．

告知しないのも一つの道だという人は，告知によって患者は下向きの感情に圧倒され，時に治療に対して拒否的になったり，自殺を図ったりする危険がある，と指摘する．告知派の人は，欺瞞は宗教的道徳的に悪だ，告知を避けていると患者は実際より悪い状態にあると思い込む，告知によってかえって落ち着ける．きちんと意思決定をするためには正しい情報を必要とする，一度嘘をつ

所見にも意味がある．聴診や血圧測定で大事な所見を得る場合もあるので，儀式的な色合いが濃く見えてもそれらを「欺瞞」と決めつけたくない．[徳永]

鉄板焼きステーキ屋の包丁パフォーマンス，すし屋のパーンと手を叩く音，僧侶の坊主頭や袈裟，そして医療者の白衣など．歴史的経緯や実用性を別にしても，その姿やパフォーマンスはコミュニケーションとしても厳然たる存在感がある．医療が関係性という不可視なもので支えられているかぎり，パターナリズムを完全排除することは難しいのではないか．[原]

A・ジョンセン・他『臨床倫理学，第5版』（赤林 朗・蔵田伸雄・児玉 聡監訳），新興医学出版社，2006，p. 77．

80歳の男性．貧血の進行があり，多発性骨髄腫だった．血液の癌だとは本人に話してほしくないという家族の希望があり，本人には「貧血と骨がもろくなる病気なので，内服の治療をしましょう」と説明した．嘘はついていないけど真実の告知ではない．本人に詳しく話してもショックを受けるだけでメリットがないのでは，と考えるのは医師のパターナリズムだろうか．[西川彰]

部分的開示が患者に不利益を与えないための根拠であり，かつ，患者がそれ以上のことを知りたいと思わない場合には問題ないが，患者の多くは，次の一言を付け足す．「…で，今日の血圧はいくつですか？」．それ以上のことを本当は知りたい患者もたくさんいる．[倉林]

部分的開示はすべて改められるべきとは思わない．情報操作のようになる可能性はあるが，事実を事実のまま伝えることで真実が伝わらないこともある．発熱で胸部X線を撮られた後，「90%はかぜですが，9%の可能性で肺炎，肺癌による肺炎の可能性が1%あります」．そう言われたらどうだ

くとさらに別の嘘を上塗りしなければならなくなる．いつか嘘がばれたとき患者は怒るだろう．前もって知ることで心構えができる，と言う．

欺瞞は宗教的道徳的に悪だという語りは一見するともっともらしくみえるが，そうとは言えないようだ．悪意のない嘘，人を助けるための嘘をたいていの宗教は許している．それに，上にあげられた理由のほとんどは，「そういう人もいるかもね」という程度のもので，とても万人にあてはめられるものではない．

そんな中でただ一つ，きちんと意思決定をするためには正しい情報を必要とするということだけは確かだ．事実に反する情報を与えられてそれを信じてしまった場合には，もしもちゃんと真実を知らされていたなら決してしなかっただろう決定をしてしまう可能性が高くなる．だから，きちんと自己決定をしようと考えている患者には，嘘の混じっていない正しい情報を提供しなくてはならない．「きちんと意思決定するためには」という条件節がついていることに注意しよう．患者本人が自己決定を望まないときには，正しい情報を知らせるべきという理由はもはやなくなる．

4 知らされない権利

患者は自分にかかわる医療情報について，知りたいと思うことを知らされる権利をもっている．世の中には，患者は自分の身体のことをきちっと知っておくべきだ，そして治療について自分の考えをしっかりもつべきだと考える人もいる．知りたい人は知ればいいし，そういう人に対しては，医療者は自分が知っているかぎりのことを開示し説明しなければならない．

けれど，この知るということ，知りたいことについて医療者に尋ねて応えてもらうということは患者の権利であって，義務ではない．絶対に聞きたい，聞いたうえで治療方針について判断したいという人もいる一方で，世の中には，血やぱっくり開いた傷口を見るだけで気分が悪くなる人がいるし，ことこまかに病状や薬の副作用，治療が成功しない確率，万が一のことについては聞かされたくない人もいる．

人はさまざまだ．医療者の側でも，自分ならこうする，こうしてほしいと思うことはあるだろう．けれども，それが目の前の患者の望みとぴったり一致す

> ろう．むやみに心配をさせるよりは，「まあ，多分かぜでしょう」と伝えるほうが適切だろう．［西川彰］
>
> たとえば，「うそも方便」は『法華経譬喩品』の中の「三車火宅」に由来するという．
>
> 患者が自己決定を望む条件はなんだろうか．家族や信頼できる友人・知人との共同決定を望むのと，どこが違うのか．ここで再び「個人」とは，「人格」とは何か，という問題が蒸し返される．自己決定を望むということは，個人であり人格であることを他のすべてに優先させるということだ．［加藤］
>
> 数年前，親戚が癌告知を受けたとき，医師から病名・病状・病期・予後を一連の流れのように告知され，目の前が真っ暗になって途方にくれているさなか，「余命も知りたければお教えしますよ」と，とどめを刺された．告知にマニュアルなんかないことを医療者は知っておくべきだ．［倉林］
>
> 告知が，医療方針を決めるためだけの「手段」になってはいないだろうか．［原］
>
> 「自分の病気や治療のことをきちんと知ることは患者の義務だ」と言い切る人は，わかって治療を受けるんだから，成否にかかわらずその結果を自分で引き受けてもらいたいと考えてるみたいだ．つまり，知ることは患者の義務だと言う人は，患者の〈自己責任〉を強調する傾向にある．で，自己責任って本当のところ具体的には何をどうすることなのさ？（責任については☞p.5．）［服部］

表1-21 世界医師会リスボン宣言（一部，2005）

7. 情報に対する権利	
a. 患者は，いかなる医療上の記録であろうと，そこに記載されている自己の情報を受ける権利を有し，また病状についての医学的事実を含む健康状態に関して十分な説明を受ける権利を有する	d. 患者は，（略）明確な要求に基づき情報を知らされない権利を有する
	e. 患者は，必要があれば自分に代わって情報を受ける人を選択する権利を有する

るかどうかはきわめて怪しい．

　○○宣言に書かれてあるから絶対正しいなんていうことはもちろんない．○○宣言に書かれていないことは気にしなくていい，とは言えないのと同じだ．けれども，世界医師会リスボン宣言に書かれていることは頭の片隅に入れておいたほうがいい（表 1-21）．

5　真実告知の問題のひろがり

　ところで，この国で告知の問題というと，癌の病名告知の是非の論議ばかりが取り沙汰される．しかも，病名告知（何という病気か）と，病状・病期告知（どこまで進んでいるか）と，予後告知（この先どうなりそうか）と，余命告知（どれだけ生きられそうか）とが一緒くたにされていたり，また初発時の告知と，より重たい再発時の告知とがひと括りにされて論じられることが多い．けれども，真実告知の問題はそれほど狭く浅いものではない．それにそもそも，癌だけが告知問題の焦点なわけではない．進行性変性疾患，遺伝疾患，精神疾患，一部の感染症などスティグマ（偏見・差別的なレッテル）のはりついた病気の病名や予後の告知にも同じくらい関心を向けておきたい．さらに，医療者のミス，医療者の罹っている病気，医療者の力量，医療施設の治療成績についてどこまで患者と家族に告げるかなど，これまでほとんど論じられてこなかった問題に注目しないといけない．

　また，患者が亡くなった後の剖検（病理解剖）の結果，病理医による診断が主治医による臨床診断と異なる場合が 7〜20％あるという．が，現在のところ病理診断の結果は病理医から主治医に報告されるだけで，直接遺族に報告されることはないようだ．それでいいのだろうか．

病理解剖の結果が臨床診断と異なっていたことを知るのは，遺族の権利だろうか．この情報は，遺族の今後の意思決定に役立つだろうか．[中澤]

病理解剖診断と臨床診断の不一致率は，診断技術，検査技術の発達などにより減少してきたが主診断に限っても数％は認められる．また全身の病理解剖によって関連病変や臨床的に見逃されていた別病変が初めて明らかになる例も多い．
解剖終了時に主治医を介して遺族に伝えられる病理診断はあくまでも暫定診断で，最終診断は病理医が顕微鏡で標本を詳細に調べた後に主治医に提出される．その後，臨床医と病理医との間の検討会（CPCとよぶ）で互いの診断の妥当性を議論する．その結果を遺族にどう伝えるか，ルールは確立されていない．[西川祐]

西川祐司「医療を監査するということ；病理学からの考察」，坂井昭宏・松岡悦子編著『バイオエシックスの展望』東信堂，2004, pp. 73-95.

E パターナリズム

インフォームド・コンセントなんてずっと前から知っていたという人でも，パターナリズムという言葉はあまり聞きなれないかもしれない．でも，少し先まで読み進んでもらえれば，パターナリズムが身の回りにあふれていたこと，医療の現場でごくふつうに見られるということが，わかってもらえるだろう．最近ではインフォームド・コンセントや患者の自己決定権の全盛期で，パターナリズムは影が薄いし，それどころか悪役扱いされているけど，なかなかどうしてパターナリズムも捨てたもんじゃない．

1 パターナリズムとは

子どもの頃に何か習い事をしていた？　そろばん，習字，ピアノ，スイミング，バレエ，英会話なんていうのが一般的かな．三味線？　フェンシング？　クールだねえ．学習塾に通っていた人も多いんじゃないか？　子どもの頃というのは遊びたい盛りだ．自分から習いたいと言って始めたとしても，途中でやめたくなったりするよな．別に習いたくもなかったんだけど，親が習いに行けって言うからしぶしぶ通った，という人もいるでしょ．親は，子どもから遊び時間を奪って喜んでいたわけではない．子どものうちから○○をきちんと習っておいたら，大人になったときに，きっと役立つ．子どもだからそれがわからずに，友達ともっと遊びたいよーと駄々をこねているけど，いつか，あのとき習っていてよかったと思ってくれる日が来る．親はそう信じてあなたに習い事をさせたのだ．——これがパターナリズム．

あなたに幼稚園に通う子どもがいるとする．ある日のこと，子どもが「おなか痛いよー」と泣き出した．腹部をさわると，おへその下あたりに圧痛がある．「お医者さんにみてもらいましょう」と言うと，「いやだー，痛いのやだー」と大声をあげて泣く．どんなに泣かれても，虫垂炎を疑ったら，いやがる子どもを抱きかかえて病院に連れていくでしょ？　これもパターナリズム．

パターナリズムというのは，何が自分のためになって何がならないかをきちんと判断できない人になりかわって（つまりその人に判断させずに），当人のためになることを他の人が決定して，その人によかれと信じて，その決定に当人を従わせること，そうしたあり方をよいと考える立場のことだ．

法学や政治学では，時として自分のためにならないことをする国民の保護（自己加害防止）と福利のために，国家が国民の自由を規制し，自己決定に干渉して，何かの行動を禁止したり強制したりすることをパターナリズムとみなす．車に乗るときはシートベルト着用が義務だし，覚醒剤の所持や使用は禁止されているよね．こうやって，政策と法的規制をとおして広く全国民に向けて

パターナリズム
(paternalism)

R. Sartorius (ed.), *Paternalism*, University of Minnesota Press, 1983. H. Häyry, *The limits of medical paternalism*, Routledge, 1991. Ch・カルパー，B・ガート『医学における哲学の効用』（岡田雅勝監訳），北樹出版，1984．の7-9章．

瀬戸山晃一「現代法におけるパターナリズムの概念」，『阪大法学』47(2)：233-261, 1997.

統制的に作用するのが法・政治的なパターナリズム．あくまで国民一般の自由行動に国家が枠をはめるという仕組みだから，各個人の個別的な選好や価値観は問われない．月収，家族構成，持病の有無なんてことにもかかわらず，誰であろうといついかなる状況であろうと，車に乗るときはシートベルトを着用しなさい，事故はいつ起きてもおかしくないし，面倒くさがってシートベルトしてなかったとしたら大変．わかってるって？　でも実際のところ法に定められてなかったら着用しない人も絶対いるでしょ．そんな国民の不幸中の不幸を未然に防ぐための一律で強制的な枠づけです，というわけ．この種のパターナリズム的な法的規制は，精神科の医療保護入院，予防接種，学校や職場での健康診断など，医療や医学系研究の関連領域にもみられる．

けれども医療現場ではこれとは別のパターナリズムもみられる．目の前の患者当人に対して担当医療者や患者の家族たちが行う（つまり個人が別の個人に対して行う個別的な）パターナリズムだ．（法学寄りというより）倫理学寄りの医療倫理学ではどちらかというとこの個別タイプの（特に医療者による）パターナリズムが問題にされてきた（表1-22）．

パターナリズムの〈パター〉っていうのは，ラテン語のパテル（pater 父親）からきている．なんで母親じゃないのかって？　ヨーロッパでは，家族の一大事を決めるのは父親だったということだろう．ふだんの煮物料理をするのは母親でも，ご馳走の丸焼き肉のかたまりを家族みんなに切り分けるのは父親の役目だったりする．パターナリズムという用語にはそうした家父長制（☞p.214）的な性差別分業，ないし性差別（セクシズム sexism）の匂いが濃く残っている．それに，パテルは迷える信者を導く神父を指す言葉でもある．神父になれるのは男だけ．スポーツ根性マンガでは，父親は，かわいい子どものために，憎まれ役を買って子どもの自由を奪い，つらい特訓を強いる役回りだ．

パターナリズムは権威主義的だ，と非難される．お父さんは，自分の考えを押しつけてばかりで，子どもの気持ちをぜんぜんわかってくれないと非難される．しかしパターナリズムに悪意や自己中心的な考えはない．その人のためを思い，その人をしっかり庇護してあげようと思えばこそ，物事を十分にわかったうえで判断できないその人に任せられないのだ．もしも悪意や，利己的な考え，単なる傲慢さが根っこにあって，オレの言うことを聞けと決定し指図しているとしたら，それはパターナリズムなんかじゃ全然ない．

> マターナリズム（母親主義，母性愛）という言葉を意識することもあるだろう．押しつけがましくなく包容的で支持的，援助的，つまりケアの精神を優先させるといったニュアンスで受け取られている．しかしそれは，手の込んだ誘導とか洗脳でもありうることを頭の隅に置いておくことも必要だ．［加藤］

> 他者の苦しむ姿はそれを見ている人間を苦しめる．パターナリズムが入り込むのは，相手ではなく自分の苦しみに耐えられなくなるときかもしれない．［原］

表1-22　医療現場におけるパターナリズム

国家による法的規制（国民には遵守義務がある）：国民の自己加害防止と福利のため
医療者や家族らによる（患者による同意のない）決定：患者の利益のため

医療倫理学の基本問題

2 パターナリズムの理由

今でこそ悪評高く，批判の逆風にさらされているが，ついこの間まで実に長い間，パターナリズムは医療現場において根本的で絶対的な考え方として教えられてきた．医療は伝統的にパターナリズムの精神によって貫かれてきた，と言っても言い過ぎではない．患者に判断させたり，患者の言うことを聞いていては，よい医療を行うことはできない．患者になりかわってプロとしての医療者がしっかり医療方針を決定する必要がある．患者には医療者を信じてついてきてもらうのが一番だ．ごくふつうにそう考えられてきた．少なくとも二千数百年以上の長きにわたって．

なぜ医療はパターナリズムに基づいて行われてきたのだろうか．

患者は医学について素人だから（正しい判断ができない）？　医学的な説明をいくらしても患者はほとんど理解できないから（正しい判断ができない）？　詳しい医学的な説明をしてしまったら患者は動揺して不安でいっぱいになってしまうから（正しい判断ができないか，つらい状況になる）？　医療者に甘えていられるようならば，それが患者にとっては一番楽なことだから？

医療者はめちゃくちゃ忙しくて，素人にもちゃんとわかるように説明してあげられる時間がないから，なんていうのは，パターナリズムを正しいと主張するときの理由にはならないよ．だって，これってパターナリズムの考え方でもなんでもないもの．だって，患者のために代わって，という大事な条件が欠けているじゃないか．他の例をあげてみようか．医療者がミスをしたときにも，おまかせ医療をしていればミスがばれないから，内緒で高い値段の薬を使って儲けることができるから，なんていうのも，はずれているね．そもそもこうしたものはパターナリズムでもなんでもない．ついつい傲慢な態度をとる（自分で自分の姿が見えていない）哀れで愚かしい医療者の振舞いや，単なる病棟管理運営上の処置も，パターナリズムの名のもとに語られるべきものでない．だって，これらのどれもが，患者のために患者になりかわって，という肝心なポイントをはずしているのだから．押しの強い医療者の振舞いをどれもこれもパターナリズムとかパターナリスティック（パターナリズム的）と呼んで非難したら，パターナリズムが泣いてしまうだろう．

3 パターナリズムの問題点

パターナリズムに則った伝統的な医療は，患者を，子どもと同じで医学を理解せず正しい決定ができない者，感情的に不安定で非理性的な者とみなしてきた．だから医療者は患者になりかわって患者のために最善の決定を下し，最善の医療を施してあげるべきで，そのためにも患者から信頼を得る者として，知技と人間性とを磨かなければならない．それがプロだ，と誇り高く考えてき

パターナリズムとプロフェッショナリズムは深く結びついている．つまり職業倫理としての「医師の倫理綱領」の精神だ．プロフェッショナリズムはプロフェッションに由来するが，語源は「前に述べる」ということで，公に恥じない言葉を言うことであり，同時に「神の御前で」という宗教的な意味合いがあった．［加藤］

Re：この数年，プロフェッショナリズムという（一時聞かれなくなっていた）言葉をよく耳にするようになってきた．「医師の自律」の復活ののろしだ．［服部］

社会・政治学の領域でパターナリズムを正当化する理論はいくつかある．ドゥオーキンの「合理的人間モデル」，クライニッヒの「パーソナル・インテグリティ」．いずれも被介入者の利益のための介入という点は同じ

だが，その利益をどうとらえるかが違う．前者は，世間一般の合理性の判断による比較考量の結果に委ねるのがよいとし，後者は被介入者の生活様式や価値観を反映させるのがよいとする．もうひとつ，中村直美の「阻害されていなければ有すべき意思モデル」．これは，現に阻害されている被介入者の意思・決定が仮に阻害されていないとしたら被介入者が有したはずの意思に当該介入が適う場合はその介入が正当化される，というもの．さて，これらに対して医療の文脈のなかで批判してみるとしたら，どうなるだろうか．樋澤吉彦「「同意」はパターナリズムを正当化できるか」，『談』83：37-58，2009．［宮城］

似ているものにT・パーソンズの「病人役割 sick role」という用語がある．病人は勤労勤勉などの義務を免除されるが，その代わりに，一日も早い回復を目指し治療に専念することを求められる．病人には病人としての地位が与えられ，役割が求められるというわけだ．中川輝彦・黒田浩一郎編『よくわかる医療社会学』ミネルヴァ書房，2010．はわかりやすく，多くを教えてくれる良書だ．その中の佐々木洋子「病人役割」(pp.6-9)を参照．［服部］

たわけだ．

　もしもパターナリズムにのっかった伝統的な医療の，一番大きな問題点は何かと尋ねられたら，患者を一様に子ども扱いしてきた点だ（一様に，というところに注意してほしい）．

　医療の歴史の中では数えきれないくらい多くの患者が，判断能力のない子どものように振る舞ってきたかもしれない．でも，それが患者の真の姿かどうかはわからない．子どものような患者の振舞いというのは，医療という舞台で医療者が患者に与えた役柄なんじゃないか．患者は，慣習に従ってその役柄からはみ出さないように，医療者の書いたシナリオにあくまで忠実に，けなげに親に助けを求める子どものような役を演じてきた（こざるを得なかった）んじゃないか．それをみた医療者が，やっぱり患者は子どものようなものさ，という思い違い*を強めてきたのかもしれない．なんで，患者は役柄に忠実であろうとしたかって？　まず，シナリオを書いた人の機嫌を損ねないようにということじゃないかな．もちろん，心底本当にどうしていいかわからなくて，子どものように振る舞った患者も大勢いただろう．でも，そうでない人もいただろう．患者はしょせんみんなこういうものという考えは，女はみんなこういうもの，男はみんなああいうもの，子どもって，年寄りって……，看護師って，医師ってみんなこういうものという見方と同じく，単純化しすぎている．

　　*現代の病院では，入院患者はパジャマや寝巻きを着ることになっている．病院内でそんなかっこうをさせられているのは患者だけで，誰が見てもその役柄がわかるようになっている．医療者が白衣という無機的で仮面のようなユニフォームで身を固め，生身を隠しているのとは対照的に，パジャマ姿というのはふつう人が他人には見せたくない，無防備で頼りない姿だ．社会性や活動性の低い，頼りない姿でいるのを見ること見られることが常態化していると，役割の分化は心理的に固定されてしまうに違いない．昼夜パジャマ姿の患者を見ているうちに，医療者は自然と，よい子の寝る時間がきてパジャマに着替えた子を見守る（自分たち自身はまだ普段着のままの）親のような（パターナリスティックな）気持ちになるのではないか．

　　学生時代，臨床実習中に消化器外科で受け持たせていただいた患者さんに，手術から数か月経った頃，病院のロビーで偶然お会いした．背広姿で凛とした風貌は，ベッドにパジャマ姿で寝ていたときとはまったく違っていた．傍から見たら，ぼくの表情も態度もまったく違っていたに違いない．

4　パターナリズムのさまざまな型

　パターナリズムを見本として全患者を一様に子ども扱いしてきた伝統的な医療のあり方を全面的に擁護し復活させようとする人はかなり少数派だろう．それでは，いつでもどんな場合でも，パターナリズムは排除されるべきもの，い

樋澤吉彦「『同意』は介入の根拠足り得るか？；パターナリズム正当化原理の検討を通して」,『新潟青陵大学紀要』5：77-90, 2005.

表 1-23 パターナリズムの分類

a. 強い（hard）パターナリズム	― 弱い（soft）パターナリズム
b. 積極的パターナリズム	― 消極的パターナリズム
c. 直接的パターナリズム	― 間接的パターナリズム
d. 能動的パターナリズム	― 受動的パターナリズム
e. 形式的パターナリズム	― 実体的パターナリズム
f. 強制的パターナリズム	― 非強制的パターナリズム
g. 身体的・物質的パターナリズム	― 精神的・道徳的パターナリズム

まわしい過去の考え方だと言いきってしまってよいだろうか．もしパターナリスティックな医療行為が時として許されることがあるとしたなら，それはどんな場合だろうか．これが，次に考えなくてはならない問題だ．

そのためのヒントとして，これまでにいろいろと提案されてきた，パターナリズムの分類をながめてみる（表 1-23）．

字面だけでは何のことだかさっぱりわからないものもあるので，ごく簡単に説明しておこう．b. 積極的とは利益を増大させるため，消極的とは利益の減少を阻止するためのという意味．c. 直接的というのは，介入される人と利益を受ける人が同じという意味で，d. 能動的というのは何かを行わせる介入で，受動的は何かをやめさせるという意味．e. 形式的というのは自己決定を可能にする環境・条件整備をするということで，実体的とは自己決定の中身そのものに干渉するという意味なんだって．

こうしてみると，いろいろな切り口から分類がなされていて，実はそれは，パターナリズムの定義自体が定まっておらず，同じ言葉を使っていても使う人によって射程やニュアンスが違うことにも由来している．そして公共圏における国民生活に広く及ぶ法的なパターナリズムと，特定の関係性の中で局所的に立ち上がる医療倫理的なパターナリズムとでは，パターナリズムの規模や性格が違うことにも因っている＊．細かな分類は厳密な研究のために必要だとしても，臨床現場ではほとんど気にしなくていい．

瀬戸山晃一「法的パターナリズム論の新展開（一）」,『阪大法学』60（4）：89-108, 2010.

＊少し立ち入って書くと，これは法と倫理，公と私という対比だと単純化できるわけでもない．同じ法的パターナリズムの研究者の間でも，ある形のものをパターナリズムとみなしていいかどうかをめぐって議論がある．たとえば，行動経済学（実験心理学を応用した行動社会科学の一種）の流れを受けて，リバタリアン・パターナリズムが提唱されている．これは間接的かつ非強制的に（ナッジ nudge，つまり肘で小突いて注意し促す仕方で――ほら，授業中に居眠りしてる隣の同級生をつついて「先生が見てるよ」って合図するよね），国民が健康に良くない食べ物の購買を控えるように仕向けるっていう型だ．ところが，こんなのはパターナリズムとは言えないと批判する研究者もいるんだよ．

自己決定能力
(competence)

表1-23の分類の中で，医療現場に立つ者にとって一番大切なものは，ずばり，a. の「強い－弱い」の区分だ．

強いパターナリズムとは，相手が誰であろうと一様に，その人の利益になることを念じて，その人になりかわって判断してあげること，そのように介入するあり方のことだ．前に書いたように，この立場を採る人は多くない．これに対して，弱いパターナリズムとは，自己決定能力を欠く人に対してだけそうすることが許されると考える立場のことだ．自己決定能力（コンピテンス）のことを覚えている？　医療者の開示・説明を理解し，自分の置かれた心身状況を把握し，自分なりの価値観や人生観に照らして思考して，最終的に意思決定し，医療者や周囲の者に最終的な考えを伝えるという一連のことを行う能力のことだったね（☞pp.42-43）．重度の意識障害者，知的障害者，精神障害者は十分な自己決定能力を欠いている，とみなされる＊．そのほかには，新生児や乳幼児だ．

たしかに提案した治療を拒否する患者に対して，自己決定能力を疑うことが多い．精神科では自己決定能力なしとして家族などの同意による入院とすることがある．一方，よくわからずに同意した患者については，その自己決定能力の有無にかかわらず自発的入院とされることがある．［伊東］

　　＊重度のとか，十分なという表現がミソだ．そういう限定的条件をつければ，どこからも異論は出されないだろう．軽度や中等度の障害の場合を含ませたり，十分という表現を取ってしまったら，たちまち議論が巻き起こる．

大量出血したまま意識不明でかつぎこまれた患者，ケトアシドーシスで意識を失った糖尿病患者，遷延性意識障害状態の患者，ひどい火傷を負った重度の認知症状態の患者．そんな患者が，自然にあるいは奇跡的に意識が戻ったり，自己判断能力がよみがえって，治療に対する同意が得られるようになるまでは，医療行為を差し控えるべきだ，そう考える人はいないだろう．

しかし，現実的には，一目見ただけでは自己決定能力を欠いているかどうか判別がつかない患者，軽度・中等度の症状をもつ患者に対して，弱いパターナリズムに基づいて医療を行ってよいかどうかが問題だ．この点はケースの中で改めて考える（☞p.244）．

3つくらい前の段落に，新生児や乳幼児と書いた．間違いなくパターナリスティックに医療行為が行われてよいと考えられるだろう．もっともこの場合でも，医療者が勝手にパターナリスティックに判断を下さなくてはならない状況はよほど例外的な場合だろう．たいていは親や家族が代理決定者になるからだ．これこそパターナリズムの原型だ．

5　医療者がやきもきするとき

研修医だったころ，認知症もなく，うつ状態でもない高齢の肺炎の患者に「自分はもう死ぬと思うから，退院して自宅の畳のうえで最期を迎えたい」と相談され

自分が受ける医療について判断するに足るだけの知的能力や意識水準が欠けているとは思われない患者本人のために，医療者が，本人になりかわって医療方針を判断してしまいたくなる場合がある．かといって，ひと時代前ならいざしらず，患者の意思を尊重することが大切だと強調されている今，そんなこ

医療倫理学の基本問題

たことがある．相談された時点では炎症反応はそれほど高くはなく，肺炎は治癒する見込みも十分にあったが，別の病気の治療で抵抗力が弱くなるステロイドを使っている最中でもあった．「どうしてそんな弱気なことを言うか」と尋ねると，「死んだ母が夢枕に立ったのだ」という．私はそのとき，病院での治療を継続しようと懸命に説得した．その時点では，私の説得は正当化できるパターナリズムではないかと感じていたのだが……．医師として多少の経験を積んだ今は，果たしてもっと的確な判断ができるのか．そういう確信ももてないでいる．［徳永］

パターナリズムが合理主義の精神に貫かれているべきかは疑問である．「患者のため」には合理的思考の枠を破らなければならないこともある．それが医療者の責務を逸脱しているかどうかは，個別に考えていくしかない．合理的思考は絶対に外せないとこだわって，患者の実情から目を背けていないか自問したい．［加藤］

間接的な危害をどう定義するか，難しい問題だ．他人に著しい不快感や不安，嫌悪感をもたらすような言動を間接的危害として制限するのか，個人の自由とするのか．J.S.ミルはイスラム教徒の前で豚肉を食べる例を挙げていたが，いまならクジラ漁を妨害する動物愛護団体の独善的行為の是非が連想される．望ましい社会のありかたを考えることにもつながる．［伊東］

とをしていいのかとも思って，医療者はやきもきし，悩む．

どんな場合か，少し書き出してみる．

1. 病状が重いのに，病状や治療しないとどうなるかについての，ほぼ確からしい医学的事実を認めないとき．2. もう少しで手遅れになりそうだというのに，自然治癒力や宗教的な奇跡を過度にあてにしているとき．3. どうしたいのか，自分の希望の考えをたとえ断片的にであっても表現できないとき．4. 意見や希望がころころと変わってしまって一貫せず，真意を測りかねるとき．5. 両立不可能な希望を表明しているとき．6. 自暴自棄にみえるとき．7. 理由をまったく語らず，ただかたくなに治療拒否の表明をするとき．

もう少し整理してみると，①医療者の経験に基づいた診立てや提案に患者が従おうとしないとき，②患者の本当の希望がつかみきれないとき，③患者の意思決定が合理的な思慮からもたらされたと思えないとき，④命を落とすとか重い後遺症など，患者本人にとって不利益と思われる選択肢をあえて選んでいるとき．こんな状況だったら，医療者はパターナリスティックな医療介入をすることが許されるだろうか，それどころか，むしろそうすることこそが医療者としての当然の務めだと言われるだろうか．

概して医療者は，自分たちが提案する治療方針を受け入れる患者を「自己決定能力あり」，逆に，受け入れない患者を「自己決定能力なし」とみなす傾向にある．しかも医療者は，自分たちは常に合理的判断をしていると信じて疑うことをしない．つまり合理性の基準は，医療者自身の思考様式と医療の慣行に置かれている．これに加えて，医療者は公序良俗という言葉を持ち出す．たとえ他人に直接的な危害をもたらさないとしても，自己破壊的な意思決定は，社会的秩序を乱し公序良俗に反する，不合理なものだとみなしてきた．

ところが，たとえば安楽死や同性婚を合法として容認する地域社会が生まれてくるなど，社会そのもののあり方もずいぶんと変わってきた．そこで，医療者は自分たちの下してきた判断に自信がもてなくなってきている．それに，人間はそもそもそんなに合理的な存在者なんだろうか．こうして，望ましい医療倫理を考えるということは，人間とは何か，望ましい社会とはどんな社会かを考えることでもあるわけだ．

医療倫理学の応用問題

　前の「基本問題」が解剖学・生理学・生化学にあたるとしたら，これから先の「応用問題」は，病理学や微生物学，公衆衛生学にたとえられるのかもしれない．

　患者にこれこれの医療情報を説明して，十分に理解してもらい，そのうえで医学的にみて適切な治療法を選択してもらえれば，それは申し分ないことだ．でも，いつもそんなふうに絵に描いたようにいくとは限らない．医療の場には波瀾がありドラマがある．医療者としてやるせない気持ちになることだって多々あるだろう．その最たるものが「治療拒否」だ．ケースをとおして，この悩ましい問題を考えよう．

　「患者と医療者の意見の対立」の場面というのも，医療現場ではよくあるだろう．医療というのはサービス業なんだろうか．医療者はどんなときにも患者や家族の要望に応えなくてはならないんだろうか．そんな問題も考えておかないとならない．

　またここでは，今日の医療倫理学において抜かし措くことのできない「ケア」とアドボカシーについて，ささやかな考察を提示してみることにした．「患者の弱さと自律の尊重」は少し歯ごたえがあるところなので，いちばん後回しにしてもいいかもしれない．

　「家族と「その他の関係」」「限られた医療資源の配分」からは，目の前のひとりの患者とひとりの医療者という1対1の枠組みを取り払って，もう少し引いたところから広く問題を見据えるための手がかりを得ていただけると思う．

A 治療拒否

1 ダックス・ケース

　医療者は医療を提供することを仕事とする．医療行為は楽にできるものじゃない．学生時代も大変だけれど，資格をとってからだって医療者は勉強を積み重ね続けなくてはならない．なぜそんなにまで努力をするのか．自分の生活のためという人もいるだろうし，自分や家族の誰かが病気やケガで医療のお世話になったことがあって，その恩返しをしようと誓った人もいるだろう．逆に，十分な医療を受けられなかったから，自分が医療者になってよい医療を提供していきたいと思った人もいるだろう．いずれにしても，医療職というのは大変だけど，やりがいのある仕事だと思われている．そう思わない人は転職しているだろう．

　自分たちのしていることは患者のためになることだ．医療者はそう信じて，文字どおり日夜，身を削るようにして激務をこなしている．だから，医療を患者から拒否されると，医療者は，たじろぎ，戸惑い，心穏やかでいられなくなる．いらだちをおぼえ，時には患者に怒りを感じることすらあるだろう．

　では，アメリカで実際にあった有名なケースを提示しよう．

R. Munson, *Intervention and reflection*, 6th ed., Wadsworth, 2000, pp.378-381.

　ダックスさんは25歳のスポーツ万能の青年．父親と一緒に不動産の物件を下見に出かけたその帰り，車のエンジンをかけたところ，突然爆発が起きて，車は激しく炎上した．近くを走っていた天然ガスのパイプラインからガスが漏れ出していたのだ．ダックスさんは全身の3分の2の広さにⅡ度とⅢ度（最も深い）の熱傷を負った．幸い，救急車の中で補液などの適切な処置を受けて，一命をとりとめたものの，両眼が失明し，両手指は焼け落ちた．

　事故から1年が経っても，熱傷の治療はまだ続いていた．手術によって片眼の視力がわずかに回復したが，感染予防のために毎日，薬液漕に浸かり，処置を受ける必要があった．一連の治療は，たとえようがなく耐え難い激痛を伴うものだった．やがて，ダックスさんは熱傷の手当てを拒み，自宅に帰ってほしいと言い出した．もし薬液漕に浸かるのをやめれば，弱くなった皮膚から病原体が侵入し重篤な感染を起こし，命とりになることは明らかだった．ダックスさんはこうした医学的事実を理解していた．それでも退院させてほしいという訴えが続くので，精神科医が呼ばれた．ダックスさんがうつなどの精神科的治療が必要な状態にないかどうか，専門家の判断が必要と考えられたのだ．精神科医の診立てによると，ダックスさんはうつ状態にはなく，合理的な判断ができる状態にあるとのことだった．ダックスさんの母親は，神によって与えられ

た命の大切さにダックスさん自身がいつかきっと気づくときが来るに違いないと，医療チームに治療の継続を希望した．

　ダックスさんの意思表示にあいまいさはない．意識もはっきりしており，しかも繰り返し何度も一貫して同じ主張を表明している．うつの状態ではないと精神科医は判断している．経験的には，クラスの中の意見は，本人の意思は尊重しなくてはいけないという立場と，それはわかるけどやはり簡単に死なせてしまうわけにはいかないという立場の，2つに割れることが多い．

　できるかぎり患者個人の意思を尊重しよう．インフォームド・コンセントは，そうした考え方の一つの表れだ．もし個人の意思を尊重する必要がないのなら，「おまかせ医療」でいいはずだ．わざわざインフォームド・コンセントをとるには及ばない．医療者が経験（望むなら統計的データや症例報告をここに入れてもいい）と直感と信条に従って，患者にとってよかれと思う医療を施せば，それでよいことになる（パターナリズムというんだったね．☞p.88）．

　それとも，尊重できる意思と尊重できない意思というのがあって，それをきちんと区別するべきなんだろうか．そんな区別があるとして，その線引きはどうやってするんだろうか．中身の善しあしで決めるのかな．命にかかわらない決定ならどんな意思でも尊重するけど，命を縮めるような選択をする場合は尊重しなくてもいいとか．これは，ちょっと見ると使えそうな基準だ．自分の命を長らえないような自己破壊的な選択は尊重に値しない，と．

　でも実際は，こうした線引きは受け入れられていない（だからといって間違いだとは言わないよ）．だって，現に臨床の現場では，延命治療を望むかどうか，手術がいいか化学療法がいいか，人工呼吸器を装着するかしないかといったことに関して，本人の意向を尊重しようとしているじゃないか．あなたの選択は命の延長につながらない選択だから，わたしたちはあなたの決定を尊重しません，なんていうことにはなっていない．

　いやいや，それはどうせ助からないような場合の話ですよ，もし医療行為によって命が助かるなら（まさにダックスさんの場合のように）話は別でしょうと言う人がいるとしたら，次のような例を出してみようか．

　信仰上の理由からある種の医療行為（たとえば血液製剤の使用など）を受け入れられないという立場を表明する人たちがいる．そして世界的にみて，成人の場合にかぎっては，たとえ命と引き換えになるとしても，こうした人たちの意思は尊重しようという流れにあるようだ（☞p.126）．

　そうだとしたら，もう治療を止めてくれ，家に帰ってほしいと言っているダックスさんに，無理にでも激痛を伴う治療を行い続けてよい（または続けるべき）根拠って，（もしあるとしたら）一体何だろう？　家族（ダックスさんの場合は信仰の厚い母親）の意向？

苦痛が強いから，手当てを拒み自宅に帰ることを希望しているのだが，それを「意思の尊重」と抽象的にくくらずに，彼の意思の中味を知ることはできないだろうか．今受けている治療は拒否していても，治療のすべてを拒否しているわけではないだろう．苦痛をやわらげる手立てがあるなら，望んでいたかもしれない．治療そのものではなく苦痛が嫌なのだから，家に帰ってどう過ごすのか，薬液槽の代わりに家ではどんな治療が可能なのか，などについて話し合う時間はとれないか．[米田]

　Re：ダックスさんの意思の中身は抽象的ではなくきわめて具体的だ．家に帰れば医学的に必要な治療が受けられないこと，代替医療がないことなどを，何度も繰り返し話し合い説明を受け，その不利益を承知のうえでの重い決断だ．[伊東]

脳梗塞で右半身麻痺になったAさんに早期胃癌が見つかった．医師は「いま手術をすれば治ります．このままだと食事も食べられなくなりますよ」と言ったが，Aさんは「もういい．半身麻痺が治るならいいけど，このまま生きていてもしょうがない．手術は絶対しない」と頑固に言い張った．家族は「縛りつけてでも手術してほしい」と言ったが，手術は行われなかった．1年後，痛みが耐えがたくなってAさんは「切ってもらいたい」と言った．検査の結果，転移が進んでおり，医師から「もう手術をするより痛み止めを使って好きなことをしたほうがいいよ」言われた．気持ちは絶えず揺れ動く．医療者の私たちはどうすればよかったのか．[小野]

治療を拒否する患者への治療も医療者の使命だと言えるとしたら，その使命はだれから与えられているのか．その使命はどれだけの強制力をもつのだろうか．[中澤]

患者の意思は尊重したいけど患者を死なせるわけにはいかないという立場の医学生たちのうち半数くらいは，自分がダックスさんと同じような状態だったら治療を受けたくないと思っているようだ．自分が患者だったら受けたくない治療であっても，医療者であるかぎり，しないわけにはいかない．そう考える医学生が少なくないわけだ．けれども，こうした考えは一体どこからくるんだろうか．生身の自分と白衣との間にすきま風が吹いている．どうして，こんなすきま風が吹くことになるんだろうか．医療者の役割というのは，誰がどうやって決めるんだろうか．太古の昔から，はじめから，決まっているんだろうか．とにかくどんな場合でも，治せるものなら治すことが医療者の務めだって．これって，この先も絶対に変わらないものなのか．

でもね，医療というのは社会的な営みだから．社会のあり方や，人々の医療への期待が変われば，医療や医療者のあり方も変わる．たとえば，インフォームド・コンセントやセカンド・オピニオンなんて100年前（日本について言えば40年前）には思いもよらなかったような考えが広まっている．看護師の位置や役割だって大きく変わってきている．もちろん，医療のあり方や医療者の使命が変わってきたということ（事実），これからもどんどん変わるに違いないということ（推測），医療のあり方や医療者の使命が変わってよい，変わるべきだということ（当為）とは，別のことだとは思う．でも，そうだとしたらなおのこと，医療者の使命について，単に決まりきったものと受け流さずに，じっくり考えていかなくてはならないだろう．そうするとき，ぼくたちは医療倫理学から医学哲学に足を踏み入れることになる．

もうひとつ，今度はオランダのケースをとりあげたい．

2　シャボット・ケース

ボムスマさんは50歳の女性．22歳のときに結婚したが，当初より夫から暴力を受けるなどして，幸せな結婚生活とはいえなかった．5年前に長男が自殺し，これを契機に家庭内の問題が悪化し，夫の暴力もエスカレートした．ボムスマさんには死にたいという気持ちが芽生えたが，次男の面倒をみなくてはという思いがかろうじて彼女を支えていた．2年後に離婚が成立し，次男との2人生活が始まったが，その2年後に次男が交通事故に遭い入院するという出来事に見舞われた．しかも，たまたま入院先の病院で癌が発見され，翌年，次男は亡くなった．その夜，ボムスマさんは自殺を図ったが，死にきれなかった．その後，オランダ自発的安楽死協会を尋ね，医師のシャボットさんを紹介された．医師の診立てによれば，ボムスマさんは抑うつ気分を伴った適応障害で，治療は長引くかもしれないが，不治のものとは言いきれず，医師はボムスマさんに精神科での受療を熱心に勧めた．けれどもボムスマさんは治療の勧めをかたくなに拒んだ．医師への手紙で，また面接の場で，ボムスマさんは安楽死の

もてる限りのやり方で治療すること（手を尽くすこと）が医療者の使命だと考えているなら，治るために全力を尽くそうとしない患者を敬遠したくなるだろう．［原］

看護学生が考える精神的支援の一つに「生きがいをみつけられるよう援助する」というのがよくある．生きがいっててそんなに簡単に見つかるものじゃないと思う．まして，生か死かにゆれている誰かの気持ちを"生きる方向"にねじふせるだけの価値あるものを見つけることは至難の業だ．［倉林］

医療哲学の主題は病むということだ．維摩経に「衆生病むがゆえに我病む」とある．本来生きると病むとは一である．健康とは，自己と他者の病むことにかかわることができることだ．だから「死に至る病」にこそ究極の健康もしくは快癒があるといえる．［加藤］

医師の使命を肉体的・精神的苦痛の緩和に限定する限り，ボムスマさんの苦痛については医学の限界を超えているとの認識の共有があった．自殺も仕方ないとの判断は医学的判断なのだろうか，医学を超えた判断だろうか．ボムスマさん自身が誰に向き合っているかが鍵ではないか．［加藤］

> ボムスマさんは医師に何と言ったのだろう。「死にたい」なのか，それとも「生きていられない」なのか．この2つは同じようでいて，生と死の含有率が微妙に違う．死を渇望している人より，生をあきらめた人のほうが，より「生」に近いところに存在していると思う．[倉林]

> **自殺幇助**
> (physician-assisted suicide)

> 「健康とは，良い状態をさすのではなく，われわれが持っている力を十分に活用できている状態をさす」とナイチンゲールは述べている．健康と病気とは切り離すことができるものではなく，連続した健康上の反応の一部である．[北爪]

> 「痛みをとらないでほしい」という患者との出会いについて書かれた興味深い論文として，原 敬「癌終末期医療の身体的疼痛への治療的介入」『医学哲学医学倫理』21：71-81, 2003．

> 人間の苦痛は，身体的，精神的，社会的，経済的，霊的などに分類される．それぞれの苦痛には，精神的苦痛が必ず伴う．一方，精神的苦痛は単独で存在しうるだろうか．[北爪]
> Re：苦痛をこのように階層的に，あるいは多元的に分類するのが妥当かどうかわからない．仮にそうだとすればどんな組み合わせもありうるだろう．精神的苦痛だけが別次元で，すべて

希望がいかに熟慮のうえでのことか，2人の子どもたちが世を去って以来，いかに自分の人生が空しいか，切々と訴え続けた．シャボットさんは次第に，ボムスマさんが耐えがたい精神的苦痛を長い間味わい続けていると確信し，致死量の薬物を手渡して，もっと苦痛の大きい方法での自殺を回避するのがよいと思うようになった．他の7人の医師たちに相談をもちかけたが，誰の意見も，しかたないというものだった．

このケースを読んで，あなたはどう感じるだろうか．とりあえずは，ボムスマさんの精神科的治療の拒否と，医師が致死性の薬物をボムスマさんに手渡したこと——自殺幇助（じさつほうじょ）——の是非について考えてみよう．

ボムスマさんはやはり精神科的な治療を受けなければならなかったのだろうか．向精神薬を服用し，2人の息子たちがもはやいない孤独なこの世をわずらわしく思ったりせず，生きがいを見つけて楽しく生きていけるように努力することは，ボムスマさんに課せられた義務だろうか．医療者は，そういう人をみたら，無理にでも精神科に連れていき治療を受けさせるべきだろうか．

その前にボムスマさんは病気なんだろうか．ボムスマさんが悩み苦しんでいたその元は，精神の病気ゆえの医学的な問題だったのだろうか．だから医学的に解決されるべきものだったのだろうか．それとも，それは単なる人生の問題だったのだろうか．そうかもしれないし，そうでないかもしれない．病気とは何か，というのは医学哲学上の最も重要な問題の一つだ．

ここで視界を広げてみよう．さっきのダックス・ケースとこのケースとの違いはどんな点にあるだろうか．ケーススタディをやるときには，こうやって似て非なるケースを頭の中で並べてみるといい．すると，そのケースに固有の問題やその特殊な性格が際立って見えてくるからだ．

一番先に思い浮かぶのは，ダックスさんの場合にはまず耐えがたい身体的苦痛があるのに対して，ボムスマさんの場合には身体的苦痛はなくもっぱら精神的心理的な苦痛が前面にある，ということだろう．もちろん，ダックスさんに精神的苦痛がないとは言わない．さしあたり大きな問題が身体的苦痛だと言っているわけだ．耐えがたい身体的苦痛（当然，精神的にもつらくなるだろうね）と耐えがたい精神的苦痛とでは，ぼくたちの対応そのものを変えたほうがいいだろうか．

こう考えるかもしれない．耐えがたいほどの激しい身体的苦痛があるなら，寿命を縮める行為を行うことも，場合によってはやむを得ないかもしれない．しかし，単なる精神的苦痛があるだけなら安楽死なんてとんでもない．きちんと治療して精神的苦痛を取り除くべきだ．——はたしてそうだろうか．

医師による自殺幇助が許されるための5つの条件としてオランダ王立医師会が示した案（1995）では，身体的苦痛と精神的苦痛との区別はされていなかっ

の苦痛の必要条件とはいえないだろう．［伊東］

た．また，同国の安楽死に関する法改正（2002年発効）でも，耐えがたく治癒の見込みのない苦痛について，精神的と身体的との区別はない．一方，日本では，いわゆる東海大学安楽死事件の判決（横浜地判，平7・3・28）では，いわゆる傍論のかたちだが，積極的安楽死の4要件が示されていて，そこでは「耐えがたい肉体的苦痛」とはっきり限定がなされている．この差をどう考えたらいいだろうか．

耐えがたい苦痛とはどんな苦痛のことか，というのも問題かもしれない．現在，ペイン・コントロールの技術の進歩にはめざましいものがある．熟達した人が処方すれば，たいていの痛みはおさえられるようになったのかもしれない．けれども，だからそれで，苦痛は消し去れるのだろうか．

M. Parker, D. Dickenson, *The Cambridge medical ethics workbook*, 2001. pp.17-22.

オランダ精神医学会では，このボムスマさんのケース（結果的に致死性の薬物を手渡した医師は起訴され，最高裁で執行猶予付きの有罪判決を受けているので，シャボット事件と呼ばれる）を契機に，精神障害者からの自殺幇助の依頼にどう対応したらいいかという問題を検討する委員会が設置されることになった．この委員会の見解はこうだ．

自殺念慮はまず何より精神病理的なサインの一つであって，自殺幇助よりも自殺予防の手立てを考える必要がある．けれども，すべての自殺念慮を最初から決定的に精神病理的なものと考えてはならない．たいていの自殺念慮は一時的なものだが，そうでないこともある．ごく例外的ながら，精神科医が自殺を幇助することが許され，そのほうがむしろ医師の務めに適うというケースもあるだろう．もっとも，だからといって，自殺幇助することが精神科医にとって法的，道義的義務ではない．

医療拒否から安楽死，そして自殺幇助へと話を進めてきた．自殺念慮をもつ患者への医療的介入についてはケーススタディで考えることにする（☞ pp. 250-255）．

安楽死
(euthanasia)

安楽死については他所で触れる機会がなさそうだから，ごく簡単に整理しておこう．安楽死はひと括りにしないで次のように分けて考えられている．①積極的安楽死：苦痛に満ちた生からの解放を目的に意図的に（致死性薬物の投与などの積極的な行為によって）直接的に死をもたらすこと．②間接的安楽死：苦痛緩和除去を目的とした処置（モルヒネ投与など）で結果的に死を早めてしまうこと．③消極的安楽死：苦痛を長引かせないように，延命治療を中止して死へと向かう自然経過にまかせること．

ボムスマさんのケースは①に，ダックスさんが望んだのは③にあたる．ただし，②は緩和医療，③は治療の中止・中断，と言い換えることもでき，安楽死の中に括り入れるのがふさわしいのかどうか，議論が分かれている．

尊厳死という表現もあるので，話がややこしくなる．日本尊厳死協会という

尊厳死
(death with dignity)

日本語の「尊厳」は情緒的，情念的に聞こえる．その語で大抵は自分の切ない願い・想いを表現したいのではないか．そうした個別性を離れて一般的な概念となったとたん，意味の定まらぬ言葉として一人歩きを始めるおそれがある．それは「尊厳」を支えるべき「人格」概念や宗教的背景が希薄だからではないか．［加藤］

ダックスさんの発言には，「二度とあの苦痛はごめんだ」というからだの叫びと，「自己決定権を侵害されたことは死ぬことよりも重大だ」という2つのメッセージがある．当人にとってどちらが大事だったのだろうか．［加藤］

やっぱり患者の自己決定は大事だという結論でよいなら楽だ．しかし，25年後の公的な場での言葉を字義どおり解釈してよいだろうか．回復後に選んだ職業が弁護士だったことは偶然ではないだろう．かつての自分のような立場におかれた人を助けられたら…．それが動機だろう．同時にこうも思う．弁護士になった彼がもし，「自己決定できなかったのは不本意だけど，他の人の言うとおりにしてよかった，おかげで生きられている」などと言ってしまったら，過去を裏返すだけでなくて現在の自分の足場を自分で崩すようなものだ．そういう力が彼の内部で働いたうえでの言葉だとしたら，安易に彼の発言を根拠に自己決定万歳とは言えなくなる．［宮城］

組織があるけれど，これは日本安楽死協会（1976年設立）が改名した（1983）ものだ．尊厳死について発言したり議論するなら，尊厳とはどういうことなのか，人間の尊厳は何に由来するのか，尊厳の有無について一体誰がどうやって判断できるものなのかを考えておかなくてはならない．この本では，安楽死とか尊厳死の是非については踏み込まない．

ところで，書き忘れるところだった．ダックスさんのその後のことだけど，ダックスさんには彼の意思に反した治療が継続された．そのかいあって退院後，彼は勉強をして弁護士になったし，結婚もした．ステッキを使って小高い丘にも登れるようになった．それじゃやっぱり，治療を継続してよかった．そう言っていいかな．もし，弁護士になれたとか結婚できたとかいうことを根拠にしてそう言うとしたら，結果論的な結果主義（☞p.157）の立場をとっているということだ．しかも，弁護士になったり結婚することがすばらしいことだという通俗的な価値観をもとにしているわけだ．

こうした結果論的な見方に対して異論もある．ここでは2点をあげておこう．第一に，医療において結果は常に不確実なものだ．うまくいくかどうかは，やってみなければわからない．だけど，選択決定は常に結果がみえない段階で行われる．だから，結果論をそのまま医療倫理に適用するのは問題だ．そして第二に，それから25年後にダックスさん自身が公的な場で，次のように発言していることをどう受けとめたらいいだろうか．

「確かに今は幸せだし，生きていてよかったと思っています．でも，もし明日再びまたあのような事故に遭ったとしましょう．同じ治療を受ければ同じ程度の回復が望めるということがたとえわかっていたとしても，今こうして生きているためにかつてどうしてもくぐり抜けなければならなかったあのときの痛みと苦しさをもう一度耐え忍ぼうとは，どうしても思えません．私は，どうするかの選択を絶対に自分で行いたいし，他人に委ねてしまうことをしたくありません」．

心境をこう告白するダックスさんに対して「本当に死んでもいいと思ったんだったら，生きてなどいないで，さっさと自殺してしまえばいい．もし死ねないんだとしたら，死んでもいいというのは本気でなかったということだ」という言葉を投げつけるのは不当だろう．なぜかって？　だって，彼はそう発言した時点でそれほどまでに痛い治療を受けていたわけでないもの．

3　できることはしたくなる

　増田修一さん（54歳）が救急外来に運ばれてきたのは，夕暮れどきだった．自転車に乗っていて，坂道で転倒．しばらく起き上がれなかったため，通行人が救急車を呼んだのだった．前腕に複雑骨折があり，入院となった．

増田さんは独身で，一人暮らしである．腹痛の訴えがあるうえ，貧血がわずかずつ進行しているため，腹腔内出血が疑われた．精密検査を行ったが画像診断では出血部位がはっきりと特定できないため，開腹検査のうえで，部位がはっきりしたらそのまま止血するという方法をとると安心だという説明を受けた増田さんは，手術でお腹を開けるのはどうしてもいやだという．そこで定期的に採血と血圧測定を行い，経過観察を続けることにした．採血や骨折の治療に対して増田さんの拒否はない．事故から5日経った時点で比較的安定しているが，いつ急に出血量が増え命にかかわる事態が生じるか，予想がつかない．病棟のスタッフが入れかわり立ちかわり病室を訪れ，増田さんとかかわりをもって，気持ちをほぐすように努めた．世間話にはにこやかに応じる増田さんだが，手術の話になると，とたんにかたい表情になる．どうしてか，という問いかけには，「いやだからいや．お腹をメスで切られるくらいなら，死んだほうがましだ」としか答えない．病棟スタッフは，夜中などの人手が少ない時間帯に増田さんが大出血を起こして，もしも緊急手術が手遅れになってしまってはどうしようもない，と気が気でない．

（さいたま赤十字病院・原 敬氏作成のケースを改変）

　増田さんは治療を受けること全般に対して拒否をしているわけではない．開腹手術だけはいやだという．このことについて増田さん自身から合理的な説明を聞き出せていないから，医療者としては余計に落ち着かない．家族がいれば説得してもらえるかもしれないけれども，増田さんは一人暮らしだ．現時点ですでに命にかかわる状況にあって一刻一秒を争い，しかも増田さんの意識が清明でないとしたら，インフォームド・コンセントなしに緊急避難的に手術に踏み切ることが正当化される．けれども，増田さんの出血は現時点ではわずかずつだし，日常会話ができるほどには意識ははっきりしている．おそらく開腹検査をしない場合の危険性についても増田さんは理解しているだろう．だから，インフォームド・コンセントを得ずに治療を行ってよい例外的状況にはないと判断される．

　かといって，このまま保存的に経過をみていくことに対して，医療者が不安やもどかしさを感じるのは自然なことだろう．確実に治すことができるのに，同意が得られないばかりか，理由もはっきりせず，ただ手をこまねいていることしかできないのだから．

　けれども，医療者は増田さんに手をこまねいているだけで何もしていない，というのは本当のことだろうか．このままでは病棟のスタッフは増田さんに医療を提供できていないのだろうか．医療者としての務めを果たせていないのだろうか．

　そんなことはないだろう．医療者はとかく，自分たちにできる最大のことを

経過観察を消極的なものだと私たち医療者はとらえがちである．その中味を明確にしたら，医療者側のもやもやが解消するかもしれない．そうすると，こちらの思うように（治療を）させてくれない「聞き分けのない患者」というとらえ方を見直すことにつながるのかもしれない．［米田］

提示した医学的に最善な治療法を拒絶されると，提示した自分が否定されているんじゃないかと思えてしまう．［原］

増田さんがリスクを理解して経過観察を選んだのなら特別な配慮は必要ない．でもやっぱり"間に合わなかったら"って思ってしまうので，開腹検査に応じてもらえるよう，どうしてお腹を切るのがいやなのか，増田さんとねばり強くじっくり話していきたい．［西川彰］

　Re：説得するってこと？［服部］

第一歩は，「わたしは死にたくない」を確認しておくことだ．［加藤］

することばかりに気持ちがいきがちだ．外科手術をすればこその外科医であり，医療者というのは治してなんぼの技能者だ，って．でもね，経過観察そのこと自体が，すでに立派に医療行為なんだ．このままでいったときどんな危険が考えられるかを事前に予測して，それをわかりやすく伝え，できるかぎり不測の事態に対応できるように努めながら，経過を観察するというのは，医療者にしかできないことだ．この病棟の医療者たちは意識していないところで，すでに医療者としての役目を最低限，果たしている．

　医療者は，急に大量出血が始まってしまって意識が低下してしまったときにどうするかを，今のうちに増田さんと話し合っておかないといけない．残る問題は，この増田さんのために勤務体制に特別のシフトを組むべきかということだろう．万が一の事態に備えて，病院から遠くに家がある外科医が何日も病院に泊り込むといった特別な配慮がいるかっていうことだ．そういうことはしない，だから本当に危ないんですということを増田さんにきちんと明言して理解を求めたうえでなら，特別なシフトを組む責務はないと思う．

B 患者の弱さと自律の尊重

1 自律的な個人としての患者

現代的な医療倫理学は，患者一人ひとりの個人の自律を当然のことのように前提としている．インフォームド・コンセントを医療倫理の基本にすえようとしているということが，その表れだ．だけど，ここでちょっと考えてみる必要がある．自律ってなんだ．個人の自律って，信じるに足るものなのか，って．

まずは，個人，から始めよう．

個人
(individual)

個人のことを英語でインダヴィデュアル（individual）という．これは，これ以上分割（divide ディヴァイド）することができない（in 否定を表す接頭辞）ということ．つまり，個人が人間の最小単位というわけだ．当たり前のことに思えるね？ でもさ，人間が人間を個人という最小単位で見るようになったのは15世紀以降のことにすぎない．それまで人は常に，人間というかたまり，人種，民族，地域共同体，党派，組合，家という何らかの集合体のかたちでしか見られていなかった．個人というとらえ方は，人類の誕生とともに自然にあったわけではなくて，ルネサンス期のイタリアで発見されたんだ．

自律
(autonomy)

さて，その個人の自律．自立じゃなくて，自律．

自立というと，親からの自立とか生活の自立という表現があるように，他の誰かに依存しないことをいう．一方，自律はというと，もっと内面的なことにかかわってくる．自律の英語はオートノミー（autonomy）だ．自（auto 自動のことをオートと言うね）と律（ノミーというのはギリシア語のノモス nomos——人が定めた掟，法——から来ている）から成っている．つまり，自律というのは，自分で自分に対する掟（ルールと言っても方針と言ってもいい）を立てて，自分に課して，自ら従うことだ．では自律の反対は？

他律
(heteronomy)

自律の反対は，他律（ヘテロノミー）．自分じゃないものが，自分に対して縛りをかけてくる，その縛りに自分が縛られ動かされてしまっている状態を他律という．自分じゃないものって何か？ 自分の意志に外から影響を与え動かす力のことだ．外というのは，空間的な外のことじゃないよ．具体的には，たとえば他人の意志，既成の法令やマニュアル，伝統とか，何かの権威もそうだろう．生きているかぎり切り捨てられないぼくたちの本能や生理的欲求，感情も，ぼくたちの意志の外にあるものだ．人間はつい自分が可愛いばっかりに，あるいは好きなあの人のために，こらえがたい飢えや痛みのために，自分はこうするぞと自分の心に誓ったことを破ったり，正しいと思っていることを曲げてしまう．こういうのを他律というわけだ．これに対して，自律とは少なくとも意志の外にある縛りやしがらみ，ちょっかい，他人の指示から自由な状態に

消極的自由
(negative freedom)

ある（こうした「〜からの」自由を消極的自由と呼ぶ）ということだ．

意志の外にあるものから自由になったとき，意志はどうなっちゃうんだろうか？　意志は思いのまま好き放題するだろうか．

いやいや，そうではないだろう．好き放題わがまま放題というのは，むしろ本能や生理的欲求（尿意や空腹など）のなすがままという状態のことだろう．もちろん，生きているかぎりぼくたちの本能や生理的欲求といったものは消してしまえない．けれども，意志の力で，そうしたものを抑え，手なずけることはできるはずだ．そのとき，意志はどうなっているだろうか．

積極的自由
(positive freedom)

I・カント『道徳形而上学の基礎づけ』（宇都宮芳明訳・注解），以文社，1998. の第三章．I・バーリン『自由論』の中の「二つの自由概念」（生松敬三訳），みすず書房，1971. コンパクトで必読なのは，齋藤純一『自由』岩波書店，2005.

そのとき，意志は分別をもって，あるべきあり方を貫くだろう．近代の哲学者はそう考えた．自分のあるべきあり方を貫ける自由，これを積極的自由（「〜への」自由）と呼んでいる．自分のあるべきあり方というのは，人としてあるべきあり方のことだ．そう考えると，あるべきあり方というのは道徳的な意味を帯びているのがわかるだろう．道徳的にあるべきあり方を目指す意志，それは理性（しかも，したたかに生きようとする実利的な実践理性でなく，純粋実践理性）の別名だ．こうして近代の哲学者は，理性を（何者かから）授けられた人間が，理性的な意志以外のものに動かされることなく，あるべきあり方を実現している姿，それを自律と考えた．

こうしてみると，医療の現場とか医療倫理で自律と呼んでいるものとかなり違ったことのように思えてくるね．そのとおり．いま医療倫理で自律と呼んでいることは，近代の哲学者が考えた道徳哲学的な意味での自律とは，まるで違って，かなり表面的な意味で使われている．他人の価値観や指図に無理やり従わされたりせず，自分の心身にかかわる医療方針上の決定を患者自身が決めることができるということ，たったそれだけのことを自律と呼んでいる．つまり，医療方針をめぐって自己決定できるということだ．

これは，近代の哲学者が考えたレベルからすると，すごく大ざっぱな話だ．ここでは理性を授けられた人間一般という話ではなくて，他人とは違う自分個人という見方が前面に出ている．道徳的な生き方がどうのとかいう話じゃなくて，まさに患者当人の個人としての生き方が焦点となっている．医療倫理で語られている患者の自律では，消極的自由と積極的自由の区別なんてまったく問われない．道徳的なあり方が問われているのは医療者のほうばかりで，患者の側にはことさら別に求められていない．それでいいのか，疑問に思う．

患者に何を求めることができるかは医療倫理と医療哲学（病とは何か）を貫く困難な問題だ．患者は自分の病の主人公であると同時に苦痛と障害を被るものとしての受動者，弱者だからだ．少なくとも医療者は，患者自身になり得ないこと，全

これは医療倫理学って何さ，という問題にかかわる．医療者がどう振る舞うべきか，その規範（手本，行為の拠り所としての規準）をよく考えて定めることだ，と狭くとらえるか．それとも，医療の場という非日常的な状況（時によっては限界状況）で，人間――医療者ばかりでなく患者や家族も含めて――はどうあるべきか，どう振る舞うことが許されるのかをよく考えることだ，と広くとらえるか．後者だと考えると，たとえば，患者や家族は医療者に対して

能でないことを確認すべきだ．そこに医療者－患者関係が成立するからだ．[加藤]

何をどこまで求めていいのかということだって，医療倫理学の問題の一つだということになる．

とにかく，自律という言葉に2通りの意味があること，現代の医療倫理学では他人からの干渉を受けない個人の自己決定という大ざっぱな意味で自律という言葉が使われていることを，おさえておきたい．

意志

ところで，気づいてくれたかな．ここしばらく意志という字が使われてきたことに．道徳哲学では道徳的なあり方や道徳的な自由にかかわるものを特に意志（ドイツ語だと Wille ヴィレ）と表現する．それに対して，遊園地に行く，コーヒーを飲む，薬を飲む，検査を受けるといったごくふつうの（それ自体善いとか悪いとかが問題にされないような）行為の動因を指す場合には，意思（ドイツ語で Willkür ヴィルキュア）と表現することが多い．また法律の世界では意思が使われる．この本では他の医療倫理学の本と同様に，ほとんどの場面で意思という字を使う．

意思

2　自律的な患者という想定のきわどさ

判断に必要な情報と説明を受けたら，後は不必要な他人からの干渉を受けることなく，患者個人が医療方針について自分自身で決定する．そうした患者個人の自律をとにかくできるだけ尊重していこうというのが，現代の医療倫理学の流れだ．どこからみてもケチのつけようのない考えに思えてしまう．

どうして患者個人の自律を尊重するのか？――それはほとんど，どうしてインフォームド・コンセントが必要なのかということと重なってくる．インフォームド・コンセントがどうして必要なのか，説明できない人は，後まわしにしないで，今ここで確認しておこう（☞ pp.66-67）．

でもさ，患者個人の自律というのは，けっこうあやうい，きわどいものだと思わないかな？

患者本人の真空状態の「意思」だけを尊重することは難しい．本人を取り巻く制約（経済状態，家族や施設の都合等）の中で消去法的に治療や転帰先が選択されることが多い．本人の願いが叶えられないのに，本心を聞き出すことは良いことなのか？　と疑問に感じる医療従事者もいる．[足立朋]
　Re：なるほどね．でも聞いてみないと，叶えられるか・られないかは判断できない．そもそも，本心を聞くのは，願いを叶えるためだけなのか？　[服部]

だいたい，個人というのが周囲から切り離されて，いわば無風ないし真空状態に置かれて立っているんだろうか？　いや，化学的に表現すると，人というのは1個の原子みたいなものじゃなくて，他の原子と一緒になって分子をかたちづくっていて，その一構成要素としてあるんじゃないか．特定の人との関係性の中，そして社会の文化，慣行といった環境の中に常にすでに埋め込まれてしまっていて，独立した個としてその状態からおいそれと脱け出すことはできないんじゃないか．そういう意見がある．あなた自身のことを振り返ってみてほしい．あなたはどんな分子，どんな共同体の一員なのか．そしてあなた個人の自律なんていうことがそう簡単に可能なことなのか，考えてみよう．個人の自律がそんなに容易なことじゃないとしたら，個人の自律の尊重というスローガンを掲げることで，何が目指されているんだろうか．

すべての患者が常に理性的・合理的であるとは限らない．時として患者はむ

しろ愚かしい．なのに，患者個人の自律を尊重しなくてはいけないのか？

たとえば，今は，血圧を下げる薬，尿酸を排泄する薬，コレステロールや中性脂肪を減らす薬がある．20年前には想像できなかったようないい薬がどんどん開発されている．もし病気にかかっていたとしても，そうした薬をきちんと服用しさえすれば，動脈硬化症の進行を遅らせることができ，長生きできる可能性が高まる．それはいいことだ．昔だったらそうしたくたって，望んだって，薬そのものがなかったのだ．少なくとも今この国では，そうした薬が手に入らないということはないだろう．わざわざ加持祈禱したり，お百度参りしたりしなくても，小さな薬を毎日きちんと飲めば，合併症の発症や進行をかなりの確率で遅らすことができるのだ．合併症が進行して早死にするよりも，そして加持祈禱して幸運にも病気が治るのを待ったりするよりも，薬を飲んで病気をコントロールして長生きするほうがいい．そう言って，多くの患者が薬物治療を受け続ける道を選ぶ．そして多くの患者がそのうちに薬を飲まなくなる＊．薬を飲んだほうが自分のためだ，自分にとってそのほうがいい，そう自分自身で判断して薬物治療を受けることを決めたというのに，多くの患者が薬を飲んだり通院するのを止めてしまい，合併症の発症や進行を許してしまう．

＊こういうときに医療者は，コンプライアンスが悪いとか，ノンコンプライアンス（noncompliance）という表現を使ってきた．ところが最近，こうした言葉を使わなくなりつつある．代わりに，患者のアドヒアランスが低い，アドヒアランスを上げるにはどうしたらいいか，なんて言い方をするようになってきた．どうして，そんなことになっているのか．英和辞典で上の英単語の元となる動詞，comply（コンプライ）と adhere（アドヒア）を引いて，その理由を考えよう．

何をすれば自分の得になるのかがわかっていたって，何をするのが合理的なのか（この場合，合併症で苦しい思いをして早死にしないという目的を達成するのにはどうすることが理に適（かな）っているのか）がわかっていたって，何の役にも立たない．自分に課そうと自分で決めた掟，規則を守りきることができない．そうだとしたら自律じゃない．どうやら人間は，理性を授かっていながら，常に合理的に行動できる生き物じゃなさそうだ．こうすればいいとわかっていることがなかなかできない．人間はいつもそう理知的で強くあるわけでなく，時には本当に弱い．

こうして現実的に，自律的じゃないように思える患者がかなりの数いるのに，それでも医療者は患者の自律という，もしかしたら絵に描いた餅みたいなものを尊重しなければならないんだろうか．常に自律的であるとは限らない患者の自己決定というものを，医療者はあくまで本当に尊重しなければならないものなのだろうか．

コンプライアンス
（compliance）

アドヒアランス
（adherence）

近年，「協調」を意味するコンコーダンス（concordance）という言葉が登場した．患者と医療者とのパートナーシップに基づく治療関係を目指す概念だ．詳細は，渡辺義嗣「コンコーダンスの概念について」，『生命倫理』18：143-151，2007．[宮城]

死を前にして自律的であり続けることは容易ではないだろう．生死にかかわる方針について自己決定し，その責任は誰も肩代わりしてくれない．自律と孤独は紙一重に思える．[中澤]

とりあえず自己決定の尊重からはじめ，何か問題を発見し，そう簡単にはいかないということがあれば，自己決定はプロセスの一つ，仮の目標になるということだ．[加藤]

3 2種のアドボカシー

患者はいつも理知的で，人生の洞察に富み，合理的な判断を自分で下し，自分が決めたことに対して一貫した態度をとれるものなのか，つまり現実的に自律しているのかというと，必ずしもそうとはいえないということだ．そこで，1つのスローガンが空に向かって吹き流される．それがアドボカシーだ．ケアと並んで，アドボカシーは，看護倫理のなかで中心的な合言葉の一つになってきているようだ．

アドボカシーは，もともとべつに看護の世界に特有の言葉なわけじゃない．ふつうには，弁護とか擁護といった意味だ．弁護する，擁護するという意味の動詞形も，弁護し擁護する役目の人という意味の名詞も，同じくアドボケイト（advocate）だ．いずれもアクセントは頭のア（アとエの中間の音）にある．

アドボケイトする人は，他の誰かのために，その人の立場に立って，その人が自分の利益だと受け止めていることをそのままに代弁するわけだ．そのなかに，アドボケイトする人の個人的な判断や客観的な判断が入ってしまったりしたら，それはもはやアドボカシーじゃない．イメージしやすいのは弁護士だろう．弁護士が，依頼人が主張していること（わたしは無実だ）をさしおいて，勝手に自分の意見や判断を（第三者的に見ればやっぱりちょっとあやしい，でもここは大目に見てくれないかとか）法廷で主張したり駆け引きしたりすることはないだろう．アドボカシーというのは，依頼人が考え，望んでいることを徹底的に尊重し，寄り添い，しかも依頼人に代わって主張することだ．

さて，そうしたアドボカシーという言葉が，看護の世界では，ちょっと違った意味で使われたりする．実は看護学研究者によって，意味するところはまちまちなんだけど，おおよそこんなふうに語られたりする．

看護師は患者をアドボケイトする立場にある．さらにその逆．患者をアドボケイトする立場にあるのは看護師だ．こうなると，数学や論理学でいう必要十分条件だ．患者をアドボケイトすることは看護に特有の重要な任務だ，ということになる．それじゃ，患者をアドボケイトするって何をどうすることなの，と聞きたくなるね．実はその答えも研究者によってまちまちだ．なんとかそれらをつなぎ合わせてみると，おおよそこんな感じになるかなと思う．

アドボケイト役の看護師は，患者が生きる意味を見いだし，何をどうしたいのか，そして必要としていることはなんなのかを明確にできるように支援し，患者自身にできないことがあればそれを代わって行い，さらに，たとえば患者に無理解な医師に向かって，患者の利益を守るべく積極的に発言していく．看護師は患者のアドボケイトであるべきだ．

もし看護の世界におけるアドボカシーの大枠がこのようなものだとしたら，あなたはこうした考えをどう思うだろうか．よし，わたしも患者の良きアドボ

アドボカシー
（advocacy）

看護師は，患者のそばに常にいて患者のことを一番よく知っていると思っている？ 病棟で医師から「この人，今（リハビリ，食事，排泄，睡眠等）どう？」と聞かれ，看護師は自分のもつ情報を伝える．それはその看護師"個人"の情報である．中には「家族が協力的じゃない」ということがよくある．家族の直接的な言葉よりも，かかわり方や雰囲気，数少ない会話の中から感じとっている．ほんの一部分を切り取って情報を扱うのは大きなお世話ではなかったか．[小野]

看護師は治療に関して代弁することもあるとは思うが，治療拒否している患者を説得する側に回ることもよくある．[小野]

看護師は，よかれと思って，確認もせずに，患者さんはおそらくこう思ってるはずという判断で，医師に代弁している．そこには，患者は弱い立場にあり看護師が手を差し伸べって混乱から脱出できない人，医師は強く患者に権威を振り回す人，という思い込みがあるのではないか．だから医師に対して，患者が言えないぶん，代弁をして患者さんを救ってあげる，という意識が働く．[米田]

患者の家族が，患者に無理解なこともあるだろう．患者の利益を守るために，医療スタッフは家族に対しても積極的に発言していくべきなのか．[中澤]

倫理綱領には看護師が患者の権利擁護者であることが示されている．綱領はいわゆる"行動指針"である．方向性を示す指針が「〜べき

ケイトになるぞ，そのためにがんばろう，と奮い立つかな．

4 アドボカシーの困難さ

看護師はすべての患者にとってアドボケイトとしてあるべきだろうか．すべての患者が看護師にアドボケイトしてほしいと望んでいるんだろうか．たとえある患者がそうは望んでいないとしても，それでもやはり看護師はすべての患者のアドボケイトであるべきだろうか．もしそうだとするなら，その理由はアドボカシーが看護にとって特有の任務だから，なんだろうか．

一般的な意味のアドボカシーに比べると，看護学研究者のいうアドボカシーはかなり踏みこんだ性格をもっている．そこではアドボケイトの役割がより前面に飛び出している．というのも，単に依頼人が望んでいることをただなぞるように声を合わせて唱えるというのと違って，依頼人（患者）が何をもって自分の利益とみなすのか，生きる意味は何なのか，何をどうすることが本当の望みなのか，ニーズは何か，そういったことの探索の過程を，アドボケイト役として看護師が共に担う，ないし支援する，というのだから．

これは，患者個人の自律を疑うか否認するかしないかぎり出てこない発想だろう．だって，ここで看護師がアドボケイトする対象としての患者は，看護師のアドボカシーがなければ，自分の人生の意味や自分が本当にしたいことがなんなのかがわからない状態の人たち，赤の他人の手助けがないと，自分一人でそれを見つけることができない人たちだと目されているのだから．要するに，アドボカシーと自律の尊重とは両立しない．

こうした見方には，看護学研究者たちからは，たとえば次のような反対意見が寄せられるかもしれない．看護師のアドボカシーは，患者の自律を軽視するものではありません．むしろその反対で，患者の自律を重んじているのです．アドボカシーは患者が自律的であるための支援です．患者が自分本来の生き方をするため，本当の意味で自律的でありうるために行われるものなのです．というのも，病気とかのせいで自律的であることが難しいうえに，そもそも患者は医療の場では弱い立場に立たされているからです．

——この話の半分くらいはなんとなくわかるような気がする．患者の自律を実現するための方法としてのアドボカシーというわけだ．けれども，どうだろうか．そこには，アドボケイトする看護師の思いや価値観がすべり込んでしまう心配はないんだろうか．患者の側にアドボカシーを必要とする度合が大きければ大きいほど，その可能性も大きくなるんじゃないだろうか．その場合，自律という服を着せた他律っていうことにはならないんだろうか．もっとはっきりいうと，アドボカシーという新しい名前で再デビューしたパターナリズム，というのがその正体なんじゃないのか．だったら，わざわざアドボカシーなんていう新奇な言葉を使わなくたっていいじゃない．パターナリズムで十分．

論」で解釈され，そこに"擁護"の意味の取り違えが加わると，まったく別の方向を指し示す危険性がある．ただし，すべての看護研究者が倫理綱領を曲解しているわけではないことを代弁したい．［倉林］

医療者側が患者の弱さを許容せずお仕着せの自律や治療に駆り立てようとする場面にしばしば直面する．医師である私は，はじめから患者を説得する切り札としての役回りを与えられていることが多く，当惑する．現場では，患者の弱さを怠惰やわがままと受け取りがちだ．「要求ばかりで努力しない患者に振り回されています」とスタッフの多くから不満が出されたとき，「この人はそれでいいので，できる限り受け入れていきましょう」と苦しい弁護をしてみるが，どれだけ踏ん張れるか．この問題には，医療者個人の判断力や感性だけでなく，目標の達成を重視する医療，看護，リハビリの仕組みなど，制度が影響している．［徳永］

パターナリズムだからいけないという話にはならない．ただ，自律（自己決定）のためのパターナリズムというのは，平和のための軍事介入というのと似た構図をもっている．それを正当化する作業は（万が一それが正当化されるものだとしても）そうは簡単にはいかないだろう．自律かどうかは，何らかの行為によって到達された境地ではなくて，生や意思決定のプロセスそのもののあり方で決まる．

まとめておこう．望みや意思のはっきりしている依頼人の弁護や擁護を意味するごくふつうのアドボカシーと，近年一部の研究者が唱えている看護の世界でのアドボカシーとでは，質的に大きな差がある．看護の世界で唱えられているかなり踏み込んだアドボカシーは，患者が十分に自律的でないことを前提として成立するもので，一種のパターナリズムである．だとしたら，わざわざアドボカシーという言葉を立てることで何がもくろまれているのかを鋭く問い洞察する必要がある（何がもくろまれているんだと思う？）．もしもあくまで患者の自律を尊重するというのであれば，ごくふつうの意味でのアドボカシーのあり方に——患者が医師や家族に言いにくいことがあるときにかぎってその代弁をする——まで，その役割内容を後退させなくちゃ．

つけ加えておくと，研究者によっては，アドボカシーをもっと限定的な意味で考えている．それは患者の人権が侵されそうな場面で，これを防ぎ護るというものである．これは患者の望みとか意思といった内面には直接関係がないだろう．言うまでもなく，もしこれをアドボカシーだというのなら，患者にかかわる医療者全員が担うべきことであって，看護師に特有の任務ということではありえない．

> その意味では「ケア」も，看護者の特有任務でも専門領域でもない．医療の一番深層部にあって，医療（や介護，教育，行政等も）を成立させている根源的な営みだ．［加藤］

別角度から問いを立ててみよう．どうして看護師にはアドボカシーということができるんだろうか．ほかの職種（たとえば医師や理学療法士）にはまねのできないことが，看護師にだけはできるんだろうか．それとも，医療者であれば誰にでもできることであり，だから当然看護師にもできるということなんだろうか．いずれにしても，アドボカシーが看護師にとって重要な仕事だと考える研究者がいるとしたら，どうして，どういう権能（権利と能力）で，そんなすごいことができるというのかを根拠づけ，説明できないといけない．きっとこれは大変な仕事になるだろう．

すごいこと，と書いた．なんで，どこがすごいのか？　たとえば，医師の診断行為と比べてみることにする．医師が胸部X線写真を読む，脳波を読む，血液検査結果を読む，生検材料を顕微鏡でのぞく．もちろん，こんなことが通りを歩いている一般市民にすぐできることでないのはもちろんだが，修練と経験を積んだ放射線技師，臨床検査技師，看護師にならできることだろう．それができるようになるには，専門書に学び，熟達者に付いて実地修練を積むことが

求められる.いずれも患者の思いとかその人の利益とかニーズといったものとはまったく関係なく行うことができるものだ.どんな異常陰影がどこにあるか,発作波がどの領域に出ているか,異常値がどう絡み合っているか,病的細胞はどの組織に由来しているか.そんなことは,患者の人生の意味とか,患者が何をどうしたいのかという,きわめて主観的で私秘的な事柄を知る必要なく成し遂げられることだ.一方,それに対して,さしあたり自律的でない患者について,その人が本当のところ何をどう望んでいるのか,その人にとって何が本当に利益なのか,本当に必要なことは何かを一緒に(というより実質的にはほとんど主導権をとって)見つけていくということは,至難のハナレワザだといってよい.

医師の行う診断行為に比べたら,踏みこんだアドボカシーは途方もなく法外(ウルトラ)なことだということ,そのことだけはきちんと認識されていないとならない.もしもアドボカシーの名の下に,看護師の人生観や価値観のすりこみや押しつけ,感情移入なんかがあってはならないとしたら*.

*もちろん,そうしたことはあっていいのだという考え方もあるだろう.患者と医療者との相互作用ないし交流こそが,血の通った温かい医療を可能にするのだ,と.ただし,看護師ないし医療者の側だけがそう思い込んでいるというだけでは話にならない.患者がそれを望んでいるのでなければ.

ぼくたちは患者の身にはなれず,ただなったつもりにしかなれないということ(☞ p.7).本心というものが果たしてあるかどうか,本人にもわからないかもしれないということ(☞ p.44),何が「患者のため」なのかについて誰がどう判断できるのかという問題を,みんなで検討し直してみてほしい.

5 より高い健康と自己実現

患者は常に理性的,合理的とはかぎらず,時として傍からみていて,自分のためにならない,損な,愚かしくみえる選択をすることがある.その極端なかたちは回復する可能性が高い状況での治療拒否だろう.が,容態が重篤でない場合に,治療拒否というのとはまた違ってもっと穏やかで控えめな治療中断がなされることは日常的によくあることだ.それがよく考えた末の選択決定なのかどうかは一概には言えない.でもどちらかというと,熟慮の末とは言えないことのほうが多そうだ.

続けて薬を飲んだほうがいいとか食事をきちんとしないといけないと頭ではわかっていても,それができない.長生きできるものならしたいものだと目標や希望があるのに,それをかなえるための方策をとらない,とれない.人間はマシンじゃないし,野生動物でもない.プログラムや本能の命じるとおりに生きているわけじゃない.もし意思や希望のとおりに自分を動かせないとしたら,それは弱さだろうか.不完全さだろうか.そのとき,患者は医療者の指示と指

看護の臨地実習では,根拠のあるケアプランを立てるために患者の主観的・客観的データを集め,分析・解釈(アセスメント)することが求められる.ある場面の会話や表情の変化もデータとして記録されるが,これらは数値化できるものでもないし,基準もない.見えない何かを読みとるトレーニングが,ここからスタートするのかもしれない.[倉林]

感情移入は意図的に起こせない.気がついたらそうなっていたというものだろう.「よい」かどうかは別にして,それが個別的なケースで生じた心的エネルギーであることは確かだ.その別名がコンプレックス(優越感と劣等感)であることは意識しておいてよい.[加藤]

本人の満足度に合わせてそこそこの健康を目指すのがいいのかなと個人的には思う.検診で脂肪肝を指摘されたから好きな晩酌をやめて肝機能は良くなった.けど,なんだか毎晩物足りないなあって思うかもしれない.どこで折り合いをつけるかは人それぞれだろう.医療者だからってその基準は押し付けられない.そう言いながら,糖尿病治療中の患者さんには「間食はしないように! 自分の健康のためですよ」なんて言ったりしている.[西川彰]

健康を高い低いと語ることはそもそもできるだろうか.高い健康と称して,医療者にとって都合がよい医療を

導を受けて，怠惰な性格を矯（た）めし，回復やより高い健康を目指し，より豊かな自己実現を図るよう努めるべきだろうか．

　これは病気になって治療を受けている人にかぎった話じゃない．英語やフランス語が話せたらいいなと思う．そのためには，毎日欠かさずラジオ講座や教材テープを聞いたりすればいい．わかっているのにそれができない．フランス語ができるようになりたいのに勉強の続かない人や，いい学校に入りたいのに数学の問題集を開く気にならない高校生は，血圧の薬を飲み続けない患者と似ている．勉強も服薬も，特別な才能なんか必要としていない．栄養指導も運動指導も，歯磨きだって，難しいことなんか何もない．やればいいとはわかっている．なのに，できない．

　人は，より高い健康，より長生き，より豊かな自己実現，よりレベルの高い学校への進学に向かって，ひたむきに精進するべきなんだろうか．人はそんな責務を背負っているんだろうか．何かを願い夢見ながらも，それが現実のものになるように日々の生活を整えられない人は大勢いるだろう．そうした人々は，やはり専門家の徹底的な指示や管理の下に置かれるべきだろうか．寝たきりより車椅子を使う生活のほうがいい．でも車椅子ではなく松葉杖で歩けたほうがいい．いや松葉杖なんか使わずに走れたほうがいい．そのためにはリハビリしなくちゃ．そうやって夢を実現できるようにがんばらないとならない．あきらめるなんてとんでもない．そりゃ人によって能力に差はあるだろう．でも，人というのは，自分の能力をすべて最大限に発揮するべきだ．だから，自分で発揮できない人は，看護師でも理学療法士でも作業療法士でも，医師でも薬剤師でも，家庭教師でも誰でもいい，そうした専門家たちのお世話にならないといけない．──本当にそう？　そうやって，医療を受けて，より高い健康を目指し続けることは，国民の権利ではなくて，道徳的義務なんだろうか．自分で何をどうしたらいいかわからないときには，アドボカシーを受けるべきだろうか？

提供してはいないだろうか．患者が自分らしく生きられる，過剰な医療が加わらない自然体の健康で十分ではないか．［北爪］

健康であること自体を目的とするのか，健康を何かのための手段とするのかで，生き方が大きく変わってくる．患者は，健康のためだけに治療を受けているのだろうか．［中澤］

瀧澤利行『健康文化論』大修館書店，1998．服部健司「根本的価値概念としての健康」，『医学哲学医学倫理』16:12-23, 1998．佐藤純一・池田光穂・野村一夫・寺岡伸悟・佐藤哲彦『健康論の誘惑』文化書房博文社，2000．浮ヶ谷幸代『病気だけど病気ではない』誠信書房，2004．新村拓『健康の社会史』法政大学出版局，2006．

メンタルヘルスの業界では，自分探し，本当の自分，自分らしく生きるなど，「自己実現」が大流行だった時期がある．ぼくらは「自己実現の甘い罠」と名づけた．いわば「青い鳥」みたいな，ないものねだりという意味で．実現ではなく現実の自分をどう受容するか，どう向き合うかが問題だ．［伊東］

「健康であれ」というスローガンにおいて，医療費の削減に通じることが語られる．保険会社は健康ではない人とはできるだけ契約したくない．国家はどうだろうか．［加藤］

C ケアと倫理

1 ケアとはなんだろうか

まずは手元にある英和辞典を手に取ってみよう．そしてcareという単語を引いてみよう．どうだろう，いろんな意味があることがわかるだろう（**表1-24**）．

careのもともとの古い英語caruの意味は，「悲しみ，苦悩」ということだったらしい．今の英語のsufferingに近いかもしれない．それが心配，配慮，保護などに意味が広がってきて，今，医療や福祉の現場でぼくたちは「世話」という意味で使うことが多くなっている．こうした語源をたどれば，単に世話をするという行為だけでなく，その土台には相手の悲しみや苦しみを心配して，気にかける，大切にする，という心の動きがあり，careという語はそれらをも指していたということがわかると思う．

ケアという言葉はずいぶんといろいろな分野で使われている．たとえば，医療ではプライマリ・ケアや緩和ケアなど．福祉では在宅ケアやデイ・ケア．日常生活の中でも使われていて，靴を磨いたり手入れすることをシュー・ケアというそうだ．ヘア・ケア，タッチケア，ケア・レジデンスなんて言葉もある．

加藤直克さんは誰が誰をケアするのかという視点から，ケアを3つの人称に分類している（**表1-25**）．これを見ると三人称のケアはとても裾野の広い領域だ．たとえば，これまで家族が担ってきたケアを社会で支えようという考えから介護保険制度が生まれた．このような社会や国家のありかたや制度について問うことなどもケアに含まれる．ぼくたちがこれから考えようとするケアは，加藤さんの分類に従えば，さしずめ二人称のケア，しかも，専門家による専門的なケアについてだ．

このケアの定義はケアする人の数だけあるといわれている．あるいはケアされる人の数だけある，というべきか．すべての人が納得するような，唯一絶対

> 加藤直克「ケアはいつケアになるのか；原サファリングと二次サファリング」，浮ケ谷幸代編『苦悩することの希望』共同医書出版社，2014．

表1-24　careの意味

名詞：①心配，気がかり，注意，配慮．②世話，保護．
動詞：①心配する，気にかける，好む，大切にする．②（子ども・病人などの）世話をする．

表1-25　人称によるケアの分類（加藤）

一人称のケア：自己（いわゆるセルフケアなど）
二人称のケア：他者（かかわりのある他者や家族，患者などへの援助）
三人称のケア：世界（政治や法律など社会や国家の正義）

のケアの定義はない．また抽象的なイメージとしてのケアと具体的な行為としてのケアリングとを厳密に分ける人もいるが，この本ではあえて区別せずに広く考えていくことにする．

メイヤロフは『ケアの本質』のなかで，「一人の人格をケアするということは，最も深い意味で，その人が成長すること，自己実現することをたすけることである」という．そして，ケアされる人が成長すると同時に，ケアする人も成長することが，ケアの本質だという．看護倫理学という領域ではケアやケアリングが重要なテーマで，ケアとは何かということと同時に，ケアがそれ自体，倫理的行為であるかということが議論されてきた．たとえばノディングズは，「自然なケアリング」という見方を提示し，これはわれわれケアする人が，愛や自然なこころの傾向性によって相手に応答することであり，その関係性こそが倫理的行為の源泉だという．ケアのなかに正義だとか公平だとかいう男性的な堅苦しい基準を持ち込むことはそぐわないという．しかし，自然ということが何を指すのかはきわめてあいまいだ（自然な死ってどんな死？　☞ p.228）．ノディングズへの反論として，クーゼは「倫理にはケアも正義も必要である」という．ケアが善い行為なのか，ケアと倫理の関係はどうなっているのか，考えていくことにしよう．

ケアには2つの相があると言われてきた．まず一つは，患者と言われる他者が，今どのような困難や苦悩を体験しているかに関心を寄せることだ．もう一つは，その患者に対して，健康を保持したり増進したりするための援助をするということだ．

一方，5つの相に分類している人もいる（表1-26）．政治哲学者のトロントによれば，ケアとは，われわれ自身や環境などを含め，われわれが生きているこの世界をより生きやすい世界にしていこうという人間の活動そのものである．ケアのまず1番目の相は相手のニーズに注意を向けること，気づくことだ．2番目の相は相手に対して自分がケアする責任を引き受けることである．3番目は実際のケアリングを行うことである．4番目は，行われたケアが効果的であったかどうかをケアを受けた人が判定し，フィードバックする一連のプロセス

メイヤロフ『ケアの本質』(田村真・向野宣之訳)，ゆみる出版, 1987．

N・ノディングズ『ケアリング』(立山善康・林 泰成・清水重樹・宮﨑宏志・新 茂之訳)，晃洋書房, 1997．

クーゼ『ケアリング』(竹内徹・村上弥生監訳)，メディカ出版, 2000．

表1-26　ケアの5つの相（トロント）

ケアの相	道徳的次元
1 care about (needs)	attentiveness（気づき）
2 care for (accept responsibility)	responsibility（責任）
3 caring (the actual work of caring)	competence（遂行能力）
4 care receiving (reception of care and judging its effectiveness)	responsiveness（応答）
5 caring with	solidarity and trust（連帯と信託）

J. Tronto, *Caring Democracy*, NYU Press, 2013.

である．そして5番目が，ケアを社会的に共有し連帯することでケアを持続可能なものにすることである．このなかにも責任ということがあげられている．

確かに医療者は患者に対してケアを提供する責任がある．しかし，だからケアという行為それ自体が常にすでに，手放しで道徳的な行為なのだと言っていいのだろうか．ぼくは，ケアが道徳的行為でありうることを頭ごなしに否定するつもりはない．確かに相手を気にかけること，心配すること，世話をすること，保護すること，責任をもつこと，いずれも悪いことではない．むしろ善いことと言っていいだろう．しかしそれが無条件に善い行為だということには同意できない．

> ノディングズは，「善い」ということを，相手に対する専心（心配し，世話し，責任をもつこと）から導き出そうとしている（自然的ケアリング）．その意味では，ノディングズのケア概念は道徳的理想主義に基づいており，カントの定言命法に近いところがある．［加藤］
> Re：他者への不完全義務ですか．でもカントは自然的傾向性からのケアを道徳的とはみなさないのではありませんか．［服部］

2 ケアという行為は侵襲的なもの

もしケアが善い行為ではないということがありうるとしたら，それはケアする人が道徳的でないからなのだろうか．あるいはケアする人のスキルが未熟だからなのだろうか．確かにそういうこともあるし，多いだろう．マスコミで騒ぎになる虐待などのスキャンダルは，その代表といえるかもしれない．2007（平成19）年には，看護師がフットケアとして入院患者の足の爪床から浮いた肥厚した爪を深く切ったことで，虐待だと疑われ傷害罪で逮捕された．幸いこの事件は正当な看護行為であったとして無罪が確定した．しかし，実際にストレス解消のために虐待を行う事件の報道が後を絶たない．これらの虐待，あるいはそれと紛らわしい（結果として侵襲となってしまった）行為は，すべて人格や技術など個人の問題に還元してしまえることなのか，それともケアという行為自体に，侵襲となる要素があるのだろうか．もしあるとしたら，それはなんなのだろうか．

> 福岡高裁，平22・9・16判決

ケアという行為も侵襲的なものかもしれないと言えば，いぶかしく思うことだろう．なぜなら，一般的なイメージとして，ケアとは保護的，保存的であって侵襲を伴うものではないとされるからだ．医療行為と違って，侵襲性がないということがケアのセールスポイントだ．ケースをみてみよう．

> 慢性疾患のコントロールは生活と密接に関係しているので，その患者さんが，本当はあまり知られたくない仕事のことや，家族のこと，経済状態など，時には，家の掃除が行き届いていないとか，食事内容の偏りなどが話題になることもある．看護ケアというお題目を掲げて，土足で患者さんの生活に入りこんでいく．「もしよかったら教えてください」とか，「○○に必要なのでお聞きするのですが……」と

天野武志さんは50歳代の会社員．管理職としてばりばり仕事をこなしていた．付き合いの飲み会やゴルフも精力的にこなしていた．体力には自信があった．しかし最近，時々息切れがするようになり，つい先日には胸が締め付けられるような痛みが出現して倒れてしまった．健康診断では，数年前から高血圧と肥満を指摘されていた．外来受診した病院で，心臓の精密検査を勧められ，しぶしぶ検査入院に同意した．

入院は初めての体験だった．夕方，妻や娘が帰宅した後，病室のベッドに横になりながら，あれこれ思いをめぐらせた．考えがまとまらなかった．消灯後もすぐには眠くなんかならない．同室の老人は気持ちよさそうに寝息をたてて

いる．それを見てなぜか腹が立ち，また無性に不安になってきた．こんなところにいる自分が情けなくなっていた．明日から自分の身に起きることを想像しても，妙に現実感がなかった．

　深夜に巡回に来た若い看護師笹木佑香さんの姿を見て，天野さんは思わずつぶやいてしまった．「わたしはどうなってしまうんでしょうね……」．

　笹木さんは「初めて入院なさったんですから，不安になるのは自然なことだと思いますよ」と笑顔で受け止めた．数分間の他愛のないやりとりで，天野さんの心の澱（おり）は静かに流れていった．笹木さんの言葉はすっと心の中にしみていた．先ほどまでの不安は薄らいでいた．笹木さんとの会話のなかで，病いから眼を逸らそうとしている自分の弱さに気づき，せめて入院期間中は何も考えず，患者という役回りに徹することを決意した．

いう謙虚さを持ち合わせたい．［米田］

　このケースをどう考えたらいいだろう．笹木さんは，とりあえずいい対応をしたのだろうと思う．忙しい深夜の巡回のちょっとした時間に，新しく入院した患者の不安の訴えに適切に対応している．天野さんも心の澱を受け止めてもらい，安心して療養に専念しようという気になった．

　天野さんは入院初日，病院という非日常の異界で，不安を若い笹木さんのケアによって軽減できた．天野さんの病気の治療がどうなるのかはわからない．もしかしたら思いどおりに事が運ばないかもしれない．しかし天野さんはこの日，患者として病いと向き合っていく決意ができた．それは看護の力によると言っていいだろう．精神科医の中井久夫さんは「治療できない患者はあっても，看護できない患者はない」と繰り返し語っている．天野さんは笹木さんから受けたケアをとおして，自分の弱さから眼を逸らさず，それに直面し，肩の力が抜けて自然体で治療に臨む心構えができた．人生のある一時期，患者というケアを必要とする状態になり，やがてまたそこから立ち去って，もとの会社員という日常に戻っていくのだろうから，これでよかったに違いない．天野さんは幸いなことに，深夜，すべての患者が寝静まっているという特殊な状況の中で，他者として立ち現れた笹木さんに思わず心情を吐露することができた．

中井久夫・山口直彦『看護のための精神医学，第2版』医学書院，2004, p.2.

　もし，天野さんが何も語らなかったとしたら，あるいは「大丈夫です」と言ったら，笹木さんは不安を察知していただろうか？　察知できたとしてどう対処しただろう？　不安でいっぱいの天野さんから「あなたみたいな若くて健康な人にはぼくのつらさはわからないさ」などと言われていたら？　そう言わなかったのは天野さんから新人の笹木さんへの気遣いだったかもしれない．

　ぼくは想像してみる．巡回に来たのが天野さんと同年代のベテランの主任さんだったらどうだっただろうか．彼が苦悩を表出していないのに，もしベテランナースがそれを感じ取り，先回りして尋ねたとしたら，天野さんは弱みを見せまいと防衛的になったのではないだろうか．自分が言語化しあぐねていた思

いを相手から「不安」と名付けられ，目の前に差し出されたとしたら追い詰められてしまうのではないか．よくぞ代弁してくれましたという思いと同時に，いやそれ以上に，触れてほしくなかったという両価的（☞p.248）な感情にみまわれたかもしれない．

天野さんは深夜の病室で，うすっぺらの病衣をまとい，自分の娘ほどの年齢の看護師に弱音を吐いてしまった．そんな姿は妻や娘には，まして会社の部下には見せられないものだっただろう．病者，弱者としての自分と直面させられることは，つらく苦しいことだっただろう．ケアされるということは，癒されることであると同時に，傷つくことでもあるという両義的なことだ．ケアは温存する作用と侵襲とを併せ持つ．弱者としての自分の受容を，天野さんは病院という異界での非日常的な出来事としてかろうじて受け入れられたのではないか．

> 父が手術を受け，転院か在宅療養を勧められたある日，看護師から「娘さんも介護に参加できるように，排泄ケアを一緒にやってみましょう」と提案された．カーテン越しに，動けない身体の父が精一杯の拒否をしているのがわかった．実の娘にケアされることが，父親としての威厳を剥奪することだってある．［倉林］

3 ケアは相手が弱者であることを前提にしている

ケアの根本的な意味は苦悩をもつ人からの呼びかけに共感的に応答することだと加藤さんは言う．助けを求める側がもともともっている苦悩を「原サファリング」と呼ぶ．「原」とは一次的でそれ以上原因をさかのぼれないものである．「原サファリング」は名づけようもなくとらえどころのないもので，それをケアしようとするときには，どうしても対処可能な病や症状などとして切り取り，分類整理されたものに変質させてしまいがちだ．加藤さんはこれを「サファリング対処」と名づける．

助けを求めるということは弱さをさらけ出すことであり，自分を相手の暴力にさらす危険な行為でもある．原サファリングが対処可能なものに矮小化され，鋳型にはめこまれて取り扱われるかぎり原サファリングが解消されることはない．加藤さんによれば，ケアがほんとうのケアになることはとても困難な「理想」でしかない．鋳型にはめられたり，不適切な応答，押しつけがましい暴力的な応答がなされると，もともとの原サファリングとは別の苦悩が生み出される．このサファリングのことを加藤さんは二次サファリングという．二次サファリングはケアされるたびに生じ続けているのではないだろうか．

> 「害」という字に問題があるとして「障がい者」「しょうがい者」「Challenged（チャレンジド）」と，新しい表記を目にするようになった．the challengedは，挑戦する使命，チャンスや資格を与えられた人という意味である．そうみると，障害をもつ人とケア提供者の不均衡が少しでも緩和されるような気がする．［北爪］

障害者としてケアされる側の抱く二次サファリング，恨みつらみ，ルサンチマンについて，究極Q太郎さんの歯に衣着せぬ物言いを聞いてみよう．ちなみにルサンチマン（ressentiment）とは，おもに弱者が強者に対して，憤り，恨み，憎しみ，悲しみなどの好ましくない感情を抱くことだ．ケアされる側が「弱者」であるとみなされることによって強調される，ケアする側とされる側との関係の不均衡について語られる．原文では「介護」「介護者」という語が使われているが，ここではそれをあえて「ケア」「ケア提供者」という語に置き換えて引用してみる．

> 「通念的なケアでは，ケアされる者は，ケア提供者に対して負い目をおわなければならない．両者の関係はそのように不均衡である．一方に『してやる』ケア提供者がいて，他方に『してもらう』者がいる．『してもらう』ほうは要するに『弱者』で，キリスト教でいうところの『恵まれない者』である．『弱者』は『ケア』という『お恵み』を垂れてもらわなければ生きていけない，というのだ」
>
> （究極Q太郎「介助者とは何か？」，『現代思想』26（2）：178, 1998.）

ケア提供者は相手の見えないニーズにどこまで踏み込んでケアすればいいのかという問いに，究極Q太郎さんはこのように語る．

> 「介助者は，障害者の自立性をただ支援するものであり，障害者の意思を離れて勝手に，介助活動を進めてはいけない．最大限その意思に従わなければならない．施設の看護師，介護士，または家族親族による"やってやる"的な介護態度，管理者的発想にもとづいた介護への批判から，そのような介護論が，自立障害者たちによって形成されていった．それはすなわち，介助者には障害者の手足の役になってもらう，というものである．（略）障害者が主体なのであるから，介助者は勝手な判断を働かせてはならない」
>
> （前掲書，p.179.）

介助者が良かれと思ってやったことが，結局は余計なお世話でしかなく，ケアする側は勝手な判断をするな，介助者は頭ではなく手足を使え，というメッセージだ（アドボカシー☞p.108）．

この文も，介助を看護とかケアと読み換えてみればいい．どうだろう．ケアのプロとしての専門性を，真正面から否定する発言だ．余計なお世話をせず，価値観の押しつけをせず，ひたすら手足のように動けということだ．もしそうだとすると，ケアするのは専門家でなく，ロボットでも介助犬でもいいということになる．とてもきびしい指摘だが，ケアされる側から言われると重く受け止めなければならない．もちろん，介助者が手足のような道具になったからといって，介助者と被介助者の関係の不均衡がなくなるわけではない．介助者が単なる道具と見下され貶められるだけのことだという否定的な意見もある．しかしなぜこのような主張がなされるのだろう．

必要とされるケアを行うことは善いことだと考えられている．さらに善い行いをするときの手段は正当化されやすい．その正当化の過程で，それがあまりに性急だったり，強い信念や正義感に裏打ちされると，時に善意は独善になり，相手の痛みを配慮しない「やわらかい暴力」に転化する．ケアされる側は，善意という真綿で首を絞められるような，閉塞感にさいなまれ傷つくだろう．だから相手を護りたいというケアする側の価値観や善意に汚染された介護を受けるより，手足になって物理的に動いてくれる手助けだけで十分だという「介助者手足論」が表明されることになるのだ．

電動車椅子利用者の秋山さんは，介助と介護は異なるとして，「人的ケアを充実させることは介護体制を強固にするだけで自立性を奪う」として，介護より「介助という言葉が適切だ」という．秋山和明「介護と自立」，『リハビリテーション研究』41：23-27, 1982.

看護師が医療の補助業務に関しては医師の言うとおりに動き，患者の世話に関しては患者の言うとおりに動くべきだとすれば，主体性と創意工夫の余地を奪われて燃え尽きてしまうだろう．一方，それだけの働きなら，看護がロボットにとって代わられる可能性が十分にある．でも患者はそれを望まないだろう．それはなぜか．［加藤］

患者さんの私生活をいろいろ聞かされたとき，その深さにこちらが打ちのめされ，強いとまどいを感じることもある．「あなたが聞いてくれるから，思わずこんなことまで話してしまった」と言われたときは，はたしてよかったのかと思う．ケアは，生身の患者さんに触れる．心にも，生活にも，からだにも，他の職種にはありえないほど個人的なところまで踏み込むので，ケアとはやわらかい暴力にもなりうると実感する．［米田］

苦しんでいる人を目の当たりにしたとき，黙っていられなくなる．目の前で苦しむ人の姿は見ているこちらを苦しくさせる．だから，相手のためと言いながら，本当は自分の苦しみから逃

4 ケアは弱者という存在を恒久化する

ぼくたちは毎日誰かにケアされ，誰かをケアして生活している．人とかかわって生きているということ自体，ケアしケアされる関係といってもいい．ケアとは本来，する側とされる側が相互に影響し合う相方向的でダイナミックな関係だ．これが一方通行の関係に固定されてしまうと，ケアする側は気づかないうちに相手を傷つけてしまう．それが究極Q太郎さんのいうところの「弱者」と「強者」との関係の固定といえるのかもしれない．ケアはふつう「強者」が「弱者」に対して行うものと思われている．ケアが専門家によって行われるとき双方向の関係が崩れ，ケアが強者と弱者の関係になってしまうと考えられる．ケアが専門家の手に委ねられることで，結果的に患者は対象化され受動的な立場になり無力化されてしまう．

もしケアを専門化して生産者と消費者のような一方的な関係に埋め込んでしまうと，ケアしつつケアされていたり，ケアされるなかでケアしていたりという，双方向性のダイナミックな対人関係が貧弱になってしまうだろう．患者は弱者であり，自らケアできないのだから，ひたすらケアされるしかないと考えることは，患者の，弱者としての役割の恒久化であり，無力化である．

役割の固定化のもう一つの要因について述べておきたい．専門家の場合にかぎらず，家族や友人関係でも起こりうることだ．自己評価の低い人がケア提供者になると，自分よりさらに弱い人に対してケアし続けることで，自分の弱さから目を背けていられるということがある．いわば相手を踏み台にして自己評価を相対的に高めるということだ．そういう人にとって，弱者は弱者のままでいてもらわなければ困る．弱者であるべき対象が時に強者のように立ち現れることのあるダイナミックな関係が受容できない．障害者が常に弱者であることを強いられるような関係は，こういう自己評価の低いケア提供者によってもたらされる．医療や福祉の専門職のなかにこうした人がいなければいいのだが．

5 ケアする側にもたらされるもの

ケアが本来の双方向性の関係にあるとき，ケア提供者は，ケアすることによって同時にケアされる側からいろいろな作用を受ける．ケアされてよかったというプラスの作用だけでなく，怒りなどの陰性感情や，過去の対人関係から受けた深い傷を援助者に投影する「転移」にさらされる可能性がある．しかしこのことは，必ずしも好ましくないことではない．ケアされることの痛みや不全感，無力感などを共有するための回路，反作用を受け入れる窓が開かれているから生じる状態ともいえる．もし一方的な提供関係なら，強者は弱者からの反作用を受けることはないだろう．受けたとしても微々たるもので，それをノ

れるために相手に何かしたいと思ってしまう．そんな自分に気づいていることが，ケアを暴力にしない道なのかもしれない．[原]

ロボットよりも人間がいいと思う理由の一つは，人間が「死ぬもの」だからだ．ケアは「死ぬもの」どうしの間にしか生じえない．なのに通常，人間は「自分が死ぬものである」ことをひた隠しにし，自分でも見ないようにしている．[加藤]
Re：パスカル『パンセ』を読んでみるのもお勧めですね．中公文庫版で．[服部]

人をケアすることは，他者の世界の中に入ることを許される関係に基づくものである．このとき看護者が患者の世界に入るだけではなく，患者も看護者の世界に入っている．患者とかかわることによって，看護者もまたホッとするような，心が癒やされるような思いを味わうことがあるのはそのためである．でも，どこまで深く入り込んでいいのか，答えを出せていない．[北爪]

ふだんの行動のなかにも，相手に気を遣っているようで，逆に相手に気を遣わせていることがないだろうか．患者は，一所懸命にケアしてくれる看護師に「善意の押しつけですよ」とは言えない．ケアの侵襲性に自覚的であることの重要性を痛感する．[北爪]

金泰明『欲望としての他者救済』NHKブックス，2008．この本もおもしろいと思う．[加藤]

患者さんは，「いろいろ大変だね」「親身になってくれてありがとう」「考えてくれてうれしい」など，こちらを気遣ってくれる．日々の看護場面で，患者さんからケアされているという感覚をもつ．認知症があっても，脳梗塞で麻痺があるといったセルフケア困難な患者さんであっても，同じである．しかし，理不尽な要求や医療者側が恐れを抱いてしまうような言動に直面し，ケアを継続する困難さを実感することもある．[米田]

イズとして切り捨ててしまう．ケアする自分も弱者であり傷つくこともあるのだという意識が薄らいでしまうだろう．

　ところで，サン＝テグジュペリの『星の王子さま』って知ってる？　王子はどこからか自分の星にやってきたバラの花のことが好きになり，献身的に世話をした．水をやったり，風よけのついたてをしたり，けむしを取り除いたり．そのことにバラは感謝しないばかりか，わがままがエスカレートしていった．バラのトゲある態度に王子は傷つき，バラを残して旅に出てしまった．しかし後になってから，王子は「あの花のおかげで，いい匂いにつつまれていた．明るい光のなかにいた」こと，自分がケアされていたことに気がつく．そして，花のところに帰ってやり直そうと決意したのだ．「めんどう見たあいてには責任があるんだ」と飛行士に告げて．バラはケアされながら，苦悩が完全に癒やされることはなく，弱者としての自分にいらだち，そのルサンチマンを王子にぶつけていたのかもしれない．王子は地球でキツネと出会い，ケアすることとされることの双方向性，ケアにおける癒やしとそのなかにひそむ侵襲性を学んで帰ったのに違いない．おそらく王子とバラは，これからお互いにケアし合うのだろう．

しかし王子は，星に帰るために毒蛇に噛まれて地上での身体を脱するというしかたで「死ぬこと」をくぐり抜けなければならなかった．これは何を意味するのだろう．［加藤］

王子が帰ったとき，バラは枯れているだろう．［服部］

　ケアとはなんだろう．ケアの私的な定義をひとつ．「ケアとはバラの花を育てるようなものである」というのはどうだろう．大切に扱わなければ枯れてしまう．水をやりすぎても根が腐ってしまう．バラの花を不用意に扱うとトゲでケガをすることもある．しかし，その色やかおりの美しさにぼくたちは癒やされる．ケアも同じだと思う．

D 患者と医療者の意見の対立

1 サービスとしての医療

いつの頃からか,患者を患者さんではなく「患者さま」と言うようになった.ぼくはそのときなんとなく,しっくりこない感じがした.今でもそうだが,いつのまにかそれが主流になってしまったようだ.あの違和感はなんだったのだろうと思う.患者に「さま」をつけることに抵抗があるのは,患者がえらいとか,えらくないとか,「さん」より「さま」がていねいだとか,そんな低級な議論ではなく,患者を「お客さま」と同等にみなすかどうかという問題があったのだと思う.ぼくだけでなく,多くの同僚たちは,「お客さまは神さまです」というせりふで有名だった演歌歌手のことを連想して,「患者って,お客さまなんだろうか」と苦笑した.

> 患者さまという呼称は「やり過ぎだ」という患者の本音を聞くことがある.実際は粗雑な対応をしていることを指摘されると,"慇懃無礼"という言葉が浮かぶ.表面的には丁寧で礼儀正しい言葉を使っていても,それに値する対応ができていなければ,実際は尊大で無礼なことである.自分なら,医療者から心を串刺しにするような対応をされながら「患者さま」とは呼ばれたくない.〔北爪〕

患者という言葉は,どうひいきめにみても,ネガティブなイメージをもつ言葉だ.患者と言われて,そのことで自信がもてて,うれしくなるような,そんなすてきな言葉じゃない.できれば患者にはなりたくないのだ.なりたくないけど,しかたなくなってしまったのが患者だ.これは病人,けが人,老人,障害者,すべてに共通することかもしれない.これらも,老人さま,病人さま,と言えばていねいな意味になるのだろうか(少なくとも老人ホームで「老人さま」なんていう言葉は聞いたことがない).妊婦とか,人間ドックで検査を受ける人,美容整形をする人は,厳密には患者じゃない.病気ではないのだから.もしかしたら,こういう人たちは「お客さま」と呼んでもいいのかもしれない.

いずれにしても,患者さまという言葉の出現をきっかけに,医療がサービス業なのかどうかを考えるようになった人が多いのは事実だ.確かに,患者の多くはお金を払って,医療という専門的なサービスを受ける.サービスを買うという意識で病院に来ている.保険制度で価格は統制されているから,質の違いを意識している.ウデのいい医師のいる病院,看護師が親切な病院,きれいな建物,はやっているところ,交通の便利なところ,などなど.あそこのスーパーの野菜は新鮮で,どこそこのマーケットのパンはおいしい,どうせ行くならいいところに行かなくちゃ.医療もデパートも同じなんだろうか.

> 明け方の救急外来に,ケロリとした顔の子どもを連れてくる親がいる.安心感を与えるという点ではサービス業だが,それでよいのかとも思う.〔中澤〕

昭和30年代,いわゆる高度経済成長が始まって,日本人の生活は豊かになっていった.物があふれているなかで,少しでもいいものを買いたいという欲望が充たされるようになった.こうしてぼくたちは「消費者さま」になったのだ(☞ p.65).消費者としての患者という立場の社会的認知が,権利意識を底上げして,情報公開や安全性の追求,選択の自由などの消費者運動の一環として,医療の構造に変化をもたらしたという見方もできるようだ.つまり,

患者中心の医療，説明と同意，欠陥商品（医療ミスなど）の糾弾，これらは消費者としての権利の行使と考えられる．

病院に行ったらなんの説明もなく「はい注射ね，はい薬ね，はい次の人」じゃ，誰も納得できなくなったわけだ．焼き鳥を食べようと思って居酒屋に入ったのに，頼みもしない魚が次々に出てきて，「今日はサンマとホッケがおすすめだよ」なんて言われたらどうだろう．客は食べたかった焼き鳥を注文してよい．注文されたらオヤジはトリを焼かなくてはならない．病院ではどうだろう．医療が厳密な意味でサービス産業かどうか，意見の分かれるところだろう．サービス向上のために，医療に株式会社が参入すべきかどうかという議論もある．現実に，人気のない病院は淘汰されていく．医療は市場原理の中に，完全に取り込まれている．

2 不適切な医療行為

医療者は，客の，いや患者の求めるサービスにどこまで応えなければならないのだろう．原則は両者がきちんと話し合いをして，お互いが納得のできた診療を行うということだ．当然のことだね．ところが，これが一筋縄ではいかない難しいことなのだ．医療者の側からみて最適な医療，最善の医療と，患者の側からみてのそれとは，どうしても食い違いが生じる．医療がレストランのようなサービス業なら，原則的に患者のオーダーが優先される．多少まずくても，栄養価が乏しくても，蓼食う虫の好みの問題だ．その治療が患者の最善の利益にならなくても，求めに応じなくてはならない．

でも病院はレストランとは違う．患者の求めのすべてに応じることは不可能だし，たとえ可能であっても，応じてはいけないときがあるはずだ．では，患者の求めであっても応じる義務がないのはどんな場合だろうか．まず，すぐに思い浮かぶのは安楽死など，その求めが合法的でない場合だ．いくら本人や家族から希望されても，「はいそうですか」と応じられることではない．麻薬や覚醒剤の注射や虚偽の診断書・証明書の発行なんかもそうだ．

では，法律に違反していなければ求めに応じるべきだろうか．医療行為は侵襲的であることが多く，予期せぬ事態が起こり得るとても危険な行為だ．違法ではなくても，明らかに患者に害が及ぶような行為をする義務があるだろうか．また，害がなくても利益もないという行為もある．

よく引き合いに出されるのが，患者がかぜをひいて抗菌薬の処方を希望したとき，どうすればいいのかということだ．かぜというのはほとんどがウイルスの，鼻やのどへの感染による炎症だね．細菌性ではないから抗菌薬は無効だ．また，脱水症状もなく，補水の意味はないのに点滴をしてくれと言われることがある．これらの要望に対して，きちんと医学的説明をして，受け入れられないとお断りするのがいいのだろうか．相手が納得してくれないときはどうだ

治療効果が明らかでないときの抗菌薬投与は無効を超えて有害である．しかし患者（やその家族）からの要求には応じることがあるようだ．〈患者の希望〉というニードに応えることが医療サービスだという医療のあり方が背景にある．小児頭部外傷の際にCTスキャンに

[欄外注]

よる精密検査を希望される親御さんは少なくないが，実施したケースのうち実際にCTスキャン検査が必要だったのは0.1％にすぎなかったという米国のデータがある（『生命倫理事典，第2版』太陽出版.「CT」の項）．[原]

MRSA（耐性菌）に効くバンコマイシンという強力な抗菌薬がある．乱用することでこの薬まで効かなくなると大変だ．そのため多くの病院では使用を制限している．目の前にMRSAの感染が疑われる患者さんがいて，耐性菌の出現を懸念して菌が同定されるまで待てるかというと，私は多分待てない．「あなたにはこの薬が効くかもしれませんが，やみくもに使うとこれから先の人たち，医療全体のマイナスになりかねず，現段階では使用できません」という説明に，納得してくれる患者さんはどれだけいるだろう．[西川彰]

たとえば2003（平成15）年，ある有名人夫婦がアメリカで代理母に産んでもらった自分たちの子どもを，実子として出生届しようとしたが受理されなかった．裁判で争われ，2007（平成19）年3月23日の最高裁判決で，実子とは認められず特別養子縁組が行われた．民法上はあくまでも出産した人が母親だということだ．[伊東]

補助生殖医療は宗教やスピリチュアリティの問題にかかわる．ここでは個人の価値観を受容しながらも，社会的合意に基づいて判断するしかない．それに同意できない人は，妥協するか，海外渡航して医療を受けるかなどの選択肢を迫られる．社会的合意形成のために優生思想が反映されたり，弱者排除の方向に向かおうとするとき，十分に議論を尽くして規制すべきだと思う．[徳永]

不妊が病気として認定されて不妊治療に保険適用が可能となった．朗報と受け止めた人は多いだろう反面，不妊治療をしない夫婦は，病気に向き合わず放置して

[本文]

ろう．たぶん患者は希望をかなえてくれる他の病院へ行くだろう．お客を1人減らすことになるわけだ．逆に希望どおり処方したらどうだろうか．客を減らさずにすむし，相手も満足していいことずくめだ．しかし本当にそういえるのだろうか．抗菌薬による副作用が出たらどうだろう．まれだが命にかかわる副作用を起こすことがある．また，副作用とはいえないが，抗菌薬によって常在菌のバランスが崩れ，菌交代現象による思わぬ合併症を起こすことも考えられる．患者個人のレベルを超えて，抗菌薬の使い過ぎが原因で，いわゆる耐性菌の出現が問題になっている．MRSAがその代表だ．

抗菌薬はわりと簡単に手に入るものだ．もしこれが，希少価値のある薬や資材だったらどうだろうか．本当にそれを必要としている人にだけ使うべきものだったら，安易には使えない．これは「限られた医療資源の配分」についてのところ（pp.135-146）やケース6（pp.198-202）で考察しよう．

3　治療の対象は何か

治療は病気に対して行われる処置だ．じゃあ，そもそも病気かどうかはっきりしないのに患者が治療を求めてきたらどうすればいいのだろう．「病気じゃないから診ません」と言えるだろうか．

先に書いたように，妊婦は病人じゃない．妊娠は病気ではないからだ．出産させることを治療とはいわない．妊娠して出産することも，妊娠せずに出産しないことも，どちらも本来は正常でも異常でもない日常のことだ．では妊娠を中絶することや，人工的に妊娠させることはどうだろう．妊娠，出産という過程に医療が介入する生殖医療という分野は，技術的にものすごい進歩がみられる．これまでの法律では判断できないことが頻繁に起きるようになってきた．

人工授精での出産が可能になって，配偶者以外の卵子や精子を使った場合，子どもの遺伝上の親と戸籍上の親は誰になるのかとか，夫が死亡した後に凍結精子を使って妊娠したら認知はどうなのかなど，新しい問題が次々に発生している．代理出産についてはよくマスコミをにぎわしているね．技術的にはかなりのことが可能になったもののその是非について法律や社会的な合意がないとき，それでも治療行為として行っていいのだろうか．患者が求め，それが患者の利益になるのならやるべきなのだろうか．

子どもを望む夫婦にとって，妊娠しないということはつらいことだろう．そのすべてが不妊症という，治療に値すべき病気と考えるのが妥当なのか，きちんと考えておく必要があると思う．また，明らかに病気の治療とはいえない，男女の産み分けや，多胎の減数処置，これらの要望に応えるべきかどうか，この領域は難問が山積している．

処置の対象が病気でなければ治療とはいわれない．患者（客）からのニーズがあって，それに応えられる技術があって，その是非が問題とされる，いわ

いると家族や親戚から見られるかもしれない．［加藤］

ゆる美容外科（美容形成外科，美容整形外科，いろんな呼び方がある）について考えてみることにする．

　ケガや火傷の後の瘢痕の形成，良性の脂肪腫やアテロームの除去など，病気やケガの治療のための患者が美容外科を訪れることもある．しかし，圧倒的に多いのは，ふたえまぶたなどの美容上の形成だろう．ひとえまぶたは病気だろうか．鼻が低いとか大きいのは異常だろうか．病気や異常だからというのではなく，自分の鼻やまぶたの形が気に入らないから，修正を加えようという目的で手術を希望して来院する．この場合，病気ではないから健康保険ではなく，自費で行われる．

　自分の身体を変形させたいというニーズをもった消費者と，それを可能にする技術をもったサービス提供者がいて，両者の合意による商取引が行われる．それだけのことなのだろうか．自分の所有物である鼻をどうしようと本人の自由なんだから，とやかく言うべきことではないのだろうか．医療行為と，脱毛などのエステとの境界はどこだろう．歌手の誰それと同じような鼻の形にしてほしいという要望に基づいて行った治療の結果が，成功しているのかどうか，どのように評価すればいいのだろう．ずいぶんとトラブルが起きているようだ．手術が不調に終わったとき，それは医療過誤というのだろうか．

　手術を受ける人の中に醜形恐怖（dysmorphophobia）という病気がある．自分の顔が醜いと思い込んでしまう思春期に多い妄想性障害や身体表現性障害だ．客観的にみて必ずしも醜いとはかぎらず，あくまでも本人の主観の問題なのだ．その人たちのなかには，何度も形成手術を繰り返し，そのたびに治療者とトラブルを起こす人がいる．手術をすれば醜い顔が治ると信じて行うが，決して満足することがないのだ．

4　性同一性障害（GID）について

性同一性障害
（GID：gender identity disorder）

LGBT（L/G/B/T）

最近では性的マイノリティの一部がこのようにひとくくりにされることが多い．女性同性愛Lesbian，男性同性愛Gay，両性愛Bisexual，性同一性障害をふくむトランスジェンダー Transgenderの頭文字を並べたものだ．当初はGLBといわれていたようだが，Lの存在が埋没しがちなためLGBとされ，さらにTが加えられた．LGBは性的指向sexual orientation，Tは性自

　治療についての意見の対立について考えるとき，無視できない領域が性にかかわる問題だろう．とくに，性同一性障害（⊂トランスジェンダー）という状態の治療のありかたについてだ．いま状態と書いた．病気と書くべきとの見方もあろうが，あえてそう表した．その理由はあとから書くことにする．

　これは自分の性別に違和感があり，精神的苦痛や社会的不適応を起こしている状態だ．たとえば，男性として生まれたのに，自分の性アイデンティティは女性だというような状態だ．海外などでひそかに性別適合手術を受けている人が少なからずいるようだ．美容外科で，胸を大きくする手術を乳房の小さい女性が受けるのと，男性が受けることに違いはあるのだろうか．あるとしたらなんだろうか．本人が望むのだから同じなのだろうか．こうして性別を乗り越えるということは特別なことなのだろうか．

　性同一性障害という病名は，2018年のWHOの新しい病名分類（ICD-11）

で，gender incongruence（与えられた性別と自認する性別が一致しないこと）に変更され，精神疾患の枠組みからはずされた．アメリカ精神医学会の病名もすでに2013年に性別違和（gender dysphoria）に変更され，障害という印象が薄められている．日本でも近い将来，性同一性障害という病名が変更されることが見込まれる．

日本精神神経学会では，1990年代から『性同一性障害に関する診断と治療のガイドライン』（第4版，2012（平成24））を作成している．この中で，本人の希望しない性役割を求めること，つまり生まれついた性を押しつけることは，非倫理的で非現実的であり，本人の希望に添うかたちで治療するのが望ましいと書かれている．つまり，別の性になりたいと希望して悩んでいる人は病気であり，性別を変更する方向で治療していくべきだという考えだ．その場合，カウンセリング，実生活経験，ホルモン療法，外科手術など段階的に進めることになっているが，この順序は強制されるものではなく，本人の希望で変更できるとされている．ここでもやはり患者の要求が優先されている．

GIDは病気という枠組みに入れてもらうことによって，治療対象として認めてもらう大義が得られるわけだ．ある状態を病気とみなして医療の対象とすることを「医療化」あるいは「病理化」ということがある．日本では，「性同一性障害特例法」が2003（平成15）年に制定され，一定の要件を満たせば戸籍上の性別の変更もできる．その要件のひとつが性器の外見だ．なので性別適合手術を受けて（とるかつけるかして）いない人は戸籍上の性別を変更できないのだ．

三橋順子さんは，性同一性障害が病理化され治療対象とされることの問題をかなり踏み込んで指摘している．性別適合手術を受ける人の中に，本当はGIDではないのに，戸籍の性別を変更して同性のパートナーと結婚するために手術を受ける同性愛の人がいる．医者には本当のGIDなのか，そのふりをしているだけなのか見抜けないという．また，自分がどちらの性なのかよくわからない，迷うということは思春期ならそう珍しいことではない．その多くはある程度悩むとなんとか安定していくものだ．しかし，学校現場などでは二次性徴が発現するよりまえの早期に対応を求める声があり，15歳からホルモン療法が開始されることが可能となった．本人の性別違和がその後軽減されるかもしれない段階で，性別変更が促進されてしまいかねない．これなどは過剰診療かもしれない．

さらに，性別変更を望む人の中には，社会でうまく適応できないことの理由を性別不一致のせいと考え，とにかく手術さえ受ければうまくやっていけると勘違いして，十分な実生活経験などの準備がないまま手術だけを行ってしまい，術後にさらに不適応がひどくなってしまう人がある．このへんは美容外科にも共通して言えそうな問題だ．

認gender identityの問題であり，これらを一括することには異論もある．さらに，これら以外の多様なマイノリティ（性染色体異常のインターセックスや無性愛など）が排除されるという批判もある．もう少し詳しく知りたい人にはこの本がお勧め．森山至貴『LGBTを読みとく』ちくま新書，2017．なお性的指向とは，どの性の人に対して恋心や性的関心が向かうかということ．性自認とは自分がどの性に属しているのかについての自己意識．

要件とは，①成人，②非婚，③20歳未満の子がいない，④生殖機能喪失，⑤性器外見近似，である．

三橋順子『女装と日本人』講談社現代新書，2008．三橋さんは性文化史の研究者で，研究論文は多数あるが単行本としてはこれが入手しやすい．

三橋さんは，本来性別は他人からどちらか一方に強制的に決定させられるものではなく，治療で必ず性別変更すべきものでもないという．どちらのジェンダーとして生きるか，それに伴って，身体を変えるか，生活を変えるか，あくまでも本人次第だ．病理化し医療の対象とされることで，不要な苦しみを背負ったり，異常者として排除されるようなことはあってはならない．さきほど「性同一性障害特例法」についてふれた．WHOの疾病分類から性同一性障害という病名が消えてなくなったいま，存在しない病気についての法律だけが幽霊のように存在するという奇妙な事態になってしまう．諸外国で病名が消えた後もこの国でだけ残るとするなら，GIDは日本の風土病だと言われることだろう，と三橋さんは語る．

> 性同一性障害を「研究する」ってどういうことだろう．たとえば研究者が性同一性障害であった場合はどういうことになるのだろう．その研究者が書いたことを，自分は障害者ではないと思っている人が理解できるのだろうか．でも研究が公表されない限り，対処は十分な理由や根拠を示すことはできない．［加藤］

> 2018（平成30）年春の診療報酬の改定で，健康保険を使って「病気の治療」として性別適合手術を行うことになった．当然，賛否両論がある．

5 患者が求めない治療について

ここまで，治療の適応があるかどうか，患者の治療要望に応えるべきかどうかという視点から，問題をながめてきた．サービスとしての医療は需要に応じることを求められる．その一方で，医療者側としては治療したい，治療を受けてもらいたいと思うのに，患者がそれを望まないという状況もある．治療拒否というわけではないが，患者から治療の内容にかなり厳しい制約を求められ，その範囲内で難しい治療をしなければならないとしたらどうだろうか．手術中に出血しても輸血だけはしないでほしいとか．

宗教上の理由から輸血を受け入れない人たちがいる．有名な事例なので知っている人も多いと思う．その患者は手術を受けるとき，宗教上の理由から仮に輸血をしないことによって不利益が生じても病院の責任は問わない旨を文書で残していた．しかし病院は輸血しなければ命の危険がある場合には輸血するという方針で臨み，実際，手術中に輸血が行われた．患者側は，病院側が輸血を行うこともあるということを事前に説明しなかったことにより，自己決定権を損害されたと訴えた．この輸血拒否については最高裁判決（平12・2・29）が出ている．この判決で輸血拒否が「人格権の一内容として尊重されなければならない」こととして認められたのだ．自己決定能力のある成人が輸血を拒否した場合，その意思は尊重されなければならないと考えられるようになった．ただし信者の子どもに関してはこの判決は及ばない可能性がある．欧米では子どもへの治療を親が拒否する権利は認められていない．治療拒否は虐待に該当するとされている．

> 『別冊ジュリスト 医事法判例百選』有斐閣，2006．

> これは「大ちゃん事件」といわれ，テレビドラマになるなど注目された．詳しくは以下を参照．大泉実成『説得』講談社文庫，1992．

1985（昭和60）年，交通事故にあった10歳の少年が，親の意向で，輸血せずに死亡するという事件があった．このとき輸血を認めなかった親に，保護者遺棄致死罪などの法的責任があるのかどうか議論になった．仮に輸血が行われていたとしても救命できなかったという鑑定結果をもとに，親や医師は不起訴となり刑事責任は問われなかった．ではもし輸血すれば助けられる場合はどう

宗教的輸血拒否に関するガイドライン，2008．

すればいいのか．日本では最近ガイドラインが作成された．

日本輸血・細胞治療学会など医療系の5つの学会などが作成したガイドラインでは，未成年の場合，子どもの年齢や親権者の同意の有無などいくつかの状況について方針が書かれている．片方の親が輸血に同意した場合は輸血する．15歳未満の子どもの輸血を両親とともに拒否した場合は，親権者を虐待として通告し親権喪失を申し立てて輸血を行う，としている．しかし，自己決定能力を欠く成人の場合，家族が輸血を拒否したときどうするかということには触れられておらず，課題がある．

6 主訴をどう受け止めるのか

主訴，という言葉がある．患者が病院を受診した理由となるおもな症状のことをいう．患者が何を苦痛に感じて何を治療したいのか，その直接の問題が主訴だ．訴えだし症状なので，ふつうはその背景にさまざまな病気が隠れている可能性がある．熱があるとか，腰が痛いとか，患者はそういう症状を訴えて，それをなんとかしてほしいと言う．たしかに熱が下がり，痛みが和らげば楽になるだろう．しかしそれだけでいいのだろうか．医療者はその症状の背後にどんな病気があるのか，治療が必要なのかどうか考える．

精神科や心療内科の外来を受診する人では「夜眠れないんです」という主訴が多い．睡眠障害は実際にかなり多い症状で，それだけで独立した診断名でもある．だから不眠症としての薬物療法が行われることもある．しかし不眠症の多くは，他のなんらかのメンタルの問題によって起きる．背後にうつ病や神経症などの精神疾患があって，その症状のひとつが不眠というように考えることができる．とすれば睡眠薬を処方して万事解決にはならない．

ふつうは患者のほうから眠れなくなったきっかけや原因らしきこと，いま悩んでいることやストレスになっていることなど，尋ねなくても語ってくれる．だが背後にある問題に踏み込まれることを求めない患者もある．そんなとき医療者はどうすればいいのか．昼間っからお酒のにおいをさせながら来る人，腕にたくさんのためらい傷のある人，そのことを本人が言わなければ尋ねないほうがいいのか．ぼくなら直球勝負を避けてボール球を投げて反応をみたい．眠れないことに関して，どんな部屋で寝ているのか，まわりに誰かいるのか，静かなのかにぎやかなのか，直前に何か食べたり飲んだり運動したりしないか，一日のおわりをどんな気持ちで迎え，ベッドに入るかなど．

心境の変化には，何か，もしくは誰かとの出会い，向き合いがあるのではないか．そこには実が熟れるまでの時間や出来事など，必ずしも本人が意識しないタイミングがあって，それを「縁に随（したが）う」というのだろう．[加藤]

主訴の背後にある問題と向き合うことを避けていた人が，対話をとおして本気で考えてみようと態度を変えることがある．そのタイミングを根気よく待つしかない．患者と医療者とでは病気に対する見方が違っていたり，治療方針で対立するというのはむしろごくふつうのことかもしれない．

E 家族と「その他の関係」

1 家族の実像はマンガと違う

　ぼくたちは，〈よい死〉の物語と同じように，〈よい家族〉の神話を信じるように，テレビマンガを見ながらすりこまれ，その幻像に縛られている．サザエさんの家，のび太の家，ちびまる子ちゃんの家，バカボンの家．なごやかで，楽しい，もめごとや汚らしさと無縁の，笑いの絶えない家族．青空が広がる町の中の，庭付き一戸建てに住むマンガの家族たちは，みな健康的だ．病んだ人や障害をもつ人，寝たきりの人はいない．勉強のできない子はいても，親に暴力をふるう子や，酒びたりの親，いつも腫れ物にさわるように接しないとならない人，リストラで失業中の人，浪費癖で借金の取り立てに追われている人も出てこない．夫婦もいたって仲がいい．浮気なんか無縁な世界だ．子どもの教育方針をめぐる意見の対立もない．

　どろどろとした情念，人間の心の暗部がカットされているこうしたマンガやホームドラマばかりを見てると，つい，それが家族のごくふつうの，当たり前の姿なんじゃないかと思えてくる．それにひきかえ，自分の家はなんていうありさまなんだ．自分の家はふつうじゃない，異常だ．こんな家に生まれ育つなんて不幸だよ．でも，こんなこと友達にだって言えないよ．——実はそういう人って，けっこういると思う．

　その一方で，まるでマンガに出てくる明るい家族そのものみたいな家で育ってきたという人もいるだろう．でもひょっとすると，そういう人たちは，絶対に舞台裏を見ることがないようにという親の細心の配慮の下で，育てられてきただけなのかもしれない．いや，もちろん実際に，裏も表もない幸せな，愛に満ちた，何の問題もない最高の家庭に生まれ育った人もいるかもしれない．だとしたら，うらやましいかぎりだ．そういう家に生まれたという人は，どこの家も自分の家と同じだと思わないほうがいい．

　医療者は，表層的，一面的な虚像的なイメージをぬぐい払って，さまざまな角度から家族の実像を見すえていなくてはならない．海に浮かぶこの島国で，医療倫理学がこれから先どんなふうに方向づけられていくのか．それは，家族というものをどうみてどう扱っていくか，そこにかかっていると言っても決して言い過ぎではないと思う．

2 家族主義

家族主義
(familism)

　個人主義的な気風の国では，非依存性と独立自尊とが人格上の重要な徳とみなされている．家族を含め他人に依存しないで自分のことを自分できちんと

決定し自己管理するということができない人間は，社会から低い評価を受けてしまう．そこでインテリのビジネスマンは，動物性脂肪をなるべく控え，有機野菜やトーフを食べ，勤めの帰りにスポーツジムに通って肥満にならないよう，がんばっていると聞いたことがある．

　さてでは，この国はどうだろうか．非依存的自己管理や独立自尊，自己決断能力がそれほど高く評価されているとは思えないけど，どうだろう．いやむしろ，この国では，支え合いや協調性，和の心といった美徳が重んじられているといえないか．支え合いや協調性は社会のさまざまな局面で求められているわけだけど，その基本は家族にあるといっていい．そこで，「欧米流の個人主義」とはまるで正反対の家族主義を基本としたこの国の精神風土を，誇らしげに語る人たちがけっこういたりする．本当のことをいうと，家族主義は決してこの国特有のものなんかでない．東アジアや東南アジアでもそうだし，それどころか（特にラテン系の南）ヨーロッパもそうなんだそうだ*．けれども，ここではそうした諸外国の家族主義にまで話を広げるのは控えよう．

　　*ぼくたちはついひと括りに「欧米」という言い方をしてしまいがちだ．けれども，それというのはあまりにも雑すぎるようだ．

　ぼくたちが思い抱いている家族像というのは，こんな感じだろう．たいていの場合，家族の構成員どうしは互いに寄り添い，支え合い，甘え甘えられる関係にあって，それは，子どもが小さいうちは親子が川の字になって眠り，親子が一緒にお風呂に入るといった生活スタイルに表れている．ところが，個人主義的な気風の国では，子どもはかなり小さいうちから子ども部屋で寝るものだし，ましてたとえ子どものうちであったとしても娘と父とが一緒に風呂に入るなんてとんでもない，信じられない，そう聞いたことがある．

　子を育て面倒をみるのは，たいていその子の親であり家族だ．この国ではその期間がかなり長い．間違って不始末や面目ないことをやらかした人がいると，それが子どもだろうと大人だろうと，世間は「親の顔が見たい」と言って，その親をなじる．親と子は一心同体と見られている．そんなこともあってか，人生上の重大な決定について，当人個人ではなくて，家全体で決められたり，親の許可が必要だったりすることは，そう珍しいことじゃない．事柄によっては，本人が何かを望んだとしても，その意向が必ずしもそのまま通るとは限らない．家族の価値観や総意にそぐわないときには当人の望みが棄却されることもある．結納や結婚式はたいてい両家が執り行う．式の前には，両家控え室で，親族紹介が行われる．両家の親族が出てこないで新郎新婦2人だけで式をきりもりする例は，今日でもまだ少数派だ．花束贈呈の後，新郎の父が新郎新婦と両家になり代わって参列者一同にあいさつをするシーンなんて，家族主義（この場合もっと限定的に家父長制といっていい）ならでは，だろう．

　医療の場に目を転じてみよう．病名や病状の説明，後どれくらい生きられる

自律した個人が家族の決定にも配慮するのとは違って，ただ家族の望みを優先する患者に出合うことがある．これまでの人生すべて夫や家族の望みどおりにしてきた高齢の神経変性疾患を患った女性が，気管切開，人工呼吸器装着という生死にかかわる場面でも意思表示ができず，すべてを家族に委ねるのだった．「本人の考えがわからない」という声が現場の医療者からあがった．自律を旨とする戦後民主主義の価値観で育った私だが，「高齢になって自律的な個人として振舞うのも無理な話だ」と考えざるを得なかった．家族が個人を抑圧してきた可能性があるこうしたケースに，どう対処したらよいのか．〔徳永〕

DNAR（心肺停止した際に蘇生を試みないという事前の決定）の話を本人にするのは難しい．現実的には家族と話しながら，本人の日頃からの言動や家族の思いを汲み取り，患者抜きでDNARが決まることが多い．本人抜きは問題だといわれても，肺炎の治療にがんばっている80歳のおじいさんに，「抗生剤が効かなかったら…」「敗血症で血圧が下がったら…」「心臓が止まったら，そのときはどうしますか」なんてなかなか聞けない．〔西川彰〕

高齢の入院患者の退院日が近づくと，もう少しの間だけ入院させてほしいと家族から頼まれることがある．口には出さないが，退院後の介護の負担が大きいのだろう．〔中澤〕

かの説明が，患者本人を抜きにして家族になされたりする．また，延命措置の打ち切りを決める場面で，家族が前面に出てくるといった光景が見られるだろう．たしかに，患者のことが気がかりでその家族が医療者に面接を求めてくる場合もある．でもそれと同じかそれ以上に，医療者のほうも患者の家族に気を配り，また頼みにしていて，来院してもらったりする．患者が亡くなった後，その家族からとやかく言われたくないから家族に気を遣っておくというのもあるだろう．けれども，そのためばかりでなくて，どうしたらいいかを決めるときに患者の家族をあてにしているところが確かにあるのだ．

3 家族の移り変わり

たとえ日本が家族主義的な国だとしても，日本の家族は不変不動なわけではない．とりわけ現代の日本の家族の変貌ぶりは，とても大きい．

その昔，家族は，生産，娯楽，教育，生活保障など幅広い面で，自給自足的な機能をもっていた．一家が田畑に出て作物を作っている間，赤ん坊の面倒を上の子やおばあさんがみたり，小さい子に読み書きを教えたり，といった具合に．ところが，大企業や専門サービス機関が産業の担い手となって，自営が減り，サラリーマンが増え，また都市化や転勤に伴って人口が流動的になるにつれて，小家族や（親子だけの）核家族が増えた．同時に親族の絆のゆるやかな解体が進んで，地域社会の共同体機能も低下してきた．そうした過程で，家族はそれまでもっていた多様な自給自足的な役割機能を投げ出し，外の社会に託すようになってきた．保育所やゲームセンター，学習塾なんかは，新しくできてきたサービスの代表格だ．

家族はどんどん縮小して，かつて担っていた多くの役割をもはや果たせなくなってきた，そういうことだ．——みんなのまわりに核家族じゃない人はどれくらいいるだろうか．みんなは，親戚の人たちとひと月に何回ぐらい会っているだろうか．

今，ますます高齢化の進んでいるこの国では，多くの人が将来的な社会保障給付に不安を感じている．そして晩婚化・非婚化そして少子化傾向がこのまま続いて，国民の長寿が維持されるとしたら，どうなるだろうか．すぐに思いつくことは，ほとんど女の人の手に依ってきた従来のような家庭内の世代間高齢者介助はこれから先いつまでも可能なわけでないということだ．きょうだいが多ければ，嫁が夫の親の面倒をみることもできただろう．けれども，きょうだいの数が少ない今，そんなことをしたら，一体誰が嫁の実の親の面倒をみられるというのか．

4 家族の愛の神話とせつなさ

現実はそうなのだ．なのに，家にいて家族に世話されるのが何より一番幸せ

だなんてことがまことしやかに語り広められている*. そして，介助福祉や医療の在宅化・家族内化が，制度としても推し進められている. 要介助者を支える家族基盤はもはや事実上崩れてきているというのに，なおも家族愛が，家の一員のために他の者たちが献身的，自己犠牲的に尽くすことの美徳が語られ続けている. こうした家族の神話と現実とのずれのなかで，要介助者に対する虐待，介助者の過労，家族崩壊といった現象が起き続けている. 家族愛ばかりが強調して語られるその蔭で，どんどん苦しいところに追いこめられている家族もまたあるのだ. 現代の家族が果たしうることの限界を直視しないで，変わらぬものとして家族愛の美徳ばかりを賞揚し続けることで，大きな無理がかかっている.

> *「家（で住み続けるの）がいい」と思う人は多いが「家族（にみてもらうほう）がいい」と思う人は少ないと春日キスヨさんは報告している.

世話をする家族だけが苦しいわけじゃない. 世話をされるほうも苦しくなることがある. 家族を大事に思う気持ちが強ければ強いだけ，家族には迷惑をかけたくないという気持ちも大きくなる. 家族に迷惑をかけないでぽっくり逝きたいと願う人が少なくないのはそのためだ.

闘病期間が長引けば，家族の負担も重くなる. 疲れがたまってくる. それでも，ひたすら患者のための理想的な医療に添い従って手を尽くして当然，だって家族なんだから. そんな家族像がモデルとして想い描かれる. そうしたモデルと現実の自分たちとのずれをなくそうと，もがき悩み，まだまだもっとしてやれることがある（あった）のではないかという自責の念に苛まれながら，過剰なまでにひたむきな介抱や看病をする，そんな家族が少なくない. 周りからみれば十分尽くしているようにみえても，それでもまだ悔いや自責の感情を懐（いだ）かずにはいられない, そんなところへ家族が追いこまれているふしがある.

こうした現実を目の前にして，家族のもつ温かさ，愛，美しさばかりを賛美しているわけにはもはやいかない. 家族をあてにしすぎないということが，今の医療者や行政には求められている.

5　家族の二面性——愛と暴力性

時に家族は，冷たい外の社会の荒波から守ってくれる防波堤の役割を果たしてくれる. そのかぎりで家は，温かく親密な，安らぎの場かもしれない. けれども同時に，家族それ自体もやはり小さな社会であることに変わりない. それに家族はあまりに近しすぎる. だから, 時に家族は，外の社会以上に家族の一人ひとりを縛りつけ，いっそう暴力的になることがある. 赤の他人に対してならもう少しは遠慮がはたらくような場面でも，相手が家族だとかえって歯止めがきかなくなったりする. きょうだいゲンカ，遺産相続をめぐる骨肉の諍（いさか）いなんか，そのいい例だ.

のは，究極Q太郎さんや秋山和明さんの説による（☞pp.117-118）.

家族愛があっても介護できない人もいるし，愛はなくても介護している人もいる. 長男の嫁だから見るのは当たり前. 長男夫婦に任せてあるから口出しできないという言葉もよく耳にする. 患者と家族の関係や経済状態が影響している場合もある. ［小野］

介護保険制度の目的は，要介護高齢者と介護者を社会全体で支援することだ. 制度によるサービスはさまざまで充実している. しかし，その裏で，仕事を辞めざるを得ない嫁，やったことのないおむつ交換を強いられる息子，腰痛に苦しむ年老いた妻（夫）がいることも事実である.［倉林］

Re：厚生労働省の調査（2013（平成25））によると，同年中に高齢者が家族から虐待された事例は1万5731件. 被害者の78％が女性. 虐待者は，息子が41％，夫19％，娘16％だったという. 息子は家事や介護が下手なうえ，介護は女性の役割と思っているため，自分が介護をする事態を不条理と感じる傾向にあるという. 袖井孝子「家族介護は軽減されたか」，『家族のケア　家族へのケア』岩波書店，2008，pp.135-153.［服部］

未だ誰も経験しない高齢化の中にあっては，高齢者介護のロール・モデルをもたない. 家族の価値，役割，機能もライフコースも個々の家族で大きく異なり，介護のもつ意味やイメージにも世代間でかなりの差がある. この差は埋められるのか？［足立朋］

医療倫理学の応用問題　*131*

家族の二面性は，生まれた子の命名にも象徴的に表れている．親か祖父母か親戚の誰かが，生まれてきた子のために名前を考える．姓名判断の本を読んだり，画数を数えたり，誰かから一字をとったり，音のひびきを重視したり，そうやってよい名前を懸命に考える．届け出たら，よほどの理由がないかぎり変えられないわけだから，適当にというわけにはいかない．漢字にはそれぞれ意味があるから，もし漢字の名前を付けるとすれば，そこには命名者の願いや人生観が色濃く反映されることになる．大事な点はここだ．当の子の人生観や性格，志向性は生まれてきた時点で何ひとつわからない．でも，名前は付けないとならない．だからしかたないといえばしかたないが，その子に一生ついてまわるその名前には，その子にはこう生きてほしいという，家族親戚の誰かの思いや人生観が希望をもって込められるのだ．これは愛であり，ある意味で暴力だ．ケア論のところでも語られていたね，ケアとやわらかい暴力とがコインの裏表の関係だって（☞ p.118）．家族にも愛とやわらかい暴力が必然的に内在している．近しさと愛とが，いつでも干渉や暴力と転化する．それを避けようとしていては，家族は成り立たない．

　まとめれば，家族のことを思っていればこその暴力があるということ．家族が「その人のため」と考えることが，必ずしもその当人が「自分のためになる」と考えることと一致するとは限らない．そうしたことって，社会のなかにもいくらだってあるわけだけど，家族の場合，関係の近しさゆえに，一人ひとりにかかる力がどうしても強くなってしまう．

　そのうえでやっかいなのは，愛と背中合わせの暴力もあるが，そうではない暴力や憎しみも家族のなかには潜むということだ．これだって社会の中で当たり前のようにある．でも，家族からはなかなか逃げられない．血のつながりや情というものは振り払いがたく，どこまでもついてくる．嫌な学校なら退学することもできるし，卒業さえしてしまえばそれ以降のかかわりを切り捨てることだってできる．会社なら辞められる．別の土地に移ることもできる．でも，家族からは抜け切れない．家族というのは粘っこく，いつまでもどこまでも絡みついてまわる．

6　家族と「その他の関係」

両親は他界し肉親は兄だけ，10年来のつきあいの同年代女性がキーパーソン．重要な説明をする際，その女性と兄に同席してもらった．2人の間で意見の相違がなかったのでよかったが，もし対立があった場合どうしていただろう．その女性の意向を尊重すると彼女に重荷を背負わせることになりは

　ちょっと考えてみよう．あなたのことを，あなたの考えていることや趣味や価値観を一番よく知っているのは，誰だろうか．小学生ならば，おかあさんと答えるかもしれない．あなたもそう答えるかもしれない．でも，歳を重ねるに従って，交遊関係や世界がひろがり親との距離がとれてくるようになる．あんなに頼もしく思え，頼りにしてきた親が，いくつの頃を境にしてか，歳をとったなあと感じられるようになる．子どもみたいに幼稚に思えるときがある．そうやって子は親を越していき，別の人と別の世界をつくっていく．その頃にま

た，さっきのことを自問してみよう．あなたのことを，あなたの考えていることや趣味を一番よく知っているのは，誰だろうか．——結婚相手と言うだろうか．友人と言うだろうか．勤め先の同僚だと言うだろうか．よく行く喫茶店「凡」のマスターだったり，居酒屋「たちばな」のおかあさんだったりするかもしれない．では，もっと歳をとって，あなたに子どもができ，その子が大きくなって成人したとしよう．あなたは，あなたらしい生き方，あなたの内面を一番よく知っているのは誰？　と聞かれて，自分の子です，あるいは配偶者です，と答えるだろうか．それとも，自分の母親です，と答えるだろうか．それはわからない．

　ただ確かなことは，子はある程度大きくなると自分の悩みを親に話さなくなるし，もともと親は教訓めいた説教は垂れても，自分自身の内面について多くを子に語り明かさないということだ．子どもができると，多くの夫婦の話題は，子どものことや世間話が中心になる．同じ家族だから，同じ屋根の下に住んでいるんだから，わざわざ話さなくても相手のことはわかるという感覚があると，余計に自分の内面を語り合わなくなる．

　この国の医療現場では，家族の意見や意向がよく求められ，時にはそれをもとにして医療の流れが組み立てられていく．尋ねられるのは，配偶者や子や親といった家族の意向であって，親友や恩師や，同僚や，喫茶店のマスターや居酒屋のおかあさんの意見ではない．生命にかかわるほど病いが重篤な場合，治療が難しい場合，患者本人に十分な判断能力がないと思われる場合，医療者の眼中にあるのは，あくまで，血のつながった親族か，血はつながっていないが法的な手続きをふんで婚姻関係を結んだ配偶者だけだ．法的意味での親族だけだ．

　けれども，もう一度考えてみよう．法的な意味での親族はあなたの内面の奥深くを理解しているといえるのか．むしろ，無二の親友や，職場の仲間，よく相談にのってくれる行きつけの店のマスターやママ，婚姻外のパートナー，先輩や後輩のほうが，血のつながった家族よりも，あなたのことをはるかに深く理解しているかもしれない．けれども，こうした親族ではない人たちのことを法律の世界では「その他の関係」と呼ぶらしい．そして医療者は「その他の関係」の人を横目で見る（時に，ひそひそ話をする）ばかりで，正面から目を向けようとしない．法的に婚姻が認められていないゲイやレズビアンのカップルや，さまざまな理由で婚姻届を提出していないカップルのことを想像してみよう．そしてここでもう一度，患者本人にとっての最善の利益が何かを知っているのは誰か（☞ pp.43-46）という問題を思い返してみよう．それはどう考えても家族であって，「その他の関係」の人ではありえないのかどうか．

　患者の家族をないがしろにしようと勧めているわけじゃ決してない．そんなことをされたら，家族が黙っていないだろう．法的にも問題だろう．でも，法

しないかと気をもんだ．肉親には重荷を背負わせていいというわけでもないが．〔西川彰〕

「その他の関係」

鶴見俊輔・浜田晋・春日キスヨ・徳永進『いま家族とは』岩波書店，1999，pp.221-225．

"その他の関係"の人も最近増えている．必ずしも家族が一番の理解者とは言えないだろう．入院中の男性のところによく女性が見舞いに来ていた．しかし男性が亡くなったとき，妻といって現れた女性はいままで見

的な地位や社会慣行とは別のところで,「その他の関係」の人たちの役割にも注目しておきたいと思う.医療者が家族とこうした人たちとを積極的に仲立ちし調整する役割を担うべきかといったら,現時点ではそれは難しいに違いない.変なごたごたに巻き込まれたくない.医療者がそう考えたとしても無理もない.でも,今日もどこかの病棟で,「その他の関係」の人々が付き添い,看病している姿を見ることができるに違いない.

　法的な家族制度が消えてなくなることはないだろう.それでも,家族のありようは変わっていく.医療者は,家族を脱神話化し,家族のゆくえを見つめていかなくてはならない.本人が意思表示できなければ家族を呼んで,というお決まりのパターンがいつまでも通用するかどうかはわからない.「その他の関係」の人たちを医療のなかでどのように遇したらいいのか,正面から考えていかなくてはならない.

　厚生労働省「人生の最終段階における医療の決定プロセスに関するガイドライン」(2015(平成27)年)が「人生の最終段階における医療・ケアの決定プロセスに関するガイドライン」(2018(平成30)年)(☞巻末資料)へと改訂された際,患者当人や医療・ケアチームとともに話し合いに参加することが求められる者が,「家族」から「家族等」に変更されていることに注目しないとならない.「家族等」は「本人が信頼を寄せ,人生の最終段階の本人を支える存在」者のことで,「法的な意味での親族関係のみを意味せず,より広い範囲の人(親しい友人等)を含」むとガイドラインの「解説」には明記されている(注12).

たことがない人だった.何も聞くことはしなかった.[小野]

実際にこうしたケースに遭遇している.たとえ法的に認められていない関係であっても,医療者は深く触れずに,患者が望む配慮をする必要があると思う.当然,家族に対する配慮も行う.患者の人生に一歩踏み込むとき,秘密を守り,配慮し続ける覚悟が医療者には必要だ.[北爪]

当人をよく知ると思われる〈その他の関係〉の人から,当人の意向を聞かされたとしても,その意向を正面から医療方針に組み入れることは実際には難しい.しかし,〈法的家族〉との話し合いの場で,〈当人の意向〉を意識した推奨をすることはできるだろう.パターナリズムの〈変法〉ともいえる禁じ手かもしれないが.[原]

　Re:禁じ手というよりは,むしろ定石であってほしいと思う.たとえ間接的であれ患者の意思を念頭において,家族に治療方針の提案をすることは,パターナリズムとして非難されることではなく,推奨されることだ.[伊東]

医療者が家族にさまざまなことを相談するのは,法律の問題が絡むからではないか.患者が亡くなれば遺族が引き取らざるをえないし,法がそれを要請する.訴訟するのも家族の側だ.患者が家族の介入を望まないなら,弁護士に依頼する必要がある.[加藤]

F 限られた医療資源の配分

1 医療資源は有限だ

資源の配分
(allocation / rationing)

社会レベルでのマクロな配分の場合にはallocation, 臨床現場での個別的でミクロな配分のしかたを考える場合はrationingという語が使われる.

　医療倫理の問題というと，告知とか安楽死とか，診察室というなかば密室での患者と医療者との，1対1の直接的なやりとりの中で生じるもの，というイメージがもたれやすい．確かにそういう問題も少なくない．だけど，それがすべてというわけでもない．

　医療資源という言い方はちょっと奇妙に響くかもしれない．資源といったら，海洋資源とかエネルギー資源のことを思い浮かべるのがふつうだからね．でも，薬もワクチンも，注射針も，ガーゼも，消毒液も，生理食塩水も，縫合セットも，手袋も，血圧計も，吸引器も，X線撮影装置も，血液生化学検査測定装置も，ベッドも，看護師も，理学療法士も，医師も，みんな医療資源だ．こうした他の医療資源が何もない中，医療者一人がぽつんといて，どれだけのことができるだろうか．

　原油や水産資源にも限りがあるように，医療資源にも実は限りがある．あなたが臨床実習・臨地実習をさせてもらう病院には何の不足もないように見えるかもしれない．確かに滅菌ガーゼや注射器がなくて困っているなんていう病院は，少なくともこの島国ではないに違いない．でも，深夜帯になると病棟当たり看護師が2名体制というのは，看護師資源が限られていることの結果だ．

　もし病院で歓送迎会や職員レクがあれば，参加者の多くが飲酒するだろう．そんな日に限って，容態が急変したり再手術が必要な患者が続出して，救急患者が何人も搬送されてきたとしたら，どうだろう．

　いやいや，そんな特殊な状況を想定しなくても，病棟での日勤の時間帯の医療活動にも，気づかないところで有限な医療資源の配分の問題が潜んでいるんだ．だって，あなたがある患者に時間と労力を使えば，他の患者に割くことができる時間と労力は減ることになるのだから．

　ここでは，問題をわかりやすくするために，特殊なケースを考えてみることにしよう．

B-J.Crigger, *Cases in Bioethics*, 1997. より改変

　SさんとBさんが入院しているのは，山間部にある，その地域の医療を支える小さな病院．Sさんは身寄りのない33歳の女性．重度の知的障害があるが，食事は自力で可能で，身辺も清潔に保つことができていた．けれども25歳のときに心臓発作を起こして以来，わずかな麻痺が残り，時に排便コントロールがうまくできないことがあった．最近，2度目の発作が起き，片麻痺に加えて全失禁状態になり，リハビリテーションをしても回復はあまり期待できないと

予測された．一方，Bさんは48歳の会社員で，4人の子の父親である．数日前に心筋梗塞を起こして入院したが，合併症もなく，数日後に経皮的冠動脈形成術を受ける予定である．

　Sさんが3度目の発作を起こしたのは，台風の過ぎ去った日の午前3時過ぎのことだった．幸いSさんの病室のすぐ近くに，除細動器やアンビューバッグなどを積んだ救急カートが1台用意されており，当直スタッフは病室に急いだ．Sさんに対する処置を始めたちょうどそのとき，隣の病室のBさんも2度目の発作を起こしてしまった．この病院に救急カートはもう1台あるが，それは病院の北のはずれの病棟に置いてある．こちらの病棟に移送するのに，おそらく4～5分はかかってしまうだろう．どうしたらいいか，病棟の当直スタッフには一瞬の迷いが生じた．

　都市部の大きな病院なら救急カートくらいいくつも用意してあるに違いない．けれども，全国どこの病院や施設でもそうとは限らない．それに，救急カートさえあればいいというわけではない．当直医が1人しかいないとか熟練の看護師が1人しかいないといった状況は，いくらでもありうることだ．

　このケースは，有限な医療資源をどう使ったらよいのか，という問題の典型例だ．このとき，スタッフはどうしただろうか．たまたま当直していたのがあなただったとしたら，どうするかな？　最初に発作を起こし，最初に処置を開始したSさんの治療をそのまま続行するだろうか．それとも，時間的な後先の順なんてこの際はもう関係なくなるだろうか．もし，順番なんかどうでもいいとしたら，救急処置の優先順位はどうやって決めたらいいだろうか．

2　治療の優先順位をどうやって決めたらいいか

　Bさんに対する処置を優先したほうがいいという意見があるだろう．そのとき，どんな理由があげられるだろうか．考えてみよう．

　まず，医学的なレベルの問題．Sさんはこれまでにもう2度も発作を起こしている．今回，救命したとしても，近い将来また発作を起こす可能性が高いし，後遺症や合併症もすでにある．予後が良いとはとても思えない．それに対して，Bさんの場合は，全身状態もよく，予後が悪いと思われない．治療に対する効果が高いのはBさんのほうだと予想される＊．

　　　　＊大規模な災害時の救援医療では，トリアージという手法がとられるが，これもまさしく，治療効率を重んじるやり方だ．指揮者が，現場の負傷者に，その負傷の程度と全身状態に応じて，色別のタッグを付ける（時間経過とともに再評価を行う）．生命に危険があるが直ちに処置すれば救命できる負傷者の搬送と治療とを最優先し，次いで治療開始が少しぐらい遅れても生命に危険がない人たち，軽度の処置ですむ人たちの順に医療資源を投入し

ひとたび処置にとりかかると，途中でやめて別の患者の処置にかかることは難しい．トリアージが求められるのは，事例発生に前後がある場合ではなく，同時に処置にとりかからなければならない場合だ．Sさんへの処置をやめてBさんへの処置を優先することはできない．優先しないのではなく，優先できないのだ．では，BさんとSさんの発作が同時に起こり，救急カートの条件も同じだったときには，どちらを優先するかが改めて問われるだろう．直感的瞬間的反射的にBさんへ向かってしまうかもしれない．どちらが社会的に有用な人間かではない．正面から意思疎通がとれてきた関係性，眼を合わせて疎通してきた日常があるからだ．［原］

トリアージ
(triage)

看護師は2人に助かってほしいと思う．救急の場面では先に運ばれた人が優先され，手一杯なら次の人は断わる．でもこのケースの場合，同じ病院内に入院中．先に処置を始めた人の手は離せない．人を呼び集める．Sさんに行っている処置を最小限に，後は看護師に指示して，Bさんのところへ駆けつけ処置をしている間に，他のスタッフも集まる，というのが病棟での現状だ．が，Sさんの処置に医師の手が離せない状況だったら……．でも，最初に処置を始めた人の手は離せない．答えが出せず苦しくなる．〔小野〕

社会的有用さが判断の根拠になることもありうる話だ．しかし，パジャマや寝間着は驚くほど社会性を剥ぎ取る．むしろ眼と眼を合わせる関係性がモノを言う．そういう点では，社会的地位は意外と決め手にならないように思うのだが．〔原〕

残酷な選択というと『ソフィーの選択』を思い出す．この状況で暴力性排除のための選択基準を持ち出しても，逃げでしかない．どうやっても暴力性を免れないのなら，限りあることを決断するしかないし，それを一人で決めるしかない．この「一人であること」のみが人間にできることではないか．〔加藤〕

Re：この身で引き受けざるをえないということでしょうか？　もちろんそれが独善の肯定や独断専行の勧めでないことは明らかですが．〔服部〕

積極的優遇措置
(affirmative action)

逆差別
(reverse discrimination)

て，致命的に重篤で救命の見込みのない人たちへの処置は最後に回す．幸福の最大を目指す功利主義（☞ pp.157-158）からすれば，トリアージは有用な方法だといえる．けれども救われなかった人たちの家族には，あきらめきれない，やりきれない気持ちを永い間残すことになる．

非医学的なレベルで考えると，まずBさんは社会に貢献している．ノーベル賞をもらったわけでも，巨岩をくりぬいてトンネルを掘ったわけでもないだろうけど，会社員として経済の発展に寄与し，種々の税金も納めている．一方，Sさんにはめぼしい社会貢献の実績はなく，むしろ社会の福祉によって支えられて生きている．社会の役に立っている人は，その功績の度合に応じて，特典を受ける資格をもっているはずだ．そんな見方の人もいるだろう．

功績とか貢献ということを言わないまでも，Bさんには社会的立場がある，と見る人はかなりいるんじゃないか．Bさんには4人の子どもたちの父としての責任，勤めている会社の社員としての役割がある．もちろん，Sさんだって独りではない．施設や病棟の人たちとかかわりがあり，Sさんにもしものことがあったときに悲しい思いをする人もいるに違いない．でも社会的，経済的，心理的影響を考えると，Bさんの死のほうがより多くの人たちの生活に深い負の影響を及ぼすに違いない．

もちろん，簡単に比較できない場合もあるだろう．たとえば，独身だけど小さな町工場の社長で3人の独身社員を抱えているPさんと，妻子3人を養う居酒屋の主人のQさんとで，社会的影響の大小を決めてみろと言われても，それはかなり難しい．

整理する意味でここで問いを立てておきたい．一番先にあげた医学的な予後の良否と，いま述べた非医学的な社会貢献度や社会的影響の大小と，治療上の優先順位を決める際にいっそう重要なのは一体どちらだろうか．医療者であるからには，何はさておき医学的適応や予後の良否を優先すべきだろうか．それとも，生物学的な事柄に狭くこだわらないで，「全人的」にあるいは社会的な面をも考慮して判断すべきだろうか．

発作を起こした時間的順序が先だったということ以外の理由から，Sさんを優先的に治療すべきだという意見は出てくるだろうか．

社会的に弱く不利な立場にある人たちへの援助こそ，社会は優先すべきだという考え方がある．こういう考え方に基づいてとられる社会的措置を積極的優遇措置と呼ぶ．差別されてきた人たちや逆境にある人たち（女性，高齢者，障害者，少数民族，非白人，低所得家庭など）を優遇し，逆に有利に遇されてきた属性（男性であるとか）をもつ人たちの優先順位を下げることで，公平性を作り出そうという考えだ．こうした考え方には，社会的に優位な属性をもつというだけで後回しにされたり排除されてしまった個々の人たちから不満が出されて，不当な逆差別だと批判されたりする．が，社会の大きな枠組みのゆ

医療倫理学の応用問題

がみを直していく過程での一つの制度としてはある一定の働きをすることも確かなことだ．

　さてでは，このケースの場合に，この考え方をあてはめてよいものだろうか．障害をもっていない，会社員として比較的安定した収入を得ている男性だという理由で，Bさんの治療の優先順位は下げられるべきだろうか．もちろんSさんが障害者であり女性だという理由で差別されて後回しにされることがあってはならない．しかし，だからといって優遇されるべきだとは思われないのだけれど，どうだろうか．もともと，積極的優遇措置には，過去の差別への償いということの他に，その措置を講じることによって優遇されることになった人々が不利な立場に置かれている他の人たちのために貢献し，その結果社会全体の利益が増大するだろうという見通しや，さまざまな属性をもつ人々が共生できる社会がつくられるようにという考えが折り込まれている．縮めていうと，積極的優遇措置は社会制度という，よりスケールの大きいレベルで講じられるもので，不利な立場のある個々人の救済や優遇そのものをゴールとして直接目指すものじゃない．

　そうすると，このケースの場合，予測される医学的予後の良好さと社会への貢献度や社会的影響の大きさを重視して（いずれにしても結果主義にして功利主義）Bさんの処置を優先するか，それとも，まったく個人の属性を考慮しないで，そして結果主義をとらないで，ただ発作の気づかれた順番に従ってSさんの処置を優先するか，どちらかということになるだろうか．

[実際には最初に手がけた人にとことん蘇生処置をしていくことになるだろう．〔原〕]

　一つの工夫として，Sさんを先にするにしてもBさんを先にするにしても，いずれの場合でも，処置を開始して1分以内の治療への反応を見て，もし反応性が悪かったら，もう一方の患者へと治療努力の重心を移すということをしてもいいかもしれない．あるいは，当直スタッフが3人集められたとすれば，優先順位を後回しにする患者に対してもそのうち1人ははりつけるということが検討されていいと思う．けれども実は，ただ人数や医療器具の配分を考慮すればすむという問題ではない．一番有能なスタッフをどの患者に配置するかということだって，患者の予後に直接大きくひびく可能性をもっている．完全な平等というのはどうやってみても実現できそうにない．

3　どうであったら平等なのか

公正・平等
(fairness・equality)

　ついでに，このケースを離れて，公正・平等とは何か，ということにも少しだけ触れておこうか．

　平等というと，ぼくたちはこんなことを考える．特定の誰かだけが得をして，他の人が損をするというのは不平等だ．ミツオだけが大きなおむすびを3個もらって，トシオが小さいのを1つしかもらえないなんて不公平だ．運動会の徒競走で，1つのコースだけ走る距離が5メートル長いとか，ある人だけはフラ

イングしてもいいなんて公正じゃない．競技者によって条件を変えたりしない．入学試験だってそうだ．受験者（やその属性）によって科目数や出題内容が違うとか，合格ラインが違うなんてことがあってはならない．まずそもそも高校を卒業したとか卒業見込みであるといった一定の出願資格を満たしているのなら，入学を希望する人は誰もが願書を出して受験する自由を与えられなくてはならない．差別によって受験させてもらえないなんてことがあってはならない．こうして同じスタートラインについて，合図とともに一斉にスタートを切って，ゴールを目指すチャンスが等しくあることを「機会の平等」という．

同じスタートラインに立って競技に参加できる機会の平等が保障されることはとても大事なことだ．だけど，参加の自由とスタート位置がゴールから等距離だといったことが確保されているだけで，平等といえるだろうか．あとは足が速い者が勝つ．着順によって賞も決まる．それはそうなんだけど，ふつうもっと細かな調整をするだろう．たとえば，男女別とか，学年別とか，身長別とか．種目によっては，体重別とか．これはつまり，ただ1本の直線でスタートラインを地面に書くだけでは，実質的には平等だといえないということを認めているということだ．しかし，そうだとしても，どんなふうにクラス分けしてどんな条件をどの程度の範囲でそろえたら十分なのか．難しい問題だね．さらにいうと，入学試験では現役生も浪人生も同じ条件で試験に臨む．変な事前調整がかえって機会の平等を壊してしまうということなんだろうか．

入学試験の例でもう少し考えてみよう．味気ない勉強をどれだけがまんして積み重ねたか，遊びたい気持ちを抑えてその労力を他の人より多く払った人が合格する．たしかに，そういう面もある．でも，運不運もあるだろう．その日の体調や，たまたま出た問題によって，せっかくこつこつ積み上げた努力が報われないこともある．でも，そんな偶然性以前に，本人の努力のいかんをはるかに超えたところで，差がついていることがある．すぐれた進学塾が自宅から通える距離にあって家庭が裕福なら，そこで学力をうんと伸ばすこともできる．塾に行ったり参考書をそろえるだけの経済的余裕がないとか，家計を支えるために昼間働いて定時制の高校に通っているとか，経済的には恵まれていても塾が近くにないとか，そうした状況にいる人たちは，進学塾に長年通っている人たちに比べると，いわばハンディをもっている．そして，このハンディは本人の努力不足で負ったものなんかじゃない．家庭環境や社会環境だけじゃない．暗記力が優れているとか器用だとかの能力をもっているかどうかだって，まさに生まれ落ちた時点でもった運だといっていい．試験当日の運不運よりはるか手前のところで，もっと大きい運不運が作用している．個人の精進とか心がけといったものとまったく関係ないところですでに生じているこうしたハンディには目をつむって，とりあえず機会の平等だけが保障されればそれでよい，だろうか．それで平等だといっていいのだろうか．

機会の平等
(equality of opportunity)

平等とは何か考えるとき，スポーツこそ最適なモデルかもしれない．試合の目的は勝者と敗者を決めること，つまり強さの差による利益の不平等性を明確にすることだ．結果が不平等になることを前提に，機会の平等が保たれるような工夫が，年齢別，体重別，男女別，障害の重症度別などの差別化．それを正当化する仕掛けがスポーツの怖いところだと思う．［伊東］

良くも悪くも競争社会と資本主義は密接に結びついている．資本主義は経済成長によって維持されるからだ．しかし地球環境は経済成長をこれ以上許容できないところまできているらしい．ではどうしたらいいのか．［加藤］

おむすびの話の続きをするのをあやうく忘れるところだった．ミツオとトシオの話．もしミツオが高校のラグビー部員で，トシオがごくふつうの幼稚園児だとしても，やっぱり不平等だろうか．もし2人がそれぞれ満腹になったとすれば，「結果の平等」が実現していることになる．

さて，わからなくなってきたね．公正・平等って何か，この競争社会で個々人の格差というのはどこまでどうやって調整是正されなければならないのか，福祉に対して国はどこまで介入をしていいのか（しなければならないのか），といった根本的なテーマについて関心をもったあなたは，医療倫理学という狭い領土を飛び出して，法哲学や政治哲学という分野の本に手を伸ばしてみよう．

> **結果の平等**
> （equality of result）
>
> R・ドゥウォーキン『平等とは何か』（小林公・大江洋・高橋秀治・高橋文彦訳），木鐸社，2002．
>
> J・ロールズ『正義論，改訂版』（川本隆史・福間聡・神島裕子訳），紀伊國屋書店，2010．

4　目の前の患者とまだ来ぬ患者

> B-J. Crigger, *Cases in Bioethics*, 1997. より改変

重度の肺気腫を患っているTさん（70歳）は呼吸不全のために，この海辺の町立総合病院にこれまで5回の入院を繰り返している．かぜをこじらせて入院した前回は，ナースステーションの隣の病室で4週間，人工呼吸器を使用することになった．退院後も調子は万全というわけではなく，家でテレビを観るときにも息切れが続いていた．

5か月後，またかぜをこじらせ息苦しさがひどくなったTさんが入院をすることになった．ところが息苦しさは悪化するばかりで，付き添いの2人の息子は，当然，人工呼吸器を使用しての濃厚な治療を受けられるものとばかり思っていた．前回の入院のときには，それでなんとか助かったのだ．これまでもそうだったが，息子たちは心配性で，ちょっとしたことに過敏で，医療スタッフにあれこれと注文をつけるタイプだった．ところが新しい受持ち医は，今回は人工呼吸器を使わないで治療することを提案したのだった．息子たちにとって思いもよらないことだった．受持ち医は，人工呼吸器の数が十分でなく，現在1台だけ空いているのがあるけれど救急患者用にとっておきたいと言う．この町立病院はその地域で唯一の救急指定病院だった．息子たちは動転し，車で2時間ほどの別の病院に転院させようかとも考えたが，できればやはり慣れた地元のこの病院で治療を受けさせたいと思っている．

> 輸血用血液はいつも不足している．だが，重症すぎて救命の見込みのない救急患者に対する大量輸血は当然視され容認される．一方で，癌末期の患者へは少量の輸血でさえ慎重に吟味検討されることが少なくない．輸血の有用性の観点から判断されることが多いが，それはどういった有用性なのだろうか．［原］

このケースは，さっきのケースとちょっと違う．何がどう違うかな？

除細動器付きの救急カートではなくて，人工呼吸器がこのケースでの有限な医療資源ということになる．除細動器の使用時間などわずかなものだけど，Tさんの前回の入院時もそうだったように，人工呼吸器は一度使い出したらそう簡単にとれるものではない．もしここでTさんに使い出したら当分の間，他に人工呼吸器を必要とする人が現れたとしても，その人には回せない．

前のケースでは，SさんとBさんのどちらの処置を優先するか，というのが

大きな問題だった．けれどもこのケースでは，Tさんや医療者の目の前に，現にすでに治療を急がなくてはならない誰かがいるわけじゃない．そうなんだけど，この病院は救急指定病院であり，いつどんな救急患者が搬送されてくるかわからないといった状況だ．そして（来るかどうかわからない，もっといえば，人工呼吸器を必要とするかどうかもわからない）まだ見ぬ救急患者と目の前にいるTさんとのどちらを優先したらいいかを考えて，新しい受持ち医は，まだ見ぬ救急患者のもしもの必要に備えようという判断を下したわけだ．受持ち医のこの判断を，あなたはどう思うだろうか．

おかしいと思う人は，こう考えているに違いない．来るか来ないかわからない人のために，目の前で苦しんでいる患者に必要な処置をしないなんて，まったくおかしい．救急患者が大事だというけれど，まさにTさん自身が救急患者なんじゃないのか．今この時点で，Tさんを救急患者として扱うべきだ．

これに対して，しかたないという人は，こう考えているだろう．Tさんの治る見込みが高いんだったら話は別だけど，5度目の入院だし，すっかりよくなる可能性もかなり低そうだ．そのTさんに人工呼吸器を使い出して，その後に，一時的に人工呼吸器で呼吸管理をすればすっかり回復するような容態の救急患者が搬送されてきたとしたら，どうするのか．人工呼吸器が使えないせいでその人を助けられなかったとしたら，問題じゃないか．だいたいこの病院は救急指定病院なんだから，当然のこととして，救急患者が運ばれてきたときにきちんと対応できるような体制をとっておく責務があるのだ．

こうした意見には，こういう反対意見が出てくる．すっかり治る見込みが小さいからといって患者を切り捨ててしまっていいのか．こう考える人は，前のケースではきっと，Sさんの処置を優先すべきだと考えていたに違いないね．治療効果や社会的影響なんか考慮しないで，ともかく早く来た者勝ちで治療をするしかない．さしあたりそうやってでしか公平性を確保することができない．それに，後から運ばれてきた救急患者が，Tさんよりももっと治る見込みの少ない患者だったら，どうするのか．いつのことかわからないが，治る見込みの高そうな救急患者が運ばれてくるその日まで，使わずに大事にとっておくべきなのか．そうやって予後の良さそうな患者が現れるまでに，いったいどれだけの患者を見殺しにするのか．

そう言われると，救急患者のためにとっておくべきだという人たちも，返答に窮してしまうだろう．

5 環境倫理学との通路

このケースをみていると，環境倫理学の問題とも近いものがあるなあと感じる．意外かな．でも，そうでもないんだよ．

ちょっと前までは，人類が石油とか石炭とかをこのまま使い続けると，あと

ぼくらは，目の前で起こっているリアルな日常のなかで生きている．いつ現れるかわからない救急患者を想定して医療資源を確保するために，目の前の苦しんでいる患者から眼を逸らすことはできないと思う．［原］

病院には急性期の救急病院，亜急性期の病院などそれぞれの役割がある．救急指定病院の立場からは人工呼吸器はいつでも使える状態でないと困る．大学病院では，ベッドが空いていても，一般病院でも治療できる救急外来患者はそちらに移送したりする．自分が主治医なら呼吸器は最初からは使わず，いよいよ病状が悪化したときTさんに使うことを検討すると思う．これまで人工呼吸器を付けて治療してきているのに今回だけ使わないことはできないと思う．使用しない旨を家族が納得できるよう説明する自信はない．［西川彰］

倫理学が個人の人格とその理性的な判断に根拠を置くという前提は，西洋近代という歴史の一局面で成立した．これは人権概念をとおして全地球的に広まったが，同時に地球に住む人類とは何かという問題が浮上することになった．全人類の歴史はいかに語られうるか．［加藤］

何十年しかもたない，なんていう危機的な予測があった．けれども，それは杞憂だった．人類が使い切れないほど石油や石炭はある．もちろん無尽蔵にあるというわけじゃなくて，限りある石油や石炭を使い切るはるか以前に，オゾン層の破壊や温暖化などによって地球環境が壊滅的な状況になる．予測がそんなふうに変更されたわけだ．

　ここで問題になるのは，今，現に生きている私たちの世代は，自分たちの今の経済や生活の水準を下げてでも，まだ生まれていない未来の人類に対して地球環境を守り保存する責任をもつか，ということだ．楽観的な論者は，そのうち驚くような新技術が開発されて，やがて経済成長と環境保護は両立するさ，なんて言っているけど，どうだろうか．いずれにしても，今の世代が未だ存在していない世代に対してどんな責任をどう負わなければならないかというのは，従来の古典的な倫理学ではあまり問題にされてこなかったことだ．こういうのを世代間倫理と呼ぶわけだけど，こうした問いを浮き彫りにしたのが環境倫理学だ．目の前にいない未来の患者に対して医療者はどんな責任を果たすべきか，というこのケースは，こうしてみると環境倫理学の視点とすごく似てみえてくるだろう．

世代間倫理
(intergenerational ethics)

環境倫理学
(environmental ethics)

谷本光男『環境倫理のラディカリズム』世界思想社, 2003．浜野喬士『エコ・テロリズム；過激化する環境運動とアメリカの内なるテロ』洋泉社新書y, 2009．

6　医療資源配分における正義とは

　「医療資源は限られている」とよく語られる．社会全体でみると医療には膨大なおカネがかかるし，その額は年々増える一方だ．その大きな原因はまず医学・医療の進歩だ．たとえば癌の特効薬など待望の新薬はとても高価だ．新しい薬を開発するには巨額の費用がかかるのでそれはある程度仕方がない．では，お金持ちの患者しか新しい薬が使えない，そんなことがあっていいのかな．少なくとも日本では，それは望ましくないと考えられ，できるだけ不平等をなくすような仕組みが維持されてきた．でもそろそろ限界だ，という声もある．また高齢化は医療費増大の大きな要因だ，とよく言われるけど，経済統計の分析の仕方によってはたいした要因ではなくなると主張する学者もいて，論争が続いている．「高齢者医療が財政を圧迫するので，老人にはあまりおカネをかけず済ませよう」という高齢者差別（☞p.220）に絡む，倫理と経済の問題といえる．医療全体にいくら資源を投入し，どんな医療に使い，負担は誰が負うのか．日々の診療でもこうしたマクロな問題の一端に直面することがある．

　砂川弥生さん（54歳）は内科外来を定期的に受診している．いつも頭痛やめまい，手足のしびれ，不眠や不安など訴えが多かった．大学から派遣された医師の間で毎年担当が変わっていくうちに，常用する薬剤は増えていった．今月から新しく担当になった医師は，漫然と投与されていた薬剤をいくつか中止し，今後さらに整理しましょうと言った．砂川さんは受診後，馴染みの看護師

の手を取り,「今度の先生は意地悪だ.心配でしょうがない」と涙を流して訴えた.

新任の医師は同意が得られるよう十分に説明するべきだ.でも過剰な投薬と判断できるなら,それを改めることにはあまり異論は出ないだろう.過剰な医療はなぜ倫理的に問題になるのかな？ 日本では医療は公的に供給される側面をもっている.すべての国民は医療保険に加入しなければならず,その代わりに誰でも医療サービスを受けられる.そう制度が維持され,税金が投入されている.これを国民皆保険制度という.砂川さんの治療費の一部にも税金が使われているので,必要以上の薬を使うような無駄遣いは許されない.単に目の前にいる患者の利益だけを考えればよいわけではなく,医療者は社会全体の資源配分においても倫理的な責任を負っている.

砂川さんが高価なブランドの洋服を買おうとしたとしよう.私的に供給される洋服を砂川さんが私的に購入するわけで,自分のおカネをどう使おうと自由だ.砂川さんが顔のしわをとる美容形成手術を受けるとしたらどう？ 手術を受けないことで健康が損なわれるわけではないので,医療保険が費用の一部を負担してくれることはない.洋服にせよ,しわとりにせよ,砂川さんは好きにしてよい.ただ,かかるおカネは全部自分で負担することになる.

美容形成外科などの自由診療を除けば,医療者には,患者ばかりでなく,医療費の一部を負担している国や健康保険組合などの利害にも気を配ることが求められる.医療倫理学ではこれを二重忠誠という.二重忠誠で板挟みになったときには医療者は患者の利益を優先すればよいと長らく考えられてきた.しかし薬剤の無駄が明らかな場合にそれをなくすことは,患者を優先しなくていい典型的な場合とみなされるようになった.

仮に医療と保険のすべてが民間企業で運営されている国のことを想像してみよう.無駄を省きたいと考えるのはまず保険会社だ.利益を追求する保険会社は,無駄と判断した医療にはおカネを出さない.砂川さんのようなケースでは,保険会社は医師に減薬することを求めてくるだろう.公的資金によらず市場原理で運営される医療制度のもとではこうして医療費は抑制される.米国の医療制度はこうした色合いが強い.ただし,保険料も医療費も高額で,中間所得層でも医療保険に入るのが難しかったり,保険に入っていても疾患によっては十分な医療を受けられなかったりする.病人に優しい社会制度からは程遠く,おカネがない人は治療を諦めるしかない,という厳しい社会だ.

大切なのは,「医療資源は限られている」という語りには前提があって,つまり医療制度の違いによって話が変わるという点だ.ケースひとつを考える場合でも,どんな制度のもとで医療が営まれているのか知っている必要がある.そのうえで,制度に何か不備はないのか,しっかり点検しなければならない.

日本で医療費財源のほぼ半分を負担する健康保険組合は,非営利団体であり原則的には相互扶助の理念によって運営されている.組合の共同性からも無駄は許されない.

米国のオバマ大統領(在任期間2009年1月〜2017年1月)は,保険に加入していない無保険者が医療を受けられない現状を改善しようと,医療保険制度改革に取り組んだ.こうした政策はオバマケアと呼ばれ,無保険者は減少し一定の成果を上げたとされる.

もっとも米国の医療費は対国内総生産(GDP)比で比較すると先進国のなかで突出して高く,市場原理を重視した仕組みが十分な効率性を発揮しているとは考えられていない.

J・ロールズ(☞ p.140)は,資源配分の公正さとしての正義を問い,今日の倫理学,経済学に多大な影響を与えた.四原則論(☞ p.148-154)の項も参照.

医療倫理学の応用問題

7 医療制度のあり方における自由と平等

> ここで扱う「平等」は、医療を受ける患者にとっての平等であり、先に触れた「結果の平等」(p.143) を念頭に置いてほしい。

医療制度のあり方をもう少しつめて考えていこう。米国のようにおカネのある人ほど充実した医療が受けられる制度が望ましいのか、それとも財力にかかわらず必要な医療を受けられるのが望ましいのか。この問いは、優先すべきは自由か平等か、という社会のあり方の問題に根ざしている。

人が経済活動から得られる満足のことを、経済学では効用（☞ pp.157-158）と言い表す。今日、主流の経済学では、市場を通じ、もしすべての人、すべての企業がなんの制約もなく欲しいものを欲しいだけ売り買いした場合にこそ、誰の効用も損なうことなく、最も効率の良い最適な配分が実現されると考える（パレート最適と名づけられている）。経済学の理論では、自由放任こそが効率の面でも優れていると考えているわけだ。

パレート最適
(Pareto optimality)

多くの保険会社がいろいろな医療保険を売り出していて、人が自分にぴったりだと思う保険を選んで加入する。特定の保険に入ることを誰も強制されていない。「自分は生まれつき健康で病気になんてならない」と思えば、病気になったときの保障内容を下げて保険料を安く抑えてもいいし、なんなら保険に入らなくても構わない。こうして、最適な保険料が決まる。理想的に思えるかな？

でも話はそんなに単純じゃない。だいたい、「生まれつき健康で病気になんてならない」なんてどうして確信できるだろう。医療保険に入るかどうかすべて自由という「自由の国」で生きる中年男性の多田紀夫さんの例を考えよう。自営業者の多田さんは、医療保険には入っていなかった。一度ひどい風邪でやむなく病院を受診した際、高血圧を指摘され、通院治療を勧められた。でも高血圧が原因で病気になるとしても先の話だ。病院は儲けたいだけだと考え、薬を断り通院もしなかった。眺望が抜群の高層マンションを買ったばかりでローンがあったから、医療費に使うお金が惜しくもあった。10年後、多田さんは狭心症になった。保険に入っていないのですべての医療費を全額自分で払わなくてはならない。何種類も薬が処方され「きちんと通院するように。動脈硬化が進行し心筋梗塞になりかねません」なんて、医者は脅すようなことを言ったけど、胸が痛くなったときに服用する薬だけを買えばいいと考え、他の薬は断った。ある日、多田さんは街を歩いていて、薬を飲んでも治らない強烈な胸の痛みを感じ、やっとの思いで病院に駆け込んだ。

市場の失敗
(market failure)

医療は経済学において、ちょっと扱いの難しい特殊な世界だ。医療が提供される市場では、いろいろな制約があるために最適な配分を実現できない（市場の失敗）といわれる。診療や保険加入の場面で、患者、医療者、保険会社の情報に格差が生じることを「情報の非対称」という。知識は医療者側に偏っている。血圧が高いとどうなるか、多田さんみたいにちゃんと判断できないかも知れない。多くの人は自分に必要な医療を低く見積もりがちだといわれる。

「情報の非対称」には反対の側面もある．自分がどのぐらい病気になりやすいか，保険会社よりも患者自身のほうがよく知っていて，それを隠して保険に加入することがある．保険会社は病気になりそうな人ほど保険料を高く設定する．だから高血圧を隠せば多田さんは保険料を安く抑えられる．このように「情報の非対称」ゆえ，加入者が病気になったときにかかる治療費が保険会社の見積もり以上に増えてしまうことがある．これじゃ保険会社はやっていけなくなる．

さらにこんな問題もある．多田さんがかけ込んで来たら，病院のスタッフはすぐ応急処置を始めるだろう．心筋梗塞からの救命には一刻の猶予もない．患者が医療保険に入っているか，おカネを払ってくれるかどうか，確かめている場合ではない．医療には公的な性格があって，医療者が患者を選ぶわけにはいかない．そこで公共財についての経済学の議論が参考になることを示そう．

多くの人が共同で消費できるモノやサービスのうち，代金を払わなくて済み（非排除性），誰かがそれを使ったとしても他の人が使えなくなることはない（非競合性）ものを経済学では公共財という．公衆衛生や道路などが公共財の代表だし，インターネットも公共財の性格をもっている．公共財では，お金を払わずに便益だけを得るフリーライダー（ただ乗り）が生じることがある．これだと，民間企業では商売にならなくなってしまうよね．でも税の一部のかたちで代金を回収できる国や自治体なら話は別だ．このため，公共財は公的に供給するのが望ましく，民間で供給するより効率面で優れている，といえる．

医療は純粋な公共財ではないけれど，公共財的な面があり，やはりフリーライダー問題が存在する．米国では医療保険に入っていない急病の患者が受診した際に，医療費を払わない，あるいは払えないことが大きな問題になっている．心筋梗塞の治療を受けたあと，せっかく命を助けてもらったのに，マンションを売り払ってまでその後の治療費を捻出しようと思わないかも知れない．

こんなことがあるから，医療は国や自治体などによって公的に提供したほうがむしろ効率も改善するという考え方が出てくる．平等を実現することはそれ自体でも倫理的な意義があるうえに，効率の面でも優れているというわけだ．多田さんが別の社会，「平等の国」に住んでいて，強制的に医療保険に入らなければならなかったとしたら，どうか．高血圧がわかったときから治療を始め，心臓病にならなかったかも知れない．それなら，おせっかいだけど，そのほうが良かった．本当にそういえるかな？　保険料を払わないとならないためマンション購入にあてるおカネが不足していて，「平等の国」では多田さんは，隣家の壁と窓が見える部屋にしか住めないかも知れない．

現実に，イギリスのように医療をすべて公的に提供する国もある．ただこの場合，民間企業に比べ管理が甘くなりがちで「お役所」的な無駄を生じやすい．また権限を持った役人が偏った判断をし，理由も判然としないまま，ある

病気の治療にはおカネを出すけれど，別の病気では認めないといった不公平を生むかもしれない．誰もが納得する民主的な運用が強く求められることになる．

8 難病と経済

医療を公的に供給することが，単に平等に配慮してのことなのか，それだけでなく効率をも改善するのか．難病に目を向けてみると，はっきりわかる．日本には難病の患者に医療費を助成する制度がある．この制度は弱者を救うためのものという印象がもたれやすい．本当のところはどうだろうか？

2014年に「難病法」（難病の患者に対する医療等に関する法律）が制定された．この法律で難病とは，①発病の機構，つまりなぜ病気になるかが明らかではなく，②治療方法が確立しておらず，③患者の数が少ない稀な病気であり，④長期の療養を必要とする，と定義された．現在331疾患が指定され，助成対象は約100万人．およそ120人にひとりが難病ということになり案外多いのだ．

120人が暮らす村があって，1人だけが将来難病になり，ただしそれが誰なのかわからないとする．難病になると療養はとても大変でおカネもかかり，医療保険など従来の仕組みだけでは到底やっていけない．そこで力を合わせて対処しようと，全員が少しずつ掛け金を払い，村全体で1人分の療養に十分な金額を貯める保険を作ったとしよう．この保険から難病を発症した人に全額を給付すれば，効率的にこのおカネを再配分できる．もしこうした保険がなかったら？ 120人が自分用にせっせと療養費を貯蓄した場合，120人分の療養費（つまり保険がある場合の120倍のおカネ）が各人の銀行口座やタンスに貯め込まれ，他のことに使えなくなる．これは非効率だよね．それにだいたい，全員がそれほどの大金を貯められるとは限らない．貯められなかった人がもし難病になった場合は，劣悪な療養生活を我慢してもらうしかなくなる．

こんな保険があれば最も効率がよいわけだけど，現実にはそんな保険は売られていない．遠い将来になるかも知れない難病に備えようなんて考える人は，ほとんどいないからだ．これで，保険会社の代わりに政府が必要なおカネを再配分してくれることで効率が高まるのがわかってもらえると思う．

難病法などの政策は経済効率を改善させる性格をもっている．意外だったかな？ 単に弱者を救済する慈善事業として見てしまって，支援は最低限でよいという人がいるかも知れない．でも，備えたくても備え切れない問題に効率的に対処するための政策なのだということに気づけば，より積極的に支出しようという考え方が出てくる．「限られている」医療資源をどう配分するか，誰がどのように負担すべきかという問題や，医療現場で直面するケースの問題に向き合う際には，医療制度や社会のあり方の問題まで踏み込んで考えてほしい．

公的な医療費の助成対象となる「指定難病」になるにはこの定義に加え，患者数が一定の人数（人口の約0.1％程度）に達せず，客観的な診断基準が確立していること，という2つの条件を満たすことが必要になる．

日本の公的な難病支援は1972年に始まり，支援対象となる疾患は少しずつ増やされてきたが，支援を受けられない疾患の存在が常に問題となっていた．法制化に伴い対象疾患が大幅に拡大した一方で，1人当たりの支援額は削減される方向にあり，望ましい支援水準とはどのようなものかが問われている．

難病は珍しい病気だからイメージが沸きにくいかも知れないけれど，この教科書に登場する難病には多系統萎縮症（☞ pp.189-193）がある．

日本では高齢者が多額の貯蓄を持っている．難病に限ったわけではないけれど，日本は高福祉国家とは言えないため，自ら様々なリスクに備えているからだ，とも指摘される．この貯蓄を銀行は持て余していて，上手くいかすことができていない．難病保険がなかった場合の村と類似の非効率に陥っている．

ここでは主流の経済学の枠組みで考察したが，他のアプローチもある．A・センは，資源配分の状態を評価するのに，人々が自由な選択をしたときにどのようなことを実現し得るのか，に着目した「capability（潜在能力と訳されることが多い）」という尺度を提案している．高齢者，障害者，難病患者の経済分析などにもこの手法が応用され，今後の発展が期待されている．

医療倫理学の理論と方法

　第1部はおおむね医療倫理学ないし生命倫理学．まもなく始まる第2部はいよいよ臨床倫理学だ．というわけで，ちょうどその移行帯にあたるこのあたりで，第1部の締めとして基礎的な理論や学説を紹介し，その後で，第2部への助走として方法論の話をしておこう．

　他の教科書や教育機関の講義要項には「原則論」とか「医療倫理の四原則」が取り上げられている．けれども，この本の初版（2004年）ではあえて取り上げなかった．群馬大学医学部医学科の医療倫理学の講義・実習は通年で90時間あるけれど，その中で原則論についてまったく教えていない．医療倫理学の学者にとってはなにがしかの意味があるとしても，臨床現場に立つ医療者にとっては，たいして得るところがないという実際的な判断だ．しかしまったく触れないと不思議に思う読者の方々もいるだろうということで，第2版改訂（2012年）を機に「医療倫理の四原則とその問題点」と題して，原則論の移り変わりや，他の立場から批判される点などを中心に示すことにした．

　寄せ鍋だというと聞こえはいいけど，四原則論は，牛とイカと海老とマトンの寄せ鍋だ．味を想像してみてよ．それをなんとか食える代物にしようと学者たちがあれこれ工夫を飽くことなく続けている．それは置いておいてこの第3版では，この鍋のスープのベースとなっている「古典的な倫理学説」の要点を，早わかり風にまとめてみた．

　「臨床倫理学の方法論」では，四分割表などの，この国では広く流布しているアメリカからの直輸入品が実はただのノートと大差なく，方法とはいえないことを示すとともに，これまでほとんど注目されてこなかったヨーロッパに目を向けてみる．そして「ケーススタディのやり方」では，ギロチンを落とすように原則をあてはめたり，チャートの空欄に書き込んだりといった鋳型にはめるやり方をしないで，ケースの地形に合わせて考えるやり方をするためのヒントを公開しよう．

A 医療倫理の四原則とその問題点

1 原則論のはじまり

1979年，アメリカの哲学者トム・ビーチャムと神学者ジェイムズ・チルドレスの2人が『生命医学倫理の諸原則 Principles of Biomedical Ethics』を世に出し[1]，原則に基づくアプローチ（principle-based approach）という立場を打ち出した．これは後に原則論（あるいは批判的な立場の人たちからは嫌味をこめて「原則主義（principlism）」）と呼ばれることになった．

この本は「ベルモント・レポート」という報告書を下敷きにしている[2]．当時のアメリカでは，タスキーギ事件（☞p.272）がきっかけとなって生命医学研究に対する倫理的規制が必要だという意識が高まっていた．そこで国家研究規制法（1974）の下で「生命医学および行動科学研究における人間の被験者保護のための国家委員会」が設置された．この委員会でビーチャムたちは，被験者が不当な扱いを受けることのないよう自律の尊重（respect for autonomy），善行（beneficence），正義（justice）の3つの原則を掲げ，報告書としてまとめた．ビーチャム＆チルドレスはこれにさらに無危害（nonmaleficence）を加えて四原則としたわけである．

種々の倫理理論（☞pp.160-167）が複雑で抽象的なのに対して，よりシンプルで具体的にみえる四原則は徐々に医療倫理学の問題を解くための方法として浸透していった．日本では第3版（1989）が翻訳され（1997（平成9）），現在は第5版（2001）の翻訳（2009（平成21））が読まれている[3]．

2 どうして原則？

原則論とは，倫理問題をとらえて解決しようとするときに，原則を拠りどころとする立場のことだ．原則（principle）という言葉は，西洋の倫理学や哲学の領域で古くからさまざまな意味で用いられてきたが，ビーチャム＆チルドレスは「行為や判断を導く決まり」という意味で使っている．原則は一般的で抽象的かつ包括的なかたちで表されたものなので，実際の場面では「応用」しないと使えない．原則よりももっと具体的なかたちをしている決まりは，一般的に規則（rule）と呼ばれる．たとえば，「他人に害を与えるな」という原則に従おうとすると，害とはなんだろうか，これは害だがあれは害とは言えないなどと，一つひとつ具体的に考える過程が必要だ．これに対して「図書館では私語をするな」は，すでに指示の内容が具体的で，だから規則だ．そして「他人に害を与えるな」という原則に支えられている．

規則を支えるものが原則なら，さらにその原則を支えているのはなんだろ

---

[1] ここでは原則論としたが，原則の拠って立つもっと広い統一的基礎を指す「原理」という用語と組み合わせて「原理原則主義」という呼び方がされることもある．いずれにしても，問題を検討するにあたって理論的な枠組みを用いてそれに照らして行為や判断を導こうとするやり方を指している．ちなみに哲学の領域では，principleは通常「原理」と訳される．

[2] 詳細は，香川知晶『生命倫理の成立』勁草書房，2000．

[3] トム・L・ビーチャム，ジェイムズ・F・チルドレス『生命医学倫理，第3版』（永安幸正・立木教夫監訳），成文堂，1997．トム・L・ビーチャム，ジェイムズ・F・チルドレス『生命医学倫理，第5版』（立木教夫・足立智孝監訳），麗澤大学出版会，2009．原書の最新版は，Beauchamp, T. L. & Childress, J. F., Principles of Biomedical Ethics, 7th ed., 2012．

う．理論（theory）がそれだ．たとえば次節でも紹介されている義務論や功利主義は理論だ．義務論と功利主義はある意味で正反対な倫理理論だが，それにもかかわらず，ビーチャム＆チルドレスによれば，たとえば「他人に害を与えるな」という原則は，義務論と功利主義に共通して見いだせるし，それどころかさまざまな宗教や文化，社会のなかでも，同様に見いだすことができる[4]．このように，正しいと思う理論や立場が違っていても私たちは同じ原則を共有していることがある．そうならば，特定の倫理理論，しかも抽象的で形式的な理論に基づいて議論を行うよりも，明確で誰もが疑う余地のない原則に基づくやり方のほうが，多様な価値観をもつ人々のあいだでも現実的に有効な議論を行うことができるというわけだ．そのほうが議論の争点を少なくできるし，現実的な解決策を導きうると考えたのだ．

4) 功利主義は行為の結果の良し悪しで行為の善悪を判断するが，義務論は結果がどうであるか以前に，なすべきこと／なすべきではないことがあるとする．

3 四原則の概要

　ビーチャム＆チルドレスが掲げた4つの原則とはどんなものか，1つずつみていこう．

■ 自律尊重原則

　「患者が自己の価値観や信念に基づいて考えをもち，選択し，行為する権利を認めること」という原則．医療の場における自律とは，他人の価値観や指図に従わされることなく医療方針上の決定を患者自身が決めることだ[5]．

　自律尊重の原則は2つの側面をもつ．ひとつは「患者が意思決定において他者からの支配的統御を受けないようにすること」（消極的義務）であり，もうひとつは「医療者は医療方針上の決定に必要な情報を開示し患者の自律的な意思決定を促進するよう支援すること」（積極的義務）である．ただしここで大切なことは，自律的な選択はあくまで患者の権利であって，義務ではないということだ．つまり，自律的な選択のために必要な情報の受け取りや，選択することそれ自体を拒否する権利も患者に与えられていなければならない．

　この原則に支えられる道徳規則は，1) 真実を語ること，2) プライバシーを尊重すること，3) 守秘義務を守ること，4) 介入の必要があるときは同意を得ること，5) 重要な決断をする際に他者から求められれば支援をすること，などとされている．

5) 自律尊重の概念は，カントの人格の尊重という概念やミルの自由の概念などを基盤として医療倫理の領域の議論の流れのなかですでに基本とされていたもので，ビーチャムたちのオリジナルではない．道徳哲学的な自律の意味や，自律尊重にかかわる問題点の詳細を復習しておこう（☞ pp.104-112）．

■ 無危害原則

　「他者（患者や家族）に対して危害となるような行動ならびに危害のリスクを負わせることを意図的に控えること」という原則．この原則の原初的なかたち，「害を与えない」は，ヒポクラテス全集の『流行病』第1巻にみることができ，後にラテン語でPrimum non nocere（英語ではFirst, do no harm）と

翻訳される．何が害となるのかの判断は，個々のケースで具体的に考えようとするとしばしば困難である．

この原則が支持する道徳規則は，1）殺さないこと，2）痛みや苦しみを与えないこと，3）能力を奪わないこと，4）侵襲を与えないこと，などとされる．

■ 善行原則

「他者の利益のために行為すること」という原則．利益を与えるということの他に，危害が及ぶのを防いだり，当の行為が引き起こす可能性のある良い面と悪い面を比較し勘案するということも含まれる．憐れみの心をもち他人を助けるというユダヤ教，キリスト教，イスラム教の教えに由来するものとされる．害とは何かということが問題になるのと同じく，利益とは何かということについても多くの説がある（☞ pp.43-46）．医療の場では，病気の治癒を目指す，身体的・心理的苦痛をできるだけ少なくする，経済的利益を求めるなど，さまざまな利益が考えられるだろう．そしていずれの利益を優先するかが問題となるだろう．

ビーチャム＆チルドレスに従えば，この原則が支えとなる規則は，1）他人の権利を保護・擁護すること，2）他人に危害が及ぶのを防ぐこと，3）他人に危害をもたらすと考えられる条件を取り除くこと，などがある．

■ 正義・公正原則

「社会的負担や利益は正義に従い適正に分配すること」という原則．この原則は形式的要素と実質的要素から成っている．形式的要素は「等しいものは等しく扱う」ということ，実質的要素は「等しい扱いといえるためには何が等しくなければならないかを特定する」ということである．この原則は誰か2人以上の人に限りある医療資源を配分する場面で問題となる．一人ひとりに同じ量だけ分配するのが平等なのか，それぞれの人の必要度に応じて差異を設けた分配が平等なのか．それとも社会への貢献度や，努力に応じた分配か．平等とは何かという問題については，復習しておこう（☞ pp.138-140）[6]．

4 原則論の問題点と諸批判

原則論は諸手をあげて受け入れられたわけではない．発表当初より多数の批判が寄せられてきた．時には「ジョージタウンの呪文（マントラ）」（ジョージタウン大学が原則論の中心地だった）と揶揄されたりもした．原則論は原則を当てはめれば答えがすぐに導かれるという幻想を抱かせるもので，「自律…無危害…」とまるで呪文のように唱えていれば問題は解決するかのようだ，というわけである．ビーチャム＆チルドレスはさまざまな批判に応答しながら同時に自説を補強し改変してきたため，初版刊行から30余年の間に6度の改訂を重ねるこ

6）看護倫理の領域では，ビーチャム＆チルドレスの四原則とは別に，看護に特有の行為規範が提唱されている．たとえば，ハステッドによる六規範（自律，自由，誠実，プライバシー，善行，忠実）（Husted & Husted, 1991）や，フライによる五規範（善行と無害，正義，自律，誠実，忠実）（Veatch & Fry, 1987）などがある．

となった[7]. ここから先は主だった批判を1つずつみていくことにしよう.

■ 原則どうしは容易に対立する

4つの原則に照らして個々の事例を検討しようとすると, 複数の原則がぶつかりあって, どの原則に従えばよいのか, 原則と原則の間で立ち往生してしまうことがある. あちらを立てればこちらが立たず, という具合だ. 第2部実践編で取り上げるケースにもそういうものが含まれている[8]. こうした場合に原則自体はそれ以上の指針を与えてくれない. そこでビーチャム＆チルドレスは, ある提案を取り入れて[9], 2つの方法を提出している. それが原則の特定（明細）化（specification）と比較考量（weighing and balancing）だ.

原則の特定化とは, 個々のケースで具体的な行動を導けるように, 原則の抽象性を減らして的を狭め, 具体的・限定的な内容を与え, きわめて抽象的な原則にはこだわらないようにすることである. 的を狭めるというのは, いつ, どこで, だれが, だれに, なぜ, どんな手段で行為をなすべき／なすべきでないのかを明確にすることだ. たとえば, 自律尊重原則の特定化の一例として「判断能力のない患者については, 本人の事前指示に従うことで患者の自律を尊重する」がある. タラソフ事件（☞ p.57）の判決もまた特定（明細）化の結果だといえる. タラソフ事件を四原則に照らしてみた場合, 守秘義務（自律尊重原則がその基本となっている）と善行原則（他者への危害を防ぐ）とが対立している. そこで守秘義務をたとえば次のように特定化してみる. 「他者に危害を及ぼす意図を表明していない場合に, 医療者は診療上知り得た情報を他者に漏らしてはならない」. すると, この事件において守秘義務と善行原則は対立しなくなる. こんなふうに原則の意味するところをケースに即して狭めていくと対立が解消される場合がある, とビーチャム＆チルドレスは言う.

さてもう一つ, 比較考量とはどんな方法だろうか. これは対立する原則を天秤にかけて重みと強さを比較し, 問題となっているケースでどちらの原則がより重要であるかを熟慮し判断することだ. このとき直観だけに頼ってしまうのはだめで, もっともな理由が必要とされる. これだけでは漠然としているという声にこたえてビーチャム＆チルドレスは, 判断を正当化するのに必要な条件をいくつか挙げている[10]. けれども, この条件も非常に漠然としているというのが実際のところだ.

■ 特定化と比較考量は直観的かつ恣意的である

ビーチャム＆チルドレスは特定化と比較考量の2つの方法を組み合わせることで原則の対立を解消できると主張する. でも, 条件や状況を特定化する段で, どこの誰が具体化し限定する特権的な立場に立つのか. その方法は, そして根拠は何か. 恣意的（その場の思いつきや心のまま）に決められてしまい,

---

[7] 初版から用いられていた原則に基づくアプローチprinciple-based approachという言葉は第3版から徐々に影を潜め, 代わりに第4版（1994）から共通道徳理論common morality theoryという言葉が使われている. しかし, 外枠は四原則を柱としていることに変わりはなく, そして原則論という呼び名のほうが一般的であるため, ここでは原則論に統一した.

[8] たとえばCase 5では, 吉本さんがHIV感染を妻に伝えたくないという意思をもっており, 自律尊重原則に照らせば, 妻に知らせるべきではないということになる. しかし, 妻が感染している可能性がある以上, エイズ発症で初めて感染を知るよりも, 早く知らせたほうがより適切なタイミングで治療を開始できるため, 善行原則と無危害原則に照らせば, 妻に知らせたほうがよいということになる.

[9] ビーチャムたちは1990年にリチャードソンが提起した「特定化」のモデルを第4版から取り入れた. 詳細は次の論文を参照. Richardson H.S., Specifying, balancing, and interpreting bioethical principles, *Journal of Medicine and Philosophy* 25：285-307. *Principles of Biomedical Ethics*, 7th ed., 2012, pp.17-19.

[10] ひとつの原則や規則を他のそれより優先させることが正当化できるためには, 次の条件が満たされないといけないという. 1）優先する原則・規則にならって行為するほうが, よりよい根拠を示すことができる, 2）優先させる原則・規則に従う行為の目標が, 現実的な見込みを有している, 3）他の原則・規則への侵害を最小限におさえる, など. 詳細は次を参照. *Principles of Biomedical Ethics*, 7th ed., pp.19-24.

結局ご都合主義を免れないのではないかという批判がある．比較考量についても，その判断が条件の内容を満たしているかどうかについて解釈や判断が必要である．とすると，結局は直観に依るしかないのではないか．このような大きな問題点が残されたままだ．ビーチャム＆チルドレスも，特定化しても解消されない衝突もあるし，特定化の先にさらなる特定化が必要なこともあるとして，自身の方法の限界を認めている．そして別の研究者たちが原則の対立を解消するための案を提案している．単一の原則を採用すると決めておく方法，原則の優先順位を設定しておく方法，原則の優先順位と比較考量を組み合わせる方法などだが，現時点で決着はついていない．

■ 四原則の理論的基盤のあやうさ

次に，なぜこの4つを原則とするのか，という批判．なぜ他の何かではなく，自律尊重，無危害，善行，正義・公正なのか．何がこの4つを結びつけるのかも不明確で，医療倫理学の体系というにはあまりにお粗末で「アンソロジー症候群」[11]と呼べるという批判に対して，ビーチャム＆チルドレスは，四原則はあくまで暫定的なものでしかないことを強調しつつ，理論として正当化するために，批判する側の研究者が提案した共通道徳理論を自説に取り入れてしまうという戦術をとる．

共通道徳（common morality）とは「道徳を真剣に受け止めている人たちが共有している規範の集合のなかでもっとも基本的なもの」であり，ここから抽出できるものが四原則であるというわけだ．共通道徳はその根拠をそれ以上遡って示せないという弱みをもつものだが，多くの社会的合意を含むため異論が少なく実用的だという．

ただし，共通道徳の定義が曖昧だという指摘に加え，共通道徳が整合的で正当化可能なものでありうるのか，という問題が残ることを，ビーチャム＆チルドレスも認めている[12]．

■ 理論のあり方の冷淡さと単純化

もう一つ，四原則に限ったことではないが，義務論や功利主義といった倫理理論も含め，それらに対して，女性の立場からの批判がある．たとえば，これまでの倫理理論は家父長制のもとで男性的な視点からのみ形づくられた枠組みであり，論理的である一方，感情的側面を無視した冷淡なもので，理論として複雑であるわりに，絡み合った道徳的な問題を単純化しすぎており，単に衒学的な目くらましでしかない，というものである．このような批判のもと，看護職を中心にケア倫理が提唱されている[13]．

ここまでの批判は，医療倫理学に最も適した理論や原則を打ち立てるという

---

[11] アンソロジー症候群とは，クラウザーとガートによる言葉．原則論は，まとまりのない雑多な道徳的考察の寄せ集めであり，正当化されないままに並置されている原則や規則のなかから「個々のケースに関してあなたの都合のよいものを選びなさい」と言っているだけにすぎない，というのが彼らの主張．Clouser, K. D. and Gert, B., "A critique of principlism", *The Journal of Medicine and Philosophy* 15：219-236, 1990.

[12] 原則主義批判の流れと共通道徳理論の詳細は，次の文献が参考になる．奥田太郎「応用倫理学の方法」，『社会と倫理』20：154-179．小林秀樹「『生命医学倫理』における共通道徳理論の展開」，『倫理学』23：65-75．

[13] ケアと倫理については，☞ pp.113-120.

前提のうえでの議論の応酬だ．しかし，理論や原則という体系そのものに対して批判的な視点から原則論に対抗する立場がある．中世〜近世の神学で用いられた方法をジョンセン＆トゥールミンが復興したカズイストリ（決疑論 casuistry．出来事・事例を意味するラテン語 casus に由来）という立場だ．

■ 理論や原則を中心に据えることへの懐疑〜カズイストリ

カズイストリは，原則や倫理理論から出発するのではなく，ケースに直接的に考察を加え，その個別性や具体性に即して問題の暫定的かつ蓋然的な解決を図ろうとする．具体的な方法を少し説明しよう．カズイストリは大きく3つの手順からなる．

まず，問題となっているケースを丁寧に分析する．ケースは，諸事情（時，人，場所，行為，出来事など）と核になる道徳的問題との複合物としてある．それらを丁寧に解きほぐすことからはじめる（ここで利用されるチャートは「C 臨床倫理学の方法論」．☞ p.161）．次に，ケース検討の核心と思われる当の道徳的問題と同種の問題が含まれていると思われる諸ケースのなかから，「まったく正しい」という判断が下される典型的ケースと，「まったく正しくない」という判断が下される典型的ケースを両極に置き，その間の線分上に，白黒の中間の灰色のケースをその濃淡の順に並べる．最後に，当の問題となっているケースを，似たようなケースとの類似点や相違点をもとに，適切な場所に置くことが着地点となる．両極からの距離がそのケースの中での行為の善悪の度合いを表示しているというわけだ．

こうした積み重ねによって，さまざまな系列のグラデーションを縦糸横糸とする織物ができあがる．典型的ケースと比較しながら適切な実践的判断を導くには，定式化された原則の適用の場としてだけケースをとらえていたのでは見えてこないような，人間の生の細部や機微を見ようとする姿勢や，経験に基づく熟慮が必要とされる．この点はカズイストリの技だ．もちろん，カズイストリの方法に対する批判もある[14]．

医療倫理の四原則とその問題点をながめてきた．当初，理論に拠らずに現場的な解決を試みていた当時の医療倫理のあり方を批判し，わずか4つの原則を結び目として倫理理論と現場の判断をつなぐ試みとして登場したのが原則論だった．しかしその後の30余年の間に原則論はかなり変化している．寄せられた多くの批判に応答し批判者の立場を取り込んで改良していくうちに，外枠としての四原則は変わらないものの，当初のすっきりした構築を失い，かなり複雑化してしまった．たとえるなら，海のもの，山のもの，川のもの，あちこちから具材を集めて投入した鍋物のようである．寄せ鍋といえば聞こえはよいが，ごった煮にされた鍋のなかで，貝の出汁，肉の旨み，キノコや川魚の独

「暫定的かつ蓋然的」とは，今の時点では確からしく思われるものの，絶対的・確定的とまでは言いきれないため，もっとよい説の案が出てくるまではさしあたりこれでよいことにしておこう，という扱いをするのに値すること．

14）カズイストリの歴史的展開，意義，問題点をまとめたものとして，服部健司「臨床倫理学におけるカズイストリの可能性」，『生命倫理』22：52-60，2011．

特の香りも，何もかも一緒くたに煮崩れて，それぞれの具の持ち味が引き立っていない．原則論ですべての問題を解決できるわけではない，と言いつつも，ビーチャム&チルドレスは最大公約数的な方法としての原則論の，生命医療倫理学における地位と影響力をなんとか保とうと躍起になっているようにみえる．結果的に，重ねられた修正は，問題解決のためのよりいっそう適切な方法の模索というよりも，自説の延命のための継ぎ当てになっている．

> 第7版（2012）では徳についての章が補強されている．いいかげん書名を変えたらいいのに．［服部］

　四原則を広く普及させるという彼らのもくろみは成功したといえる．この国の教育・臨床現場でも原則論の影響は大きい．ケーススタディの方法のいくつかは原則論を前提として組み立てられている．そうでないものも，その方法が原則論に矛盾しないものである旨がわざわざ言い添えられていたりする．しかしよくよく考えてみれば，ビーチャム&チルドレスが打ち立てた四原則はどれも当たり前のことである．倫理学者からわざわざ教えてもらったり，原則という名前をつけて確認しないとわからないようなことではない．いや当たり前のことだからこそ共有可能なものとして広く使えるのだ，という彼らの言い方も理解できるが，そうであるならばなおさら，彼らが何度も版を重ねてまでしようとしてきたことはいったいなんだったのか．

　私たちの目の前には個別的事情を豊かに孕んだケースが先にあったはずだ．しかし，理論と現場の問題との橋渡しと称する彼らの論が現れ，現場に浸透してからというもの，いまや原則論という決まった型でしかケースをみることができなくなり，型で切り取ることのできる部分がまるで全体であるかのように錯覚してしまってもいる．でも現実のケースは，工業製品とは違って，無駄のない，形の揃った，型どりに先立ってあらかじめ整え作られた生地のようなものではない．

　ビーチャム&チルドレスは『生命医学倫理 第5版』（および原書第6版, 2009）の最終章でこう漏らしていた．「しばしば，われわれは，理論，原理，あるいは規則よりも，特定の事例に対する反応や，道徳的な人たちの特徴的な反応を，より信頼する理由をもっている」．第7版でこの箇所は削除されたが，四原則にこだわる彼らから発せられるこの語りこそ，彼らの論が複雑怪奇なものとなっていることの理由のひとつであり，また証しでもある．議論の応酬の末に修正を重ねた果ての原則論が私たちに示してくれているのは，医療倫理学の唯一絶対の方法のありようではなく，どのような理論や原則を求めようとも，人の生き方にかかわる医療の問題の生身性，個別性から逃れることができないということ，そのことだ．

B 古典的な倫理学説の要点

1 徳倫理学

■ 基本の骨格

　徳倫理学（virtue ethics）は倫理学説の中で最も古い．徳とは，もともとはギリシア語のアレテー（arete）で，たとえば馬のアレテーは速く駈けることといったように，有能性，卓越性を意味していた．ギリシア時代，人間のアレテーは身体機能にではなく魂のあり方にかかわると考えられた．アリストテレスは徳を思惟的徳と倫理的徳とに分けて論じているが，倫理的徳とは，共同体の中で正しいとされる行為を幼い頃から度重ねて為すうちに身についた魂の習性（ヘクシス）のことで，具体的にいうと，過剰と不足との間，すなわち中庸（メソテース）を得ることだとされる．たとえば猪突猛進と臆病との間にある勇気，内気と無恥の間にある慎み深さ，野卑と傲奢と卑屈との間の高潔といったものが徳だ．また思惟的徳のうち思慮分別の能力である実践的識見（プロネーシス）が，個々の状況に応じてその場合に何が中庸かを判断し，何を為すべきで何を為すべきでないかを決める働きをもつと考えた．アリストテレスの徳の強調はキュニコス学派，ストア派へと受け継がれ，プロネーシスは賢慮（プルデンチア）としてキリスト教の徳目の中に採り入れられていった．

　徳倫理学の立場では，人間にとって大切なのは教育によって徳を身にすりこみ発揮することである．善い行為とは徳を備えた人物のする行為のことである．看護を専門職というよりも天職として受け止め，看護師に上品さと高い徳とを求めたナイチンゲールはまさに徳倫理学の立場に立っていた．

■ 徳倫理学の問題点

　尊敬に値する，徳のあるすばらしい看護者や医師を見習え，というのが医療の現場での徳倫理学の具体的指示となる．けれども，見習うべき人々は現実的で生々しい倫理問題を難なくクリアできているんだろうか．たとえばSOLかQOLかという問題はどんなふうに解決しているんだろうか．徳があると目されている人々の間で解決案に不一致がある場合には一体どうするのか．

　徳倫理学は，特定の教祖の教えや聖典，文化が市民の生活を全面的に支配していて共同体の価値観にブレがない場合に，求心的規範的な機能を十分に発揮する．そうした国における倫理学教育では，多角的な観点から批判的に考え討議する能力や感性を磨くことなどどうでもよくなる．教師が理想的な医療者像を「これがモデルだ」と指し示すことがベースになる．すると，当の社会

において主流とされる価値観や慣行に疑問をもち，日常の中でまま見過ごされている倫理問題を発見し主題化していくということはとてつもなく困難な作業になるだろう．たとえば，この国における女性や看護職の位置，女性や看護者に求められる徳目の変化を思い返せば，このことは明らかだろう．看護者が医師の手足であることが当然視されていた時代に，徳倫理学は何をしてくれただろうか．また時代の変化の流れの中で価値観にゆらぎが生じてきている社会では，人徳なんて持ち出されても説得力に限界がある．

2 義務論

■ 道徳的命令としての義務

カントによれば，本物の道徳というものがあるとしたら，気分や状況によって変わるようなものであってはいけない．それは理性的な存在者の間ではいつでもどこでも例外なく（これを普遍妥当的と言うんだった．☞ p.10）成り立つものでなくてはならない．カントは具体的な状況で実際にどうすることが正しいのかを指示することよりも，普遍妥当的な道徳がどのような性格のもので，何に基づかなくてはならないのかという問題（道徳形而上学の基礎づけ）に強い関心を抱いた．

たとえ何をすれば善いかがわかっていたとしても，神ならぬ弱い人間には必ずしもいつもそれができるとは限らない．だから人間にあっては道徳というのは命令（ゲボート Gebot）の形をとらざるをえない．ぼくらがふつう義務（プフリヒト Pflicht）として理解しているものがそれだ．カントは，悔いとか疚しさという感情を持ち出す．これらは，そうする義務があったのに，それに自ら従わなかったときに感じる．もし義務というものがないのだったら，「あのときやはりああすべきだった」なんて悔いを感じることはそもそもないはずだ．だから，悔いや疚しさは，義務が歴然とあることの証である．

では義務としてどのようなことが命じられるのか，その中身をどうやって知るのだろうか．カントは，自分の主観的なモットー（マクシーメ Maxime 格率）が法則となってしまって他の人々もまたそれに従って同じ行為を行うようになったときに困ったことにならないか，他の人格の中の人間性を単なる手段化していないか，をよく吟味すべきだという．その結果，それが義務として普遍化されてよい（絶対的な命令つまり道徳法則として通用する）ならば，たとえ自分にどのような害がふりかかろうと，義務であるかぎり，それを遂行すべきだという．これが義務論（デオントロジー deontology）だ．たとえば，「困ったときには嘘をついたり約束を破るのもありだ」をモットーとしている人がいるとしよう．これは普遍化可能だろうか？ あちらこちらで，みんなが自分の都合の悪いときには嘘をついたり約束を破ることがふつうに行われるように

なったと想像してみよう．いつ破られるかしれないとしたら，約束を信じる人，約束を交わす人はいなくなるだろう．だからこのモットーは普遍化不可能で，道徳法則としては通用しない，とカントは考える．

　義務論は，徳倫理学と違って，人間の品性や自然的本性に絶対的な信頼をおかない．また，それがどんな結果や成果をもたらすかでその行為の道徳的な価値を判断してはいけないと考える．うまい手（効用）とよいこと（善）とは別ものだ．一見するとよく見える行為も，その裏に打算（アンシュラーク Anschlag）が潜んでいたとしたなら，そこに道徳的な価値はない．それが義務だからという理由でひたすら義務に従って行おうとすることにこそ道徳的価値がある．

■ 自律と尊厳

　人間の尊厳は自律（アオトノミー Autonomie）のうちにあると語ったのはカントだ．自律というと医療現場では単なる自己決定（self-determinations）のことと思われている節がある（☞ p.40）．しかし，自律とは自分を律することであり，他によらずに自分で道徳法則を打ち立てて，それを自分自身に課すというあり方のことだ．人はつい自己かわいさのあまりの自己例外化，「こういう場合は……の理由で自分だけ特別扱いしてもらってもいいだろう」といった甘えをもちがちになる．これを許さないのが義務論の厳しさであり，自愛（ゼルプストリーベ Selbstliebe）の念を挫いて，為すべきことをしようと努めるところに人間の尊厳をみる．義務論のいう道徳的な意味での人間の尊厳は，人間の生命の尊厳のように生まれながらに与えられてあるものではなくて，自身の道徳的な努力によって初めて生まれるものである．たとえば子どもがそうであるように，他人が定めた規律にただ従う場合，これを他律（ヘテロノミー Heteronomie）というんだったよね．そこには尊厳は認められない．成人の人間は自己自身が打ち立てた道徳法則に自ら服従する．これこそが人間の道徳のあり方だ．こうしてカントは人間の弱い面と強い面とを同時に見ている．そこには悲観も楽観もないし，通俗的なものへの媚びや妥協もない．

　「汝，為すべきであるがゆえに，為し能う」というカントの言葉のうちに義務論の峻厳さが表されている．ふつうは「できるんだら，やるべきだ」と言われる．カントはこれをひっくり返す．「やるべきことなんだから，やれる」．実現可能性よりも義務が上に立つ．カントを読んでいると，背筋が伸びる．

義務論の代表格はカント．岩波文庫の篠田英雄訳はお勧めできない．原典にあたるなら，宇都宮芳明訳・注解『道徳形而上学の基礎づけ，新装版』以文社，2004. がいい．解説書として読みやすいのは，伴 博「人格の倫理；カント」，伴 博・遠藤 弘編『現代倫理学の展望』勁草書房，2001, pp.15-32. H. J. ペイトン『定言命法』（杉田聡訳），行路社，1986. 入手しやすいのは，石川文康『カント入門』ちくま新書，1995. 土山秀夫・平田俊博・井上義彦編著『カントと生命倫理』晃洋書房，1996.

3 功利主義

■ 基本的な骨格

　自然界の動物たちは快を求め，苦を避ける．そして人間は幸福を求め，不幸

を避ける．変更不能なこの事実を道徳の原理に据えようというのが，功利主義（ユーティリタリアニズム utilitarianism）の立場だ．そこで功利主義は善悪・正不正を次のように定める．ある行為を行って，その結果，関係当事者にとっての効用（ユーティリティ utility）・快・幸福の総計を増加させればさせるほど，その程度に比例してその行為は正しく善い．逆に，不快・苦・不幸をもたらせばもたらすほど，その行為は不正であり悪である．そこから，関係当事者の幸福を最大化するように選択して行為するべし（「最大多数の最大幸福」）と命じる．つまり功利主義は，結果主義，福利主義だ．

①神（々）・慣習・心の内面といった伝統的な道徳につきものの権威・神話性に頼ることなく，よりわかりやすい快を基準に据えた倫理．②関係当事者の扱いについて，（納税額が多くても少なくても，政治的要人であってもなくても）「一人は一人として数える」という（約200年前の当時にあっては革新的だった）平等性．そして，③判断困難な具体的事例に，ある明確な答えないしは指針を差し出せる利便性，といった諸点が功利主義の秀でたところとして強調されている．

■ 功利主義内部の対立点

功利主義は見かけと異なり，一枚岩ではない．その内部にもさまざまな立場があり，それらの間で議論が交わされ続けている．

まず，a. 一つひとつ個々の行為の結果に細かく着目して善悪を判断していこうとするのが行為功利主義（act utilitarianism）．これに対してマクロ的に，それを守れば守らないときよりも社会に大きな福利をもたらす，そのような規則を正しい道徳的規則として打ち立てて，個々の行為の評価はこの規則に照らして判断しようと考えるのが規則功利主義（rule utilitarianism）だ．

b. 関係当事者とは誰のことか，どの程度のかかわりをもって関係当事者というくくりの範囲に入れたらいいのか，という点でも議論がある．

c. そしてそもそも，快とか幸福とは何か，何をもって計るのかという問題（☞ pp.45-46）もある．

d. 幸福の増減をどのように計算するのか，その方法論に関しても功利主義の内部で立場の相違がある．効用を単純に加算してその総和をもって測ろうという総量主義．その総和を関係当事者の人数で割ることを主張する平均主義．計算によって明確な指針を指し示すことができるという点を特徴として自負する功利主義であるが，計算式を変えれば導かれる正答も違ってくるのは当然で，この点で歯切れが悪い．

■ 功利主義に対する批判

その総和を計るにせよその平均をとるにせよ，関係当事者全体の福利の動

向とは裏腹に，たとえ少数にせよ犠牲を被る人々が出てくるだろう．この人々のことをどう考えるのか，という批判が古くから功利主義に対して向けられてきた．ゴミ処理施設，ダムや空港，バイパス道路が造られることになったとき，喜んで立ち退きたいとか隣にできてほしいと思う人はいないよね．公共事業にはつきものの不便や危険といったマイナス要素の配分による犠牲において，逆に大規模災害時のトリアージや，ワクチン接種の際の優先順位づけ，わずか数床のICUベッドの割り当てなど，有限な医療資源といった富の配分において，恵まれない人々が出てくる．功利主義的な合理的計算に伴う犠牲を，倫理学はどう考えるのかというのは大きな問題だ（☞ pp.135-146）．

　善悪の判定に行為の動機を一切問わない功利主義に対して，義務論の立場からは，効用価値と道徳的価値とを混交しているという批判が向けられる．何かしたたかな野心があって福祉施設を建設した人がいたとする．その人のしたことには効用価値がある（いい結果を生む）としても，道徳的価値があるとまではふつう言わないだろう．

> 功利主義については，伊勢田哲治・樫 則章編『生命倫理学と功利主義』ナカニシヤ出版, 2006. 児玉 聡『功利と直観』勁草書房, 2011. がよく整理されていて重宝だ．また，新田孝彦『入門講義　倫理学の視座』世界思想社, 2000. の第4-6講では義務論の立場から功利主義批判が展開されている．

C 臨床倫理学の方法論
―― 日本と世界ではどんな方法が使われているのか

ケース検討を行う際に広く使われている方法にはどのようなものがあるだろうか．全国調査があるわけでないから，正確にはわからない．そこでこの国で刊行されている生命倫理・医療倫理・看護倫理系の教科書・参考書を見てみた．医療現場で実際に使われている頻度，教室で教えられている頻度とは一致しないだろうけど，少なくともこの国の研究教育者の中での人気度を窺い知ることができる．これで全部とはいえないけれども，32冊を見て，おおよその傾向をまとめてみた（表1-27）．

まず驚いたことに，臨床倫理の方法論についてまったく記述していない教科書が結構ある．これはこの国のこの分野の教育が，知識や理屈中心に行われていることの表れだ．これでは医療系学生や医療職の読者にはまったく足りない．それに，医療と無関係でいられる市民はいないんだから，医療系でない読者にとっても不足だと思う．そしてもうひとつ問題なのは，たった1つの方法しか紹介していない教科書があるってことだ．これじゃ読者を小学生〜高校生扱いしている．部分隠蔽的なこうした本で勉強した人は，世の中には他にも方法があるんだってことを知るのに遠回りさせられることになる．

頁数の関係から，紹介率が一番高かったジョンセン，シーグラー，ウィンスレイドの四分割表についてだけ簡単に紹介する．外国では Four-box method, Four quadrants approach, Four topics approach などの呼び名がある．その名のとおり，ケースの細部を4つの枠に区分けして記入することから始めるやり方だ．この型枠を考案したジョンセンは，「原理・原則先にありき」の抽象的・演繹的なやり方ではだめで，もっとよくケースを見て個別の事情を汲み上げなくてはならないという考え方から，当初，ビーチャム＆チルドレスの原則主義に対して反対のノロシをあげていた人だ．

しかし，いつしか原則主義にすり寄って，各枠の中に対応する原則が書き込まれるようになった．4トピックス・チャートを見てみよう（表1-28）．チャートに用意された問いに答えながら各枠を埋めていき，問題ごとに対処法を考

表1-27　教科書・参考書（日本）に紹介されている臨床倫理の方法

臨床倫理の方法論についての記述がまったくない	20/32冊
〈臨床倫理の方法論について記述のある12冊について〉	
倫理学説と臨床倫理の方法とを混交して併記	2/12冊
四分割表（ジョンセンら）を紹介	8/12冊
臨床倫理検討シート（清水哲郎）を紹介	4/12冊
4ステップモデル（小西恵美子）を紹介	3/12冊
ただ1つの方法しか紹介していない	4/12冊

※訳書を除く

表1-28 4トピックス・チャート（ジョンセン，シーグラー，ウィンスレイド）

A. Jonsen et al., *Clinical ethics ; A practical approach to ethical decisions in clinical medicine*, 8th ed., McGraw-Hill, 2015.

■医学的適応	■患者の選好
患者の医学的問題 　急性／慢性　重篤度　可逆性　緊急性 　終末期か 治療の目的 治療が適応とされない場合の事情 治療の選択肢とその治療が成功する見込み 治療および看護ケアから得られる利益　危害の回避策	治療の利益とリスクについて知らされているか 情報についての理解と同意の有無 精神的法的対応能力の有無　無能力の証拠 （対応能力がある場合）治療に対する選好 （無能力の場合）かつて選好を表明していたか （無能力の場合）代理人として適任者は誰か 患者は治療に非協力的か　その理由は何か
■QOL	■外的要因
治療した／しなかったときの転帰の予測 治療で損なわれる精神的身体的社会的要素 QOL低下が予測されるときの根拠 医療者によるQOL評価を歪ませるような要因があるか QOL向上を図ることでどんな倫理問題があるか QOL評価が治療計画の変更上の問題を生むか 延命治療の差し控えの計画とその理由 自殺をめぐる法的・倫理的状況	患者の利益と相反するような非／専門家側の利益があるか 家族など，利害がからむ関係当事者がいるか 第三者の正当な利益を守るうえで秘密保持上の制約が患者にあるか 利益の対立を招くような経済的問題はあるか 医療資源配分にかかわる問題はあるか 信仰上の問題はあるか 法的問題はあるか 臨床研究および教育にかかわる事項があるか 公衆衛生および医療安全上の問題はあるか 組織・機関内に患者にかかわる利益相反の問題はあるか

A・ジョンセン，M・シーグラー，W・ウィンスレイド『臨床倫理学，第5版』（赤林朗・蔵田伸雄・児玉 聡監訳），新興医学出版社，2006, pp. 13, 255-268.（第5版訳書と原書第8版とではチャートに相違がある.）

える．あちらを立てればこちらが立たずという場合には，「その症例に対して何を優先して行うべきなのかを考え，もっとも適切と思われる判断を行う」ようにと監訳者は説いている（倫理綱領みたいな書き方だね．☞ p.22）．

　医療現場の声を聞くと，ケースの情報をどの枠の中に書いたらいいか悩む，全部の枠を埋めるのが大変だ，という感想が多かった．でも実際のところ，どの枠に書いたっていいんじゃないかな．枠によってポイントの重み付けが違うんならそりゃ慎重にならなきゃいけないけど，そんなことはないしね．ここからが大事なんだけど，四分割表はね，ハッキリ言って方法なんかじゃない．

　よく服を買う？　買ってきたらタンスにしまうよね．洗濯した後もタンスの引き出しにたたんでしまう．で，朝起きて，どの服を着ようかなと引き出しを開ける．今日はこれにしようと選んで取り出す．ごくふつうにみんながやっていることだ．このときタンスは，どの服を着たらいいかなんて教えてくれない．服を選ぶのは着る人自身だ．その人が何かの理由をつけて（たとえば天気とか気温とか）選ぶ．いいかい，タンスはどの服を着たらいいかの答えも理由も教えてくれやしない（図1-5）．

　四分割表はタンスだ．空の引き出しが4つある．使う人は，ケースの情報を4つの引き出しに振り分けて書き込む．さて，それでどうなる？　四分割表は何も言ってくれない．それでどうする？　どうすればいいかを四分割表は教えてくれない．いろいろ書き込んだなかで一体どの項目がより重要なのか，何か

医療倫理学の理論と方法

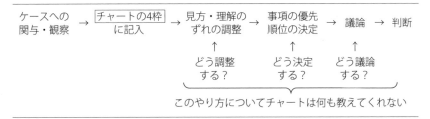

図1-5 4トピックス・チャートは方法ではなくて整理ノートでしかない

と何かがぶつかり合っているときにどっちを優先すべきか，どうやって結論を出したらいいか，そのどれも四分割表は決めてくれない．どうやって結論を出すのか，そのやり方自体を表を使う人たちが自分たちで決めることになる．そのやり方は使う人たちによって違うだろう．そして，このやり方こそが，方法ってやつだ．四分割表は方法じゃない，というのはこのことさ．やり方ひとつで，まったく同じ表から，まったく別の答えが引き出されるだろう．だとしたら，四分割表ってなんなんだ？ 何の役に立ってるんだ？ 答えを出してくれないとしたら，四分割表それ自体は方法とは呼べない．じゃ，なんなのかって？ だから，タンスなんだってばさ．整理ノートといってもいい．みんな，小学生のとき，表紙が昆虫や草花のカラー写真のノートを使ったりした？ マス目が付いてるやつ．あれと同じだよ．ジャポニカ学習帳でも，セイカノートでも，ショウワノートでも，ノートはノート．それだけのこと．ノートは書き込む場所というだけのことで，練習問題の答えを教えてくれはしない．ケースの細部を整理するためのノートというだけ．一番大事な判断の仕方そのものは教え示してはくれない．なのに，なぜみんなは四分割表をそんなにありがたがってるのかな？

　ジョンセンはカズイストリ（☞p.153）という立場だ．カズイストリはちゃんとした方法だ．なのに四分割表は単なるノート，白地図であって，方法じゃない．どうしてこんなことになるのか？ いい質問だね．実はね，あんまり知られていないんだけど，前述のとおりカズイストリは3段階のステップから成り立っていて，四分割表はその最初のステップ（ジョンセンは形態学と名づけた）であるに過ぎないんだよ（表1-29）．

　それでは，2番目と3番目のステップはどうやってやるのかって？ たくさん論文や本を書いているくせに，ジョンセンはそのやり方を公開していない．このやり方をやれるのは自分たち専門家（コンサルタント，エシシスト）（☞p.165）だけだ，医療者にはとっても無理だ，医療者にできることは第1段階くらいだろう，と考えていたんじゃないかと思う．だから四分割表だけからは答えは出てこないというのも当然なわけだ．なのに，日本にはどうしたわけか

服部健司「臨床倫理学におけるカズイストリの可能性」，『生命倫理』22：52-60, 2011.

A. Jonsen, "Casuistry as methodology in clinical ethics", *Theoretical Medicine* 12:295-307, 1991.

表1-29　3段階から成るカズイストリ（ジョンセン，1991）

1. 形態学：ケースの諸事情を浮き彫りにして整理する　＝　四分割表
2. 分類学：当のケースと同系のケースを多く探して，その中で正邪善悪の結論がはっきりした典型的なケースを選んで両端に配置して線分で結ぶ
3. 動態学：この線分上のどこかに当のケースを置いて，両端からの距離で判断を下す

　四分割表大好き人間がたくさんいて，ひたすらこの第1段階だけを普及させたってわけ．これじゃ，野菜の切り方を教えただけで，その先の料理（煮る炒める揚げる和える味付けする）のしかたを教えないのとほとんど同じだよな．これじゃ料理にならないよ．空欄書き込み式のチャートはみんな似たり寄ったり．ノートだもん．白紙のノートでなくて，ピッカピカの小学生が使う学習ノート．

　ヨーロッパの国々で出版されている教科書をいくつか選んで，その目次を見てみよう（表1-30）．四分割表はどんなふうに扱われているかな？　それが，残念ながら載っていないんだな．つまり，単なる学習ノートはヨーロッパでは方法としてみなされていないわけ．

　それにしても，日本の教科書に載っていない方法がずいぶんたくさんあるなあ．国際臨床倫理コンサルテーション学会で知り合ったドイツ人は，「ドイツじゃナイメヘン方式がよく使われてるよ．なぜかって？　使われてるからさ」と言っていた．

　四分割表がノートだからといって，使っていけない理由はない．使いたかったら使ったらいい．だって，ノートなんだから．この本を書いているぼくらは使わない．それは，映画やドラマを観たり小説を読むときに，わざわざ四分割表に書き込んだりしないのと同じ理由からだ．めんどくさいし，特に役に立つと思えないからだ．そして実際，授業や研修会でケース検討をするとき，使わないことで困ったことが一度もないからだ．そしてもうひとつ，各枠に用意された質問がおおざっぱで大味なんだよね．繊細さが感じられない．これじゃケースの襞の奥に入っていけない．ぼくらはそう感じる．

　あなたが使うのを止めるつもりはないけど，書き込む際に，よくよく注意し自覚していなければならないことがある．それは，事実だと思って書き込んでいることが，常にすでにケースを観察記述し検討する人による解釈の産物だということだ．患者や家族から直接，胸の内の思いを聞くことがある．そのときわたしたちは，必ず自分なりに解釈しながら聞いている．世界を見るのに自分の眼球を通さなければならないのと同じように．文字や活字にしたら同じ言葉でも，語調や言い方ひとつで意味合いが変わることはよく経験する．「だいっキライ！」が大好きの裏返しの表現のこともある．ちょっとした顔の表情や仕草が，語られた言葉以上にものを言うこともよくある．（学習ノートに書き込

表1-30 ヨーロッパの臨床倫理学の教科書の目次

ウィダーショーベン『臨床現場の倫理』（2000）
　　原則論的アプローチ　　　　　　　　　解釈学的アプローチ
　　現象的アプローチ　　　　　　　　　　討議倫理学的アプローチ
　　物語論的アプローチ　　　　　　　　　ケア倫理学的アプローチ

アシュクロフト，ルカッセンら『臨床倫理におけるケース分析』（2005）
　　物語の分析　　　　　　　　　　　　　会話法によるアプローチ
　　徳倫理学のアプローチ　　　　　　　　四原則の観点から
　　解釈学的倫理学における解釈と対話　　現象学的アプローチ
　　功利主義的アプローチ　　　　　　　　経験主義的アプローチ
　　フェミニズム的ケア倫理学的アプローチ

シュタインカンプとホルダイン『病院と介護施設における倫理』（2010）
　　ナイメーヘン・メソッド
　　解釈学的方法
　　ソクラテス的対話法

ヴァン・ダルテル＆モレヴァイク『よいケアについて対話を重ねる：実践における倫理のためのコンサルテーションの方法』（2014）
　　ジレンマ・メソッド　　　　　　　　　ナイメーヘン・メソッド
　　ソクラテス的対話　　　　　　　　　　解釈学的アプローチ
　　ユトレヒト・ステッププラン　　　　　2種類のケア倫理学的対話法
　　ケース比較法

まれた事項から）倫理的な判断を下すはるか手前のところで，わたしたちは（書き込む以前，ならびに書き込みながら）気づかぬうちに，ケースを理解する段階で無数の判断をしているわけだ．もしもすでにこの段階でいくつか解釈を誤っていれば，ボタンのかけちがえのようになって，適切な倫理的判断にたどりつく可能性は大きく減るはずだ．ケースの諸事情や，関係当事者の（時に錯綜したり反転したり無意識だったりしている）思いをどのように理解し解釈したらいいのか，どんな学習ノートも教えてくれやしない．

　どんどん書き込んでいくと，なんだかそれらしく見えてしまうものだ．客観的で漏れのない，倫理リンリしているように，立派に見えてしまう．でも本当は，そこには常にすでに判断する側の主観的な解釈や判断，価値観がたくさん入り込んでいる．そのことが，とても見えにくくなってしまいがちだ．

　もしかして，色紙に寄せ書きするみたいに，表の枠をあれこれ埋めて，もうそれだけで満足してしまう，なんてことないかな？　医療チームみんなで検討するんだとしたら，寄せ書きみたいにすべての書き込みを大事にしていたらダメさ．寄せ合った見方や意見を真剣に再検討したら，修正したり消去したりしなくちゃならないものがはっきりしてくる．検討が終わった後，表がきれいなままだったとしたら，表面的でお体裁の検討だったってことだね．意見を出し

「問題発見」が一番大切だ．複数の問題があるときは，どの問題を優先させるか，諸問題の配置地図を作ってみる．それから意見や価値

観の対立や相違，対処可能性，解釈可能性を分析する．こうして「今ここで何をするか」が見えてくるのではないか．［加藤］

た人を傷つけないように，オトナの振舞いをして，カタチだけ議論したことにしてカッコつけてるってことの証し．それじゃノートが泣くよ．倫理はカッコつけや，アリバイづくりの小道具じゃないんだ．

安心感や医療チームとしてのまとまり感とかが得られるということでノートを使うことに，ぼくらは異議を唱えるつもりがまったくない．ただ，いま述べた点については自覚的でなければならない．まして，チャートの枠を埋めていく際に，チーム内の人間模様が影響したり異なる意見を出しにくい空気があるとしたら，どのタイプのノートを採用したとしても台無しである．

世界的にみると臨床倫理学の方法がさまざまあり，そのうちのごく一部しかこの国に紹介されていないこと，この国では方法とは呼べない単なる整理ノートの類が方法とみなされ喧伝されていることを確認した．さも有効だ，王道だ，世界標準だと思わせながら特定の方法を普及させること（で講演料・原稿料を稼いだり名前を売るの）はもうやめてほしい．臨床倫理学研究者（ぼくもその端くれだ）はアメリカ以外の国々の多様な方法論からも学び，それをこの国の医療現場に（単なる受け売りでなく，よく検討しつつ）紹介する役割をもっと果たすべきだ．

それにしても，方法というのは，手技だ．ラーメンにのせるチャーシューにはいろいろな作り方の流儀がある．吊るし焼き，煮豚（醤肉），直火焼き，そして真空低温加熱など．これでチャーシューはできるんだけど，一杯のラーメンを出すための人手のかけ方にも流儀がある．全部を一人で作るか，数人で作るか．持ち場を完全に分けるのか，それとも一緒に作るのかだ．同様に，臨床現場の倫理問題をどう扱うかについても，調理技法というか方法の違いの他に，人手のかけ方の違いがある．最後に，この人手のかけ方の流儀の違いを概観しておこう．というのも，この国では，四分割表や四原則と同様に，人手の配置，陣形についても，アメリカからしか輸入されていないからだ．

浅井篤・高橋隆雄編著『臨床倫理』〈シリーズ生命倫理学13〉の第2・3章「倫理コンサルテーション」「臨床倫理委員会の現状と課題」（長尾式子），丸善出版，2012．

アメリカでは，大学院で生命倫理（バイオエシックス）や臨床倫理の修士の学位を授与されたバイオエシシスト，エシシスト（倫理屋さん）が専門家として存在している．つまり，収入を得て暮らしている．臨床倫理コンサルタントとして個人事務所を開いていたり，病院の臨床倫理委員会の委員になっていたり，数人規模のチームの一員だったりと，形態はまちまちだ．割合的には，個人経営が1割，チームの一員として仕事をしている場合が約7割ということだ．チームというのは，偉い役職に就いた人たちの委員会じゃなくて，とても機動性のあるチームだ．話し合うべきケースがあると，さささっと集まって審議をする．施設によっては24時間体制だと聞く．いずれにしても，この人たちはプロだ．ところが，国家資格じゃないから，プロといっても力量はバラバラだ．そこでアメリカ生命倫理人文学会（ASBH）が，このプロたちの資質と臨床倫理コンサルテーションの質とを向上させるために，プロに求められる能力

とその評価測定法を標準化し，資格認定制度を作ろうとしている．国際臨床倫理コンサルテーション会議（ICCEC）はアメリカの国内学会ではないけれど，ASBHの会員も多く参加しているため，その影響を受け始めている．しかし，ヨーロッパの一部の人たちはこの動向に賛同していない．

プロの倫理屋さんが権威ある専門家として臨床倫理の問題に積極的に発言するというスタイルを，ヨーロッパ北西部の国々―オランダ，ベルギー，スイス，デンマーク―では好ましいと考えていない．これらの国々ではMCD (Moral Case Deliberation. オランダ語では Moreel Beraad) が望ましいと考えられている．なんて訳すのがいいのかな．倫理ケース錬慮討議って感じ．つまり，さっさと答えを出してサッパリするんじゃなくて，みんなで対話しながら考えを練り上げていくというイメージ．定訳はまだない．モラル・ケース・デリバレイションとカタカナで，またはMCD（エム・シー・ディー）と呼んでおくのがよい．海外ではMCDで通じる．

簡単にいえば，MCDは，プロのエシシスト，倫理コンサルテーション屋さんに頼らないやり方だ．ケースを担当する病棟のスタッフを中心に，（管理棟の会議室ではなくて）病棟内の一室で，じっくり考え，徹底的に意見を交わし合う（これがデリバレーションの意味）のが基本形だ．話し合いの場に，哲学者，倫理学者，宗教者，法律家が入っていてわるいことはない．アメリカ式とこの点では大きく違わない．大きく違うのは，担当医療チーム以外の人の役割・権限だ．MCDでは，プロの倫理屋さんには特別な居場所がない．哲学者，倫理学者が同席するのは結構なことだけど，その人たちに権威とか特別な権限は認めない．MCDでは参加者みんなが対等な発言権をもつ．参加者に優劣上下の関係はない．話し合いを進めるために進行役（ファシリテーター）を1人置いて，看護師や倫理学者がこの役を務めることが多い．しかし倫理学者がこの役を務める場合でも，進行役は自分自身の意見を述べることは許されていない．参加者みんなが出し合った意見や結論について，それはよい・それはだめの評価を下してもいけない．そういう決まりにしている．進行役はあくまで横道にそれずに，徹底的な話し合いが行われるための交通整理役であり，いろいろな角度からの問いを投げかけて，参加者みんなの考え方をやわらかくほぐすのが役目だ．この点で，MCDの進行役は，アメリカ型のプロのコンサルタント，エシシストとまったく立場が異なっている．

アメリカ型はプロの助言と合議によってとにかく結論を出すことを目指すのに対して，ヨーロッパ型のMCDは結論を出すことにこだわらない．MCDはケースをいろいろな角度から見直して，より深く理解しようとし，それに時間をかける．結論を出さないようにしているんじゃないよ．早合点しない，決めつけないことを大事にしているんだ．この本の冒頭のトムのケースのところを読み直してみてほしい（☞pp.2-4）．これがアメリカ型．医療チームの一員で

服部健司「臨床倫理委員会や倫理コンサルタントとは別の仕方で；moral case deliberationの可能性」，『生命倫理』28：17-25, 2017．

Widdershoven, Guy and Molewijk, Bert, Philosophical foundations of clinical ethics, A hermeneutic perspective, in *Clinical ethics consultation* 37-52, edited by J. Schildmann, J-S. Gordon and J. Vollmann. Ashgate, 2010.

表1-31 臨床倫理実践の2型（Porz）

EU北西部型	アメリカ型
病棟内	会議室
担当医療者間MCD	専門家 委員会
ケースの理解が大切	合意形成が大切
経験・文脈を重視	患者の人権を重視
合理性＋想像力・感情	合理性と一般化
ファシリテーターは 　プロセスに責任 　サポート役 　自説は述べない	コンサルタント／エンシストは 　結果に責任　訴訟対策 　アドバイザー 　自説を述べ助言する

ない専門家が集まって学問的に話し合うと，こんなことになりうる．だからMCDは外部の専門家任せにしないで，医療チームで話し合う．それが患者・家族に寄り添い，ケースをよく理解するやり方だと考えている．結論よりも理解を優先する点で，この本はMCDに近い（同じじゃないよ）立場で編まれている．

　アメリカ型とヨーロッパ北西部型との大ざっぱな比較を表に掲げる（表1-31）．ヨーロッパ（EU）といっても一枚岩ではない．カトリック国（パターナリズムに親和性がある）のスペインとイタリアはアメリカ型，ドイツもどちらかというとアメリカ型寄りで，英国やノルウェーは両型の中間に位置していると聞く．ただ言えることは，臨床倫理をしっかりやるなら，病院に臨床倫理委員会を作らないといけないとか，臨床倫理コンサルタントの資格認定制度を早く作って，プロのエシストだかコンサルタントを雇って専門的指導を受けないといけないとか，焦ってアメリカのコピーを急いでする必要はないということ．臨床倫理学の方法もさまざまあったように，現場で誰が誰とどのように臨床倫理の話し合いをするかについても世界標準なんては未だないということなのさ．もっと広く世界に目を向けてみよう．

D ケーススタディのやり方

　　　ケース検討するとき，大切な初めの一歩は，できるだけケースを理解しようと努めることだ．裏返して言うと，目の前のケースで理解できないところ，つながらないところを探すことだ．理解できないところなどないと感じたとしたら，それはあぶないサインだと思っておいたほうがいい．理解したつもりになっているだけかもしれない．

　　　ケースをよりよく理解するためにはどうしたらよいか．それは，よい問いをどれだけ立てることができるか，にかかっている．ただ，問いの立て方について公式集，パターン集の類はないし，あったとしても大して役に立たないだろう．中学や高校の頃，相似の証明とか角度を求めたりとか，図形の問題を解いたでしょ．あのとき，点Aから垂線を辺に下ろしたり，補助線を引くのが決め手になったことも憶えているでしょ．でも，補助線をどこにどう引いたらよいのかまで教えてくれる公式はなかったよね．それは問題の図形とにらめっこをして，そのつど見つけていくものだった（だからかつてぼくは図形が苦手だった）．ケース検討をするときには，問いが補助線の役割をする．

　　　臨床倫理学や図形から少し離れて，自分に引き寄せてみよう．たとえば，デートをする，お見合いをする，入学式でたまたま席が隣り合った人と話をする．どんな人なのか未だよくわからない相手のことをよく知ろうとして，自分のことを話したり，相手のことを尋ねたり．そのときに問いかけ方の決まりがあるだろうか．「ご趣味は……」「どんな家庭を築きたいですか」なんて切り出す古典的なやり方があるかもしれない．けど，ガチガチ過ぎて，通り一遍の答えしか期待できないだろう．それではその人の本当の〈人となり〉，何を大事にして生きてる人なのかということは見えてこない（「患者本人や家族の意向は」なんていう問いの立て方はとてもこれに近い）．

　　　「ご趣味は……」という紋切型の聞き方が絶対にだめとは言わない．大事なのは，たとえば「読書です」という返事に，どう返し，どう会話や問いを重ねていくのか，だ．好きな作家は誰ですか．どんなジャンルのものが好きですか．映画とかは見ないんですか．誰かと感想を言い合ったりするんですか．きっかけはどんな本だったんですか．自分で書いたりもするんですか．図書館にはよく行きますか．読む本はどうやって選ぶんですか．最近読んだ中でベストスリーは……．相手が答えてくれたら，それでまた次から次へ問いが誘い出されていく．まるで鍾乳洞の奥へずんずん進んでいくみたいに．前もって手続き的に用意された，型にはまった問いをただ事務的に繰り出すのとはわけが違う．向こう側に広がっている相手の世界に関心を持ち続け，生き方を理解しようと努め，丁寧に向き合う．そうして生まれるいきいきしたライブな問いの立て連ね

右は日常生活上の対話の仮想例だ．ケース検討の場の話し合いは，1対1では行われないし，（欧米での臨床倫理コンサルテーションや，清水哲郎さんがかねてから提起しているように）検討の場に患者本人や家族が入ることも（今はまだ）少ないだろう．でも，右のようなやりとりはケース検討の場でも成り立つはずだ．誰かの解釈・発言に，患者の顔を思い描きながら，「どんな場面でそう感じたの？」などと返すことで補助線が引かれ，自由なキャッチボールが始まる．すると対話を重ねるその過程で，今まで軽く見過ごしていた点や，誰にも思いつかなかった見方が浮上してくる．病室での患者や家族との対話に際しても同じことが可能だ（ただしこの場合は，笠原さんの話（ ☞ p.50）を思い出して）．神田橋條治『追補　精神科診断面接のコツ』岩崎学術出版社，1995．は具体的でやわらかな手ざわりのヒントに満ちていて，

方について，定式化がそう簡単に可能ないし有効だとは思えない．

　患者や家族がそうする（言う，考える）のはなぜだろう？　何が患者をそうさせたのだろう？　なぜ今になって？　奥底の気持ちは？　などなど，とにかくたくさん，ありとあらゆる角度から素朴な疑問を出し合い，問いを立てることから始めることだ．すぐに答えられるような，答えがみえみえの，簡単な問いは出さないようにしよう，そんなことしたら恥ずかしい，などと思ってはいけない．素朴で単刀直入の問いほど，ケースの深みに分け入るうえで役立つ場合が多い，ということはできそうだ．

　あたりまえのことだと思いこみ，誰もが問わずにきたことが，ケースの倫理問題をときほぐす鍵になることが多い．そうして挙げられた山のような問いに一つひとつ答えていこうとする過程で，前には気づかれなかったけれども実はケース理解・解釈の相違があったことがあらわになるのがふつうである．

　では，相反するどの理解が正しいのか．それは，その問い1つだけに絞って論じているうちは見えてこない．ジグソーパズルをやるとき，ピースをうまくはめこめたと思っても，わずかなひずみが生じて，隣のピースが入らなくなることがある．それと同じで，とある理解・解釈が妥当かどうかは，他の問いへの答えや，ケース全体の理解と矛盾したりせずになじむかどうか，他の謎や問いをときほぐすのに役立つかどうか，で判断できることが多い．うまくいったときは，こんがらがった毛糸の固い結び目がほどけるように，腑に落ちる感覚がうまれる．ただし，ひとつ付け加えるならば，どんなに腑に落ちる解釈でも，解釈は解釈でしかない．確定してしまえる性格のものではない．いつでも新しい，別の解釈が出てくる余地は残されるものだ．ケースの理解がこうして暫定的なものにとどまる以上，倫理的判断も暫定的なもの以上にはならないことを認める必要がある．

　ケースの倫理問題をすっきり解こうと焦る前に，ケースを見渡せていなくては話にならない．あたりまえのことだが，霧のかかった道では視界の確保が何より大事だ．患者や家族の言葉や語り，容易に見て取れる目先の事柄に目を奪われたり，うのみにしたりすると，霧の向こうが見えなくなる．この本は，どんなケースでも基本的に霧の中にあって，見えるものだけを見てわかったつもりになっていてはいけない，という考え方で貫かれている．「第2版のためのまえがき」のおわりに引いたフーコーの言葉のように，常にもっと別な仕方で見ることはできないか，という姿勢でいることが大切だと思っている．

　では何を頼りに，霧の中を見通すというのか．ここでは，ある種の人間的な感覚，機微を察する人間知だと答えてみたい．もう少し格好よく表現するなら，文学的センスとでも言おうか．医療倫理学というと，一見するとまるで倫理学という基礎的な学の上に成り立っているように感じられるかもしれない．倫理学を学べば，正しい判断ができるようになるかのように思われていたりする．

絶対にお勧め．

その具体例として，服部健司「ケースで考える臨床現場の倫理」，東洋英和女学院大学死生学研究所編『死生学年報2011 作品にみる生と死』，リトン，2011, pp. 75-92.

医療では鑑別診断を行うことが原則になっている．はじめから狭く考えて診断を早くに固定してしまうのは危険なことだ．ケースの理解にも同じことが言える．想像しうるかぎりのことを想像し，深読みし，そのあとから，もっともらしくなさそうな解釈の選択肢を消去法的に外していく，という手筋が定石だ．

解釈学的アプローチについて概観を与えてくれるのは，D. Leder, "Toward a hermeneutical bioethics." in : E. DeBose et al. (eds.), *A matter of principles?*, Trinity Press International, 1994, pp. 240-259. G. Widdershoven, "Interpretation and dialogue in hermeneutic ethics", in: R. Ashcroft et al. (eds.), *Case analysis in clinical ethics*, Cambridge University Press, 2005, pp. 57-75.

M・フーコー『性の歴史II 快楽の活用』（田村 俶訳），新潮社, 1986, p.15.

けれども，倫理的判断の手前ないし底には，必ずしも客観的合理的と言えない文学的な感覚が働いている．この繊細な感覚を磨いてアンテナの感度を上げることが，医療現場で倫理問題を考えるうえでのプライマリな課題だ．

文学的センスと言うと，小中高教育での国語や現代文の読解力，はたまたドストエフスキーの長編小説を読み通す力とか詩を書く能力と受け取られかねない．でも，ここで言うのはもっとふつうの想像力のことだ．あざとい作りのテレビドラマを見ていると，先の展開が読めてしまうことがある．そうした〈読み〉の力のことだ．人物の性格や人間関係，言動の裏の意味や動機を読み取るという，誰にでも備わっている力のことだ．わたしたちは，当のその人自身が気づいておらず，意識化されていない感情や欲動を直覚することがある．当事者に直接尋ねて確認をとることが野暮な場合も少なくない．この直覚的な想像力を研ぎ澄ますことが，倫理的判断をするための基礎的トレーニングだ．

直覚といい文学的センスといい〈読み〉の力といい，科学的たることを身上とし，客観的なエビデンスを重視する医療の世界においては，異質でそぐわないように映るかもしれない．けれども倫理問題は，人体の生物学的な問題ではなくて，人間の生き方の問題であって，考慮すべきデータの多くは主観的で，あいまいで，裏表があって，真意のほどが推し量りがたく，計測化されず，統計処理に合わない性格のものだということを確認しておきたい．

そんなことで客観的な判断ができるのか，と疑問をもたれるかもしれない．倫理問題は人生の問題であり，社会の問題である．抗菌薬の選択や輸液を落とす速度の設定とはまったく別次元のことである．担当する医療者全員が目の前のケースの倫理問題に対して，小川に泳ぐメダカの群れのように，そろって同じ見方，同じ解釈をする必要などないし，むしろ，積極的に別の見方を出し合うべきなのだ．患者も家族もさまざまなように，医療者も一人ひとりさまざまな生活史，経験をもち，人生観も，人を見る目もまちまちだろう．だとしたら，同じ映画を観ても，同じ患者に接しても，見方が違って当然なのである．いや，違った角度から違った見方をする医療者がともに率直に意見を交わし合えてこそ，問題が，患者の言動の真の意味が，家族との関係性が，平面的にではなく立体的に，陰影をもって浮かび上がってくるのである．目指すのは，客観的でもなく主観的でもなく，間主観的な，さしあたりの暫定的な落としどころではないか（腑に落ちるという表現があてはまるか）と思う．ただ単に個人的，主観的というだけの理由で，（洞察に満ちたものである可能性を秘めた）意見を，それぞれの人生経験や感性からくるお互いの〈読み〉を，出し控え合うなんてことをするとしたら何とももったいない．

ここらへんでぼくらの流儀を参考までに紹介しておこう（表1-32）．このやり方で一番大切なことは，最初にケースに関する（補助線の役割をする）質問をどんどんたくさん出すことだ．お決まりの質問セットをあらかじめ用意して

服部健司「臨床倫理学と文学」，『医学哲学医学倫理』28：49-57, 2010.

服部健司「臨床倫理学における対話の意味」，『生命倫理』26：22-29, 2015.

服部健司「臨床倫理学における解釈学的アプローチ」，『生命倫理』29：116-125, 2018.

表1-32 群馬大学式 解釈学的アプローチ（ドラマトロジー・アプローチ）

1. 当のケースをよく理解し検討するために問いを自由に立てる
   ケースを理解するのに，さらにどのような情報が必要か？ 何を明確にしておいたらよいか？ 検討のゴールはどこにおくのがよいか？ 参加者各自が（当事者の名を入れこむなどした）具体的な内容をもつ疑問文（特に「何故」で始まるもの）をできるだけ多く作る．ここから始めるが，発問は以下の過程においていつでも歓迎される．
2. ケースの当事者と背景について想像をめぐらす
   ケースの当事者各々について ①どんな人か？ ②どんなことを考え，何を大切にしていそうか？ ③当事者間の関係性はどうか？ ④どんな場面でそう感じたのか？ を各自が思いつくままメモ用紙に箇条書きする．
3. 問いの広がりを見渡したうえで参加者の見方の違いを発見し，死角に気づく
   1.で挙げられた疑問文を全参加者が見渡せるようにする．この中から自明で答えが分かり切っているように見える疑問文から進行役が（与えられた時間に応じて）いくつか選ぶ．参加者が答えを出し合い，意見交換する．
4. ケースの当事者に関する参加者間の理解の違いを発見し，その根をさぐる
   2.について全員の見方を見渡せるようにして，特に大きく異なる見方について意見交換する．どのような点で解釈が分かれたのか？ どのようにしたら自分たちの読みの蓋然性を確かめられるか？ を話し合う．
5. 問題解決に向けて何を優先するのがよいか，具体的な案を出しながら検討する
   3.と4.をふまえて，患者当人をはじめケースの当事者にとって何が望ましいのか？ その理由は何か？ を各自がメモ用紙に書く．全員のアイデアを並べ，相違点と共通点に注目しながら検討する．
6. 問題解消案を実現するためにどんな調整が必要かを検討する
   5.で出されたアイデアの実現を阻むもの・両立しないように思えるもの・配慮が必要なことは何か？ について各自が書きとめる．それを発表し合い，アイデアを修正したり，具体的な周辺調整策について意見交換する．
7. これまでの話し合いからもれ落ちてしまった事柄を確認する
   他に考慮すべきことがないか見直して，4.～6.を時間のゆるすかぎり繰り返す．

おいて使い回したりはしない．そのケースを深く理解するためのきっかけになるよう，ケースに即して疑問を作る．そしてこの流儀の柱はステップ2～4だ．みんなそれぞれの見方を出し合って，その違いを明るみに出して，なぜ，どこで見方が分かれるのかを検討する過程で，ケースの理解を深めようとする方法だから，解釈学的アプローチという名前がついている．ステップ2ではケースの当事者の言葉だけでなく，声のトーン，表情やしぐさ，様子，雰囲気にも注意を払うから，ドラマトロジー・アプローチという別名もある（物語りにのみ注目するナラティヴ・アプローチとは違うよ，ということを前面に出すためさ）．

そんなことでちゃんとした答えは出せるのか，と言われるかもしれない．でも，こうは言えないだろうか．いい塩梅とか，匙加減といって，わたしたちは微妙な感覚を大切にし，絶妙なバランスを尊んできた．判で押したような杓子定規のやり方を蔑んできたところもある．だからこそ大岡越前や鬼平のお裁きのテレビドラマが人気を博し幾度もシリーズ化されてきたのではないか．医療現場の倫理問題についても，何か絶対的な1つの正しい答えに到達しなければならないといった強迫観念からそろそろ解き放たれてよい頃ではないか．山

池波正太郎『鬼平犯科帳』全24巻，文春文庫.『鬼平犯科帳』DVD-Box，1～9シリーズ，松竹ホームビデオ.

に登るときに，山頂が最高のゴールとは限らない．見晴らしのよい尾根，頂を遠くに観ることができる渓流が最高の地点かもしれない．こうする〈べき〉という絶対的な不動の一点に判断がしぼられるとはかぎらない．ある範囲の中に入っている複数の選択肢がほぼ同様の許容性をもっていると考えられることもあるだろう．そんなときはバッド（ワース，ワースト）な選択肢（ゴルフでいえば池や砂地や林）を避けることができたらまずまずだと考えてよいと思う（shouldの倫理とmayの倫理については☞pp.11-12）．普遍妥当的で客観的に正しい答えというのは，どこか他人事的で，押しつけがましいもののように感じられる．（みなさんだって何度も人生の岐路に立ったでしょう．そのとき，客観的な正しさという基準で考えただろうか．）

　答えを出すだけなら簡単なことだ．やりようによって，どんな答えだって導くことができる．でも，そんなことより，時にはどんなに考えても答えが出せないこともあるということを謙虚に認めるほうが，人間の生と死に臨む医療の場にあっては望ましいように思う．もちろん医療の場では，短時間のうちに判断し行動に移すことが求められることがあることは承知している．でも，そういう場合の判断は，答えという代わりに，当座の窮余応急の手当てと呼ぶにとどめるのが，医療者に求められる徳，つつしみ深さというものだろう．

第2部

実践編
―ケーススタディ―

理論的な事柄はこのあたりで切り上げて，ここから先は，さまざまな臨床現場や保健・研究・教育の場でありがちなケースをとりあげて，そうした個々のケースに潜んでいる倫理問題を考えていくことにする．
　ケーススタディをするときには，包帯の巻き方や体位変換のような，決まったやり方というものはない．鍋物を食べるときや絵画を鑑賞するときと同じだ．こう食べなくてはならないとか，こう見なくてはいけないなんてことはない．大切なことは，可能なかぎり味わい尽くしてみようとすることだろう．
　初心者には，道に迷わないように地図や磁石（いまならカーナビ？）が必要だ，という意見もある．あるいはきっちりと模範解答を示してほしいという考え方もあるだろう．そうしてもらわないと安心できないという気持ちもわかる．しかしここでは，思いきって道に迷ってみよう．いろんな道があることを知り，自由に想像をめぐらしながら，いろいろな人と意見を交し合い，お互いに自分の見方を相対化することが大切だと思う．だからあえて解法ツールのようなものは持ち出さなかった．参考までに，ぼくたちなりの読みを示しているが，もちろんこれが正解だというわけではなく，無数にある味わい方の一つの例だ．
　では，ケーススタディのライブ授業に進むことにしよう．

A 成人看護，一般診療科の場で

Case 1
再発癌の告知と治療

　相沢恭子さんは53歳の女性．小学校の教師をしている．会社員の夫と，高校の教師をしている25歳の娘との3人暮らしである．2年前に大腸癌の手術を受けたが，進行しており，再発の可能性があると告知されていた．しばらくは落ち込んでいたが，最近は体力も回復し，気持ちも明るくなり，少しずつ前向きに生きられるようになってきたという．仕事も順調で，毎月定期的に診察を受けていた．

　6か月ほど前，担当医から癌が肝臓に転移していることがわかったと知らされた．転移癌は1か所ではなく複数の部位に広がっており，手術して取り切れるものではないことがわかった．後日，相沢さんは夫や娘と共に受診して，担当医と今後の治療方針について相談した．医師は抗癌薬治療を勧めた．再発の転移癌であり，効果は低く，かつつらい副作用のあることが説明された．相沢さんは迷わず抗癌薬治療を受けることを希望し，夫や娘も相沢さんの意思を尊重した．

　相沢さんへの抗癌薬治療は，週1回の抗癌薬投与を6回続け，効果判定をしながら，それを反復するものだった．6週間の治療にもかかわらず，効果のみられないことが判明し，別の抗癌薬に変更された．しかし，これも無効で，結局どの抗癌薬も相沢さんには無効であることがわかった．そして相沢さんの病状は悪化の一途をたどっていた．相沢さんは最後まであきらめず，治療に意欲をもち続けている．

　担当医は抗癌薬がすべて無効であることを，まず夫と娘に伝えた．無効であるばかりか，副作用のためにかえって寿命を縮める可能性のあることを伝え，相沢さんを説得して抗癌薬を中止することを提案した．夫はどうせ助からないのなら，苦痛を緩和するホスピスでの治療をと考え始めていた．しかし娘は，相沢さんの気持ちを考えると，最後まであきらめたくなかった．医学的には無意味といっても，奇跡的に効果を発揮することがあるかもしれないと娘は考え，抗癌薬の継続を望んだ．

1 このケースの問題はどこにあるのだろうか

相沢さんは大腸癌の手術後に再発した．抗癌薬が効いていないことは本人にも伝えられた．しかし，もう打つ手がないことまでは伝えられていない．主治医は，この事実をまず本人に説明するべきだろうか．相沢さん本人に伝えるかどうかについて，まず家族の意向を確かめてから決めることに問題はないのだろうか．この場合，もし家族が望まなければ，説明しなくてもかまわないのだろうか．たとえ医学的効果がなくても，仮に有害であっても，患者の希望ならば抗癌薬を続けるのがいいのだろうか．相沢さんは最後まで癌と闘い続けるべきなのだろうか．それとも，癌との闘いから降りて，死を受容するべきなのだろうか．

2 考えてみよう

■ 真実を告げるということ

まず，事実はわかった時点で本人に伝えるべきだという意見を検討してみよう．伝えないことは隠すことで，嘘をつくことだ．嘘はどのような理由があっても良くないし，長い闘病期間を通じて築いてきた信頼関係も崩れてしまうかもしれない．だから，たとえそれがどんなに過酷な真実であっても隠すべきではない．それに，真実を知らされなければ，相沢さんはこれからの自分の生きかたを決めることもできなくなってしまう．癌の発病と再発の事実を毅然として受け止めてきた相沢さんなら，この真実にも冷静に向き合えるだろう．知らさないことで今この場はやりすごせたとしても，いずれ近いうちにすべてを知ることになる．そのときに生まれる不信がさらに大きな苦しみを生むかもしれない．

次に，今さら真実を伝えなくてもいいという意見を検討してみよう．これまでの相沢さんはたしかに過酷な事実にも毅然として向き合ってきた方だ．だからといって，打つ手がないというさらに過酷な現実にも冷静に向き合えるかどうかはわからない．それに，いまさら知らせなくても，これまでの治療経過から，すでに薬の効果が薄れ，病気が悪化していることにも気づいているかもしれない．相沢さんが向き合ってきたのは，抗癌薬の副作用や癌の症状だけじゃない．病気の進行の先には死が待っているというぎりぎりの現実にも必死で向き合ってきたはずだ．そんな毎日を生きることの苦しさは，ぼくらの想像を超えたものだろう．そんな相沢さんに，いまさらもう打つ手がないと伝えることが何かを生み出すとは思えない．むしろ，生きる気力を打ち砕いてしまうかもしれない．

残り少ない時間を有意義に過ごすという言い方によく出会うけれど，人生の

癌告知の場面で，医師がまず家族だけに説明し患者にどの程度説明するか，予め確認することがある．絶対に告知しないでくれと家族が希望したらどうしようと不安になる．結局は家族を説得し本人にも病名を伝えるが，それなら最初に家族だけに告知する意味があるのだろうか．［武見］

「打つ手がない」とか「もうできることがない」という文言は嫌いだ．抗癌薬治療が続けられないからといって，治療はそこで終了ではなく，これからもずっと医療や看護があなたを支えていきますよ，という文脈で話をするのがよいと思う．［西］
Re：どうすれば，支えてもらえたと患者は実感するのだろう？［原］

残り少ない時間を有意義に

残り時間を知ることで，冷静に考え整理して残された時間を使いきるなどということが，はたしてできるものだろうか．終末期を力強く生ききった方の体験記がたくさんの人たちの感動をよぶのは，それがどこにでも普通にあることではなく，逆に極めてまれなことだからじゃないだろうか．

■ 無益な治療を行うということ

効果の望めない抗癌薬治療は医学的には意味をもたない．相沢さんにとって医学的には無益だ．医学的に無益な治療を要求されても，医療者はそれに応える義務はない．つらい副作用に耐えてまで治療を受け続けることは，相沢さんにとっても無駄なことだ．少なくとも医学的にはそうだ．そんなふうに考える人もいるだろう（☞ p.46）．

しかし，医学には常に不確実性が伴うから，医学的に無益だと言い切ることができない．さらに判断には患者の主観的な意味と価値が含まれる．有効率がゼロ％ということはできないので，絶対に無効だとは言えないからだ．もしかしたら奇跡が起こるかもしれないと信じるなら，その奇跡にかけることが無駄だと誰が言い切れるだろうか．もし抗癌薬治療の継続がいのちの継続を期待させるものであるならば，それは少なくとも相沢さんにとっては大きな意味をもつと言えないだろうか．相沢さんが，その副作用も承知のうえで抗癌薬の継続を望んだ場合，それを退けることが誰にできるだろうか．もし，できるというのなら，それは誰のどのような権能によってなのだろうか．

主治医は医学的に無益な治療を引き受ける義務はない．しかし，医学的な適応（科学的根拠）に則ってさえいれば，それですべての責任を果たしたことになるのだろうか．一方，相沢さん自身がそのデメリットも承知で望んだのだから主治医には相沢さんの身に起こる苦痛への責任はない，と言い切れるのだろうか．「どんな行為も他への影響を及ぼす点で，すべての行為には責任が伴う」と言っている人もいる．もしそうだとするならば，どちらにしても，医師として行った行為の責任が伴うんじゃないだろうか．それにしても，その責任はどのように負えばいいのだろうか（☞ pp.5-7）．

■ もっと前から話し合っておくということ

自分が万一意識障害に陥ったり判断能力が低下したときにも，その後の治療について自分の意思を尊重してもらえるように，あらかじめ話し合っておこうというやり方がある．あらかじめ決めておくのではない．話し合っておこうということだ．このやり方なら，決めてしまうという患者本人の重圧が少ないうえ，それまでに話し合われた内容から推定される自分の意思を尊重してもらえる安心感もある．そして，そのときになって周囲に戸惑いを与える心配も解消するだろう．

過ごしてください，などと声をかけるのは，健常人である医療者の傲慢である．[西]

有意義に過ごせないとしても，残った時間で家族に手紙を託したり人に見せたくないものを始末したり，最低限の身辺整理をしたい人はいるはず．砂時計が落ち始めたのを知らずに，症状が進み起き上がれない状態になってからでは何もできない．伝えるなら何かができるうちである．その"何か"は何でもいい．[倉林]

医学的に無益な治療なら行う義務はないかもしれない．しかし，治療を続けることで家族がこころをひとつにして相沢さんを支えることになるのなら，そのために治療を行うことは有益な介入であり無益とは断じられないだろう．[伊東]

大庭 健『「責任」ってなに？』講談社現代新書，2005，pp.78-84．

抗癌薬治療は，効果を期待できるかぎりで医学的適応をもつ．しかし無効を告げることが医療への信頼を断つとしたら，医学的適応をも含み包む「医療」的適応という視点が必要ではないか．[加藤]

「決めないよ，話し合っておくだけ」ってのは，本人の心理的な構えを解除させる巧みな仕掛けだね．実際はほぼ決めたも同然だろうに．本人のため，みんなでとか

効いてないからもう抗癌薬治療はやめませんかと切り出すことは，医療者にとってエネルギーのいることだ．患者にとっては，さらにつらい話だろう．そもそも，抗癌薬が効かなくなってから次のことを相談しようとすることに無理があるのではないかと考えて，元気なうちから患者本人，家族や親しい人，医療者の間で，今後の治療・療養について話し合い，それを書きとめ，みなで共有し，心身状態や生活状況が変わったら見直すこと（アドバンス・ケア・プランニング，Advance Care Planning；ACPという）が勧められるようになってきている．こうなったらどうしましょうかという，想定問答のような感じで話し合っておくことになるのだろう．患者や家族は，自分たちが大切に思っていることを対話のなかから共有し，それがよりよい選択につながるといわれている．たしかに，そういう気もする．

相沢さんの場合はどうだろう．再発のときも相沢さんは迷わず抗癌薬治療を受けることを望んだ．主治医が，抗癌薬治療の効果が低いことも包み隠さず説明したにもかかわらず，だ．そして，体調が悪化した今も，治療に対する意欲をもち続けているようだ．相沢さんが大切にしてきたことは，徹底して病気と闘い抜くことだったんじゃないだろうか．

病気がみつかったときや，手術のときから，再発のことやその治療と限界について話し合っておいたら，何かが変わっていただろうか．それはわからない．けれども，最近やっと前向きに生きられるようになってきたという相沢さんに，再発の告知をして抗癌薬治療を始めた頃に，「万一，再発治療の効果が期待できなくなったとしたら，そのときはどうするかって考えることはありますか？」などと切り出せるものだろうか．これは単に言い方を工夫すればいいといった話でもなさそうだ．それに，話し合いに加わっている医療者が，意識的ではないにしても，自分たちの価値観に沿うように誘導してしまう心配はないのだろうか．

■ **信頼関係を築くということ**

人は，自分のことを気づかってくれる相手に信頼を寄せるといわれることがある．朝から気分が優れないときに，そんな自分の様子を気にかけて大丈夫かと気づかってくれる人がいたら，その人をやさしい人，信頼できる人と思うだろう．医療のなかではどうだろう．この人ならきっと自分のためになることをしてくれるだろうと思えたとき，その医療者に信頼を寄せる．それが医療における望ましい信頼関係だ．医療では自分のからだを医療者に委ねるしかないから，医療における信頼は委ねるというカタチで表れるのだという．信頼関係のリトマス試験紙は患者がにぎっているわけだ．相沢さんは，これまで主治医に信頼を寄せ，自分のいのちを委ねてきた．主治医がその委ねにどのように応答すれば，相沢さんは，この人は自分のためになることをしてくれる相手だと思

言いながら，特別な名称（ACP）を付けるあたりからして，劇的な，仕掛けの臭いがする．[服部]

木澤義之「「もしも」のことをあらかじめ話し合っておいたらどうなるか？」，『緩和ケア』22（5）：399-402，2012．木澤義之「アドバンス・ケア・プランニング；"もしもの時"に備え，"人生の終わり"について話し合いを始める」，『Hospice and Care』23（1）：49-62，2015．

未来への準備はとても重要．しかしその場になり，わが身をもって経験しないとわからないことはたくさんある．人の心も刻々と変わる．事前の話し合いの過程で，患者や家族の心境の変化をどう汲み取っていくかが課題だ．[足立朋]

事前に話し合うにしても，いま治療の真っ最中でかたずをのんで効果を期待しているときに，漠然としたりアルには感じられないテーマを話題にはできない．レースのカーテン越しにゆらゆら見えているもの，なまなましすぎて直視したくない近未来像，最期の迎え方について，どうすればなめらかにこころ穏やかに対峙して語れるのだろう．かなりの高難易度だ．[伊東]

ふつう闘うのはその先の何かを得るためだが，病と闘うことが手段でなくなりそれ自体目的化しているのに，なおそれを「闘い」という勇壮な比喩で表すのは，物語を美しい悲劇に仕立てようとする悪気ない虚飾だ．医療者が率先して用いてよい語か？[服部]

自分のことを気遣ってくれる相手と，〈ため〉になることをしてくれ〈そう〉な相手．前者になら難なくなれそうだ．後者になろうとしたら，医療者は俳優でなきゃならない．[服部]

圓増文「医療従事者と患者の信頼関係構築に向けた取り組みとしての「目的の共有」」，『医学哲学医学倫理』26：1-10，2008．

数年間にわたって診てもらっている経緯があれば，主治医の変更は申し出にくいはずだ．信頼して自分のからだを委ねているのではなく，委ねざるを得なくなっていることもある．［中澤］

闘う姿こそ母親らしいと娘に映るのはなぜか．小学校内では相沢さんはどんな先生だったのだろう？　母親と同性で同じ職業の娘と，会社員の夫．正三角形の関係ではなさそうだ．家族間の意見調整に医療者は（どこまで，どう）かかわるのが望ましいのか．［服部］

なぜ抗癌薬治療にこだわるのか，本人から聞ければいいけれど，理性的判断を越えて信仰への飛躍に等しい心の動きについて本人が明確に表明するのは難しいかもしれない．でも相沢さんの心理状態は，これまでのプロセスからある程度は推測できそうだ．［加藤］

死を受け入れる，というのも現場でよく使われる言葉だが，使っている医療者側が「死は受け入れるべきものだ」という前提で話していることがよくあることに違和感を感じている．［西］

臨床医としては，本人と十分話し合ったうえで抗癌薬はやめていきたい．それは治療を諦めるというネガティブなものではなく，自分らしい生き方をまっとうするための選択肢だろう．その傍らで医療者は黒子のようにできる限り緩和的サポートをしていこう．［西川彰］

Re：相沢さんにとって，治療を諦めることはどうみてもポジティブには思えないだろう．無効は承知のうえで，それでも徹底的に病気を押さえ込んでいこうとする（ある意味でポジティブな）「自分らしい生き方」もあるかもしれないが，それをさせられる医療者にはやはり受け入れがたいことだ．［原］

Re：Re：相沢さんたちを支えるために医療者としてできることはきわめて限られている．ほとんどないかもしれない．もし彼女がすべてを承知して闘う姿を見

い，主治医に委ね続けようと思うだろうか．どんな過酷な真実をもまっすぐ知らせることか．あるいは，いまさらもう知らせないでおくことだろうか．

■ 死を受容するということ

娘はこれまでの母親の闘病の姿から，母親らしく闘い続けてほしいと願っているが，夫はもはや効果が薄れてしまった抗癌薬治療から降りて，穏やかに残りの人生を生ききってほしいと望んでいる．しかし，癌治療を断念することは，この先も人生が続いていくことへの期待を手放すことだ．病気との闘いから降りることは，病気に対して無抵抗のまま死を見つめて生きることかもしれない．もし，これが死の受容であるとしたら，かなりつらい時間を生きることかもしれないし，逆にすべての闘いから解放されることかもしれないが，肝心なのは相沢さん自身がどう考えるかだ．

3　どうすればいいのだろうか

改めて伝えられなくても，相沢さんは自分が置かれている状況を知っているだろう．自分の人生の終焉が近づいていることにも気づいているかもしれない．このまま抗癌薬治療を続けても，娘が望むような奇跡が期待できる可能性は極めて低い．癌治療から降りても，夫が望むように豊かで穏やかに生きられるかわからない．であるなら，それがいかに過酷なものであっても，真実を本人に知らせないで話を進めるわけにはいかないだろう．相沢さんが抗癌薬を続けようとするかどうかはわからないが，もし，打つ手がなくなって失望した母親に向き合う勇気が娘にないならば，一方，苦しい治療に耐え続ける妻の姿を夫自身が見ていられないならば，それを支えることが医療の役割になるかもしれない．苦しむ夫と娘を支えることがもしできたら，これから先も夫と娘は相沢さんに向き合う勇気をもてるかもしれない．そして，相沢さんは家族との絆を感じながら生ききることができるのではないだろうか．

支えるということばが医療のなかでしばしば使われる．こういうときに，どうすれば夫や娘を支えられるのか，あるいは支えたことになるのかの具体的で実践的な考え方と方法が，次の問題になるように思う．苦しんでいる相手を支えるとは，本人が選んだ道が，これから送ろうとする生き方にフィットしているかどうかを，本人の語りをとおして本人自身が確かめる手伝いを，ぼくらがすることじゃないだろうか．相沢さんの場合，本人だけではなく見守る夫や娘も「苦しいけれど，これでよかったんだ」と思えたなら，支えたことになるかもしれないとぼくは思う．

せようとしているのなら，眼を逸らさずにその姿を見続けることが最後の務めだろう．［伊東］

闘病を支える家族の意向を考慮することは，近い未来に大切な家族を失う家族へのグリーフ・ケアの始まりだとの考え方もある．しかしまずは本人の意思を知るために真実を伝えることが大切だ．そこから家族へのケアや支援を考えたい．［足立朋］

入院患者に対しては，医療者が頻回に病室を訪ねて話を聞ける．しかし患者の家族はいつ来院するかわからず，医療者と接する機会も少ない．医療者が患者の家族の精神的な支えとなるのは容易なことではないだろう．［中澤］

Case 2
やっぱり延命してほしい

　前立腺癌を治療してきた岩本幸二さん（67歳）は，癌が全身に転移し具合も悪くなったため治療もできなくなっていた．動けるうちは自宅での生活をと，妻の妙子とともにがんばってきたが，それも限界になって入院した．妙子は朝早くから病室に来てベッド脇の椅子に腰かけて，うつらうつらする岩本さんを気にかけながら編み物をすることが多かったが，体調がいい日には手元をとめて静かに談笑する姿も見られた．夜は岩本さんが睡眠薬を飲むのを見届けてからそっと帰っていく．毎日の回診でも昔ばなしを楽しそうに話す岩本さん夫妻に，主治医の安西と看護師たちも喜んでつきあった．こうして穏やかなまま自然に終わって逝けるといいと微笑みながら静かに語る岩本さんに，妙子も医療者も微笑みで応えるのだった．こんな毎日がひと月ほど続いた．

　病状の悪化が目立つようになったある日の回診で，岩本さんは小声で切り出した．「先生，おれもそろそろ聞かれるんでしょ？ 延命はどうする？ って．そういうのって患者はみんな知ってますよ．……おれ，できること全部やってもらおうかって思って……」．

　これまで4年間，病気と治療に冷静に向き合ってきた岩本さん，ここ最近は時間をかみしめるように穏やかに過ごしているように見えた岩本さんから出た言葉に，川島看護師は輸液ポンプを調整する手を止めて，岩本さんと妻をそっと見た．

　「奥さんはどうなんですか」と問う安西に，「本人がそう望んでいるならわたしは……」と，妙子は目を伏せがちに答えた．

　「つらい症状もなんとか抑えられていて，よかったなって思って安心していたところでしたが，……何か，お気持ちを変えられたんですか」．

　「……先生たちにはよくしていただいてますが……でも，いよいよっていうときには親戚連中を呼ばなくちゃならない．そのときに何の治療もしていなかったら，きっと妙子が責められる．おやじが亡くなったときも，なぜ入院させなかったと，おふくろが親戚連中に責めたてられた．家にいたいってずっと言ってたのは，おやじのほうだったっていうのに．だから，機械がついて点滴につながれているとこを見せなくちゃなんないんです」．

　安西と川島看護師たちはカンファレンスを開いた．なぜ急に気持ちが変わってしまったのか，岩本さんも妻も本心は別のところにあるんじゃないか，このままでは妻が悔いを残すんじゃないか，なんとかして本当の思いを引き出せないものか，安西が岩本さんにもういちど丁寧に説明すれば考えが変わ

るかもしれない．親戚のおもだった人の考えをこちらから聞いてみたらどうか，機械につなぐ延命治療などせずに穏やかなままの最期を支えたいという看護師としての思いもあるとする一方で，岩本さんの真意を知ったからには，その思いに沿うべきではないか．延命処置自体がまったくの無益なものというわけでもないし，危害を与える処置とも思えない……といった意見が出されたが，結局のところ，岩本さん本人の意思に従うほかないということになり，その後も幾度も気持ちを確かめたがこころを変える気配はなく，他にこれといった解決策も見つからないまま，時間だけが過ぎていった．

　1週間後，衰弱がさらに進みコミュニケーションも困難になっていた．そして容体が急変した．安西が人工呼吸器を着けようと準備していると，「あの，やっぱり，このまま静かに逝かせてあげてください．遺産のこととか，いままで親戚との関係で大変な思いをして生きてきた人だから，もうこれ以上苦しめたくないんです」と妙子がキッパリした口調で安西に懇願した．安西が一瞬手を止めると，そこへ岩本さんの郷里の親戚たちが到着した．ふと見ると，妙子は「私はいっさいの延命治療を希望しません．岩本幸二」と印字された紙を手にしていた．

1　このケースの問題はどこにあるのだろうか

　穏やかなまま自然に逝きたいと日頃から口にしていた岩本さんが，最後の最後になって，できる限りの延命治療を望んだ．いつ，なぜ気が変わったのだろう．あるいは，延命治療は，はじめから望んでいたことだったのだろうか．だとすれば，なぜいままで隠してきたのだろう．主治医と看護師たちは延命治療を望む岩本夫妻の気持ちを知って驚き，対応に悩んでいる．医療チームは，延命治療に賛成ではないようだが，それはなぜなんだろう．そもそも，延命治療を受けると穏やかな死は迎えられないのだろうか．穏やかな死とはどんな死をいうのだろう．安西たちの夫妻への向き合い方はこれでよかったのだろうか．妙子さんに紙片を見せられた安西はどうすべきなのだろうか．

2　考えてみよう

■ 延命治療は無益なのか

　医師には救命義務がある．看護師にとっても生命を救うことは重要な役割だ．容体が急変して死亡するかもしれないというとき，蘇生処置を施して救命を試みることが医療者には求められる．しかし例外もある．すでに回復の見込みがない病状で死期が迫っている人の場合，本人か代諾者の同意があれば蘇生処置をせずに看取ることが許されるという見方もある．回復の見込みもなく，

「自然に終わって逝けるといい」と考えていたのなら，なぜ入院したのだろうか？［足立大］
　Re：自然に逝ける場所というものが一体どこにあるのだろうか？　どこにいてもそこにいる他者のまなざしを浴びながら生きることになるのだから．［原］
　Re：「自然」とは何かは人による（☞p.228）．人の手が加わった里山を見て自然を感じる人もいる．［服部］

ただ生かされていることに価値を見いだせないと，本人が考えるときだ．このときの蘇生処置はいのちの時間を長くすることを意図したもので，延命治療とよばれる．医学的に無益な治療であれば，いくら望まれても医療者には引き受ける義務はないが，もし医学的効果がある場合，それが患者や家族にとってどんな意味をもつのかが問われることになる．たとえば，人工呼吸器の装着と人工的な水分栄養補給の延命治療によって生かされることが患者や家族にとって利益なのかどうか，患者や家族にとっての主観的な意味と価値が問われることになるわけだ．

ところが，岩本さんが延命治療に期待したことは，いのちの時間を延ばすことではなかった．機械や輸液ラインを自分のからだに取り付けること，つまり延命治療の効果ではなく手段そのものを望んだことになる．装置が着けられた自分の姿を親戚に見せることで，親戚の責めから妻を守れると考えた．延命治療そのものには医学的効果はある．が，その効果に期待した要請でない場合，その医療処置を行わないことは許されるのだろうか．

「患者が十分な情報を理解したうえで希望を表明し，それに基づいた決断を行い自分の決断の結果に責任をもつのであれば，その要請が医学的に適応があって，他者に危害を与えないかぎり，患者の要請は内容いかんにかかわらず尊重されるべきである」という意見がある．岩本さんの場合，延命治療を希望するとだけ言っておけば，その理由は誰も知ることができなかった．岩本さんの延命治療に寄せる期待を知ってしまったがゆえに，医療チームの悩みはさらに深くなってしまった．

■ 穏やかな死とはどんな死のことか

入院してひと月．岩本夫妻は静かな時間を過ごしていたように見える．癌症状も鎮痛薬で和らげられ，興奮することも悲嘆に暮れる姿も見られなかった．外から見る限り静かな時間が流れているようだった．そのさまはたしかに穏やかに見えただろう．安西のことばにもあるように，こういう姿に触れると医療者は安心する．家族ならなおさらのことだろう．だから，ぼくたちには穏やかであることが望ましいと思えるのかもしれない．

終末期という苦しいときを，できれば穏やかに生きてほしい．機械とたくさんの管につながれている光景を見て，穏やかだと感じる人はどれほどいるだろうか．「機械につなぐ延命治療などせずに穏やかなままの最期を支えたいという看護師としての思い」もそこから生まれているのかもしれない．穏やかな死は望ましい死として，医療現場の目標にもなっているんじゃないだろうか．

望ましさは，自分にとってふさわしいと思える状況からどれほどかけ離れているか，あるいは近いかによって決まるという．もしそうだとすると，延命治療を受けずに最期を迎える選択は，いくら周囲からは穏やかそうにみえていて

「終末期患者における延命治療の差し控えと中止」，日本医師会『医師の職業倫理指針』，2008, pp.37-38.

息子が着くまで数時間，今にも亡くなりそうな意識のない患者の命を昇圧剤でつなぎとめてほしいと希望があったとき，純粋な延命目的ではなく家族に対する思いやりの手段として，むげに否定されえないと思う．［西川彰］

福井次矢・浅井篤・大西基喜編『臨床倫理学入門』医学書院，2003, p.202.

延命効果を期待しない単なるパフォーマンスとしての延命治療．こういうことが行われるとしたら，通常は医療者のほうから家族への精一杯の努力の可視化の証拠として提案される．立場が逆転したことに，安西のためらいの理由の一端があるのかも．［伊東］

「人生の最終段階における医療・ケアの決定プロセスに関するガイドライン」には「医学的妥当性と適切性を基に慎重に判断すべき」とあるが，何が適切かについて具体的な記載はない．

延命治療を始めたら，装置につながれている姿を親戚が見る可能性はむしろ少なくなる，と言ってみたらどうだろう．それでも延命治療を望むとしたら，親戚対策が第一の問題ではなかったことにならないか［加藤］

血縁・地縁と緊密な家族には「どこでどんな死を迎えるべきか」のイメージがあるようだ．濃厚な医療を駆使して「できる限りのことはやった」と演出しないと，患者に何もしなかったと思われるのでないか懸念する

家族は多い．［足立朋］

中山將「よい死をめぐって」，高橋隆雄・田口宏昭編『よき死の作法』九州大学出版会，2003, pp.42-43．

大切な人になんらかの害が及ばないことが本人の利益となる場合もある．同様に，大切な人の利益を自分の利益よりも優先することが，心の平穏に直結する場合もあるのではないか．ただ，そこに，思い込みがあってはならない．［倉林］

助かる可能性が少しでもある限り，最後まで治療してほしいと願う患者は，穏やかな死を望んでいるのだろうか．穏やかさも望ましさも当人にしかわからないとしたら，穏やかな死は望ましい死だとする医療現場の目標は，意味をなさないのではないか．［中澤］
Re：穏やかな死を望ましい死と重ねるのは，おそらくQOLを重視した立場だろう．SOLを前提とした延命治療を本人が望ましいものと考えれば，それは穏やかならざる死に見えるかもしれない．ふさわしさとはどういうことなんだろう．［伊東］

愛情をもってお互いを思い合うほど，家族を残していく患者と，残される家族の間で意向が異なり，折り合いをつけることが難しいかもしれない．［足立朋］

最終の入院後の岩本さんにとって，妻が延命治療を納得するかどうかはどうでもよかったのかもしれない．妻はむしろ納得はしないだろうという前提で話を進めたんじゃないだろうか．もし妻が本当に夫の意向を納得して受け入れたならラストの行動はありえない．夫もそれを見越していた．夫婦のあうんの呼吸．医療者たちがそれに鈍感だったということか．［伊東］
Re：本人が医学的効果でなく単にポーズを望んだのだから，酸素も点滴も何もかも見た目だけのポーズで華々しく魅せるという選択は？　でもひょっとして岩

も，岩本さんにとってのふさわしさからの距離は遠くなってしまい，望ましい死からも遠ざかってしまうことになるだろう．穏やかかどうかは，結局のところ当人にしかわからない．ふさわしさは他人から見えるものじゃないからだ．誰でも死は穏やかでありたいと願うだろう．けれど，機械や点滴ラインが着けられた姿を穏やかとみるかどうかは，結局のところ本人が思う望ましさによって量られなければならないようだ．

　ところで，医療チームのかかわりには問題がなかったのだろうか．その姿に穏やかさをみて安心している医療チームが，自分たちの思う穏やかさを岩本夫妻に求めてしまっていることはないだろうか．自分たちの姿を見て医療チームが安心していることを，岩本夫妻もきっと感じていただろう．そんな医療チームに応えるように岩本夫妻のほうも穏やかさを演じてきたということはないのだろうか．その姿に医療の理想と自分たちの安心を重ね合わせ，たとえ意識的でないにしても，もしそれを態度で伝えてしまっていたとしたら，医療チームのかかわりはそれでよかったと言えるだろうか．

■ 岩本さんは，なぜ今になって延命治療の希望を

　岩本さんが延命治療の希望を安西たちに明かしたのは，衰弱がさらに進んでからだった．そのとき，妙子さんに慌てる様子がなかったところをみると，ふたりは前から話し合っていたようだ．けれど，妙子さんの態度は，自分はまだ延命治療を納得したわけではないとでも言いたそうだ．これまで話し合ってはきたものの，妻のために延命治療を受けようとする夫と，自分のための延命治療など受けないで穏やかに過ごしてほしいと願う妻は，折り合えていなかったのではないだろうか．

　岩本さんの気がかりは，自分が逝った後の妻のことだった．妻はなかなか納得してくれそうにない．けれど，安西に延命治療を告げる期限はすぐそこに迫ってきているから，説得の時間はもうあまりない．しかし，焦る気持ちとは裏腹に，岩本さん自身にとって延命治療を受けることは，やはり気が進まないことだったんじゃないだろうか．だから，延命治療の表明を少しでも先送りしたかったのかもしれない．これまでのような時間が少しでも長く続いてほしいと内心願っていたのかもしれない．嫌なこと縁起でもないことって，岩本さんでなくてもできるだけ先送りしたいものじゃないだろうか．事の重大さは格段に違うけれど，夏休みの宿題にとりかかるのは，いつも始業式の直前だった．たとえ考えてはいても，早いうちから決めたり取りかかったりする人ばかりじゃないとぼくは思う．しかも，これは単なる報告や連絡といった事務作業のことじゃない．自分の死に方のことだ．

　告白が突然すぎて話し合う時間もなく対応を迫られることになってしまった安西たちは，さぞ驚き慌てたことだろう．なぜもっと早いうちから打ち明けて

本さん，本当に心変わりしてたりして……．［服部］

もっと早く打ち明けてくれていれば，医療者はより良い解決策を見いだせただろうか．やはり，本人の意思に従うほかないという方針になっていたのではないか．時間があったとしても，夫婦の話し合いの決着はつかなかっただろう．［中澤］

余命を直接のテーマにしなくても，起こりうる苦痛と意識の状態をテーマにすることで，延命治療をどこまで望んでいるかを推察できるのではないか．もちろん妻の妙子さんも同席のもとで．［加藤］

財産関連での親族間係争は珍しくない．係争の存在が意思決定に影響する可能性についても考えておく必要がある．［足立大］
Re：人は関係の中で生きていて，意思決定にはシガラミが少なからず影響するものだ．医療者はそれをどのように考えておくべきだろうか？［原］

妻が夫の親族に責められるケースはしばしば見られるが，逆は少ない．家族の中でジェンダーの問題が透けて見える．［足立大］

「こんな紙切れ，サインもない．嫁が勝手に作ったもんだろ．幸二がかわいそうだ」と言って，親戚がカルテ開示を求めてきたら？［服部］

くれなかったのかという思いは残る．もしかしたら，岩本さんは自分の穏やかさに安心しきってかかわる安西たちに延命治療を切り出しにくかったのかもしれないが，もしかしたら，それを自分の中で言いわけにして，ぎりぎりのところまで先送りしていたのかもしれない．そして，夫婦の話し合いも時間切れのまま，延命治療を表明することになってしまったんじゃないだろうか．

3　どうすればいいのだろうか

　妙子さんが手にしていた「私はいっさいの延命治療を希望しません．岩本幸二」と印字された紙片を，ぼくは怪しいと思う．そもそも，いつどのような状況で作られたものなんだろうか．自筆のものなら，まだ事前指示としての意味があるかもしれないけれど，ワープロの印字となると話は別だ．そもそも本人のものかどうかもわからないからだ．まだ元気なころの岩本さん自身が打ち込んで妻に託しておいたのかもしれないけれど，その確証もない．一方，岩本さんが延命治療を希望したことは，安西ひとりではなく医療チーム全員が知っている．だから，安西は延命治療を実行しなければならないだろう．

　岩本さん自身が安西に明かした延命治療の意味は，妙子さんを守るためで妙子さん自身もそれは知っていたはずだ．しかし，本当は受けたくない延命治療を自分のために希望した夫が，実際にその治療を受けるところを妙子さんは黙って見ていられなかったのではないだろうか．延命治療をしないことが妻に何をもたらすかを心配して，意に反する延命治療を受けようと決めた夫の気持ちと，妙子さん自身の思いとの両立を図った結果が，この「紙片」だったのではないだろうか．だとすれば，安西がワープロで印字された内容に従って延命治療を取りやめて，かの紙片を親戚の眼に触れるところにさりげなく置いておくというのはいけないことだろうか．

Case 3
人工呼吸器の装着拒否

　堀山ふねさんは70歳の女性で，肺気腫による呼吸機能の低下により，5年ほど前から在宅酸素療法（HOT）を受け，自宅で寝たきりに近い生活を送っていた．痰が多いことに加え，肺の機能の低下のため，酸素なしでは動くと息苦しくなり，トイレや入浴などの生活動作も自力では困難になっていた．主に夫が看病していたが，市内に住む2人の娘が頻繁に訪れて手伝っていた．また，週2回の訪問看護を受け，入浴の介助も受けていた．しかし，ここ数年，息苦しさがさらにひどくなり，冬になるとかぜをこじらせて入院す

ることが多くなった．

　昨年の冬，急に呼吸が苦しくなり，高熱も出たため，救急車を依頼して緊急入院した．肺炎による呼吸不全と診断され，主治医の勧めで気管挿管のうえ，人工呼吸器を着けることになった．そのため身体を自由に動かすことができず，またしゃべることができないため，家族や医療者との意思疎通もままならず，イライラが募った．機械の音と，ひどい咳き込みのため眠れない夜が続いた．1週間後，気管切開手術を受けることが提案された．説明を受け，少しでも楽になるならと，その手術を受けることにした．心配だった手術は無事終了した．手術の結果，口から入っていたチューブがはずされたので，少しは楽になった．しかし声が出せないことに変わりなく，意思疎通できないことや呼吸の苦しさ，人工呼吸器の音による不眠などは手術前と同じだった．生きるためにこんなに苦しい治療を続けなければならないなら，いっそ死んだほうがましだと，堀山さんは本気で考えたという．

　1か月後，病状は回復に向かい，人工呼吸器は外され，ほどなく声も出せるようになった．もう二度とあんなつらい治療を受けてまで生きていたくない，という堀山さんの思いは変わらなかった．そして，主治医や家族に対して，今後このような事態になったら，死んでもいいから人工呼吸器による治療はしないように強く申し入れた．

　今年も冬を迎えた．春には，孫の小学校入学や，長男の結婚式を控えており，堀山さんはそれを心待ちにしていたという．正月休みを孫たちと楽しく過ごした後のある深夜，かぜで高熱が出て，呼吸の苦しさが募ったため，昨年同様に救急車でかかりつけの病院に駆け込んだ．病院では主治医が当直で待機していた．堀山さんの意識は徐々に薄れつつあり，苦しそうにあえぎながら，しきりに何かを訴えるが，主治医や夫，娘たちには聞きとれなかった．

　主治医は昨年同様，人工呼吸器が必要なことを家族に説明し，治療方針の確認をした．早く処置してほしいという娘の顔を見ながら，夫は堀山さんの希望を思い返していた．

（さいたま赤十字病院・原　敬氏作成のケースを一部改変）

1　このケースの問題はどこにあるのだろうか

> 倫理問題を治療法の工夫で乗り越えようとする医療者は少なくない．倫理問題が書かれた旗門をスキーのスラロームのようにすり抜けようとする．このケースだと，気管挿管によらないNPPV（非侵襲的陽圧換気法）と

　もし，こういう状態の患者が救急車で運ばれてきたら，迷わずに最善の利益（☞pp.43-46）を考えて治療を行うだろう．しかし，堀山さんは事前に，人工呼吸器による治療を望まないことを家族や主治医に話していた．だから主治医もここで確認をしているわけだ．この堀山さんの事前の意思表示，治療拒否は有効なのだろうか．堀山さんの事前の意思表示に反してでも，救命するため

いう呼吸補助技術がそれだ．しかし，倫理問題を治療法選択の妙で乗り越えるには限界がある．NPPVだって決して快適ではないし，そもそも治療という不自由を受け入れたくない人には治療法の工夫では歯が立たない．［原］

最大限の処置をするべきなのだろうか．それを誰が決めればいいのだろうか．

2 考えてみよう

■ 治療拒否は尊重されるべきなのか

　ふつう，病院に運ばれてくる患者は治療目的で来る．だから，よほどの事情がないかぎり治療が行われる．堀山さんも呼吸困難で意識が薄れているから，即刻，治療を開始しなければ命にかかわる状態だ．あなたも，「何をぐずぐずしているんだ」と思うかもしれない．問題は，堀山さんが去年，治療を受けた後，「死んでもいいから，人工呼吸器は嫌だ」と意思表示していることだ．その理由は，あまりにも苦しかったのでもう二度と同じ苦しみを繰り返したくない，と思っているからだ．

　治療は患者の同意を得て行うのが原則だ．いくら医療者が患者のためだと思っても，患者がOKしないかぎり治療してはならない．でも，自己決定能力に問題があり，本人の現在の意思を確認できない場合には，個別に検討しなければいけない．

■ 治療拒否は尊重すべきという考え

個人の意思の尊重という言葉は受け入れられやすいが，個人主義の文化・伝統のないわが国では，家族間の葛藤や効率性重視などが目立たないかたちで絡んでいる可能性を考える必要がある．［加藤］

　患者の自己決定は何よりも重要で尊重されるべきだから，治療拒否の場合であっても尊重しなければならないという考え方がある．かつての医療はどちらかといえば「おまかせ医療」で，専門家である医師の判断に任せるのがいいと考えられてきた．しかし，治療を受けて，生きるも死ぬも結局は患者である自分なのだから，他人任せはおかしいと考えられるようになってきた．

　人の価値観は多様だから，治療を受けるかどうか人によりけりだ．とにかく長く生きていたいという人もいれば，長生きよりも苦痛のない安楽な最期を迎えるほうがいいと考える人とか．患者の下した決定が専門家からみて不合理にみえたり，患者にとって利益にならないと思われることもある．しかしそれでも，十分に説明されたうえで，これまでの自分の人生経験や価値観に基づいてなされた決定には，重い意味があると考えられている．他人に迷惑をかけないかぎり，たとえ本人にとって不利な決定であっても，誰も反対できない．英国

British Medical Association Ethics Department, *Medical Ethics Today*, 3rd ed, 2012. p.77.

医師会のように，自己決定能力のある成人の下した決定であれば決定内容にかかわらず有効で，患者は決定の合理性を説明する必要はないという考え方だ．決定内容や過程が合理的であるかどうかは問題外ということだ．

　一方では，命にかかわるような治療を拒否するには，その決定の過程がかなりの程度，合理的なものでなければならないと考える人がいる．そうしないと安易な治療拒否が横行してしまうというわけだ．

　堀山さんの場合，去年「拒否宣言」したときはどうだったのだろうか．少な

くとも意識が清明ではなかったり認知症があったわけではないだろう．自己決定能力のある状態で治療の苦痛を冷静に受け止め，生と死の重さを秤にかけて，そのうえで決定したとすれば，この決定は尊重に値するものだと思う．

■ 治療拒否は認められないという考え

堀山さんがこの治療の苦しさに耐えた後には安楽な生活が戻ってくる可能性がある．助かる可能性が高く，その後は安楽に生活できるとしたらどうだろう．堀山さんは去年の苦痛に耐えて回復した．それを目の当たりにした周囲の人たちの思いはどうだろうか．その治療を拒否するなんて，判断が不合理な証しだという見方もできる．決定内容や過程が合理的なものでなければ受け入れられないという考えだ．

助かる見込みの低い末期の状態で延命のための治療を拒否するのとは事情が違い，治療拒否はあたかも自殺行為のように受け取られる．治療拒否を受け入れることに消極的な立場には，この自殺説があげられる．そもそも自殺とは，「意識的に自らの命を絶つ」ことと考えられている．死ぬための積極的な行為をすることで，これを狭い意味あるいは厳密な意味で自殺と考える．しかし，積極的に行為しなくても，何もしないことで結果として死に至るとき，本人がそのことを自覚していれば，広い意味で自殺と考えることもできる．これを消極的自殺ということがある．たとえば冬に戸外で寝ていることや，病気やケガの治療をしないことなどがそれにあたる．堀山さんの場合も，苦痛から逃れるためであっても，死ぬかもしれないとわかっていながら治療を拒否したのであれば，消極的自殺とみなすことができる．

自殺にあたるかどうかという議論とは別に，生命の尊厳を何より優先すべきかについても議論することができる．たとえどんなに苦痛な状態であっても命はそれ自体価値あるもの（SOL）で，誰もそれを否定できないと考える人がいる．さらに，自分の命は，自分一人の所有物ではないと考える人がいる．こうした考えに立てば，治療を受けることは義務になる．一方，価値の高い命と低い命という観点（QOL）からみると，堀山さんは苦痛のなかにある自分の命を価値の低いものとするが，家族にとっては決して低くはなくかけがえのない価値の高いものであり続けている可能性がある．

■ 堀山さんの事前指示

このケースを悩ましいものにしているのは，堀山さんの今の意思と去年の意思が同じかどうかということだ．人工呼吸器はごめんだと言ったのは去年のことで，その考えが変わっていないのかどうかだ．

ここで事前指示についてふれておこう（表2-1）．事前指示とは，自己決定能力が失われる前に，あらかじめ，どんな状態になったときどんな治療をする

家族を交えての本人の意思確認は難しい．本人の自殺念慮，自分が死んだ後の家族の生活，葬儀のあり方にまで触れざるをえなくなるかもしれない．医療者はどうかかわれるだろうか．〔加藤〕

自分の命，身体は自分のものか．大庭健・鷲田清一編『所有のエチカ』ナカニシヤ出版，2000．それに，岩波書店の月刊誌『思想』の2001年3月号・4月号の特集が「所有」だった．その中の熊野純彦「所有と非所有との〈あわい〉で（上）（下）」．極北なのが，森村進『自由はどこまで可能か；リバタリアニズム入門』講談社現代新書，2001．の第2章．〔服部〕

服部俊子「アドバンス・ディレクティヴの倫理問題」，『医学哲学医学倫理』22：

27-35, 2004.

状態悪化は予想されていた．冬になる前に関係者で方針を協議する機会をもつべきだった．孫の入学式，長男の結婚を見すえて意思の変化があったかもしれない．[足立大]

Re：職員食堂．迷ったあげく選んだAランチを待っていたら，近くで看護師さんがBランチをおいしそうに食べていた．人の気持ちは瞬時に変わるし，選ばなかったほうに未練が残るものだ．事態発生の直前か直後でないと本当の意思は話し合えないかもしれない．[原]

主治医が診療録に書き留めている可能性は大きい．看護師が傍らで堀山さんの発言を聞いていたかもしれない．それらが堀山さんの意思表示の証しとして疑わしく不十分だとしたら，診療録に何かを書き込む意味はなんだろう．英米では口頭で表明された事前指示が拘束力をもつことを再確認しておきたい．[服部]

B・ロウ『医療の倫理ジレンマ』（北野善良・中澤英之・小宮良輔監訳），西村書店，2003, p.116.

事前指示書作成に賛成した国民の6割以上が"書面にそのまま従うのではなく，希望を尊重しつつ家族や医療者の判断もとりいれてほしい"としている（厚生労働省 人生の最終段階における医療に関する意識調査報告書，2014（平成26）年）．ここぞという決定には家族と医療者はなくてはならないものなのか．そうなると，事前指示の意味はほとんどなくなる．[倉林]

表2-1 事前指示（advance directives）

指示形式	指示内容
A　口頭でなされるもの	1　内容指示　instructional directives
B　書面でなされるもの（リビング・ウィル）	2　代理人指示　proxy directives

かしないか（内容指示），あるいは，万が一の場合，自分以外の誰に判断を委ねるか（代理人指示），を決めて表明しておくことをいう．それは口頭でなされる場合もあれば，書面のかたち（しばしばリビング・ウィルとよばれる——この場合のwill は意思ではなく遺言という意味）をとる場合もある．事前指示がどこまで有効で尊重されるべきなのかについては，いろいろな議論が行われているものの，社会的合意は得られつつあるようだ．

堀山さんは去年，意思表明をしたが，家族や主治医はどの程度真摯に受け止めていたのだろうか．単に聞き流していただけなのか．いずれにしても，文書で残ってはいないし，最後の受診時の堀山さんの治療拒否の意思表示は説得力が弱い．薄れつつある意識のなかで堀山さんが，「人工呼吸器はごめんだよ」と言ったのか，「もう一度，がんばってみるよ」と言ったのか，誰にも聞き取れなかった．

人間の意思や信念などは，どれほど堅固なものなのだろう．治療拒否を考えていた人のうち，30％近くの人は気が変わって「治療を受けたい」と言うそうだ．そんなデータ（1994）を示す人がいる．また，これが延命治療の場合には，考え直す人がもっと多くなるともいう．

■ 事前指示の法的問題

仮に，堀山さんがきちんと文書で事前指示を残しておいたとしても，今の日本では法的な拘束力はない．しかし，1976（昭和51）年に発足した日本尊厳死協会は，数万人の会員を擁し，「尊厳死の宣言書」（リビング・ウィル）を発行して，事前指示の法制化や啓発に努めている．一方，アメリカでは有名なカレン事件（1976）をきっかけに，1976年，「カリフォルニア州自然死法」が制定されて，延命治療拒否の事前指示が認められた．さらに1991年，連邦法として「患者の自己決定権法」が制定され，医療機関には事前指示について患者に説明することが義務づけられた．

日本でも，厚生労働省「人生の最終段階における医療・ケアの決定プロセスに関するガイドライン」（2018（平成30）年）では，患者本人による意思決定を基本とすることが書かれている．患者や家族等（親しい友人を含む）が医療・ケアチームと繰り返し十分に話し合ったうえで，それを文書にまとめて，関係当事者間で共有することが大切だとされている．けれども患者が単独でなした事前指示の取り扱いについては書かれていない．あくまでも事前にきちん

と話し合っておくことが勧められている．

3 どうすればいいのだろうか

　基本的には，本人の事前指示が優先されることが望ましいことだと思う．堀山さんが一時の感情に流されて治療拒否したのでなく，冷静に考え抜いた末の決断であったとすれば，なんとかそれが尊重されるのがいい．しかし，堀山さんの意思はその後変わっているかもしれないし，確認のしようがない．確かに人工呼吸器の治療は苦しいものだが，回復の可能性があり，家族の多くが治療を望んでいる．とすれば，ここで治療をしないという選択肢をとることはかなり困難なことだ．もし助かって退院できたら，今度こそ，どうするかを改めて家族と話し合う必要があるだろう．また同じことが繰り返し起こる可能性が高いからだ．

　それにしても，本当に，自分の望む治療を受けるか受けないか，周りの人に口出しさせずに自分が決めるためには，死の直前まで意識をもち続けて発言しなければならないのだろうか．これはかなり大変なことのようだ．

> 右のような考えでは，何回話し合い，何回入退院を繰り返しても，決定は先送りされることになる．ある時点で本心を確認できたとしても，その後の心変わりの可能性が消えることはないからだ．〔服部〕
>
> また同じことが起こったときのことなど考えたくもない．そう言って目の前の平穏な生活に安心を取り戻した家族は，結局のところ話し合いを今度も先送りするだろう．〔原〕
>
> 堀山さんはご主人とだけ踏み込んだ話をしていたかもしれない．どんな場所で誰がどうご主人に聞くのがいいかな．ただ，ご主人に邪心や他意があったとき，医療者には見抜けないだろう．ここが問題だ．〔服部〕
>
> もっと以前から，もしくは前回の人工呼吸器装着後も，患者さんの価値観・死生観を継続して把握しようとしていた医療者はいなかったのだろうか．かかわっていた医療者はいたはずなのに，どうしてその思いに興味を持ち続けられなかったのだろうか．残念でならない．〔西〕

Case 4
頻回の吸引

　加藤敏子さんは59歳の独身．高校卒業後は地元の市役所に勤めてきたが，進行性の神経難病のひとつ，多系統萎縮症を5年前に発症し，療養のため早期退職した．発症から2年余りでほぼ寝たきりになったが，唯一の身内は結婚し家庭を持っている実妹だけで，同居家族がない加藤さんは，単身で生活することが難しくなった．この病院で入院生活を送るようになった頃には口から食べ物を摂れなくなり，胃瘻をつくって経管栄養に頼るようになった．またしばしば肺炎を生じて重症化したこともあり，何度か気管切開を勧められたが拒否していた．呂律が悪くても何とか言葉を使うことができたし，人工呼吸器を着けて生きていくのは耐えられない，という理由からだった．

　加藤さんはこの数か月，看護師に気管吸引を頻回に求めるようになり，要求が次第にエスカレートしている．

　加藤さんの言葉は聞き取りにくいが，付き合いの長くなった看護師の星野さんには，加藤さんが執拗に「吸引」「苦しい」「死ぬ」という言葉を繰り返していることがわかる．しかし呼吸状態が悪化しているわけでもなく，痰が増えているわけでもない．看護師が求めに応じるのは一日に20～30回ぐらい．必要な吸引はしているため，仲間の看護師も多くの場面で加藤さんの言

葉にうなずきながら聞き流していくようになった．自動的，持続的に吸引する機器も試したが，違和感のために続けられなかった．

ところが，加藤さんの身内までもがナースコールを押して吸引を求めるようになった．以前からたびたびベッドサイドを訪れていた加藤さんの実妹は，苦しそうな加藤さんのことが心配で仕方がない．ほんの10分前に吸引したばかりなのにもうナースコールを鳴らす，ということさえある．星野さんは，主治医が説明したとおり必要以上の吸引は控えたほうがいいことを看護師として何度も伝えたが，身内としては見ていられない，何とかしてほしいと逆に訴えてきた．

主治医によると，加藤さんのいらだちを薬剤によって軽減する方法はないではない．ただ，既にぎりぎりの量まで使用しているので，これ以上の増量は呼吸状態を悪化させるリスクがあり，この病気では生命にかかわる事態を招きかねないのだという．星野さんは「もっと積極的に苦痛の軽減を試みてはどうか」と主治医に掛け合ってみたが，「心理面で支えるような，看護対応も含めた薬物治療以外の良い方法がないかなあ」と返されてしまった．同僚の看護師は，「これまで加藤さんには頑張って対応してきたけれど，これだけ振り回されていたら私たちももう限界だよ」とふくれている．

1 このケースの問題はどこにあるのだろうか

気管吸引とは，陰圧のかかったビニールの管を鼻やのど，気管に入れ，唾液や痰を吸い取る医療行為である．患者の状態にもよるが，熟練した看護師の場合，1回の吸引の所要時間は数十秒から数分というところだ．痰は通常，自然に気道から排出されるが，加藤さんのような状態の患者さんでは，きちんと吸引しなければ気道を塞いで（空気が吸えなくなり）生命にかかわることになる場合もある．一方で，滅多に起こることではないが，吸引によって気道が傷つけられたり，不整脈が誘発されたり，といった合併症も生じる．痰や粘液によって気道が塞がれていないにもかかわらず，吸引が頻回に求められる場合には，対応を考えなくてはならない．

このケースのように，苦痛にさいなまれる患者が（必要以上に思えるほど）医療行為を求めるとき，医療者はどう対応すべきだろうか．本当に医師は苦痛を除くためのもっと積極的な治療ができないのだろうか．看護師は訴えを聞き流す，という態度を取り続けていいのだろうか．

本人や家族と看護師たちとの関係性が悪化していることが加藤さんの症状を増悪させている可能性を考えよう．看護師側が関係性を改善するよう働きかけることが自分たちをも楽にするかもしれない．［足立大］

2 考えてみよう

■ なぜ吸引にこだわるようになったか

　客観的にみて呼吸状態が悪化しているわけではないのに，患者が呼吸苦を訴えることはよくある．実際に呼吸器，循環器の障害が隠れていることも多い一方で，呼吸苦の症状が心理的な影響を受けやすいことも事実だ．ひとたび心理的なものが原因だと判明すると，医療者の対応が急に冷たくなる，という変化をしばしば目撃する．ここでの加藤さんに対する看護師の対応もそうだ．さらに多系統萎縮症では，脳の変性によって前頭葉の機能が低下するタイプの認知症が生じる結果，衝動や感情を抑えることが難しくなる「脱抑制」という症状を伴うことがあり，加藤さんにもその症状が出ているようだ．医療者がいったんそのように受け取ると，加藤さんの訴えはどうしても誇張されているととられてしまいがちだ．

　ここで少し多系統萎縮症の医学的な背景を補足しておく．患者の呼吸状態は年単位で少しずつ悪化し，舌，軟口蓋，喉頭蓋のレベルで閉塞や狭窄が生じうることが報告されている．加藤さんの呼吸苦の裏には，客観的な評価にはっきりとは現れない，病期の進行がありそうだ．以前は加藤さんも痰が強く絡むときだけ吸引してもらっていたのだろうが，今の苦痛の原因が気道自体の狭窄にあるとすれば，もはや吸引が良い解決策とは言えなくなっている．のどに穴を開ける気管切開をすれば，空気の通り道を確保できるのでもう少し良い解決策になるかもしれないが，加藤さんはそれを拒否している．また多系統萎縮症では気管切開しても人工呼吸器を装着しなければ中枢性呼吸障害による突然死のリスクがかえって高まるとの報告もある．人工呼吸器の装着も拒否している以上，気管切開を強く勧めることはできない．

■ 神経難病の緩和ケア

　医師も看護師も，こんな状況に慣れてしまい，「やるべき大抵のことはやっているが解決は難しい．加藤さんの訴えは聞き流すしかない」と思っているようだ．そこに実妹が登場する．実妹は非常識で迷惑な患者家族だろうか．それは医療者側の見方だ．こうした苦痛を放置できないという「当たり前の感性」を持ち込んだことで，看護師の星野さんが治療方針を再考すべきと動き出す．苦痛が緩和されればそのぶん加藤さんのQOLは改善するだろう．看護師に訴えを聞き流されるとすれば，加藤さんの尊厳は保たれない．

　加藤さんの苦痛を軽減するうえで考慮すべきは，緩和ケアのアプローチだろう．神経難病の緩和ケアはまだ学術的な研究が少なく，ことに多系統萎縮症という疾患では緒に就いたばかりの段階だが，それでも苦痛を軽減する方法はあ

「当たり前の感性」を持ち込んだ星野看護師は，このままではきっと同僚から孤立してしまうだろう．医療者として身につけるべき「感性」とはいったいどんなものを言うのだろうか．[原]

どんな状況であれ患者の訴えを聞き流すことは医療者にとってストレスフルだ．やるべきことはやっているがどうしようもないと考えないと心のバランスがとれないというのが実感だ．[西川彰]

る．加藤さんにも既に使われているのだが，一部の抗不安薬，抗うつ薬，向精神薬を増量すれば，苦痛が軽減される可能性はある．

問題は，それらが呼吸に影響し，死期を早める可能性があることだ．癌治療の緩和ケアでは，結果的には死期を早めるかもしれない苦痛を取り除くための治療と，積極的な安楽死とを明確に区別する．後者は許されないが，しっかりとした説明と同意があれば前者は許される．だから加藤さんの場合もきちんと説明して同意してもらえばよい，という意見もあるだろうが，癌の場合とは少し事情が異なる．ケアが死期を早めるかもしれない，その程度がはっきりしないのだ．

この病気では，癌のようにあと数か月，といったはっきりとした余命はわからない．もしかしたら，今後加藤さんは何年も生きるかもしれない．QOLや尊厳を保つことと引き換えに，年単位の余命を犠牲にし，明日亡くなる可能性もあると言われたら，加藤さんの同意が得られるだろうか．死期が迫っているかどうかわからないのに，死期を早めるリスクのある治療の同意を得ようとすることを，主治医は難しいと感じているのだ．

■ 医療資源配分の観点

少し大げさに聞こえるだろうが，看護業務が必要以上の医療行為のために1人の患者に常に集中するとき，やはり資源配分問題が生じる．患者の状態は変動するものだから，具合が悪くなったときに看護業務が増えるのは当然だ．しかし加藤さんの場合はこの数か月，吸引という看護業務が必要性を超えて増えた状態が常態化している．そのために病棟看護師は疲弊し，他の患者への対応にもしわ寄せが生じているかもしれない．看護者の数は病院が受け取る診療報酬に従って決められており，患者は限られた看護サービスを多くの他患と分け合わざるを得ないのは資源配分の公正さの問題だ．しかし，加藤さんの求めを聞き流し，QOLや尊厳が損なわれた状態を放置することが公正な資源配分だ，という主張はどこかおかしい．他の患者とのバランスをとるといっても，その尺度を看護業務に要する単純な時間とすればよいわけではない．看護の力で成し遂げられることがあるのにそれがまだできていない患者により多くの資源を振り分けるという方法も，配分的正義（☞ pp.142-144）のひとつの立場だ．

医療現場では，ナースコールが鳴っても看護師が対応しきれない，ということはよくある．やむを得ない場合もある．一時的，偶発的に公正さが損なわれるとしても仕方がない．しかし加藤さんの尊厳が恒常的に損なわれるとしたら，それは是正すべきだ．

この状態でも家族がいれば在宅療養を選択肢として提示されることがある．2012（平成24）年から，訓練を受けたヘルパー等の介護職でも吸引が可能になった．しかし，いつ痰が詰まるか予測はできないためベッドの隣で仮眠をとりながら24時間体制の介護をしている家族もいる．[倉林]

加藤さんの行動が不安などの心理的な反応なのか，脳の障害による脱抑制なのか不明だが，薬によって改善される可能性があるのだから使用してみるのがいい．呼吸抑制などの副作用が強く出たら，どちらを優先するか再検討だ．[伊東]

「説明と同意」ではなく，まずは加藤さん本人がどんな生と死を望んでいるかに耳を傾けたい．治療方針はそれに応じて考えるべきだ．[足立大]

Re：「吸引だけして，後はそっとして」と語られたら，それを尊重すべきだろうか．苦痛の原因や緩和ケアについて説明し，現状を把握してもらうことが必要だろう．不十分な情報に基づく願望や決定なら問題だ．[中澤]

加藤さんと実妹にどのように説明したらよいのか．もし「呼吸が止まってもよいから緩和ケアをしてほしい」と加藤さんに頼まれたら，主治医は逆に困る気がする．そもそも，緩和ケアで保たれる加藤さんの尊厳とはなんのか．[中澤]

いま星野さんに求められるのは，同僚たちが妹さんに抱いている陰性感情を，きちんと言語化して同僚に自覚してもらうことだろう．本当に「限界だよ」といえるのかどうか再検討してほしい．[伊東]

3 どうすればいいのだろうか

　解決策を見いだすのは簡単ではないが，看護師の星野さんはまず，看護師全員が加藤さんと向き合う姿勢を取り戻す工夫をし，加藤さんが安心できる環境を整えたい．それだけでもナースコールを押す回数，吸引を求める回数は減るかもしれない．病棟でカンファレンスを開き，看護師どうしで問題意識を共有することも重要だし，そこに主治医を呼んで治療方針の再考を促すこともできる．主治医はもう一度，気管切開という選択肢はないのか，緩和ケアの途はないのか，本人と実妹と時間をかけ，話し合うべきだろう．

　もうひとつ．多系統萎縮症においては，できるだけ早い段階で進行期の治療方針についての意思決定を支援していくべきだ，という議論がある．この疾患特有の事前指示のようなものだ．意思疎通が容易で認知機能も低下する前に，たとえば緩和ケアに対する合意を形成できれば，加藤さんが直面したような深刻な状況は回避できたかもしれない．本人が元気なうちに進行期の状態を告知することには様々な困難がつきまとうし，机上の空論だという批判もあるだろうが，とかく対応が後手に回りがちな現状をなんとか変える努力が欠かせない．

> 加藤さんが緩和ケアに関して合意していたとしても，薬剤で呼吸苦を抑えられなくなる時期がいずれ来るかもしれない．また，緩和ケアは希望しないと加藤さんが事前に意思表示していたとしても，病状が進行していけば，緩和ケアを再度勧めたほうがよいのではという声が医療者の中から挙がるだろう．[中澤]

Case 5

パートナーへの連絡

　吉本幹生さん（48歳）は，ある夜，酔って階段から転落し，右腕に大ケガを負って病院にかつぎこまれた．診察の結果は，右前腕開放骨折で，手術を受けることになった．その翌日，一応，念のためにいろいろ検査を受けておきたいという吉本さんの希望により，血液検査を行った結果，HIV抗体陽性（エイズの病原体とされるHIVに感染していること）がわかった．

　吉本さんは既婚で，2人の子どもがいる．また両性愛者（バイセクシュアル）で，若い頃には何人かの男女とつきあっていたが，現在は1人の男性パートナーと安定した関係を続けている．いつ，誰から感染したのかはまったくわからないが，ずいぶん前につきあっていた誰かからではないか，と思っている．現在つきあっている男性にはHIV感染の事実を伝えようとは思う．けれども，以前つきあっていたパートナーの多くとは連絡がつかないし，たとえ連絡がつくとしてもHIV感染について知らせたいとは思わない．プライバシーが漏れ，噂が広がってしまう気がする．そして妻にも知らせたくない．もしHIVに感染しているなんて言えば，誰からうつったのかと聞かれるだろうし，そうしたら自分がバイセクシュアルだということを打ち明けなく

> てはならなくなる．そのことを知ってしまったらショックだろうし，離婚話が出てくる可能性が高く，そうなるとちょうど受験期の子どもたちへの影響が大きい．だから，もうしばらくこのことは秘密にしておいてほしい，と吉本さんは担当医に懇願するのだった．
> 　外科医は，手術が終わってからどうしたらいいかを考えましょうと答えて面接を切り上げた．けれども外科病棟に勤務している看護師遠藤さんは，たまたま下の子が吉本さんの下の子と幼稚園・小学校・中学校とずっと同じで，吉本さんの妻とはPTAの役員を一緒にしていたこともあり，気が気でない．
> 　　　　　　　　　　　　　（広島大学大学院教授・児玉憲一氏作成のケースを改変）

1　このケースの問題はどこにあるのだろうか

　吉本さんは自分がHIV（ヒト免疫不全ウイルス）に感染していたという事実を，今つきあっているパートナーには伝えるつもりだという．検査を受けて，感染しているかいないかを調べてもらおうと考えているのだろう．そして性行為をするときにはコンドームを使って感染予防をしようという決意があるに違いない．けれども，妻や元の相手には，伝えたくないという．そういう吉本さんの話を聞いて，担当の外科医や看護師遠藤さんは，どのように振る舞ったらよいだろう．特に遠藤さんは，吉本さんの妻に感染の危険があることを考えると，いてもたってもいられない気持ちだ．吉本さんに内緒でこっそり電話でこのことを伝えていいだろうか．また，こんなに大事なことを妻に隠そうとしている吉本さんは，責められるべきだろうか．

2　考えてみよう

■ 医療者がするべきこと

　医療者がするべきことは，まず通常の治療を進めていくことだと思う．当たり前のことだけど，エイズを発症してるわけでない現段階で，急いで別の大きな病院（エイズ診療拠点病院）に転院させたりするには及ばない．治療拒否をすることは問題外だ．一般的な感染対策をしていれば，HIVが院内で感染する危険率はきわめて低い．HIVはB型肝炎ウイルスよりも感染力がはるかに弱い．針刺し事故の場合のHIV感染率は0.3％，C型肝炎ウイルスでは2％，B型肝炎ウイルスでは6～30％といわれている．

　医療者としては次のようなことを説明しておきたい．①吉本さんが配偶者とコンドームを使用しない性的関係をもっているのならば感染の危険はゼロではないこと．②1回の性行為でHIV感染が成立する率は0.1～1％と報告されているけど，実際には一度しかしていないのに感染した例がまれでないこと

この国での男性における同性愛者の割合は4％強という調査結果がある．保健医療や教育に携わろうとする人は，多様な性のあり方について，きちんと学んでおきたい．RYOJI＋砂川秀樹編『カミングアウト・レターズ』太朗次郎社エディタス，2007．石川大我『ボクの彼氏はどこにいる？』講談社文庫，2009．ベアリーヌ・ド・ピンク『熊夫人の告白』ポット出版，2005．

そもそも，妻から吉本さんに感染したという可能性も否定できないのではないか．いつのまにか私たちは，（吉本さん自身がそうであるように）性感染症は過去の誰

(HIVに感染した人というのは不特定多数の人と性関係をもっていた人だというのは，大きな誤解．たった1人としかしていなくても——それが恋人だろうが配偶者だろうが関係ない——うつるときはうつる），③性関係が反復されればそのぶんだけリスクはより高まること．また，④感染率は，感染経路や性別で異なること（女から男 0.05%，男から女 0.1%，男に挿入される男 0.5%，男に挿入する男 0.07%），⑤コンドームの適切な使用によってリスクはかなり小さくなること（セイファー・セックス safer sex），⑥これまでの性関係に照らしてリスクが大きいようなら，念のために配偶者にも検査を受けてもらったほうがいいこと．なぜなら今日治療法が進歩しており，かつての悲観的な印象とはまったく状況が変わってきていることに加え，治療ガイドライン上の治療開始推奨時期が年々早期化しているからだ．

　ここで吉本さんに個人的なことを尋ねず一般的な説明を行うにとどめるのは，みだりに秘密に踏み込まないためだ．吉本さんは配偶者とほとんど性的関係をもっていないかもしれないし，そのとき配偶者への感染の可能性は小さいし，そうしたカーテンの裏側の夫婦の間柄の事実を医師に告げる義務を吉本さんはもたない．上にあげたような説明への吉本さんの応答を待って，それから質問を投げかけても少しも遅くはない（秘密の守り方については☞p.50）．

■ パートナーへ連絡するのは医療者の義務か

　もしも吉本さんがコンドームなしで妻との性関係を頻回にもちながら，それでもしかし告知する気がない，これからも感染予防のためにコンドームを使う気がないと言った場合，医療者はどうしたらいいだろうか．医師は，妻に連絡をして注意を喚起するべきだろうか．

　欧米のいくつかの研究書が類似のケースを取り上げている．きわめて慎重な姿勢のものから，こうした場合は明らかに連絡すべきで医療者の守秘義務は解除されると断言するものまで，意見は分かれている．また米国医師会と米国内科学会，米国精神医学会は，医師にはパートナーへの注意連絡義務があるという見解だ．しかし国連エイズ合同計画（UNAIDS）と国連人権高等弁務官事務所（OHCHR）が作成した「HIV/AIDSと人権に関する国際ガイドライン」（1998）では，感染者のパートナーへの注意連絡は医師の義務とはされていない．ただ，医師にはそうする権限がある．つまり，医師には感染者のパートナーに注意連絡をすることが許されている，しかししなければならないということはない，ということだ．

　前にタラソフ事件について勉強した（忘れてしまってる人は☞p.57）．以来，医療者の守秘義務の解除条件を考えるとき，タラソフ事件が一つのモデルになっているということだった．けれども，タラソフさんを殺してやりたいというのと，自分のHIV感染の事実を妻に打ち明けたくないというのと，ある人

たちは同じようなものだと言い，別の人たちは違うと言う．殺人と性感染症をうつすこととの差，確実な手段で直接に死に至らしめるのと死に至る可能性はあるがしかし治療法が探られている感染症をうつすこととの差は，かなり大きいだろう．だから吉本さんのケースにタラソフ事件判決をそのまま適用するのには無理がありそうだ．つまり医療者は吉本さんの意向にかかわらず是が非でも吉本さんの妻に事情を話し，受診をするように勧めるべきだとまでは言えないと思う．

■ もし看護師遠藤さんが電話したとしたら

看護師遠藤さんが穏やかでいられないのもわかる気がする．だからといって，もし遠藤さんが吉本さんに内緒で妻に電話をしてしまったら，一体どうなるだろうか．吉本さんの妻は遠藤さんに，まあ，わたしちっとも知らなかったわ，教えてくれてありがとう，と感謝するだろうか．心の準備ができていない吉本さんの妻のショックはかなり大きいだろう．さらに，知り合いが，自分の夫の，家族の，人に言えないような秘密を知ってしまっているということも，絶望感を大きなものにするだろう．一方，この病院の医療スタッフに対する吉本さんの不信感も一気に吹き出すだろう．吉本さん一家のこうした混乱を遠藤さんは鎮めることができるだろうか．

パートナーへの伝え方には3通りの方法がある．①感染者自身が告知するのを待つ場合（patient referralという）．そして，②感染者がある一定期間のうちにパートナーに告知できなかったときにのみ，医療者が連絡することにする場合（conditional referral）．さらには，③感染者の振舞い方とはまったく関係なく，初めから医療者が連絡する場合（provider referral）である．

吉本さんは発症しておらず，HIV感染症そのものの治療を急ぐ状態にはないようだ．焦りは禁物だ．いきなり③の立場をとって混乱してしまうより，①の立場を優先してもいいんじゃないかと思う．時期がきたら，もしかすると吉本さん自身が②の方法をとりたいと思うようになるかもしれない．慌てることなく，ゆっくり判断するようにしたい．今すぐでは，吉本さん自身にも余裕がないだろうし，妻も事実を受け入れるまでには相当の負担がかかるだろう．時間が経っても吉本さんが妻に対する感染予防のための具体的行動を起こさない場合に限り（それをどうやって知る？），医療者による注意連絡の必要性が検討されはじめてよいと考えたい．ただし，少なくとも吉本さんに無断ではなく，本人への説明と提案と予告をしたうえで行うことは最低限のことだ．

■ 以前つきあっていたパートナーには

ところで吉本さんのケースでは論点はもうひとつある．ある研究者は，以前つきあっていた婚外パートナーに対しては注意連絡の義務はないが，法的な配

や資格は別物だし，いつでも他人に戻れる契約関係なわけだ．今後パートナーのあり方自体のさらなる多様化も予想される．夫婦は最も親しい他人であると考えることが基本だと思う．〔伊東〕

偶者となると話は別だ，と言っている．が，はたしてそうだろうか．

■ HIVでなかったとしたら

このケースは，たまたまHIV感染症だった．けれども，病原体がHIVじゃなくて，淋菌やクラミジアだったとしたら，はたしてどうだろうか．薬を飲めば治るものだったら通知しなくていいだろうか．子宮内膜症を起こして不妊の原因になったりするとしても，もう吉本さんの妻は子どもをつくらないだろうから，別にかまわないだろうか．では，子宮頸癌とのかかわりが注目されているHPV（ヒトパピローマウイルス）だったとしたらどうか．

■ 吉本さんが女性だったとしたら

自分の妻に本当のことを言わないなんて，吉本さんというのはひどい人だ，といった感想をもつ人がいたとして，ちっとも不思議でない．その気持ちはわからないでもない．でも，状況設定をこんなふうに変えてみたら，どうだろう．

感染の事実が判明した渡辺さんは主婦．夫に伝えたほうがいいと医療者が勧めると，渡辺さんは泣きながら，やっとのことで思いを口にするのだった．「とてもそんなことはできません，もしあの怒りっぽい夫がそんなこと知ったら大変です．もし今，離婚だなんて言われたら，これからどうやって生きていったらいいんでしょう」．真実を夫に言えない渡辺さんはひどい人だ，となるだろうか．吉本さんと渡辺さんとでは，どこがどう違うのか．

相手に告げることができれば，それはもちろんよいのだけれども，それが誰にでもすんなりとできるとは限らない．義務には，それを果たさない場合に非難されるべき義務（完全義務とよばれる）と，果たしたときには賞賛されるに値する義務（不完全義務とよばれる）の2種類があるとされている．この場合，感染者は，性行為を回避するかまたはコンドームを使用することで完全義務を果たしているとみなすことができる．感染を告知してパートナーに早期に検査と診療の機会を与えることは不完全義務に属するだろう．吉本さんが妻に告知できないとしても，さしあたり感染させない工夫をしているなら，完全義務を果たしていると評価してよいのではないか．

完全義務

不完全義務

M・シューメーカー『愛と正義の構造；倫理の人間学的基盤』（加藤尚武・松川俊夫訳），晃洋書房，2001．

3 どうすればいいのだろうか

もう少し時間をかけて，推移を見守っていきたい．医療倫理の問題を考えるとき，とかく言うか言わないかといった二者択一的に（つまりジレンマdilemmaとして）悩んでしまいがちだが，そう単純に考えないで，時間軸を考慮に入れたらいいと思う．吉本さんの意向を最初から無視して，医療者が勝手に暴走することだけは避けたい．つまり，吉本さんに説教したり，妻に無断で連絡したりしてはならない．むしろ，焦ってパートナーに告知をする必要はな

総合的なウェブサイトとして，http://www.hiv-map.net/ が重宝する．

本人の意向を無視すべきでない．が，本人にとって時間的・精神的余裕が有効でも，それは妻に何をもたらすか．感染のリスクもあり，もし感染しているなら治療

の早期開始が推奨されている．夫にとっての余裕が，妻には医学的な不利益ではないか．[足立朋]

HIV感染の事実（情報）を受け止めるのは患者とその妻で，医療者はその受け止め方のプロセスにかかわることができるだけである．そのプロセスも当事者が創り出していくことが望ましい．[加藤]

いんだよ，と言うくらいの余裕がほしい．

　周囲の誰からかではなくて，感染者本人から感染の事実を告げられた場合，むしろパートナーは「言いにくいことをよく言ってくれた」と，かえって告知以前よりも関係が親密になることがままあると聞いたことがある．もちろん，別れることになることもある．けれども，医療者が，患者の家庭の存続を常に善と考え，そのために行動するには及ばないのではないか．

Case 6
ーDー

　専業主婦の斉藤良子さん（62歳）は真性多血症の診断で，この10年来，定期的に外来通院を続けてきた．この春からだるさと微熱が出現していたため，夫の哲司さん（68歳）に外来受診を勧められていたが，大丈夫と言って先送りしてきた．しかし，6月の外来検査で，急性白血病に進行していることがわかった．完治を目指すためには，まずは抗癌薬で白血病細胞をたたいたうえで造血幹細胞移植を行う必要があると主治医の山下から説明され，即日入院となった．

　入院後直ちに抗癌薬の点滴と，移植の準備が開始された．斉藤さんにはきょうだいはおらず，骨髄バンクに登録したが，斉藤さんの型に適合するドナーは見つからなかった．離れて暮らしている一人息子の芳樹さんも持病のため，ドナーの候補者にはなれなかった．さらに斉藤さんの血液型はーDー（バーディーバー）というきわめて稀なもので，この型の血液しか輸血できないこともわかった．

　4週間にわたるつらい抗癌薬治療に斉藤さんは懸命に耐えた．が，骨髄検査の結果，抗癌薬の効果は不十分であった．こうして白血病細胞が残存している状態で造血幹細胞移植を行っても，完治はほとんど期待できない．それでも移植治療に踏み切ろうとするならば，臍帯血を使うことになる．しかも大量の輸血が必要で，同じ型の血液を日本中からかき集めないといけない．

　病棟内でのカンファレンスで医師の山下は，一縷の望みにかけてすぐに臍帯血バンクの登録にとりかかりたい，と発言した．担当看護師の青木さんが，抗癌薬で肺炎を併発してかなり大変な状態だった．次の治療でまた肺炎を起こしたら今度こそ寿命を縮めてしまう，と言ったのに対して，山下医師は，確率が1割未満でも，次の抗癌薬治療が奏功し臍帯血移植で腫瘍細胞が駆逐できれば治癒が期待できるんだ，と主張した．カンファレンスの終了後，研修医の田中は，ーDーの血液は日本中でも年間50単位しか集まらないの

> に移植となるとその半分以上を使いきることになる，同じ血液型の人が事故にあって緊急手術するとき困るんじゃないですかと尋ねた．山下医師は何も答えず，患者と家族を交えた話し合いの場に向かった．
> 　「……合併症や勝算から考えると，言葉は悪いですが……賭けに近い治療になります．もしも効果が得られなかった場合は，つらい治療を続けたのに一度も退院できない，ということもありえます．積極的な治療を控えて，倦怠感や熱などの症状を抑えながら，ご自宅で過ごすという選択もあります」と，山下は告げた．
> 　「少しでも助かる可能性があるのなら，母さん，頼むから移植してくれよ」．夫の哲司さんは懇願した．「母さんには元気になってもらって，秋に生まれる孫を抱いてもらいたい．でも……」．息子がそう言うと，斉藤さんはハンカチで顔を覆い言葉にならなかった．

1 このケースの問題はどこにあるのだろうか

　胃癌や大腸癌といった癌は，手術で切除できず全身に病気がひろがってしまうと，抗癌薬がどんなに効いても完治することはない．それどころか，場合によっては抗癌薬の副作用でつらい思いをするばかりになることもある．でも血液癌は違う．わずかな望みかもしれなくても完治が期待できる．斉藤さんも，1度目の抗癌薬は効かなかったけど，別の抗癌薬と臍帯血移植がうまく効いてくれれば，治る可能性がある．治る可能性があるなら，リスクがいくら高くても移植治療までやってしまえっていうのも乱暴だ．治るかもしれない反面，逆にしんどい思いをしたのに退院できず，余命を短くする可能性もとっても高い．それに，もっと高い確率で治療効果が得られる患者に使えたかもしれない貴重な血液を斉藤さんに大量に使っていいのかについても問われる．斉藤さんの治療方針を，誰がどういった理由で決めることができるのだろうか．

2 考えてみよう

■ ハイリスク＆ハイリターンの医療

　医療の大原則は，Do not harm（ドント・ハーム）．つまり患者には害を及ぼしてはいけないということ．移植医療はハイリスクな治療のため，患者に苦しい思いをさせたり，かえって寿命を縮めてしまうことが多々ある．それは害といえる．それでも移植医療が医療として成り立つのは，ことによると治癒する可能性があるからだ．かなり進んだ胃癌や大腸癌の抗癌薬治療では，その副作用にどんなに耐えたとしても今の医学では治癒は望めない．しかし血液癌の治療ではそれが望めるのだ．治癒する可能性がどの程度あれば，寿命を縮

めかねない治療を選択してもよいのか．そのことを誰が決定できるのか，してよいのかという問題がある．

患者中心の医療と叫ばれて久しいけど，本当に患者だけでリスクの高い治療をするしないを決められるのだろうか．まったく医療者からの勧奨介入がなければ，患者が決定することは難しいと思う．昼食をそば定食かうどん定食どちらにするか悩んだ挙句，選んだそば定食がおいしくなかった場合なら，自分が選んだんでしょ，ですむ話だろうけど，医療においてはそうやって患者に自己責任を押し付けてすませるわけにはいかない．

けれども，十分な知識と経験のある専門家が専門書やガイドラインを穴が開くほど眺めたとしても，斉藤さんに対してどのような勧奨をすればよいのか，答えをすぐに出せるものでもない．移植の適応について，日本造血細胞移植学会による造血細胞移植のガイドラインには，「……年令や治療後の患者のQOLをも考慮した上での個々の患者毎の検討が重要であることは言うまでもなく……」としか書かれていない．

> たとえば，医学的知識のない方々にとって「人工呼吸器」はベッド上でマスクをつけて静かに眠っている医療系ドラマのイメージかもしれない．呼吸器装着のために挿管や気管切開をしたりする場合があることを知っている人はそんなに多くない．［倉林］

> JSHCT monograph 6：4, 2002．

■ 貴重な血液

このケースの難しさのもう一つの点は，斉藤さんの血液型が特殊だというところにある．血液製剤は，ふつうの薬品と違って，ヒトから提供してもらった血液からしか作れない貴重な医療資源だ．だからその配分方法の公正性，平等という視点からも考えなければならない．何をもって公正，平等とするのか，限られた資源を早い者勝ちで使ってよいのか，それとも投資に見合う良好な結果が予想される患者に回すことが公平ということなのか（☞ pp.138-140）．血液製剤を必要としている患者が今，現に目の前にいる場合でも判断が難しいのに，将来のため，いつ現れるかわからない患者のために，今ある資源をセーブしておくのがよいかの判断はさらは難しい．だってそれは目の前にいる患者を見殺しにするってことになるかもしれないから．

－D－の血液は貴重だから安易には使うべきではないと判断するなら，斉藤さんに臍帯血移植をすることはできない．研修医の田中の質問に主治医の山下が何も答えなかったのは，目の前にいる斉藤さんをなんとしても救うのが主治医として当然の務めと考えていたからだろう．でも担当患者優先という考え方は，公平性の観点からみたとき，許されるんだろうか．

> どこか遠いところの誰か，いつかこの先の誰かのことを考えて，今ここの出来事に目をつぶることは難しいことだと思う．そう言えば，我が家の夕食はステーキと本まぐろの刺身だった．家族の誕生日だったからだ．彼の地ではいのちをつなぐために必要な今日の食糧にも窮しているのはもちろん知っているけれど．［原］

> もし日本の皆保険制度がなくなったら，この血液は庶民にはとても使えない高価な商品になり，治療を断念しなければならなくなると想像する．今の斉藤さんに使うことは決して安易でも無駄遣いでもない．希少価値の血液だから使えませんと言われて誰が納得できるだろうか．［伊東］

■ 斉藤さんの思い

斉藤さんは初回の抗癌薬治療で肺炎を併発した．医学的にみて，次に行うときにも同様に重症な肺炎を起こす可能性が十分あり，移植にたどり着く前に命を落とすかもしれない．臍帯血移植の際にも強力な抗癌薬のため肺炎のリスクがさらに高まる．移植後にも，GVHD（移植片対宿主病）や生着不全，ウイ

> －D－の血液の貴重さについて，山下医師は話し合い

ルス感染などの合併症がさまざま生じうる．治療方針の決定に際しては，こうした医学的な条件もさることながら，患者自身の思いや家族などの背景が大きくかかわってくる．治癒しない可能性の高いつらい治療に斉藤さんは耐えていくだけの気力や動機があるだろうか．長男は孫を抱いてもらいたいと言っているけど，斉藤さん自身はどう思っているだろう．仮に斉藤さんが40歳代で，長男がまだ高校生だったらどうだろう．まだまだ家族を支えていかないといけないという使命感から，可能性がきわめて低く，つらい治療でも，一か八かの賭けにでようと思うのかもしれない．しかし，現在62歳の斉藤さんは，もう子育ても終わったから，お父さんには悪いけど，しんどい思いをするぐらいなら，治療をやめて家に帰りたいと考えているかもしれない．

斉藤さんはどんな人なんだろう．白血病と診断されるまでは，大丈夫と言って受診を先送りにしていたぐらいだから，家族に心配をかけたくないと思っている気配りの人かもしれない．そんな斉藤さんなら，他人に迷惑がかかる治療は，あきらめるかもしれない．でも実は受診を引き延ばしていたのは，病気が見つかるのが怖かったからなのかもしれない．すごく臆病な性格なのかもしれない．また合併症が怖くて決心できずにいるかもしれない．家族から治療を受けてほしいと懇願されたとき，何も答えられなかった斉藤さん．斉藤さんはどんな気持ちだったのだろう．どうしたら斉藤さんの気持ちがわかるんだろう．ふだんの何気ない会話や仕草に，気持ちを察するためのヒントがあるかもしれないが，本当の気持ちを理解するなんてことは家族にだって難しいだろう．

3 どうすればいいのだろうか

貴重な血液だから自分にはもったいないので治療をあきらめます．そう斉藤さんが言ったとしたら，家族はどう感じるだろうか．合併症が怖いからあきらめたんだとしたら，うまく説明してなんとか移植するように説得してくれ，と医療者に懇願するかもしれない．

もしそう懇願されたら担当医はどう対応したらよいだろうか．僕なら説得はしない．時間をかけて斉藤さんの気持ちを聞き，看護師や他の医療スタッフに斉藤さんの様子を聞いて回るだろう．でもそれでも本当のことはわからないかもしれない．これまで十分に説明をし，一緒に治療を頑張ってきた斉藤さんが最終的に「貴重な血液だから」と言うなら，それが本当の理由かどうかを追求するよりは，信頼関係の中で出された結論として尊重したいと思う．

逆に，斉藤さんがどんなに治療を望んだとしても，成功率が低い治療だったら，資源の無駄遣いになりかねない治療は断念するように主治医は勧めないといけないのだろうか，個人が犠牲にならないといけない義務なんてあるんだろうか．僕が患者で，しんどい思いをしても一縷の望みにかけたいと決心したのなら，どんなに貴重な血液でも存分に使ってほしいと思うに違いない．命がけ

の中では触れなかった．もしも治療が失敗し，後でその事実を知ってしまったとしたら，斉藤さんはいたたまれない気持ちになるだろう．[中澤]

Re：血液型が希少だということは伝えるが，移植をする際には国中の適合する血液の多くを使い切る可能性があることまで伝えたほうがいいのかは悩ましい．伝えることで，つらい治療に耐える決心をした斉藤さんに後ろめたさを植え付けはしないか．[西川彰]

67歳だったら，77歳だったら，年齢を理由に貴重な血液を使ってまで治療しないことを山下医師は推奨するのだろうか．[伊東]

Re：資源の問題を抜きにしても，日本の多くの施設では65歳以上の移植治療は，かなりハイリスクのため，実施については慎重に検討されている．[西川彰]

10年間の経過観察中，常に白血病になる不安を抱いていただろう．だからすぐに受診をしなかった．しかし診断して即日入院している．つらい治療にも耐えた．本当につらい治療だっただろう．まだ喉元を過ぎていない熱さの前にたじろいでいるにしても，治療意欲，生きることへの希望はなくしていないと思う．[伊東]

患者が望めばどんな治療も行うとしたら，何でもありになってしまう．状況に応じて治療しないという判断をするのも医師としての務めではないか．[足立大]

Re：その「状況に応じて」を実際どう考え行うかが問題でしょう．[服部]

犠牲という表現に違和感がある．[服部]

の治療を受けようっていうときに，いるかどうかわからない未来の患者のために，資源を返上するなんてなかなかできるものじゃない．

　斉藤さんが，いろいろ考えた末に移植を受けたいと言ったとしたら，主治医の山下はきっと移植治療に踏み切るだろう．でも本当にそれでいいのだろうか．たとえば1％も助からない治療だったとしたらどうだろう．僕が主治医なら斉藤さんが移植を望むのなら移植をするだろう．なぜなら，斉藤さんの決心を尊重したいし，成功率は低い（1割未満）とはいってもチャンスはあるから．利己的といわれるとしても，貴重な血液も惜しみなく使うだろう．だって中途半端になると，斉藤さんにも未来の患者にもデメリットになる．でも1％も助からない治療だったとしたらはじめから移植治療は提案しないだろう．0％じゃないという反論もあるかもしれないけど，重症の肺炎など合併症によりつらい思いをしながら余命を縮めてしまうことがほとんどだろう．これはドント・ハームの大原則から外れてしまう．その場合は，僕は残された時間を斉藤さんらしく過ごしてもらえるよう一緒に考えていきたい．

終末期状態像による差はあるが57〜78％の人が中心静脈栄養・経鼻栄養・胃瘻・人工呼吸器・心肺蘇生を望んでいない（前出の平成26年厚労省　終末期医療に関する意識調査等検討会報告書）．この報告に載らない「望む人」たちのことがとても気になる．〔倉林〕

B 母性看護，小児看護，産科婦人科，小児医療の場で

Case 7
子どもの意思決定

　翔太くんは14歳の男子で中学2年生である．10歳のときに，疲れやすさ，貧血などの症状が出現して，地元の市立病院で，急性リンパ性白血病と診断された．白血球数が10万以上あり，両親は予後について楽観できないと説明されていた．6か月の入院で化学療法（寛解導入および強化療法）が行われ，その後2年にわたる外来での維持化学療法が続けられ，無事に治療が終了した．このとき翔太くんには病名および治療についての説明が行われたものの，再発のリスクが高く，予後も楽観できないことまでは説明されなかった．2年半にわたる治療を終え本人はすっかり治癒したと信じていたようだ．

　外来での維持化学療法により，吐き気や疲れやすさもあり制限のある学校生活であったが，治療終了後は，徐々に翔太くんの体力も回復し，中学ではサッカー部で活躍するまでになったが，最近，再び疲れやすさと貧血がひどくなり，検査で白血病が再発したことが確認された．通常の小児の急性リンパ性白血病は，比較的予後が良く，化学療法だけで大半が治癒すると言われている．しかし翔太くんの場合，発病年齢が高いことや白血球数が多いことなどから，通常の化学療法のみでは不十分で，再発を繰り返す可能性がある．このとき，翔太くんに白血病が再発したこと，またこれまでと同じ化学療法だけでは治癒が難しい病気であることが知らされた．

　ひきつづき担当医と両親とで今後の治療方針が話し合われた．癌細胞を完全に消滅させるためには化学療法を行い，さらに脳や脊髄に放射線療法を行うこと，そして骨髄移植が必要となることなどが，担当医から両親に説明された．両親は骨髄移植によって完全に治したいと考え，移植のドナーを探すため2歳上の姉の白血球の型の検査が行われた．検査の結果，白血球の型が一致したので，骨髄移植を行うことができることが両親に説明された．ただし放射線療法や骨髄移植を行うためには，遠方の大学病院に長期間入院しなければならない．拒絶反応などの重大な副作用や，放射線障害による脳の後遺障害の出るおそれもある．

　担当医と両親から移植の必要性を翔太くんに説明し，勧めた．これに対して翔太くん自身は，「化学療法を受けたときとてもつらかった．もう二度とご

めんだと思うけど，治療のためならしかたないと思う．でも，それ以上のつらい治療は嫌だ」と言う．また，姉に負担をかけることにも迷いがあるとも言う．姉は弟のためにはしかたないと考えているようだ．

（初版のケースを和歌山県立医科大学血液内科・西川彰則氏により一部改変）

1 このケースの問題はどこにあるのだろうか

　化学療法のみではいったん病気を抑えることができても治癒の可能性は低い．放射線療法と骨髄移植を組み合わせると治癒できる可能性がある．生命予後だけを考えれば後者が望ましいが，重篤な副作用や合併症が予想される．本人もつらい治療は嫌だと言っている．治療方針は親が決めることになるが，子どもの意向はどこまで反映させるべきだろうか．自己決定能力のある大人から同意を得る手続きをインフォームド・コンセントというが，子どもの場合自己決定能力を欠くため，言葉上区別して，インフォームド・アセントといわれる．子ども本人からもアセントを得ることが望ましいが，翔太くんからのインフォームド・アセントは適切に得られたと言えるのだろうか．

インフォームド・アセント
（informed assent）

2 考えてみよう

■ 人はいつから大人になるのか

　両親や主治医は翔太くんを子どもとみなして，治療方針決定の話し合いからはずした．しかし翔太くんは子どもなんだろうか．考えてみたい．

　大人と子どもの線引きはどうなっているんだろうか．いつから大人と考えればいいのだろう．中学生の頃，こんなことを言われただろうと思う．「あなたはもう子どもじゃないんだから，甘えないでしっかりしなさい」「あなたはまだ子どもなんだから，そんな生意気なこと言うもんじゃありません」と．「わたしは一体どっちなんだよ」と，憤慨したこともあるかもしれない．

　日本では長く20歳が成人だったが，民法が改正されて2022年から18歳に引き下げられる．これに伴って刑法や少年法などの改正も検討されている．選挙権はすでに18歳になっているね．結婚できる年齢も男女とも18歳になる．しかし，タバコやお酒は20歳まで禁止のままだ．民法上の遺言能力は15歳からあると考えられている．2009（平成21）年に改正される前の「臓器移植法」では臓器移植でドナーになることができるのも15歳からだった．ただし骨髄移植のドナーには10歳からなれる．また，両親が離婚する場合，どちらが親権者になるかの審判に際して，15歳以上の子どもの意見を聞くことができる．これに対して刑法上の刑事責任能力があるのは14歳からだ．最近，世間で問題になる少年犯罪も，14歳未満は，責任能力なしで処罰されないというわけだ．

2009（平成21）年の臓器移植法の改正でドナーの年齢制限がゆるくなり，生後12週以上であれば，本人の意思が不明でも家族の書面による承諾があればドナーとすることができるようになった．

どうだろうか．こうしてみると境界域はずいぶん幅が広く，あいまいだ．

ではインフォームド・コンセントの成立要件という面ではどう考えればいいだろうか．なんとなく15歳前後が境目になりそうだ．だけど，理解力は個人差があるから，10歳でも十分理解できる子どももいるだろうし，大人でもできない人もいるわけだ．一律に年齢で線引きするのは困難だけど，そうせざるを得ないかもしれない．個別に能力を判断できればいいけれど．

そうするとどうだろうか．10歳時の翔太くんが再発のリスクや，予後が楽観できないことまでを告知されなかったのはしかたがないことかもしれない．だけど14歳になった翔太くんを，子どもだからといって無視することはできないだろう．最終的な決定権は親権者である親にあるが，一方的に親の意向だけで決めていいと思われない．

■ 大人だけで決めることだろうか

翔太くんは10歳のときに白血病を発症し，化学療法を受けた．このときは，白血病であるということ，長期間入院して注射などの治療が必要なこと，退院しても長い間定期的に通院しなければならない病気だということの，おおまかな説明は受けていた．そして，2年半に及ぶ治療が終了して，自分ではもう治ったと思っていただろう．

14歳のとき，再発したことが知らされた．ふたたび化学療法が必要なことや，予後が楽観できないことなどが告げられたようだ．しかし，どの程度詳しい説明が行われたのかはわからない．そして，その後の治療方針の決定という重要な話し合いの場には，翔太くん本人は加わっていない．医師と両親とで話し合われた．その結果，骨髄移植を行うことが両親から提案された．いきなり説明されても，よくわからなかったのではないかと思う．よくわからないことについて，結論だけ伝えられても，ぴんとこないだろう．痛い治療や面倒な治療は嫌だと反応するのが自然なことかもしれない．

初めから同席して，さまざまな可能性についてきちんと話し合いをしていれば，もう少し共通の認識に達していたのではないかと思う．翔太くんが子どもだから，深く考えずに感情的に拒否しているということではなく，乏しい情報しか与えられていなければ，仮に自己決定能力をもった成人でもさほど変わりない反応しかできないのではないか．告知後の大切な話し合いの場に，本人を入れなかったことがまずかったのだと思う．

■ 翔太くんの姉は自己決定したのだろうか

ここまで読んできたあなたは，翔太くんの姉のことが気になっていると思う．高校生の姉は，いつ血液検査を受けたのだろうか．そのとき，骨髄移植のドナーになるかもしれないことをきちんと説明されたうえで検査を受けたのだ

ろうか．説明を受けたときどんな気持ちだっただろう．病気の弟を助けるため，なんとか白血球型が一致してほしいと本気で思っただろうか．それとも負担になることを知って，心の底では一致しないことを願っただろうか．そう思うことはエゴイズムだと自分を責めなかっただろうか．

幸か不幸か，姉弟の白血球型が一致した．両親は安堵したことだろう．これで息子が救われる道が開けたのだから．姉はどうだったのだろうか．というより，今，どう考えているのだろうか．弟が生きるか死ぬかの瀬戸際で，親はわらをもつかむ思いでいる．自分の血液に期待をしている．弟の将来は自分の骨髄液の提供にかかっている．そこで，もし嫌だと言ったらどうなるだろう．嫌だと言って，その結果，弟が死んでしまったら．そのことを一生負い目に感じながら生きるのだろうか．

翔太くんが10歳で初めて治療を受けたとき，姉は12歳だった．両親は弟の病気の治療に全力を注ぎ，おそらく姉はかまってもらえなかっただろう．つらいことがあって，親に泣き事を言いたいときも，弟の重病に悩む親には言い出せなかったかもしれない．家庭は弟の病気を中心に回転してきた．そんななかで，自分の意思を表に出さないこと，自己主張しないこと，それが姉の生き方になってしまったかもしれない．弟の翔太くんも姉のことを気遣っている．だから自分のことに，これ以上姉を巻き込みたくないと思っている．10歳の自分もつらかったけど，お姉ちゃんにも寂しい思いをさせたかもしれない．お互いに相手を気遣っている．

家族のメンバーの誰かが病気になると，家族の凝集性は高まる．一致団結するのだ．危機における防御反応だ．そしてそのときには，個人は集団に埋没する．ライオンに襲われた草食動物が群れになって逃走して，群れ自体が一つの個体であるかのように行動するように．

こうしたすべてを考え合わせると，姉が検査を受けないとかドナーになることを断るといった選択肢はありえたのだろうか．選択肢のない選択とは，すなわち強制ということだ．みんな主役の翔太くんのことにばかり目が向いてしまうかもしれないが，ちょっとばかり脇役である家族の他のメンバーにも注意を向けてみる，そういう見方をすることが医療者にも必要だ．

3 どうすればいいのだろうか

翔太くんは中学２年の14歳だが，平均的な14歳なら，ある程度大人に近い自己決定能力を備えていると考えていいだろう．だから翔太くんの希望はかなりの程度，尊重しなければならないと思う．仮に，親の意向で無理やり治療を受けさせたとして，翔太くんが素直に従うとはかぎらないだろう．実際に病院から逃げ出した子どもの話を聞いたことがある．

化学療法を再開してから，他の治療も行うかどうか熟慮する時間が残されて

「両親」とまとめられているが，父母の考えは，果たして本当に一致しているのだろうか．翔太くんに付き添い4年の間医療者と継続して話をしている母親／父親と，そうでない父親／母親とでは，温度差があってもおかしくない．[宮城]

日本の家族では今でも長男が重視されることがある．姉はそのような意味でも，これまでないがしろにされてきた可能性がある．[足立大]

家族は愛し合うことが規範とされ，その成員にとっては逃げ出せない集団である．これらのことは特に家族内で弱い立場にある成員に暴力的に作用することがある．[足立大]

骨髄移植のドナーが翔太くんより年下の弟や妹だったら？　ドナーの意味を理解できるのか．意思表示ができるのか．話し合いができるのか．兄弟の命を救うために誕生する「救世主兄弟」は生まれながらにしてドナーの有力候補だ．選択肢なんて存在しない．[足立朋]

移植の決心は大人の患者さんにとっても並大抵のことではない．14歳ならなおさらだ．翔太くんに十分に説明して，両親の希望も伝えながら最終的には翔太くんの判断に任せるのがいいと思う．[西川彰]

翔太君に治療方針の決定をさせるのは酷だ．家族全体の生活と幸せについて全面的に責任を負うのが父親だ

と思う.夫と妻との間で,個別に子どもたちの気持ちなどを聞きつつ,話し合って意思統一し,そのうえで父親が決断するしかない.
［加藤］

いる.本人と姉を交えた話し合いをじっくりと重ねてほしいと思う.

Case 8

遺伝相談

　高橋和美さん（56歳）は主婦で,二男二女の母親.長男と次男はすでに結婚して近県で暮らしており,合わせて3人の孫娘に恵まれている.次女はまだ高校にあがったばかりだが,看護師の長女は来春結婚の予定である.子育てがもうすぐ終わりそうで,本当なら少しずつ気が楽になっていくところかもしれないけれども,高橋さんの気持ちは晴れやかでない.3歳違いのすぐ上の姉が,ひと月前に卵巣癌の手術を受けたところだ.実は,母親と一番上の姉は乳癌で,2人の叔母は乳癌と卵巣癌と,婦人科系の癌が多発する家系である.もしかしたら自分もいつか癌が見つかるのではないかと心配でならない.

　すぐ上の姉が入院したという連絡を受けてから間もなくの頃,ある夜,遅く帰ってきた長女が,癌の遺伝子の話をもちだした.もともと乳癌は多因子疾患で,遺伝的なものというのは1割くらいだとされているが,婦人科系の癌が多発する家系では,BRCA1という遺伝子に変異が起きていることが多い.BRCA1の検査で陽性の人は,65歳までに約65％の確率で乳癌を,30％の確率で卵巣癌を発症するというデータがある,ということだった.長女は,もうすぐ結婚するし,検査を受けてみようかなあ,とぽつりと言い残して,自分の部屋に入っていった.

　この話を聞いてからというもの,高橋さんはときどきたまらなく不安になるようになった.それまで漠然と癌の家系かなあと思っていたのが,そんなふうに詳しいデータがあり,調べようと思えば調べられるのだということがわかって,そのことが頭から離れなくなった.自分も調べてもらったほうがいいんだろうか.もし結果が陰性だったら,余計な心配をしなくてすむ,という気持ちもないわけでない.それでも,やはり陽性だったらどうしよう,というこわい気持ちのほうが強いのだ.それにもし,陽性だったとしたら,ひょっとして孫娘たちにもその遺伝子がいってしまっているのかしら,と考え出すと,もう気が気でなくて,よく寝つけない夜が続いている.思いあぐんだ末に,高校時代の同級生で仲のよい看護師井上さんに思いきって相談してみようか,と考えた.

（M.Parker, D.Dickenson：*The Cambridge medical ethics workbook*, 2001. より改変）

1 このケースの問題はどこにあるのだろうか

　人はいつか死ぬ．子も親も恋人も死ぬ．看護師だって医師だって死ぬ．でも，多くの人は平然と生活している．注意が向かないから平気なだけだ．自分に終わりがくることを忘れていられるから三度のご飯がおいしいという人もいれば，やがて死ぬことがわかっているからこそ，生きてるありがたみを感じてご飯がますますおいしいという人もいる．

　不安につつまれて苦しくなっている高橋さんのケースをとおして，ぼくたち人間が何かを知るということの意味，遺伝子検査の特殊性，医療現場で数字を示して説明することの意味について考えてみたい．

2 考えてみよう

■ 高橋さんを不安にさせたもの

　はじめに，高橋さんを不安に駆り立てたものはなんだろう．まず①高橋さんの家系に婦人科系の癌を発病した人が多いこと，②ひと月前に，すぐ上のお姉さんがやはり婦人科系の癌で手術を受けたこと．そこで，次は自分の番なのかな，と心配な気持ちになる．でも，もっと別のことも影響していそうだ．③看護師をしている娘さんが，遺伝子の話をしたことだ．そんな話を聞かなかったら，もっと漠然とした心配のままでいられたかもしれない．たとえてみれば，雲の種類や形，風の具合から何日か後の天気を予想するような具合だったろう．けれども，そこへ科学的な話が突然降って割って入ってきた．しかも話をもってきた長女は看護師，医療の専門家だ．

　高橋さんにしてみると，癌になるかならないかという自分の運命は，これからたまたまの偶然が重なって決まるわけじゃなくて，もうすでに決定していて，それなのに自分が知らないでいるだけということだ．まだ決定していないことについては，知らないでいるのは当たり前のことで，後は気持ちのもちようで，あんまり悲観してくよくよしてもしかたがない，まあ，なったらなったときのことだと落ち着かせることもできる．

　でも，科学的に予測が可能だという話になると，そんなにのんきでいられない．①②に加えて③が高橋さんの不安を大きく，払いのけられないものにふくらませたことは，ほぼ間違いがない．そして，③の背後には，④癌を多発する家族に対する研究が精力的に行われ，データの蓄積が一定水準以上ある，という事実がある．④がなければ，③はありえなかった．そのうえ，高橋さんの心配は自分の身一つのことに限られたものでないようだ．高橋さんには2人の娘さんと，3人の孫娘がいる．これらの女性たちはやがて女の子に恵まれるかもしれない．その子たちを含めて，⑤彼女たちが自分と同じような苦しい心配

インターネットで遺伝子検査キットのポップアップに時々出会う．遺伝子検査はいまやクリックひとつで可能な時代だ．しかし，企業参入型の個人向け検査はビジネス目的であることを心得ておくべきだ．占い感覚でやるなら，結果が悪くてもラッキーカラーを身につけて忘れるくらいにしておいたほうがいい．［倉林］

を抱えなければならないのかと思うと，高橋さんはつらい気持ちになる．もちろん，⑥近い将来，自分が癌になり，もしものことがあったら，末の娘はどうなるのか，といった不安もあるだろう．こうして，いくつもの要因が高橋さんの心をしめつけている．一体その中のどれが一番の気がかりなのかは，ぼくたちにはわからない．

■ 知ることを望むということ

東大医学部出身の作家，安部公房の『箱男』の中に，小説の筋とは関係ないけれどおもしろい話が出てくる．人々は新聞を読み，ニュースを聞く．それはなんのためなのか．どこどこで爆弾テロがあった．別のどこどこでは飛行機が墜落した．火事で何人死亡した．なぜこんな痛ましいニュースを聞くのか．それは自分の無事を確認するためなのだ，と箱男（ダンボール箱をかぶって暮らしている）は考える．——どこどこで不幸がありました．それでもこのニュースを聞いているわたしは生きています，って具合に．医療の現場でも似たことがある．病名告知をきちんと受けたいですか，という質問にかなりの外来初診者が，はいと答えるようだけど，大丈夫でしたと言われると想定して答えていることが多いという．

では，人は自分の安全無事だけを知りたいと願うものなのかというと，そうとばかりとも言えないようだ．あなたはギリシア悲劇を読んだことがある？もしないとしたら，ソポクレスの『オイディプス王』を絶対にお勧めしたい．読むと心がゆさぶられる．ちゃんとした図書館にはギリシア悲劇全集ぐらいおいてあるはずだし，文庫本でも出ている（高津春繁訳が劇的なので好み）し，短いからすぐ読めるよ．

はじめオイディプスは，謎の災厄からテーバイの人々を救うために，アポロンの神託に従って過去のとある殺人事件の犯人探しを始める．しかしひょんなことから意外なことに，オイディプス自身に嫌疑がかかる．これは自分を王座から引きおろすための陰謀かと疑いながらも，もつれた過去の出来事が明かされていくにつれて，オイディプスは本当の自分の素姓を解き明かしたいという思いに強く駆られる．恐ろしい真実に途中で気づいた妃イオカステは，もうこれ以上「自分さがし」をするのはおよしくださいと懇願する（なぜだと思う？）が，オイディプスはもはや自分の気持ちを抑えることができない．たとえこの身の破滅になろうとも，自分が何者なのかを知らずにはいられない．そうやって，この劇は叫び出したくなるような結末に向かってつき進んでいく．

話をしているとき，言いかけた言葉を友達が引っこめたとする．すると，あなたは気になるだろう．「何？ 言ってみて．今なんて言おうとしたの？」「たいしたことじゃないよ，なんでもない，どうでもいいことだよ」．そう言われても，やはり気になるだろう．「なんでもないなら，言ってよ．なんて言おうとし

「紙風船」という詩が紹介されている（☞p.22）黒田三郎に「引き裂かれたもの」という詩がある．何千人の結核患者が座り込みして，一人死亡した，という新聞記事を読んで詩人の心は引き裂かれる．その死んだ患者が幼い娘の誕生日の前に書きかけていた短い手紙を読んで，自分の無事という意識は消滅し，怒りが込み上げてくる．そして「一人死亡とは／一人という／数のことなのか」と書く．〔伊東〕

オイディプスは知らなくてもエディプス・コンプレックスなら知っている人は多いと思う．子どもが親に対する愛と憎しみを無意識のなかに抑圧していることであり，これを意識に浮かび上がらせることで，こころの病が良くなると考えられた．しかし治療によってさらなる苦悩が生じることもあり，精神分析は人気がなくなっている．〔伊東〕

オイディプスがテーバイの王となったのは，スフィンクスの謎を解いたからだが，それは「人間とは何か」をテーマとしていた．それを解く知恵を誇ったオイディプスだが，「自分とは何か」を解くことはできなかった．そこは運命にかかわる事柄なのだが，そこでは人間は神に及ばない．〔加藤〕

てたの」．――気になること，知りたいことを伏せたままにされると気持ちが悪い．落ち着かない．特に自分についてのことならば，誰だって余計にそうだ．

高橋さんの知りたい気持ちと知らないままでいたい気持ちのゆれについて，もう一度思いをめぐらせてみよう．

■ 長女が検査を受けると

長女はどういうつもりで遺伝子変異の話を高橋さんにしたんだろうか．高橋さんに検査を受けてみれば，と勧めようと考えていたんだろうか．どうもそうではなさそうだ．ケースを読んでも，そんなそぶりは見てとれない．ちょこっと話して，自分の部屋に入ってしまった．これはぼくの想像だけど，もしかすると長女自身，ちょっと不安なんじゃないかな．そして言いようのない悲しさと，やり場のない怒りの混じったような気持ちもあって，それを母親にぶつけずにいられなかったんじゃないかな．この話をした晩，長女には，自分の話が高橋さんにどんな作用をもたらしてしまうかについて思いをめぐらせる余裕はなかったかもしれない．仕事のこと，結婚のこと，自分のことで精一杯になっていたかもしれない．もしかすると，母親の家系のせいでやっかいなことになっちゃってるんだからね，といういわば無意識のうちの攻撃的な気持ちがふと表れてしまったのかもしれない．

医療者も人の子だ．病院での顔と家での顔が違うことだって大いにある．それはしかたがない．自分の家ではプロとしての意識が薄らぐ．病院では医療者だけど，家では家族の一員だ．病院でいい医療者を演じていればいるほど，かえって家でその疲れやうっぷんが噴き出しやすいかもしれない．それにしても，このケースの場合，長女の話は高橋さんにとって，のどに刺さった魚の小骨のようだ．長女は自分の話が高橋さんにとってそれほどまでに大きく作用するとは思わなかったかもしれない．けれども，医療に関する話題が出るところ，医療者でない人にとって医療者はいつでもどこでも医療者だ．

でも，なんで，高橋さんは医療者の長女と別の日にもっとちゃんと話をしないんだろうか．長女が忙しそうとか，疲れてみえるからだろうか．他にはどんなことが考えられるだろうか．――聞くのがこわい．そうかもね．自分を通じて長女にも遺伝的異常が伝わっている可能性からくる（客観的にみて無用な）負い目のようなもの？　他にはどう？

ところで，長女ははたして検査を受けるだろうか．受ける可能性は高くないんじゃないかなあ．あなたはどう思う？

さて，また長女は，母方の身内に婦人科系の癌になった人が多いことや遺伝子検査が可能なこと（そしてもし検査を受けたとしたらその結果）を，結婚前の相手に告げるべきだろうか．自分では検査を受けたくないと思っているとしても，受けてみたほうがいいかどうか，彼に相談したほうがいいだろうか．彼

A・ウェクスラー『ウェクスラー家の選択』（武藤香織・額賀淑郎訳），新潮社，2003．

きちんと定期的な検査を受けてさえいれば，あえて知らずにいても相手に迷惑をかけることはないだろう．また，遺伝子異常のある可能性について話す義務もな

いように思う.［西川彰］

をとおして，あるいは直接，相手の親にこうしたことをあらかじめ伝えておくべきだろうか.

もし検査を受けたとしよう. もし幸い異常がなかったとしたら，長女はひと安心だ（でも，遺伝的なものと関係なく婦人科系の癌になる可能性はある）. でも，もし異常があったとすれば，それは長女にだけ生じているものではなくて，おそらく高橋さんももっている異常だろう. こうして遺伝子検査には特有の問題がある. つまり検査を受けて結果を知らされた当人は，自分自身の個人情報という範囲を大きく超えて，同時に血縁者の遺伝的情報も合わせて知ってしまうことになる. しかも，身内の誰かが検査を受けること，もしかすると自分も共有している遺伝情報をその人に知られてしまうことに，かかわりのある血縁者全員が前もって承知し，同意しているとはかぎらない. このとき，関係する人々のプライバシーをどう考え，どう保護したらいいんだろうか.

医療機関は，遺伝子検査の情報管理は通常のカルテではなく，別仕立てにすることになるだろう.［原］

このケースの場合，（検査を受けたとして）長女がその結果を誰にも言いさえしなければ，それでいいんだろうか. もし高橋さんを含め母方の身内やきょうだいから同意承諾を得ようとして，検査のことを長女が説明してまわるとしよう. 関係者は，その結果を身内とはいえ他人に知られることに抵抗を感じるかもしれないし，それ以前に，検査の結果が出ること，誰であれその結果を知っている人がいるということ，そのことに心穏やかでいられないかもしれない. それでも長女が自分の遺伝情報を知りたいと願ったとき，どうしたらいいだろうか. 誰にも告げずにこっそり検査を受け，どんなことがあろうと決して他言しないということが，最低限，検査希望者に求められるだろう. しかし問題は，それで十分かということだ.

あるいは，関係者全員の賛同をとりつけることが前提になるのだろうか.［原］

■ 確率の解釈

BRCA1に異常がある場合には，65歳までに約65%の確率で乳癌になるという. この検査をすごいと思う人もいるだろう. おそらくBRCA1に異常がない人が65歳までに乳癌になる確率はもっとはるかに低いのだろう. とすると，BRCA1に異常がある人はない人に比べて乳癌になる危険性が何倍か高い，ということが言えるわけだ. それはわかる. でも，BRCA1に異常がある人でも，65歳までに乳癌にならない人が約35%いるということをどう受け止めたらいいんだろう. 65%と35%，この差から検査を受けた人はどんな結論を導くことができるだろうか. 卵巣癌のほうは，30%と70%だ. BRCA1異常についての臨床疫学的な研究は，一人ひとりの個人の発症を予言するものではない. 検査で異常が見つかった人はきちんと定期的に検診や入念な検査を受けましょう，ということ以上にどんなことが言えるんだろうか. 逆にもし，ある人が定期的に検診や入念な検査を受けているとしたら，その人が自分のBRCA1遺伝子に異常があるかどうかを知ることに一体どんな意味があるだろうか.

このケースではたまたまBRCA1遺伝子に異常のある人の婦人科系癌の発病率が具体的な数字で示されている．医療現場では，他にも実にいろいろな場面で，確率や統計データを使った説明がなされているだろう．具体的で客観的な数字を示せたら患者や受検者の合理的な判断に役立つに違いない．医療者はそう思うかもしれない．でも実際はそんな単純なものじゃない．客観的だが多数例を機械的に処理しただけの数字の大きさを自分の人生の選択に際してどう評価したらいいのか迷う人がいたとしても，ちっともおかしくはない．

　感染率でも，副作用の出現率でも，宝くじの当選率でも，予備校模試での志望校合格率でも，飛行機墜落事故に遭う率にしても，自分とは無縁のこととして外からながめた数字と，関係当事者としてみた数字とでは，まるで重みが違っているはずだ．そして幸運にもあるいは不幸にも自分の身に起きた場合には，もはや集団レベルの客観的で基礎統計的な確率などは無意味だ．

　あなたが高橋さんの元同級生の看護師だとしたら，高橋さんにはどんなふうに接し，どんなことを話すだろうか．たとえ不幸なことでもそれを前もって知ることができたら心の準備ができる．だからどんな場合でも知ることはいいことだ．そんな意見がある．あなたも同じ意見かな？ それともそれに疑わしさを感じるかな．

> 情報はそれ自体に意味や価値があるわけではない．それを受け取った者にとってのみ意味をもつ．［加藤］

Case 9
障害をもつ新生児への治療の差し控え

　千葉早苗さんと夫は共に30歳代後半の，結婚5年目の夫婦で，3歳の長女と3人暮らしである．子どもはもう1人，できれば男の子が欲しいと思っている．というより，両方の親から男の子の誕生を期待されているようだ．

　めでたく妊娠した千葉さんが間もなく妊娠33週になろうとしていた頃，突然に子宮の収縮が始まり，子宮口の開大が認められたため，切迫早産の診断で入院した．入院後の超音波検査で，おなかの赤ちゃんが重度の水頭症であることが確認された．

　妊娠の継続が試みられたが，赤ちゃんの状態が思わしくなく，死産になるおそれもあったため，帝王切開で分娩が行われた．1800gで生まれた女の赤ちゃんは，仮死状態のため，すぐに新生児集中治療室（NICU）に移された．水頭症による脳圧の亢進のため，呼吸不全が起きていた．緊急に脳圧を下げる手術が必要だった．千葉さんと夫は小児科医から説明を受け，脳室から腹腔に管を通すシャント術を行うことに同意した．

　こうして手術が行われ，赤ちゃんはとりあえず救命されたが，大脳の萎縮

> が高度で，成長しても脳障害により寝たきりで，重度の知能の障害が残る可能性が高いことが説明された．
> 　さらに，赤ちゃんには大動脈縮窄という心奇形が合併していることがわかった．これは，下行大動脈が狭窄しており，下半身の血流が少なく，心不全や肺高血圧を起こし，手術しなければ死亡する予後不良の疾患であると説明された．
> 　早苗さんは帝王切開の術後の経過も良く，退院することになった．しかし，赤ちゃんはこのまま長期間，NICUに入院を続け，心臓の手術を行うタイミングを待つことになる．退院を前にして早苗さんは，この新しい家族を迎えて，育てられるかどうか不安になっていた．改めて産婦人科の主治医に相談したところ，赤ちゃんは命が助かったとしてもQOLの低い状態で，手術をしても意味がないのではないかと助言された．
> 　夫や両親たちは，障害の重い女児を養育するのは千葉さんにとって負担が大きすぎるとして，心臓の手術を見合わせるよう小児科医に申し出た．

1　このケースの問題はどこにあるのだろうか

　千葉さん夫婦の赤ちゃんは重い障害をもって生まれてきた．脳の障害と心臓の障害だ．脳の障害についてはシャント術を行い一命をとりとめたが，意識は戻っておらず，重い後遺症が残るという．心臓の障害については難しい手術をしなければ生きられないという．今後，この赤ちゃんが助かったとしても千葉さん夫婦の負担は大きい．

　助けられる可能性があれば手術を行わなければならないのだろうか．重度の障害をもち，親の負担が大きいことが治療の差し控えの理由になるだろうか．

> 医師はその治療法の医学的効果に着目して治療を勧めることが多い．それは効果がそのまま患者と家族にとっての利益になると信じているからだろう．[原]
>
> **差し控え**
> （withholding）

2　考えてみよう

■ 障害児を育てる困難さ

　千葉さんは，この赤ちゃんを育てることに不安を感じている．当然と言えば当然だろう．いわゆる丈夫な赤ちゃんでさえ，育てるのは大変なことだ．まして，大きなハンディを背負った赤ちゃんを育てるのだから，その不安と困難さは相当のものだろう．その困難は，単に療育上の困難にとどまらない．

　千葉さんの家から，専門医のいるNICUのある病院までの距離はどうだろうか．療育センターのような施設への入所が必要だとしたら，それが近くにあるのかどうか．一日がかりで通うのか，泊り込むのか．退院後の保健や福祉の支援体制はどうなっているのか．両親が療育に時間をとられれば，仕事にも支障をきたすだろうし，経済的な困難が生じるかもしれない．この子の世話にかか

> 障害児は①育てるのに金がかかる②親が死んだら生きていけない③きょうだいがいじめられる，は「三つの神話」だと玉井真理子さんは語る．乳幼児医療制度，特別児童扶養手当，諸税控除，障害基礎年金，グループホームが利用できる．[服部]

母性看護，小児看護，産科婦人科，小児医療の場で

りきりになれば，上の子の面倒は誰がみるのか．他の家族や周囲の人たちが受け入れ，協力してくれるかどうか．偏見をもたれたり，コミュニティーから排除されたりしないか．次々と不安が湧き上がってくるだろう．

千葉さんの家族がどういう人たちかにもよるが，母親であり，嫁である千葉さんに過大な負担がかかることは明らかだろう．障害のある女児を生んだ嫁という負い目はないだろうか．丈夫な男の子を期待されていたのだから．

夫や両親らが，早苗さんには赤ちゃんを育てるのは荷が重すぎるからと，治療の差し控えを申し出ている．これは家族内の誰かの意向なのだろうか．早苗さん自身は本当はこの赤ちゃんを育てたいのに，周囲がそれを望まず，早苗さんはこの圧力に抗しきれないのかもしれない．早苗さんはどうしたいのだろうか．もし千葉さんが重い負担を感じて，子どもは育てられないと思っているとしたら，それが新生児の治療の差し控えの理由になるのだろうか．

> 家父長制（patriarchy．父が家長として家族の構成員に対して決定権・支配権をもち，長男が家を継ぐ．この国では明治期に制度化された）になじんだ考え方だ．女は嫁に出て，内で家事をするものという性差別的な構図を支える装置だ，と多くのフェミニストは批判する．［服部］

■ SOL と QOL

重度の障害をもった新生児の治療を積極的に行うべきか，それともなんらかの事情で行わないということが認められるかにはいろいろな考え方がある．世界的にはどのような議論が展開されているのかを概観しておこう．

1982年4月9日，アメリカのインディアナ州で，気管食道瘻を伴う食道閉鎖症をもつダウン症の赤ちゃんが生まれた．食道が胃ではなく気管につながっている奇形で，胃と食道をつなぐ手術をしなければ生きられない状態だった．小児科医は手術を勧めたが，産婦人科医は反対した．反対の理由は，ダウン症による知能の障害が合併している可能性があり，生きても，親の負担や児の苦痛が大きいということだった．両親は手術への同意を拒否した．これに対して病院側は同意するように訴えを起こした．これがベビー・ドゥ事件だ．

治療の差し控えは，ドゥの生存権を奪うことになること，その理由が障害による差別であることが主張された．ドゥは4月15日に短い人生を終えたが，裁判は州の最高裁まで争われた．結局，病院の訴えは退けられ，赤ちゃんの治療については両親が選択する権利を有することになった．

この裁判は全米でかなりの関心を集めた．そしてその後，時の共和党のレーガン大統領の連邦政府によって，公的資金を受けているすべての病院に対して，障害を理由とした治療の差し控えはできないという通達が出された．これが「ベビー・ドゥ規則」だ．不可逆的な昏睡状態にあるとか，治療しても救命できないとか，治療が無益で非人道的であるなどと，治療を差し控えるときの条件をかなり厳しく限定している．

> ベビー・ドゥ規則
> (Baby Doe Rules)

これに対して，まったく正反対といえる考え方が2004年にオランダの小児科医たちによって提案されている．これがフローニンゲン・プロトコル（手順のようなもの）(Groningen Protocol) といわれるものだ（表2-2）．よく知ら

> フローニンゲン・プロトコル
> (Groningen Protocol)

表2-2　差し控えのための手順（Groningen Protocol）

1　回復は絶望的であり耐え難い苦しみが存在する
2　両親が子どもの死について同意している
3　医学的なコンサルテーションが行われている
4　慎重に最期のときを迎える

れているようにオランダでは自己決定能力のある成人は安楽死をすることができる．その安楽死を12歳以下の子どもにも認めようというものだ．そのための条件が，治る希望がなく耐えがたい苦しみが存在することなどだ．言い換えるとQOLが低く改善が望めない場合，無理に治療をしないことが本人の利益に適うという考えだ．アメリカのベビー・ドゥ規則がSOLを尊重しているとすれば，オランダではQOLを考慮して安楽死や治療の差し控えを認めている．

さて，日本のことに戻ろう．日本では差し控えについての法的基準はまだない．厚生労働科学研究（主任研究者：田村正徳）により「重篤な疾患を持つ新生児の家族と医療スタッフの話し合いのガイドライン」（2004（平成16））が作成されている．さらに2012（平成24）年には日本小児科学会も「重篤な疾患を持つ子どもの医療をめぐる話し合いのガイドライン」を発表している．その名のとおり「話し合い」のためのものであって，「治療」やその「差し控え」をどういう基準で行うか，行わないかを決めるためのガイドラインではない．両親を含む関係者が子どもの最善の利益について話し合いを行い，その結果，子どもの最善の利益に適うと考えられる場合には，生命維持治療の差し控えや中止を提案できる，とされている．

■ わが子への感情・利己心・罪悪感

千葉さんは，自分が産み落としながら，まだこの手で抱いていない赤ちゃんに対して，どんな感情を抱いているのだろうか．それを考えてみたい．

生きる可能性のある子を，親の負担を理由に差し控える，つまり死ぬに任せるとしたら，そこでどんな感情が生じるのだろうか．差し控えるということは，利己的な行為だとして糾弾されるべきなのだろうか．障害を理由にしているとすれば，障害者差別として非難されるのだろうか＊．これは中絶にも共通する問題だと思う．それが仮に利己的な行為だとして，人は利己的な行為をすることは許されないのだろうか．現実にぼくたちは，日々，利己的行為をしている．自分の満足や利益のために，どこまで他者のことを慮（おもんぱか）らなければならないのか．

＊障害者の立場から横塚さんがこう主張している．脳性麻痺のわが子の将来を悲観して，2歳の息子を殺害した母親への同情や減刑運動が起きた事件に対して，この世論こそ「われわれ障害者に対する偏見と差別意識の現われ」で，殺した母親が免責され障害児は殺されても仕方ないとされるな

田村正徳・玉井真理子『新生児医療現場の生命倫理「話し合いのガイドライン」をめぐって』メディカ出版，2005．
玉井真理子・永水裕子・横野 恵編『子どもの医療と生命倫理，第2版』法政大学出版局，2012. は詳細で網羅的な文献として重宝する．

治療推進派の人たちは，治療を差し控える行為を，単に利己的とはみていないだろう．「みんな多かれ少なかれ利己的なんだから，育てるかどうかの判断の場面でも利己的になっていいじゃないか」という論は通じないはずだ（利己的な殺人が許されないように）．［服部］

母親の利益と子どもの命を天秤にかける？　胎内で育んだ子どもの命はそれほど単純であるはずがない．治療差し控えは，母親の利他心から，子どものつらい治療や障害を慮るがゆえの選択とも考えられる．旧約聖書の列王記上のソロモン王

ら「われわれ障害者はおちおち生きていられない」と．（横塚晃一『母よ！殺すな』生活書院，2007．（初版はすずさわ書店，1975．））

赤ちゃんを治療せず死ぬに任せることが，罪悪感を感じなければならないことだとすれば，もし帝王切開せずに，自然の経過に任せてこの赤ちゃんを流産したり死産したりしていたらどうだろう．それでも早苗さんは罪悪感に悩んだだろうか．それとも，あまり罪悪感を感じないですむだろうか．非難されずに，逆にいたわられるのだろうか．あるいはもっと早い段階で障害を理由に中絶していたとしたら，割り切れただろうか．

これらの，中絶，死産，差し控え，嬰児殺しは，どこが同じでどこが違うのだろうか．児が死ぬという結果は同じでも，動機や関係者の受ける苦悩はかなり違う．

■ パーソン論とわが子論

中絶や治療の差し控えを肯定する場合，その理由として，パーソン論が取り上げられることがある．胎児や新生児はまだ人格ではなく，人としての権利をもっていない，だから生存権もない．そういう語りが1970年代アメリカなどの生命倫理学でみられる．これを「パーソン論」という．これは古典的なパーソン論で，簡単にいえば，生きる権利をもつのは理性的である人（これをパーソンという）だけで，胎児や新生児，重度の知的障害者や認知症患者は厳格にはパーソンではないので，無条件的に生きる権利をもたない．もちろん，権利がないからといって粗末に扱っていいモノというわけではない．権利の主体ではなく，せいぜいただ保護される対象でしかないというのだ．

では児はいつからパーソンになるのか．一般的には認知能力をもつようになったらと考えられている．しかし，周囲の人たちとの関係という要素をいったん括弧に入れて，自律した強い存在者にのみ権利を付与するというのは，いかにもアメリカ流で，ぼくたちの感覚ではなんとなくしっくりこないのではないだろうか．

これに対して，赤ちゃんはやがて自律して「パーソン」になるのではなく，関係のなかで「わが子」という存在になることで，生存が認められると考える人がいる．これは母親との関係性に焦点を絞るということだ．それでは，母親は子どもを，いつ，わが子を特別な関係として受容するのだろう．

受精卵の段階ではないだろう．胎児の胎動を感じ始めるときだろうか．産み落として，姿を眺め，そして抱き上げ，授乳する，それを日々繰り返す．そういう連続的なプロセスのなかで子どもはわが子になるという．生まれた瞬間とか，名前をつけられたときとか，認知能力を獲得したときではなく，じわじわと子どもはわが子になっていく．わが子というものが，関係のなかで生成して，そして初めて親は共に生きていくという責務を自覚する．その責務を一度引き

の話や大岡裁きの本当の母の話のように．子どもへの負担を直観的に感じているのかもしれない．[足立朋]

自分の判断が結果に影響する度合いにはグラデーションがある．決定の際には，自由度と比例して苦悩が大きくなる．医療者の判断は患者側には不可抗力として働き自由度を奪うので，当事者の苦悩を減らすこともあるように思う．[西川彰]

パーソン論

エンゲルハートJr.は，乳幼児や知的障害者を「社会的役割上の人格（パーソン）」と規定して，無条件的な権利を有する「人格」から区別し，状況いかんによってはその暫定的権利を剥奪し，手段として使用してもよいと考えた．これに対する批判として，服部健司「医療倫理へのカント人格概念の適用の問題」，『医学哲学医学倫理』12：28-35，1994．

もしこのケースが赤ちゃんポストで見つけられた児だったらどうなのかと考えてしまう．身寄りのない障害児に対する治療の選択権は誰にあるのだろうか．不安も罪悪感も，愛情ももたれることのない赤ちゃんは，人としての権利をもっていないのだろうか．[倉林]

重複障害をもつ娘さんとの生活の記録『星子が居る』（世織書房，1998）の著者の最首悟さんは，自分が相手を見捨てるかもしれないという「やましさ」から「内発的義務」は生じるという．そしてこのとき，その相手は生きる権利をもつに至る．シモーヌ・ヴェーユが「義務が権利に先立つ」というのはこのことだ．この世にたったひとりで存在したとして，権利を主張することはむなしい．その最首さんが，

受けてしまえば，もう後へは引きにくくなる．おそらくそこで早苗さんはたじろぎ，不安を感じたのだろう．

　早苗さんの赤ちゃんは中絶されず，流産せず，死産にもならず，人工的にだが生まれ落ちた．しかし早苗さんの胸には抱かれておらず，感情的にはまだわが子にはなりきっていないだろう．世話をするということが，特別な関係を紡ぎ出していく．ここでサン＝テグジュペリの『星の王子さま』の中の，王子とバラの花との関係を思い出した人はいないだろうか（☞ p.120）．

　早苗さんのところに偶然やってきた赤ちゃん．これを受け入れ，わが子というかけがえのない関係を生成していくことができるかどうか，それは誰にも予想のできないことだ．予想のつかない将来の前で，早苗さんはたじろいで不安を抱えているのだ．早苗さんがこの赤ちゃんを前にして，大きな不安と困難しか感じることができずにいるとしたら，無理をして大きな負担を背負い込むことを誰が強要できるだろうか．そこに差別のにおいを嗅ぎ取る障害者の人たちにも，同じ問いが投げかけられるのではないか．

3　どうすればいいのだろうか

　治療を進めるか差し控えるか，この国には親の気持ちを明確に方向づけしてくれる法律もガイドラインもない．親のエゴだといわれるかもしれないが，ぼくだったらこの赤ちゃんをあきらめるかもしれない．この負担を喜んで受け入れる自信がもてず，その心情を正当化しようとして，あれこれ理由をさがすかもしれない．それとも案外と肝が座って，障害児の親という困難な役回りを引き受け，がんばってみるだろうか．どちらの決断もとても重たい．

　千葉さんがどのような選択をするかわからない．熟慮のうえの決断は，どちらも否定しがたい．いずれにしても，安易にその決定を批判するという軽挙だけは，慎まなければならない．

対談の中で「社会に余裕がなくなったら，星子を抹殺するのは，たぶん，僕だろうと思う」と語っている（小松美彦『対論　人は死んではならない』春秋社，2002．）．

親が子に対して責任の意識を感じなかったら，子は生存権を獲得できないのだろうか．赤ちゃんに生を与えたという事実について，親に責任はないのか．［中澤］

子が自らの胎内に宿ったときから，母親と子の関係が築かれはじめている．父親とは少し違うかもしれない．［足立朋］

野辺明子・横尾京子・加部一彦『障害をもつ子を産むということ；19人の体験』中央法規出版，1999．産み育てた人の手記は本になる（賞賛される）一方，産み育てない選択をした（せざるを得なかった）人々の思いは，負のものとして陰に追いやられ，本にはならない．この不均衡を心に留めなくては．［服部］

森岡正博『無痛文明論』トランスビュー，2003．障害をもつ子を産み育てないときによくあげられる理由（経済的理由，社会の支援体制の不備，その子が不幸になるからとか）は全部ごまかしだと森岡さんは斬る．本当は，それまで順風できた自分の人生プランやイメージが傷つき崩され「この私が障害児の親にならなくてはならない」という不条理さの痛みに耐えられないからなのだと正面きって詰め寄る．［服部］

ブラジルとベネズエラとの国境に住むヤノマミ族は生まれた子どもを育てるか否かを出産直後の母親の決断に委ねる．孤独の中でなされる決断の当否について，他の誰も発言権をもたない．捨てられた子はシロアリの塚に投げられ，シロアリに喰われた後，その塚を燃やすことで精霊となるとされる．少なくともそこにSOLとQOLの対立はない．［加藤］

C 老年看護，高齢者医療の場で

Case 10
高齢者へのペースメーカー

　榎本すゑさんは85歳の女性である．子どもの頃にリウマチ熱にかかり，その後遺症で心臓弁膜症になった．幸い症状は軽く，日常生活に大きな支障はなく，結婚してからは夫と共に小さな洋品店を営んできた．3人の子どもを授かったが，長男は幼児期に死亡し，次男と長女が成人した．夫が癌で亡くなった後は，娘と2人で店の切り盛りをしてきたが，60歳代の半ばを過ぎた頃から心不全の症状が出始めた．少し長く歩いたり，階段や坂道を登ると動悸や息切れが激しくなった．検査の結果，心臓弁膜症が悪化していることがわかった．また，洞不全症候群のため脈拍が極端に少なくなり，失神して倒れることもしばしばだった．このとき，弁の置換手術をすることも検討されたが，リスクが大きいということで見送られた．その後，ペースメーカーの埋め込み術が行われた．

　70歳代の後半になった榎本さんは，少し物忘れが目立ち始めてきた．財布などをしまい忘れると，「盗まれた」と勘違いすることもあった．このとき，犯人扱いされるのはなぜか娘だった．そのため娘との仲は険悪になり，介護施設に入所することになった．施設では勘違いによるトラブルがたまにみられたが，認知症は軽度で日常生活にほとんど問題はなく，対人関係もおおむね良好だった．

　その後，榎本さんの心不全は再び悪化してきた．浮腫がみられ，ちょっと歩くと息切れが激しくなるので，ほとんど終日，自室で座って過ごすようになった．さらに追い討ちをかけるようにペースメーカーの調子が悪くなり，脈の不整や高度の徐脈が出現し，何度か意識を失う発作がみられた．この時点で，内科医からはペースメーカーの交換の必要性が指摘された．ペースメーカーはほとんど機能しておらず，このままでは徐脈と心不全が進行し，いつ心停止になってもおかしくないと判断された．手術自体はさほどの危険性はない．しかし高齢で，心不全がかなり進行しているので，ADL（日常生活動作）の改善はあまり期待できず，何とか歩行できる程度ということであった．

　榎本さんからは，はっきりとした意思表示はない．事態の深刻さは理解しているものの，どうすればいいのかは判断できない様子だ．娘は「自分が何

> か意見を言えば，母は反発するから，母の好きなようにさせてほしい．もう年だし，だめでも寿命だと覚悟している」と言う．息子からは「できれば手術してあげてほしい．でも自分は遠方なので，付き添いや世話をすることはできない」と電話があった．

1 このケースの問題はどこにあるのだろうか

榎本さんはこのままではもうすぐ心停止になりそうだが，手術すればあと数年は延命可能であるという．医学的な手術適応はあるとのこと．しかし本人の意向はあいまいである．家族の意見も統一されていない．このまま自然経過に任せていいのだろうか．それとも手術するべきなのか．もしこれが働き盛りの成人であれば，誰もが迷わず手術を考えるだろう．

医学的な適応があれば，年齢に関係なく手術するのがよいのだろうか．ある程度の高齢者には，危険を伴う積極的な治療は不要だという意見もある．ここでは高齢者への医療を考えてみよう．

2 考えてみよう

■ 高齢者とは誰なんだろう

この本を読んでいるあなたは何歳ぐらいだろう．もし学生なら少なくとも自分のことを高齢者だと思ってはいないだろう．じゃあ高齢者ってどんな人のことだろう？　何歳以上だろう．国の統計などでは65歳以上を高齢者としている．今どき65歳以上の人を高齢者扱いしたら怒られるかもしれない．60歳でも衰えのひどい人がいるし，100歳でもピンピンしている人もいる．

病気の治療をするときに，治ればあと何十年も元気に過ごせる若者ではなくて，治っても，やがて遠からず死が待っている，それが高齢者の医療の特徴だと考えてみよう．もちろん人の寿命はわからない．若い人も病気になれば，死ぬこともあるのだけれども．

■ 高齢者の医療は慎重に──治療消極論

榎本さんの状況をみて，「何をぐずぐずしているんだ，早くやってしまえよ」と言う人と，「どうせあと少しで寿命なのに，じたばたするな」と言う人と2通りあるだろう．この違いは，手術後の余命を勘定に入れるかどうかによる．

高齢者への治療は，若い人と同じように積極的にやるべきではない，なんらかの制限が必要だという意見がある．その理由の一つに，資源の適正な配分という考え方がある．高齢者は先が短いのだから，せっかく治療してもすぐに死んでしまう．死ねば無駄になる．だとすれば，同じ資源をもっと有効に使うべ

家族に決めてもらうことが実際には多いが，それが本人の意向に近いという証拠はどこにもない．それまでの家族関係の軋みだって入り込む．医療者はそれを知りつつも，やはり従わなければならないのだろうか．[原]

高齢で判断が困難だとしても榎本さん自身と家族（次男を含めて）と関係者で，話し合う場を設けることが大切だ．次男と榎本さんとの関係は良さそうだし，次男が入ることで長女への榎本さんの反発が和らぐことも期待できる．[米田]

軽度認知症であることを差し引いても"はっきりとした意思表示をしない，どうすればいいのか判断できない"のが気になる．家族との軋轢，孤独，不安，遠慮，寂しさ，さまざまな思いが透けて見える．[倉林]

息子と娘が医師と会って医療的な情報を共有しながら，とことん話し合うことが大切だ．始めは意見の対立があったとしても，話し合いを通じて相手や自分自身が何を大切にしているのかがわかってくる．それを重ね，1つのストーリーを共有できるところまで行けるといい．[加藤]

国民は40〜50歳になった時点で健康保険証の欄に延命処置希望の有無を自署すること．それ以降は，保険でなく自費診療とし，処置内容・水準はその地域の老

年医学専門医の多数決で決定する．あるラインを越したら，吸入酸素濃度や輸液成分濃度を徐々に減らし，ゆるやかに人生を終えられるようにする―．そんな提案がなされている（大友英一「疾患の予防に金を使う」，『日本老年医学会雑誌』38：33，2001．）．［服部］

橋本肇『高齢者医療の倫理問題』中央法規出版，2000．は必読の基本文献．

老人差別
（ageism）

超高齢社会下の日本で，高齢者の治療は差し控えたほうがよいという雰囲気が広がることを危惧する．一概に病気や年齢によっては決められない．無理な治療はしないほうがいいと考えたとき，これは誰の価値観なのかと自問する力を鍛えたい．［武見］

厚生労働省は「健康日本21」という施策を掲げ（2000（平成12）），人生の課題を時期ごとに「育つ―学ぶ―巣立つ―働く―熟す―稔る」と規定している．「稔る」は〈刈り入れ〉（鎌で切られる）前の稲穂のイメージか．かなり怖い比喩だ．「余生」という言い方も，いつ刈り取られても文句言えない感じを醸している．［服部］

きだというのだ．もし同じ治療を必要とする2人の患者がいて，それが若者と高齢者なら，若者にするほうが効率的だという考え方だ．

他に，医学的にみて，高齢者はいろんな合併症があったり，体力が低下したりしているので，若者ほど効果が期待できない，だから無理して治療してもしかたがない．労力やリスクが大きいわりには利益が小さいから，やらないほうがいいという考えもある．

榎本さんは85歳で心不全も進んでいるから，手術しても，あまりすっきりとは良くならないだろう．ADLの改善もあまり期待できないようだ．生きても，せいぜいあと数年と予想される．では，これじゃ手術する甲斐がない，と言えるんだろうか．どうせ死ぬ高齢者に貴重な医療資源を注ぐことは，資源の無駄なのだろうか．

■ 治療に年齢は関係ないか――治療積極論

これに対して，高齢だからという理由で治療に差をつけるな，という意見がある．何ごとも公平，平等でなければならない．高齢が理由で治療が受けられないとしたら，これは老人差別（エイジズム）だということになる．弱者の切捨てにつながる．だから容認できない．人は，年齢や性や人種，障害の有無によって差別されてはいけない．そのとおりだろう．そういう平等主義が治療積極論の一つの根拠となる．

さらに，よく言われるのは，高齢者といえども人間は死ぬまで進歩，成長し続ける存在であり，人格の完成，円熟という老年期のライフサイクル上の課題を達成する権利は，誰も奪うことができないということだ．高齢者を，すぐに死ぬというマイナスの見方ではなく，まだ可能性を秘めているというプラスの見方でとらえているわけだ．

この2つの考え方はそれぞれ根源が異なる．この本のはじめのほうにSOLとQOLのことが出てきた（p.34）．非差別的な治療積極論はSOLの考え方に似ている．どんなに高齢で衰弱していても命に変わりはない．成長可能性に基づく治療積極論はQOLに近いようだ．

ところで，人は死ぬ直前まで成長し続けるんだろうか．そういう人もまれにはいるかもしれない．それはそれでいい．しかし，すべての人が，最後まで進歩，成長，円熟を目指さなければならないということはない．そしてそのこと，成長途上でまだまだ可能性のある人生だからということを，治療の根拠にしていいんだろうか．もしそうだとしたら，病気や障害などのために成長をあきらめた人，成長が見込めなくなった人は，もうそれで治療の舞台から退場しなければならないのだろうか．これは治療消極論と同じ考え方に行き着いてしまう．

「ピンピンコロリ」を望む人は多いが実際にそうなる人はほとんどいないのが現実．誰に介護されどこで暮らすかを考えることのほうがはるかにリアルで重要なことだ．［足立大］

Re：予め意思を決め表示しておくことは死をみつめる苦しい作業だ．でも，決めておいてもらえると，少なくとも医療者や周りは助かるかもしれない．［原］

健康寿命は，高齢者専用のQOLを指しているような気がする．高齢者に限らずQOLは主観で評価されるべきものである．健康で長生きすることだけを質の評価基準としていることに健康寿命の問題があるのではないか．［倉林］

ここでは個人の寿命というミクロな視点をイメージして考えているが，マクロな視点を紹介しておく．WHOの「健康生活期間予測」（Healthy Life Expectancy，略してHLE）という概念がある．これはそのグループ（国民など）の理想的な余命から，死で失われる生命年数（YLL：Years of life lost）と健康でなく過ごす年数（YLD：Years of life lost due to disability）を引き算した年数のことだ．理想的な余命というのは机上の空論だから，現実の平均寿命からYLDを引き算すればHLEで，これが健康寿命ということになる．もちろんYLDは疾患ごとにこまかく計算されている．［伊東］

■ 老いを受け止めること

　年をとってよれよれになるのは，良くないこと，悲しいこと，苦しいことなんだろうか．つまり，マイナスなことなんだろうか．周りの元気な高齢者を見ればわかると思うが，年をとること自体は，それほどマイナスのことじゃないみたいだ．みんな年齢自慢する．「もう80歳なのに，そんな年には見えないね」などと言われると大喜びする．問題は加齢することではなく，衰えること，ようするに，ボケたり寝たきりになったりすることだろう．国をあげて，健康寿命を延ばそうというキャンペーンをしていることがその傍証だ．

　健康寿命とは，頭もしっかりして寝たきりにならずに，健康に過ごせる時間のことのようで，健康ではなくなってしまったら，もう寿命（人生の終わり）というニュアンスが込められてはいないか．健康寿命という言葉は，一見すてきな言葉のようにみえるけど，実は怖い言葉でもある．お年寄りたちの，健康を維持できなくなることに対する恐怖をあおってしまうのだ．

　大昔から，人類の夢の一つが「不老長寿」だった．今，医学が進歩して，この夢に一歩近づいたと思われるかもしれない．しかし，いくら長寿になっても不老はありえない．不死もありえない．にもかかわらず，なんとなくみんなそれを夢見ていないだろうか．最近アンチエイジングという言葉が流行している．長生きするための養生法から美容商品まで幅広く使われている言葉だ．この考え方の流行の理由のひとつに不老長寿願望があることは間違いない．

　『ガリヴァー旅行記』を読んだことがあると思う．小人の国に行ったり，馬の国に行ったりする冒険物語だ．この中に，不死人間が登場する話がある．死なない人間がいると聞かされたガリヴァーは驚きうらやんだ．自分がそうなれたら，一所懸命働いてお金を貯めたり，勉強したり，やりたいことがなんでもできると．しかし，実際に不死人間を見せられたガリヴァーは，落胆してしまった．そこにはよぼよぼに衰えても永久に死ぬことのできない運命を呪う気の毒な老人がいたのだ．ガリヴァーの作者は，不老不死なんて所詮かなわぬ夢，それも悪夢だという皮肉を言いたかったのだろう．

■ 高齢者への医療をどうするか

　人は嫌なことは先送りしたいものだ．死について考え，受け止めることもそうだ．だから死を前提にした医療なんて受け入れがたい．気持ちはわかる．いくら死から眼を背けても，高齢者というのは死に一番近いところで生きている．遠からずやってくる死を視野に入れた医療を考えることができるとすれば，受ける医療の内容も自然と変わってくるはずだ．若者と同じように，死がはるか彼方にあることを前提にした医療とは違って当たり前だと思う．

　具体的に，何をどう違えればいいのかというのは難しい．ある人は，医療を「通常の医療」と「特別の医療」とに分けて，通常の医療はすべての高齢者に

榎本さんが希望するなら手術をすればいい．治療を受ける選択も受けない選択も，自分で決めることが重要だ．高齢者だから決められない，余命が少ないから医療は消極的でいいという考え方に，私は反対である．〔倉林〕

手術する・しない，各々の場合のその後の見通しを榎本さんの希望に沿って明らかにすることが大切．榎本さんがはっきりとした意思表示をしないのは，まだ本人にとって明確になっていないことがあるからではないか．〔足立大〕

Re：認知症の影響もあるのか，榎本さんの希望ははっきりしない．今後の見通しをいくら説明しても明確な意思表示をしてくれない場合，どうしたらよいだろう．〔中澤〕

も行うべきだが，高齢者すべてに特別の医療は必要ないと言う．特別の医療とは，たとえば臓器移植，人工透析，人工呼吸器そしてペースメーカーなどだ．

3 どうすればいいのだろうか

一般論として，今，ペースメーカーの手術は，よほどのリスクがないかぎり，誰に対しても実施するようだ．特別の医療から，通常の医療に変わりつつある．だから，いくら高齢でも対象外にはならない．とすれば榎本さんも対象者だ．榎本さんが希望すれば行われるだろう．息子さんは遠方だからと言っているが，実際の手術の日程がいつなのか，何日くらいの入院ですむのか，などの情報を医療者はきちんと伝え，本当に協力が難しいのか再検討してもらうことが必要だ．また娘さんも手術に反対しているわけではないので，息子さんと協力して世話をすることは可能だろう．しかし，寝たきりや認知症なら治療はお断り，という基準に引っかかるかどうか微妙なところだろう．

Case 11

身体拘束

藤原銀三郎さんは80歳の男性である．10年ほど前に脳梗塞を患って以来，左半身の軽い麻痺があるが，歩行には特に支障はない．しかし徐々に認知症が進行し，日常生活に一部介助を必要とする状態になったこともあり，数年前から介護施設に入所している．昼間は施設内を徘徊していることが多いが，トラブルはなく，温和に生活していた．

去年の冬は数年ぶりにインフルエンザが流行し，藤原さんの施設でも何人かの入所者が罹患し，入院した．藤原さんも高熱が続いて体力が消耗し，続発性の細菌性気管支肺炎を起こしてしまった．そのため，近くの老人病院に入院して治療を受けた．約1か月近くの入院で，ベッド上で安静を保ち，抗菌薬や栄養剤の点滴を受け，なんとか肺炎は回復した．しかし長期の安静のため，筋力が衰え，関節が拘縮して自力歩行がおぼつかなくなり，さらに廃用症候群のためか，認知症症状も一気に加速してしまった．

昼夜のリズムが乱れ，終日徘徊しては，頻繁に転倒するようになった．排泄の感覚も鈍くなり，尿や便の失禁や放尿などがあり，おむつを使用することになった．時にはおむつを自分ではずして，裸に近い姿で病室から出てくることもあった．そのため日中は，つなぎの病衣を着用してもらうことになった．徘徊があまり激しいときは，安静のため，車椅子に座ってもらうことにした．ただし転倒防止のため，看護者が手薄なときはシートベルトで身体を

> 固定した．さらに，夜間の徘徊や転倒を防止するためにはどうすればいいかが検討された．
>
> 医師からは精神安定剤が処方されることになった．また，夜間のみベッド柵を使用してはどうかという意見が出されたが，これは身体拘束にあたるのでよくないという意見が多く，否定された．スタッフからは，どこまでが安全のために必要な措置なのかわからない，という声があがってきた．

1 このケースの問題はどこにあるのだろうか

転倒防止などの安全の確保のためには，ある程度の自由な行動の制限はやむをえないのだろうか．それとも，あらゆる拘束は尊厳を損なうことで好ましくないのだろうか．何が身体拘束にあたるのだろうか．ここでは高齢者に対する身体拘束を考えてみよう．

2 考えてみよう

■ 何が身体拘束にあたるのか？

ニュースで，容疑者の身柄を拘束する，などとよく言われる．拘束とは，自由な行動を制限することだ．そして常に監視下に置くことだ．だから身体拘束とは，身体を自由に動かせないようにして監視することだ．身体抑制とも言ったりする．ここでは，病院や保健・福祉施設などで，患者や入所者に対して，なんらかの方法で自由な行動を制限することを考えてみたいと思う．具体的に何が拘束に該当するかは，いろんな考えがあって，意見が一致していない．

1997（平成9）年に「介護保険法」が制定され，これを受けて介護保険指定基準（厚生労働省令，1999年）のなかで身体拘束が禁止された．このなかで「サービスの提供にあたっては，利用者の生命または身体を保護するための緊急やむを得ない場合を除き，身体拘束その他の行動を制限する行為を行ってはならない」と書かれている．例外的に認められるのは「切迫性」「非代替性」「一時性」の3要件を満たす場合のみだ．具体的にどんな行為が身体拘束にあたり禁止の対象とされるのか，厚生労働省の基準を表2-3に示す．

■ 縛るだけが拘束ではない

法律などではおもに物理的に行動制限することを身体拘束としている．ここでは高齢者の問題から少し離れることになるが，拘束とは何か，ということを整理してみたい．

身体拘束の代表は，手足を縛るなどの"物理的"拘束だ．これは多くの人が拘束だと認識できる．しかし拘束はこれだけではない．たとえば精神安定剤

病棟のラウンド中に，抑制ベルトやミトンを外してほしいと懇願されることがある．緩和ケアチームの看護師として苦痛を緩和するために赴いているのに，「鍵を持っていないから，ごめんなさい」と，よくわからない言いわけを残してその場を離れるしかない．患者の声や表情が耳や目に残り，罪悪感にかられる瞬間である．[武見]

拘束も抑制も「行動を制限する行為」としては同じ行為だ．精神科病棟や介護施設では拘束について法律で規定されている．しかし，一般病棟では拘束についての法的な規定はない．つまり合法でも違法でもない．そもそも拘束することは想定されていないわけだ．したがって緊急やむを得ない場合の行動制限をあえて「拘束」といわずに「抑制」と表現するようだ．

日本看護倫理学会でも2015年に『身体拘束予防ガイドライン』を作成し，拘束を予防するための丁寧なアセスメントの具体例を提示している．

患者さんが「もう，よくなったから大丈夫，歩ける」と言っても，もし転んだら自分の責任になるので，「ナースコールを押してください」とお願いし，（それでもナースコールがない場合には）「なぜコールしてくれないの」と非難するような口調になる，そんな病棟もあると聞く．これも心理的な拘束だという意識が必要だ．[米田]

表2-3 介護保険指定基準において禁止の対象となる具体的な行為

介護保険指定基準において禁止の対象となっている行為は、「身体的拘束その他入所者（利用者）の行動を制限する行為」である。具体的には次のような行為が挙げられる。

1. 徘徊しないように、車いすやいす、ベッドに体幹や四肢をひも等で縛る。
2. 転落しないように、ベッドに体幹や四肢をひも等で縛る。
3. 自分で降りられないように、ベッドを柵（サイドレール）で囲む。
4. 点滴、経管栄養等のチューブを抜かないように、四肢をひも等で縛る。
5. 点滴、経管栄養等のチューブを抜かないように、又は皮膚をかきむしらないように、手指の機能を制限するミトン型の手袋等をつける。
6. 車いすやいすからずり落ちたり、立ち上がったりしないように、Y字型抑制帯や腰ベルト、車いすテーブルをつける。
7. 立ち上がる能力のある人の立ち上がりを妨げるようないすを使用する。
8. 脱衣やおむつはずしを制限するために、介護衣（つなぎ服）を着せる。
9. 他人への迷惑行為を防ぐために、ベッドなどに体幹や四肢をひも等で縛る。
10. 行動を落ち着かせるために、向精神薬を過剰に服用させる。
11. 自分の意思で開けることのできない居室等に隔離する。

（厚生労働省 身体拘束ゼロ作戦推進会議『身体拘束ゼロへの手引き』、2001．より）

> 高齢者施設では、死角のない広い空間よりも、仕切りなどを用いて死角を意識的に作った空間のほうが落ち着いて過ごせる入所者が多いようだ。［足立大］
> Re：子どもの頃、よく押し入れに潜んでゴソゴソやっているうちに寝入ってしまったことを思い出した。［原］

> さらに「患者はその許容量がぐっと低いと考えてよいだろう」、患者には「誰も突然入ってこない部屋が必要」だという。（中井久夫「分裂病に対する治療的接近の予備原則」、『中井久夫著作集 精神医学の経験 第2巻 治療』岩崎学術出版社、1985, p.72.）

> 入院中の患者への拘束的な視線は、医療者からだけでなく、同室の患者、見舞人、掃除のおばさんなど、様々な人から幾重にも向けられる。［中澤］

をたくさん飲ませて、ウトウトして動きたくない状態にすること、極端な場合、ずっと眠らせていることも身体拘束と考える人が多い。これを"化学的（または薬理的）"拘束という。

そしてもう一つ、ほとんどの人があまり意識しない拘束がある。これをぼくは"心理的"拘束と呼んでいる。手足を縛るわけでもなく、眠らせるわけでもない。ただずっと眼を離さずにいるだけだ。人は、常に誰かに見られていると、自由に行動できなくなってしまう。まさに監視というわけだ。まなざしのもつ侵襲的なパワーを甘く見てはいけない。見られているだけで、どんどん骨抜きにされていくものだ。精神科医の中井久夫さんは「視線には、放射線のように被曝の最大許容量があるみたいだ」と言っている。

病院というところは監視して当然だとされ、これを拘束の一つだと考えないようでは、感受性が乏しすぎるように思うのだが、どうだろうか。アメリカの精神科医サリヴァンは、自分の担当の患者が看護師のまなざしに曝されないようにした。理由はそれが侵襲的すぎたからだという。代わりにどうしたと思う？ 患者の目に触れないところから、看護師にささやきかけさせて、「わたしたちはここにいるからいつでも呼んでね」というメッセージを送り、患者を安心させたのだ。まなざしよりも、ささやきのほうが治療上有効なようだ。少なくとも、まなざしのように拘束的な作用はないらしい。このようにまなざしのもつ拘束的な力が、監視という形で効率的に利用され、軍隊や学校、病院が管理されていく過程は、フーコーの『監獄の誕生』に詳しいので一読してほしい。

■ 拘束で何が守られる

ではなぜ、拘束が必要になるのだろうか。拘束が必要だと考える人たちは、

拘束することでどんなメリットが得られると考えているのだろうか．藤原さんの場合で考えてみよう．

藤原さんは脳梗塞があって，軽い麻痺があったらしい．しかし歩行などの日常動作に問題はなかった．しかし1か月の入院，安静中に廃用性の筋肉の萎縮がみられ，歩行がおぼつかなくなってしまった．にもかかわらず徘徊する．たぶん，自分がどこにいるのかわからなくて，あちこち居場所を探し回っているのだと思う．徘徊のほとんどは「居場所探し」なのだ．藤原さんは，よく転倒する．今のところ大きな事故にはなっていないが，今後はわからない．転倒して骨折したら寝たきりになってしまうかもしれない．

つなぎの病衣はどうだろうか．これは，自分でおむつをはずさないために着せているのだ．おむつをはずすのは，汚れて気持ちが悪いからだろう．こまめに取り替えてあげればすむ問題かもしれない．お年寄りによっては，シモの世話をしてもらうのは申しわけないと考え，自分で始末しようとして，結局うまくできずに汚してしまうこともある．おむつをはずして，便まみれになった姿を他人に見られるのは情けない．そしてそれ以上に不潔だ．汚物を口にすることだってある．一言でいえば，拘束することには，「安全」や「安楽」など，患者の利益を守るという大義名分がある．

■ 身体拘束で何が失われる？

しかし批判する人たちは，拘束しても必ずしも転倒などの事故防止にならない，むしろもっと深刻な事故，たとえばベッド柵に挟まれてしまうなど，に結びつく危険性があると指摘する．さらに拘束によって尊厳が失われるという．

拘束することで，とりあえず，緊急時の事故防止などの「安全」は得られるとぼくは考えている．そしてその代わり，拘束によって「自由」が狭められる．これも確かなことだと思う．自分の居場所を探す自由が奪われる．おむつを片づける自由が奪われる．自由というものはできることなら奪いたくないし，奪われたくない．自由でいることは，ある意味でしんどいこともある．だけど自由がきらいだという人はあまりいないだろう．いくら「安全」のためであろうと，他人の自由を制限しているという事実には，謙虚に向き合わなければいけないと思う．

ちょっとひっかかるのは，拘束は「尊厳」を奪うという言い方だ．ここで混乱しないでもらいたいのは，「生命の尊厳」というときの尊厳とは，ちょっとニュアンスが違うということだ．生命の尊厳とは，たとえどんなに悲惨な状態になろうと，神から与えられた命それ自体が尊い，というような意味合いだ．あるいは「人間の尊厳」というときには理性的主体としての人間の道徳的価値のことだ．しかし，身体拘束について語られるときの尊厳は，これらの意味での尊厳ではなく，自由を制限されることによって威厳をなくすとかプライドが

傷つけられるとか，人としての体面のようなものだ．

確かに，拘束されることで威厳が損なわれるかもしれないし，そう考える人が多いと思う．だけど，自由でいることで矜持を保てない場合もある．

どういうことかって？　つまり，自由でいることで，逆に人としてのプライドが損なわれることもあるのだ．病気のせいで自分の行動をきちんとコントロールできなくなったときの，自由気ままな逸脱した行動が，結果的にその人の体面を傷つけてしまうことがある．これは決して珍しいことではない．自由を制限されることで保たれる体面もあるのだ．

■ ケアとしての身体拘束がなぜ必要なのか

できることなら，余計な身体拘束はしないに限る．一部の悪徳医療機関を除いて，虐待のために拘束することはまずありえないだろう．ところがマスコミなどでは，すべての拘束が虐待であるかのように報じられる．介護施設での拘束は，緊急の場合を除き，法律で禁止されている．しかし，医療の現場では，緊急性の有無にかかわらず当人の安全のために，そして体面を保つために，拘束しなければならないことがある．拘束なしでの医療は不可能に近いと思う．もちろん物理的なものだけを言っているのではない．薬物療法や状態観察などの心理的拘束を抜きに医療を行うことは難しい．

これまで多くの看護者は，患者の利益のためによかれと思って拘束してきた．ケアとしての拘束だ．ケアという行為も本質的に介入であり，侵襲を伴うものである．ケアは介入であり，やわらかい暴力だ．ケアが許されるかぎり，拘束も許される．もちろんこれが虐待とはまったく次元の異なる介入であることについて，家族や関係者の理解を得る必要がある．

3　どうすればいいのだろうか

藤原さんのケースに戻ることにしよう．藤原さんの筋力や認知症がどの程度改善するのかわからないが，今のところあぶなっかしい状態は当分続きそうだ．精神安定剤が必要かどうかはわからないが，つなぎの病衣や点滴最中のミトンなどは，やむをえないかもしれないと思う．どこまでが拘束に該当するかわからないが，そのケア，処置がたとえ拘束といわれるものであっても，それは虐待ではなく，藤原さんを守るためのケアであり不可欠のことと判断される限り，罪悪感にさいなまれつつやるのではなくて，堂々と自信と責任をもって実施してほしいと思う．

「自由を制限されることで保たれる体面」とは，誰にとっての，誰に対しての体面なのか．とてもわかりにくい．[足立大]

Re：ぼくが今でも思い出すのは，せん妄状態で全身を排泄物まみれで踊りまわるご婦人だ．そのつどの隔離によって彼女とご主人の体面が保たれていたと思っている．[伊東]

拘束するとしても，それが誰のためなのかは常に見失わないようにしたい．まず本人・家族の希望を伺い，それに沿った代替手段を検討すること．「理解」ではなく「納得」が重要．[足立大]

Re：詳しい説明があれば理解はできるだろう．どんなかかわりがあれば納得に至るのだろうか．[原]

ケアとはその時その場で相手にとって最も適切と思われることをすること．これは「一所懸命」といえるし，最大限のレスポンス（対応，応対，対処）の表れとしてのレスポンシビリティ（責任）ともいえる．[加藤]

看護師が拘束を「相手を守るためのケア」ととらえ直すことができたら，拘束する・されるという関係性を超え，罪悪感に苛まされず，新たなケアを模索できる気がする．[武見]

現場でもし患者さんがチューブを抜去したり，ベッドから転落して，回復が遅れ，果ては命にかかわることになったら，報告書を書き安全カンファレンスを開催するなど，その部署だけにはとどまらない大事になる．そんな大事にはしたくない．そうした保身的な理由で拘束がなされることもないとはいえない．なので，私は「堂々と」とは言えない．人が人を縛るという身体拘束は，罪悪感をもちながら，おどおどして，責任が伴うことを自覚して，行うものではないか．[米田]

Re：たしかに実際には堂々とはできないかもしれない．しかしあえて強調し

たい．自己保身のための拘束ではなく，患者に必要で合法的な行為ならためらうことはない．身体拘束の是非が争われた裁判でも，緊急でやむを得ない場合の拘束は違法性を問われなかった（最高裁，平22・1・26判決）．泣き叫ぶ子どもを押さえつけて傷口の処置をするときに罪悪感でおどおどするのだろうか．[伊東]

Case 12

経管栄養

　後藤平吉さんは87歳の男性で，小さな会社を長男に譲ってからは，妻と2人で悠々自適のシルバーライフを送ってきた．これといって持病はなく，毎日，散歩や庭木の手入れ，ときどき岸壁に出かけては小魚釣りをするなど生活を楽しんでいた．晩酌も欠かさず，自家製の漬物とポテトサラダが大好きだった．しかしここ数年，足腰が弱くなり，家の中でぼんやり過ごす日が多くなってきた．

　物忘れの自覚もあり，「情けないことだ」とぼやきながらも，「年をとればこんなもんさ，しょうがない」と言い，「もうすぐお迎えが来るから，ばあさん，先に行ってるぞ」などと冗談を言うこともあった．やがて徐々に食も細くなり，コップ半分のお酒とポテトサラダぐらいしか口にしなくなった．

　今年になって，箸が使えず手づかみで食べたり，食べこぼしたりするので，妻が食べさせるようになった．大好きなポテトサラダなら何とか食べるので，妻は毎日，せっせと作った．それでも後藤さんはどんどんやせていった．たまに訪れる長男夫婦が心配して，近くの病院に診察に連れ出した．診断はアルツハイマー病による衰弱というものだったが，特別な治療や処置はなかった．嚥下障害をきたすような器質的異常はなかった．

　妻は毎日，ポテトサラダを作っては後藤さんに食べさせた．たまにスーパーで買ったものを食べさせようとしても，なぜか後藤さんは飲み込もうとしないので，毎日，妻が作った．暑さの厳しい夏，妻も疲れて何日か寝込んでしまった．後藤さんはほとんど何も口にせず，意識もぼんやりとした状態で，妻はそろそろお迎えが来たかと思い始めた．見かねた息子夫婦が，とりあえず妻が元気になるまでとの約束で，後藤さんを迎えに来て，そのまま病院に連れて行った．そこで後藤さんは脱水症の治療を受けた．

　10日ほどして夏バテがよくなった妻は，息子に連れられて見舞いに行った．そこで妻が見たものは，うつろな後藤さんのまなざしと，鼻の穴から入るチューブに注がれている白っぽい液体だった．呆然とする妻を，若い看護師がにこやかに「今週，胃に直接チューブを入れる手術（胃瘻造設）をしたら，早く元気になりますよ」と励ました．

胃瘻造設
経皮内視鏡的胃瘻造設術の英語の頭文字からPEG（ペグ）ともいわれる

1 このケースの問題はどこにあるのだろうか

　食べられずに衰弱しているお年寄りに栄養補給をするのだから，なんにも問題なんかないという人もいるだろう．ところで後藤さんは，その胃瘻造設とい

老年看護，高齢者医療の場で

う治療を望んでいるのだろうか．そうではなさそうだ．少なくとも意思表示はしていない．妻はどうだろう．これもはっきりしない．息子夫婦が決めたようだ．もし後藤さんが入院しなかったとしたら，どうなっていただろう．妻が最後までポテトサラダにこだわったとして，それで死亡したら，見殺しにしたことになるのだろうか．

そもそも，アルツハイマー病で老衰している高齢者に，胃瘻から栄養を補給し続けることは適切な医療行為なのだろうか．確かに，そうすればしばらくは生きられる．しなければ生きられない．管から注がれる栄養ってなんだろう．

2 考えてみよう

■ 食べずに死ぬのは悲惨なことか

食べ盛りのあなたにとって，ひもじいことはつらいことと思う．食べ過ぎでの苦しさとは次元が違うだろう．食べるということは，命をつなぐことだ．食べないと，命が途切れることになる．それは恐怖だ．ぼくはまだ生きていたいし，あなたもそうだと思う．では，生き続けることに頓着しなくなった人にとっては食べることはどんなことだろう．

空腹で血糖値が低い状態そのものは，必ずしもそれだけでは苦痛をもたらすものではないという．眠いとか，疲れたとか，寒いとか，おしっこがしたいとか，背中がかゆいとか，そんな身体感覚の一つだ．不快ではあるだろうが，常に苦痛とはかぎらない．むしろ多幸感といって，なんとも言えない幸せな気分になることもあるらしい．

特に，高齢で老衰状態のお年寄りにとって，無理やり胃の中にものを詰め込まれるほうがつらいという意見もある．これは当人になってみなければわからないことだが，心に留めておきたいことだ．若くて元気な人と高齢者では，飢餓という状態のもたらすものが違うということだ．

年をとって衰え，食欲がなくなり，ほとんど食べなくなり，けれどそのことに苦痛も感じていない場合，その結果，命が途切れるとしたら，これは自然な死なのだろうか．それとも，経管栄養をすれば長らえられる命を途切れさせることは，不自然なことなのだろうか．治療はしなければならないことなのだろうか．

そもそも自然な死ってどんな死のことなのだろうか．一切の人為的な介入を受けないで，つまりなんの医療行為も受けずに死ぬなんて，かえって不自然な死だという声もある．

経腸栄養法としては胃瘻の他に経鼻胃チューブがある．また輸液（経静脈栄養法）だけでも生命維持は可能だ．医師はなるべく多くの選択肢を提示したいと思っている．しかし，家へ帰ったり福祉施設へ入所するとなると，それが一番好都合だという医学的社会的判断から，胃瘻を強く推す姿を見かける．［原］

アルツハイマー病は進行すると食物を認識できなくなり，運動機能障害の一環としての口腔・嚥下機能障害をきたして経口摂取困難となり，死に至る病だということを押さえておく必要がある．［足立大］

経管栄養を考慮するような高齢者では，程度の差はあれ嚥下障害が存在している．経管栄養を導入しても唾液等による誤嚥性肺炎を繰り返し死に至る可能性は残る．［足立大］

新田孝彦『入門講義 倫理学の視座』世界思想社，2000, pp.32-35.

■ 経管栄養は必要な医療行為なのか

さて、それではここで、経管栄養の差し控えや中止について考えてみたい。これについてはアメリカの有名なナンシー・クルーザン事件（1990）の裁判があるので、簡単に述べておこう。

1983年、25歳のナンシーは交通事故で、いわゆる植物状態になってしまい、食事が自力で摂取できなくなり経管栄養を受けていた。これに対して両親が、本人はこんな治療を望んでいなかっただろう、チューブを抜いてほしいと裁判を起こした（1986）。ミズーリ州の最高裁は、ナンシーの治療拒否の意思が不明なことや、そもそも治療拒否の権利より、州が人命を守ることの権利のほうが優先されるとして両親の訴えを退けた。

この訴えは、連邦最高裁まで持ち込まれた。1990年連邦最高裁は、ミズーリ州の判断を支持する判決を下した。ただし、自己決定能力のある個人が事前にはっきりとした意思表示をしていれば、その意思は尊重されるとした。そのときは、人工呼吸器を止めるのと同じように経管栄養を取りやめることができるということだ。この判決を受けて、1991年に事前指示の促進を図る患者の自己決定法（Patient Self-Determination Act）という連邦法が施行されることとなった。さてナンシーのケースだが、その後彼女のかつての意思を知る友人の証言が証拠として採用されて、ナンシーのチューブは抜去された。

ところで、経管栄養が医療行為なのか、より基本的な生きるためのケアなのかという点については、連邦最高裁のなかでも意見が分かれ、判断は行われなかった。経管栄養がもし高度の医療行為であるなら、すべての患者に行われるものではなく中止することができる。別の裁判では傍論としてではあるが、すべての患者に行われるべきとはみなされない高度な医療行為であるという判断が示されている。もし、チューブから注がれる栄養物を薬のようなものとみなせば、経管栄養は医療行為で、それを中止することも許される。スプーンで一口ずつ口の中に運ばれてくる、ケアという行為のなかに登場する食べ物とは、同じ栄養でも質が違うというわけだ。

■ 料理は愛情？——食べ物の意味

ぼくは料理は愛情だとは思わないが、料理の中に愛情というスパイスがあっても悪くはないと思う。もちろん、なければならないものではないが。確かに、まずいものより、おいしいものがいい。でもいくらおいしくてからだにいいものでも、毎日、同じ食堂の定食ばっかりでは飽きてしまう。たまには居酒屋のおやじと、野球の話でもしながら、まずいコロッケでビールを飲むというのも捨てがたいと思っている。何を食べるかよりも、どこで、どのように食べるかのほうが大事なこともある。

後藤さんは、妻の手作りのポテトサラダしか食べなかった。妻はしかたなし

ナンシー・クルーザン事件

G・ペンス『医療倫理 1』（宮坂道夫・長岡成夫訳）, みすず書房, 2000. 第2章.

コンロイ裁判

コンロイさんという認知症で寝たきりの老人の経管栄養の中止をめぐる裁判で、1985年ニュージャージー州最高裁は、経管栄養は医療行為であり中止できるという判断を示した。甲斐克則「意思決定無能力患者からの人工栄養チューブ撤去の許容性に関する重要判例；アメリカ・ニュージャージー州のコンロイ事件判決」,『海上保安大学校研究報告』35（1）：85-114, 1989.

日本老年医学会は「高齢者ケアの意思決定プロセスに関するガイドライン；人工的水分・栄養補給の導入を中心として」（2012）を作成している。

に，嫌々ながら作っていたのかもしれない．スーパーの出来合いのお惣菜ですませたいと思った日もあるだろう．愛情たっぷりの料理だったとは言いがたいかもしれない．しかし後藤さんにとっては，特別な意味のある食べ物だったようだ．アルツハイマー病が進行して，記憶力や判断力が弱っていたかもしれないが，妻のポテトサラダの味は忘れなかった．本当はもう何も食べたくなかったけれど，残すと妻に叱られるので，いやいや食べていただけかもしれない．

この状態の後藤さんにとって，他の食べ物は，もう食べ物として認識されていない．妻のポテトサラダでなければ口を開かない．そして飲み込まない．食べ物は単なる栄養素のかたまりではなく，それ以上の意味をもつものなのだ．

ヨーロッパでは，チューブから栄養物を入れて延命されるのは，ただ生かされているだけのことでしかなく，自力摂取できなくなったら死ぬのはしかたがないという考え方が主流だといわれている．また，チューブを入れておくことで，患者のQOLが良くなるなら行い，良くならないなら行わないという考えもあるようだ．しかし，認知症で自己決定能力のない患者のQOLをどうやって調べるのだろう，そんな素朴な疑問が出てくる（☞ pp.37-40）．

3 どうすればいいのだろうか

経管栄養について後藤さん本人は意思表示していない．妻の意思もわからない．長男は了解しているようだ．長男のほうが望んだのか，医師のほうからさりげなく，あるいは強く勧めたのかはわからない．いずれにしろ，胃瘻造設で後藤さんの老衰死は当分の間，先送りになることだろう．釣りが趣味だった後藤さんにとって，このままチューブを入れたままで，ずっと病院か施設にいるのがいいことなのだろうか．これまで生涯を寄り添ってきた妻が，施設入所で満足できるのだろうか．

何がなんでも後藤さんを延命させることが目的なら，このまま経管栄養を続けるべきだろう．胃瘻造設もしかたないだろう．自然に任せるのも悪くないと思うなら，チューブを抜いて家に帰るのもいい．ぼくは少なくとも，単なる延命治療のための胃瘻造設には賛成しない．それは治療ではなく，死の瞬間を先送りするだけのことだ．もし妻がその気なら，家に連れて帰って，最後のポテトサラダ攻撃をしてほしいと思う．ただ問題は，誰がどうやって息子や医師を説得するかということだ．

ぼくなら後藤さんに妻のポテトサラダをおなかいっぱい食べさせたいと思う．しかしそのためには，息子と同時に他の医療者を説得する覚悟もいる．生命を守るためにやれることをあえてしない医療者は，「手を尽くすべき」と同僚から非難されるからだ．[原]

ポテトサラダしか食べないことで低栄養となり，それが状態悪化を招くという悪循環に陥っているのかもしれない．胃瘻で栄養を十分に補うことで状態が改善し，さらに胃瘻栄養から離脱する可能性もある．[足立大]

Re：医学的な見通しは確かにそうだ．問題はそれを当人たちが望んでいないとき，どうするかだ．[原]

認知症があり，食事もとれなくなり衰弱していく患者のため胃瘻を何度も造ったことがある．そうしなければ経鼻チューブを継続するしかなく，管理が大変だという理由で，つまり本人のためというより医療者，介護者の都合で造られる場合もある．何のための延命なのか疑問に思う．[西川彰]

息子の説得（あるいはその前に，担当医の説得？）．それは誰の役目なのか．妻の？ それともアドボカシーをわが職務と心得た看護者の？ それとも？[服部]

Case 13

退院調整

　太田和子さんは地方都市の郊外に3世代で暮らす78歳の女性．糖尿病や高血圧，そして心房細動という（脳梗塞や心筋梗塞の原因になる）不整脈の持病があり，近隣の総合病院に通院しながらも，自宅裏の小さな畑で野菜を作ったり，小学校に上がったばかりの孫と遊んだりする日々を送っていた．

　夏のある朝，畑仕事を始めたところで脳梗塞を発症した．ヘルパーをしている長男の妻がすぐに異変に気づいて救急車を呼び，かかりつけの病院に入院した．当初，右手が上がらず，立ち上がれても歩行は不可能，言葉が思うように浮かばない失語症のため言いたいこともうまく言えない状態だった．突然，体の自由が利かなくなったショックから涙ぐむことも多かった．看護師の桜井さんは，リハビリに取り組めば一歩ずつ良くなりますよと励ました．

　桜井さんやリハビリスタッフの応援に応えるかのように，太田さんの症状は次第に改善し，表情も明るくなった．1か月程度で，屋内なら少し壁をつたえば歩けるようになった．失語症状も改善し，簡単なことは伝えることができるようになった．

　「なす…とま…と…ま…た…つく…り…たい」．このままひと月もリハビリを続ければ，完全に元通りとはいかなくても，住み慣れた自宅での生活に戻れる．そんな期待が膨らんだ頃，長男夫婦が自宅退院に待ったをかけた．

　主治医は，脳血管の動脈硬化が強いうえに心房細動もあり，内服治療を続けていても脳梗塞を再発するリスクが高いと説明した．これに対して長男夫婦は，再び倒れたときのことを考えるとできればいつも誰か見守ってくれる人が必要だが，収入の問題があり夫婦とも仕事を辞めるわけにはいかない．日中，高齢の夫だけは家に残っているものの，初期の認知症と診断されており，異変に気付かないかもしれないし，救急車を呼べるかどうかもわからないと言うのだった．

　桜井さんは自宅退院に向けて，ヘルパーに訪問してもらったりデイサービスを利用したりといったサービスの導入を提案した．しかし長男の妻は「仕事柄こういうケースは多く見てきたので，自分のほうで何とかします」と取り合わなかった．仕事の関係者と相談すれば入所する施設も見つけられるだろうという．本人を落胆させまいという配慮なのか，面会に訪れる家族は退院後についての話を避けていた．それどころか，不安になった太田さんが退院後のことを周囲に尋ねるようになると，桜井さんはじめ病院スタッフに対し，施設入所を検討していることを本人には決して伝えないでくださいと，一方的に求めるのだった．

1 このケースの問題はどこにあるのだろうか

　太田さんの家族は，太田さんに知らせずに退院後，施設へ入所させようとしている．家族の要請により，医療者は口止めされている．通常，退院後に施設入所する場合には，本人に自己決定能力があるかぎり，その同意が求められる．このケースでは家族がヘルパーをしているため，本人に知らせずに，仕事上のツテを頼って入所させることが可能なのだ．医療者は太田さんに真実を伝える責任を負っているのだろうか．家族の中で利害が対立している場合，医療者はどのように振る舞うべきなのだろうか．

2 考えてみよう

■ 高齢，失語という弱い立場

　医療現場において高齢者は弱い立場に置かれる．病状説明され，意思決定する主体は本来，患者自身のはずだが，失語症状があったり認知症があったりすると，医師は家族の代理決定に頼りがちになる．ここには書かれていないが，おそらく急性期の診療はそのように進んだに違いない．代理決定のはずが，いつしか家族の決定のなかに患者本人の意思が埋没する，といった逆転現象が起こる．患者本人と家族の望むことが異なっているというケースはいくらでもあるのに，家族のなかに主導する役割の「キーパーソン」がいると，医師などはつい頼りにしてしまう．反省をこめて書けば，問題解決自体を先延ばしし忌避する家族が多々ある一方，本人を落胆させまいという配慮をしつつ自分たちで解決するという意思を明確に示す家族の場合，その裏に残酷さが潜んでいることを医療者はなかなか見抜けない．

　家族は二面的で，愛も暴力も併せ持つ（☞p.131）．今日，家族と高齢の患者の相克が時に最も陰惨なかたちで表面化するのは退院調整だ．このケースでは介護現場で働くプロという強い立場を利用し，主導権をすべて長男の妻が掌握して強引に進めようとしている．大家族のなかで嫁と姑と言えば古くから犬猿の仲のようにも描かれるが，ここで起きようとしていることは太田さんにとっては悪夢に相違ない．

　太田さんのような脳梗塞を再発するリスクがある患者も，現実には結構，独居生活を満喫していたりする．孤独死は確かに気の毒であり，社会が対処すべき問題に違いないが，病気を抱えた高齢者にも自分が望む生活を楽しむ権利はある．太田さんが望むのは快適な自宅での生活であり，畑仕事の楽しみだ．再発時の安全と引き換えに，これらを犠牲にしてもいいとまでは思っていないはずだ．

　このケースで弱い立場に寄り添う登場人物は，看護師の桜井さんをおいて

キーパーソンというのはやっかいな存在で，困ったときはキーパーソンの許可をもらいましょう，という雰囲気が医療現場にはある．そして，一度決まってしまうと容易に交代しない．〔伊東〕

家庭菜園で野菜を作ったり，小学生の孫と遊んだりしていた太田さんが，鬼のような姑だったとは思いたくないが，嫁にとっては……．〔伊東〕

入所型施設では夕方になると帰宅願望が強くなる認知症高齢者を見かける．「もうすぐ迎えが来るから」「今日は都合でここに泊まるのよ」などと対応され，そのうちに忘れて，窓の外を見て，また，帰りたいと言い出す．車椅子の背中に，夕焼け小焼けの歌詞が浮かぶ．〔倉林〕

和子さんに寄り添っている

他にいない．桜井さんはアドボカシーの危うさ（☞ pp.108-111）を自覚しつつも，利害の絡まない第三者として，太田さんの家族の力関係を修正し，バランスを取っていくことが期待される．

■ 介護の社会化を巡る問題

長男の妻は利己的なようにもみえるが，彼女はしかし，高齢者は在宅療養が最も望ましいという伝統的な価値観に堂々と抵抗している．介護現場にいて，家族が過剰な負担を背負い込んで疲弊している現実をよく知っているのだ．

介護保険の導入が検討された1990年代に持ち上がった最初の理念は，核家族化が進むなかで，伝統的に家庭内の介護を押し付けられてきた主婦を解放し，社会進出してもらうことだった．一方で，子のある人だろうと「おひとりさま」だろうと，高齢者は介護保険の保険料の対価として，誰もが同じように介護サービスを受けられる．こうした個人主義的な理想も，結局開花しなかった．

日本の社会福祉制度には，親の面倒は子がみるべきという，戦前の民法から受け継いだ思想が残っている．これと，自己責任を強調する自由主義の思想とが結びつき，在宅介護が望ましいという保守反動的な価値観が形成された．日本で介護保険制度が導入されたのは2000（平成12）年のことだが，保険といっても，支払った保険料に対して誰もが同じようにサービスを利用できるわけではない．家族の無償労働による介護が可能な場合，そのぶんを差し引いたサービスしか受けられない制度設計になっている．だから，介護保険が実現した「介護の社会化」は中途半端だというほかない．

長男の妻は，他の家族の高齢者を介護して現金収入を得ている．そんなことをするぐらいなら，仕事を辞めて姑の介護をしろ，という主張もあるだろう．しかし彼女には彼女が望む人生がある．家の外で仕事をする道を選ぶ権利はあっていいはずだ．主婦が社会進出しつづけるには，「介護保険制度」に絡め取られないように立ち回らなければならない．

■ 真実告知の問題か

太田さんの気持ちも，長男の妻の立場も確認した．ここで重要なのは，どちらかの肩を持つことではない．長男の妻は，退院調整を円滑に進めるために，患者本人を蚊帳の外に置くのが都合よい，と考えている．だが既に太田さんは自宅へ帰れないことを心配しはじめているのであり，本人を安心させるために施設入所の件を伏せるという言いわけは通らない．退院後自宅に戻ることは太田さんにとってリハビリへの強い動機となっており，患者自身にとって退院先がどこになるかは，紛れもなく重要な情報だ．

医療倫理学では，病名や予後の告知についてはこれまで多くの検討がなさ

のは桜井さんだけなのだろうか．おそらく，他の看護師，リハビリスタッフ，主治医なども違和感を覚えているだろう．医療スタッフの間で，話合いはなされていないのだろうか．［中澤］

上野千鶴子『おひとりさまの老後』法研，2007．独居の高齢者，特に女性の生き方について提起している．

日本では介護者支援制度の整備が立ち遅れている．たとえばイギリスでは介護者手当を含む制度が確立している．［足立大］

太田さんの嫁が〈自分は他人の姑の介護をしているのだから自分の姑は他人に介護してもらうべきだ〉と考えているとしたら，「介護の社会化」という理想を掲げた人は泣いているだろう．［伊東］

認知症の親の介護を理由に退職したベテラン看護師さんを知っている．特に地方では古い価値観は根強く残っている．世間には，主婦が優遇されすぎているという言説まであり，介護保険制度は前近代社会の桎梏（しっこく）を断ち切れないでいる．その問題性を指摘したいと思いながら本文を書いた．［徳永］

意思表示困難でないかぎり本人を蚊帳の外に置いた退院調整はその名に値しない．関与する当事者すべての利害調整を行うことが調整者

の責務である．[足立大]

Re：家族に介護の負担をかけまいと本心と裏腹に退院希望する患者や，家族に強く説得されて退院を余儀なくされる患者もいる．当事者すべての思いを汲み取るのは容易ではないだろう．[中澤]

話し合いの必要性を長男の妻に説くことはさほど難しくないだろう．本人に知らせず施設に入所させたら，家族関係が悪化し，後々トラブルの原因になりかねないと告げればいい．[加藤]

長男の妻が，会議の開催に同意する可能性は低いだろう．拒否されても説得し続けるべきだろうか．ところで，長男の意見は妻と全く同じなのだろうか．和子さんの夫や小学生の孫の考えは，聞かなくてもよいのだろうか．[中澤]

れ，真実をできるだけ伝えるべきという流れがある．ただこのケースで伏せられているのは，病名や予後など，まず医療者のみが知り得る情報の扱いではない．家族が決定する問題についての情報なのだ．それを知りえた医療者が，家族の意向に反してまで本人に伝える責任を負っているのだろうか．

3　どうすればいいのだろうか

　太田さんはもし家族が考えている退院先を知れば，自宅に帰りたいと抗議するはずだ．先にみた患者に告知されるべき理由を思い出してみよう．もし知らされたら自分の退院調整を（はっきり同意しないうちに）家族に任せてしまっている，現在の態度を変えることになるような情報は病名や予後などと同様，告知されるべき重要な情報と言える（☞ pp.82-87）．

　しかしこのケースの場合，それは第一に家族によって知られるべきことだ．当事者の誰もが満足するような選択肢がないとき，まずは十分に話し合って納得するよう折り合いをつけてもらうことを考えなくてはならない．桜井さんはケアマネジャーなど関係者を集め，太田さん本人を含めた会議を開くことを長男の妻に提案し，説得すべきだろう．太田さんにとって，十分に話し合い仕方がないと納得し施設へ入所するのと，騙されたようにして施設へ連れて行かれるのとは違う．そして話し合いのテーブルに着けるかどうかは，かたくなな長男の妻に対し，社会背景に鑑みながら桜井さん他，医療者側がいかに理解を示せるかにかかっている．弱い立場の患者に共感するだけでは難題は解決できないだろう．

Case 14
看護師と医師との連携

　木村ゆき乃さんは70歳代の女性で，腹痛のため何度か入退院を繰り返していた．X線撮影や腹部エコー，胃カメラなどさまざまの検査で，器質的な異常は確認されず，心理的な要因によるものと判断された．主治医の内科部長白松医師は，木村さんが腹痛を訴えたときの指示として，プラシーボの乳糖を与薬することにした．木村さんの訴えは日に数回に及び，そのつど注射や鎮痛薬を投与することは，身体の負担になるからという理由だった．受持ちの看護師宮下さんは木村さんにプラシーボを手渡すたびに，だましているような後ろめたさを感じたが，服薬後すぐに症状が改善する木村さんの病状をみて，自分を納得させていた．

　木村さんの退院が決まった．診断が確定せず，症状も完全には治まってい

ない木村さんにとっては，不安を残したままの決定だったが，いつものようにしぶしぶ承知したのだ．
　明日は退院という日の夕方，また木村さんの腹痛の発作が起きた．おなかを両手で押さえながら前屈して，苦しそうにうめき声を上げている．やや大げさで演技的な感じもしないではない．医師や看護師のなかにも，仮病ではないかと疑ってまともに対応しようとしない人もいるくらいだ．主任から宮下さんに与薬の指令が出たので，乳糖を持参した．木村さんはベッド上でうずくまって苦しんでいた．
　宮下さんは木村さんがいつもと違い，痛みだけでなく吐き気も訴えていること，顔面蒼白でいかにもつらそうであることから，このままプラシーボの与薬だけでいいのか判断に迷って，主任に相談した．主任は，主治医の指示だから，とりあえず与薬して様子をみることを勧めた．しかし宮下さんは主治医白松さんに木村さんの病状を報告して診察を求めた．会議中の白松さんは明らかに不機嫌になり，宮下さんを叱責した．そして指示に従うよう命じた．宮下さんはつらそうな木村さんのことを思い，スタッフルームに戻った後，研修医の加藤さんに診察を求めたが，上司の患者を勝手に診ることはできないと断られた．
　やむをえず宮下さんは，以前処方された残っている鎮痛薬を木村さんに手渡そうかと迷っている．

1　このケースの問題はどこにあるのだろうか

　看護師宮下さんは，木村さんに対してプラシーボを与薬することに賛成ではなかったようだ．患者をだましているようで，罪悪感を感じていた．信頼を損なう行為と考えていたようだ．しかし，医師からの指示があったので，自分を納得させようとしていた．看護師は自分の納得できない治療方針でもそれに従わなければならないのだろうか．ふだんの木村さんのようにその方針が有効な場合はいいとしても，今回のように異変がありそうな場合はどうなのだろうか．もしものとき，その結果について誰がどう責任を負うことになるのだろうか．

2　考えてみよう

■ 看護の役割

　宮下さんは木村さんに対してプラシーボを使うことには反対だが，医師の治療方針である以上は従わなければならないのだろうか．
　これまで耳にタコができるほど聞かされてきたと思うけれど，看護師の業務

看護師は，「診療の補助」が医師の手足となって働くことだとは思っていない．診療の補助を，治療がスムーズになされるよう，患者を手助けするものと位置づけている．座薬の投与も，腸蠕動音の聴取も，バイタルサインの測定も，医師の仕事の代行ではない．これらも看護師にとって大切な仕事．［米田］
　Re：医師の手足となることと患者を手助けすることは，宵の明星と明けの明星の関係と同じ（名前は違えど，どちらも同じ金星）とは言えないか．さてもし，医師が座薬を入れたり，頻繁に腹部の聴診をしたら，看護師の大切な仕事を奪うことになるのかな？［服部］

は「療養上の世話」と「診療の補助」だ（保健師助産師看護師法第5条）．この両者が並べられて，それらは両立するものであるとされている．ところがたまにずれが生じることがある．そのとき，どちらを優先させるかということが問題になる．

多くの看護師は，看護の仕事の基本は患者のケアにある，つまり「療養上の世話」こそが看護業務の本質であると考えている．ところが医師の多くは，看護者に「診療の補助」者としての役割を期待している．特に年配の医師ほど，看護者を自分の指示どおりに手足となって動く助手としてみる傾向が強いように思う．

また最近，看護の役割として患者のアドボカシーということが注目されている（☞p.108）．アドボカシーとかアドボケイトは，ようするに権利擁護という意味だと考えていい．もともとは裁判での弁護士のように，依頼人の主張を代弁することだ．もし患者から，「医者には直接言いにくいから，代わりに伝えてくれ」と言われたら，それを伝えることがアドボケイトということになる．しかし医療の場では，患者の自己主張を応援するというよりは，どうしていいかわからない患者の，隠されたニーズを引き出すというように，ちょっと違った意味で使われているようだ．かなり積極的に患者の決定に関与することもあるようで，パターナリズム（☞pp.88-94）とどこが違うのかわからなくなってしまう．いずれにしても，どちらかといえば弱い立場の患者を守ってあげるという役目が看護にはあるということだ．誰から守るかって？　時には患者の家族からのこともあるが，大きな声では言えないけど，ふつうは医師からだろうね．

■ 看護の責任

昔は医師の指示は絶対だと考えられていた．医師の指示に反するということ自体が，非倫理的であるとさえ考えられてきた．だから医師の指示が間違っていて，そのために患者の不利益が生じても，看護師が責任を負うことはないと考えられていた．自由な判断や行為が許されない場面では当然，責任ということもありえないわけだ．

しかし，現在はそうではない．日本看護協会の「看護者の倫理綱領」（2003）（表2-4）にあるように，看護師は専門家としての責任ある行動をしなければならない．だから，その行為が医師の指示によるものであったとしても，ある

医療系複数学科をもつ大学では「チーム連携演習」の試みが始まっている．医師，看護師，薬剤師，栄養士，PT，OTなどの卵である学生たちがチームでケースを受け持ち役割や協働を学ぶ実習である．各職種が教育課程のなかで何を学び，どんな知識をもち，どんな専門職意識を育んでいるのかを，卵が孵化しないうちに知ることも大切だ．[倉林]

Re：自分の立ち位置を相対化する意味で，画期的な試みかもしれない．しかし，学生のうちから専門職意識（他職種との差異の意識化という意味なら）を育むことにはデメリットもあると思う．チーム医療という大義のもとでの排他性を増幅しかねないからだ．そもそも，医療者に専門職意識が必要なのかと問われたら，ぼくは肯定する根拠を持ち合わせていない．[伊東]

Re：Re：臨床現場で，明らかに同じゴールに向かっているにもかかわらず職種間の対立を見ることがある．方法論を変えたり異なる視点で見たり，足したり引いたりして答えが出ることもある．差異の意識化ではなく，共通を確認し合うこと．卵には排他的にならず親和，宥和という形で他を受け入れる柔軟性があるのではないか．[倉林]

「強要されて自由にできなかったときは責任を帰せられない」という考えはアリストテレスに遡る．しかし自由がなかった，とはどんなときに（弁解や言い逃れとしてでなく，正当に）言えるのか．[服部]

表2-4　看護者の倫理綱領

第6条　看護者は，対象となる人々への看護が阻害されているときや危険にさらされているときは，人々を保護し安全を確保する	第7条　看護者は，（略）実施した看護について個人としての責任をもつ

いは看護師自身の判断によるものであっても，その行為の結果には責任が伴うのだ．「医師の指示なのでやむをえませんでした」という弁解は通用しない．

■ 看護師と医師との関係

医師は看護師との人間関係に悩むことはあまりないが，多くの看護師は医師との軋轢(あつれき)に悩んでいる．理由はさまざまだが，最大の問題は両者の関係の非対称性というか，両者が対等な関係ではないということだろう．多くの医師は看護者に助手としての役割を期待する．上司と部下の関係だ．病院によっては，これに経営者と従業員という関係も重なる．また，潜在的な問題として，ジェンダー*つまり期待される性役割というものも関係してくる．最近は多少変わってきたが，医師の多くは男性だった．一方，看護師の多くは女性だ．男性優位の社会の中では，女は男に従うものだという暗黙のルールがある．医療もその縮図といえる．

> *性については生物学的な性別（sex）のほかに，社会や文化などによって構築された性役割があり，これをジェンダー（gender）という．たとえば髪を伸ばし，スカートをはき，赤いランドセルを背負って小学校に通うことを社会から期待されるのが女の子というものであり，強くなくてはならずめそめそ泣いてはいけないのが男の子というものであるわけだ．そこには「性差別（sexism）」という問題がつきまとっている．

こういう背景の中で，看護師が医師に対して遠慮せずに意見を言うのにはかなりの困難を伴い，時には職場に居づらくなったりすることもあるだろう．

■ 医師の指示に従わないこと

看護師としての責任を自覚している宮下さんは医師白松さんの指示に従うべきかどうか迷っている．看護師が医師の指示に従わなくてもいい場合はどんなときだろうか（表2-5）．

まず，その指示が看護師の業務を逸脱している場合が考えられる．たとえば医師にしか認められない診断や治療行為は，たとえ医師の指示でも従うべきではない．また，看護師が実施できる業務であっても，看護師個人が技術的に困

側注

とりわけ女性医師は（同性の）看護者との関係性に苦慮することが少なくないようだが，どうだろう．逆に女性看護者の側で，女性医師に対してと男性医師に対してとで，心理的距離や構えに差はないだろうか．〔服部〕

ジェンダー（gender）

広い世の中には，看護者が医師陣に不信感を抱き，仮想敵として見ているような病院もある．そうした所では看護部長や師長，医長，病院長が果たすべき役割を果たしていないわけだ．さて，このケースでは看護師と医師との関係が当面の問題だが，看護師どうしの関係性が問題となることも少なくないだろう．抑圧的に振る舞う人がいつも医師とはかぎるまい．チームの結束や同業としてのまとまりが優先されるあまり，個々の看護者が自分の見方や疑問を表明しにくいような状況になっていないか点検し，改善するのは師長や主任の重要な任務だ．〔服部〕

大西香代子「看護者をめぐる人間関係と倫理」，浅井篤・服部健司・大西基喜・大西香代子・赤林朗『医療倫理』勁草書房，2002，pp.39-53．

表2-5 看護師が医師の指示に従わなくていい場合（大西）

容認できない指示または誤り	単位の書き間違いなど単純なミス 法的または倫理的に許容されない指示
診断・治療をめぐる判断	知識や技術不足による見落としやミス 患者情報の不足による判断ミス
倫理的問題をめぐる判断	医師の判断が患者本人の意向に反している場合 2つ以上の価値が衝突し判断に迷う場合 医師の判断が看護師の価値観に反する場合

難を自覚しているものは断るべきだろう．次に，その医師の指示が明らかに違法なものであったり，診療上不適切といえるものは断るべきだ．事故があれば責任を問われる可能性もあるからだ．

また，指示が明らかに不適切とは断じられないとしても，看護師個人の信念や価値観に照らして，どうしても受け入れがたいものは，勇気をもって断ってもいいだろう．プラシーボは信念に反する欺瞞行為だと考えるなら，そう主張してもかまわないだろう．ただし，そのことによって，木村さんが看護チームからはずされるという展開も覚悟しなければならないだろう．残念ながら，いろいろな逆風に曝されることになるだろう．

プラシーボを使用することをよしとしても，今，木村さんの容態が急変していると確信しているなら，その場面では与薬しないことも専門的判断として認められるべきだ．木村さんが本当にいつもと違う苦しがり方なのか，何か重篤な疾患がありそうなのかどうかは，他の看護師や主任にも確認を求めるべきだろう．改めて医師の診察を要する状態であると確認されれば，上司をとおして指示受けするのがベストだと思う．

宮下さんは自分の判断で鎮痛薬の服用を勧めることも考えているようだが，入院中であれば，これは療養上の世話の範囲を逸脱するおそれがありそうだ．独断で決めないほうがいい．

3　どうすればいいのだろうか

一般的に医師との関係がこじれそうなときは，一人で悩まずに同僚や上司に相談すべきだ．今回の宮下さんの場合，上司も研修医も及び腰のようだが，そこで疎外感をもってあきらめてはいけない．そのことが結局，患者の利害にもつながることを銘記してもらいたい．

白松部長は「なんでこんなことでオレを呼ぶんだ」と怒鳴るかもしれないけれど，もし呼ばずに急変したとしたら，「なんで早く呼ばなかったんだ」と怒りまくるだろう．

若い研修医は，看護師にとって最も声をかけやすい医師かもしれない．「少し気になることがあるので，研修医から主治医に確認してもらえないか」と頼まれる．研修医の立ち回り方（立ち回らせ方）で，病棟の雰囲気が多少変わってくるかもしれない．［中澤］

ふつう看護師は医師の指示に従おうとする．なぜだろう？　義務，責任？　それとも医師と衝突するのが嫌だから？［小野］

医療・介護は一人で行うものでなく他者との協働だ．クライアントについて必要な情報を取得し，わかりやすく他者に伝えるスキルは医療・介護職には非常に重要だ．それができなくて最も不利益を被るのはクライアントだ．［足立大］

Re：医療・介護者間の連携には情報伝達のスキルを鍛えればいいが，利用者・患者・家族とのコミュニケーションにはどんなスキルが要るのだろう？［原］

宮下さんは自分の葛藤を木村さんに投影している可能性を意識すべきだ．自分と木村さんとを切り離し，事態を客観的にとらえ，自分ができること・なすべき行動を決定することこそがレスポンシビリティにつながるレスポンスだ．［加藤］

なぜ患者さんがいつもと違うと感じたのか．バイタルサインを測る，腹部を触るなど看護師が自分の判断でできうることを駆使して，変化を医師に伝えることは可能だ．医師がこの看護師あるいは看護チームの報告をどう受け止めるかは，日頃の両者の関係による．［米田］

D 精神看護，精神医療の場で

Case 15
アルコール依存症の治療

　星野研次さんは現在52歳の男性である．10年前に再婚してから，建築現場で作業員として働いていた．初めのうちはがんばって仕事に打ち込んでいたが，次第に酒びたりになっていった．そのうち仕事もしなくなり，毎日，朝から飲み続けるようになった．49歳頃には，2〜3か月間，連日飲み続け，体力が消耗して，もう一滴も飲めないという状態になり，しばらくの間はしらふで過ごすというパターンの繰り返しになっていた．

　51歳になった年の初秋，木の葉が色づき始めた頃，妻がパチンコ店の掃除の仕事に出かけた後，星野さんはいつものように焼酎を飲み始めた．かなりいい気分になっていると，彼の周りに突然，何百匹もの犬の大群が現れて，襲いかかってきた．と，星野さんには見えた．突然の予期せぬ事態にパニックになりながらも，台所から包丁を取り出して必死に応戦した．襲いかかってくる猛犬を次々と包丁で切りつけ，撃退していった．精魂尽き果てた頃，星野さんの周りを数人の警官が取り囲んでいた．「これで助かった」と安堵したのもつかの間，星野さんはなぜか手錠をはめられて，駆けつけた妻と共にパトカーに乗せられた．パトカーが向かったのは精神科病院だった．

　入院後は激しい離脱症状*に苦しんだが，1週間もすると平安が訪れた．すっかり正気に返った星野さんは，うれしそうな妻の前で断酒を誓い，そそくさと退院していった．しかし誓いもむなしく，すぐに酒びたりになってしまった．秋が深まり，枯葉が路上に舞い散り始めたころ，星野さんは再びパトカーと共に来院し，2度目の入院となった．離脱症状が治まると，医師の入院継続の勧めを丁重に辞退して，少し不安げな妻と共に帰っていった．

　やがて雪が舞い始める頃，星野さんはまたまたパトカーで連れられてきて，3度目の入院になった．今回の離脱症状はひと月にも及んだ．もうすぐ新しい年を迎えようとする頃，やっと星野さんは正気を取り戻したかに見えた．たび重なる警察沙汰に妻も困惑し，疲れ切っていた．このまま退院させて大丈夫なんだろうかと不安がよぎった．医師からは，回復するには本人が自覚して断酒を続けるしかないことを聞かされた．

　当の星野さんは，「もう二度と飲まない．約束する．だから，おれを信じてくれ」と涙ながらに懇願している．妻はしかたなく連れて帰った．

*退薬症状ともいい，依存している薬物などが体内から抜けていくときに出現する症状．アルコールの場合，全身の振戦（ふるえ）や発汗，意識レベルの低下，虫など小動物の幻視（実在しないものが見える症状）などがみられる．

> それから数日後，新年を迎えた未明，その年最初の患者が星野さんだった．やはり猛犬たちを相手にかなりの立ち回りを演じて，全身擦り傷だらけでやってきた．近所から苦情が殺到し，警察からも嫌みを言われ，妻は困り果てたようだ．入院後しばらくして，少しぼーっとした表情で，ときどきわれに返ったように，「あれ，おれ，ここで何してたんだっけ」といぶかることがあった．軽い見当識障害，物忘れもあるようだ．面会の妻には「仕事を探さなきゃ」などと言って，退院を要求している．

1 このケースの問題はどこにあるのだろうか

どうやら星野さんは，かなり進んだアルコール依存症らしい．口ではもう飲まないなどと言うが，まったく断酒する気はないようだ．このまま飲み続ければいずれ肝硬変や心不全などの深刻な疾患や，事故などで寿命を縮めることになるが，今の段階でどんな治療ができるのだろう．治療の前提として，本人が自覚して，断酒を決意しなければならない．それができていない状態で，医療はどこまで介入できるのだろうか．そして妻はどうすればいいのだろうか．精神科ではよく強制入院が行われる．本人の望まない強制入院は，どんなとき許されるのだろうか．星野さんをもし強制入院させたとしたら回復させられるだろうか．

2 考えてみよう

■ 精神科の特殊性？

ここから3ケース，精神科領域の問題を考えてみる．医療倫理学のテキストはいろいろあるけれど，精神科の問題を突っ込んで論じたものは少ないようだ．なぜか，多くの人たちが，精神科は特殊だからとか，精神科は難しいから，などと言う．理由はいろいろあるだろうけど，一番は患者の真意を測りかねることがあるからだろう．そして時として，本人のためというより，周りの人たちの利益のために治療が行われることがあるからだろう．たとえば合理的な善悪の判断ができず，他人に危害を加えるおそれがある患者を強制的に入院させなければならないこともある．

だけどどうだろう，これは精神科に特殊な問題と言い切れるだろうか．ぼくはそう思わない．程度の差はあれ，他の分野でも似たような問題をはらんでいる．精神科ではそれが際立ったかたちで立ち現れるだけなんじゃないかと思う．だから精神科の倫理を考えることは，すべての倫理問題の基本になると思う．フルフォードは，精神科倫理学を「みにくいアヒルの子」と評した．合理的な自己決定能力のある患者を想定して組み立てられた一般的な医療倫理学（ふ

K. W. Fulford and T. Hope, "Psychiatric ethics; a bioethical Ugly Duckling?",

in : E. Gillon (ed.), *Principles of Health Care Ethics* 681-695, 1993.

つうのアヒル）からすると，はずれてみえる．けれどもぼくたちはいつも合理的ではいられない．だとしたら精神科倫理学は，地に足をつけた，より根底的で新しい医療倫理学を下から包み支えるものになりうるのではないか．つまり，それが「白鳥」だというわけだ．

■ 星野さんにとっていま必要なこと

星野さんはアルコールに依存している．飲み始めるともうブレーキがかからないのだ．飲んでいる途中で止めようとしても難しい．これが病気なのだから，どうしようもない．喘息の発作を起こしている人に，咳をするなというようなものだ．飲みだしたら止まらないが，初めの一口を飲まずにいることはできる．だから星野さんにとって酒量を減らすことは困難だが，断酒することは可能だ．もちろん簡単ではないから，本人の自覚と周囲のサポートが欠かせない．

断酒することは治療のゴールではない．回復のためのスタート地点だ．とにかく酒を断つことが先決問題で，酒を切らないと話にならない．じゃあ，どうすればいいんだろう．飲みたくても飲めない環境にするのも一つだ．酒のない国に連れていく？　そう，病院の中で物理的に酒から離れるのが手っ取り早い．しかし，一生，入院させる？　しかも強制的に．これは後から考えることにして，先に進もう．

■ 非告知投与ということ

物理的に酒から遠ざけることの他に，飲酒すると気持ちが悪くなって，飲みたいという気にならなくさせる薬がある．シアナマイド®などの嫌酒薬といわれるものだ．本当は断酒の決意がくじけそうになったとき，本人が自発的に飲むものだ．しかし，なんとかお酒の量を減らしたいと，家族がお茶なんかに混ぜて，こっそり飲ませる方法がある．この薬を飲まされていることを知らない患者が飲酒すると，吐き気や頭痛がして，がんがん飲めなくなるのだ．そして結果的に，節酒や断酒につながることが期待される．しかしとても危険だ．量を間違えたり，大量に飲酒したりすると血圧が急激に低下したり，ショックを起こしたりすることがある．だから，よほどの緊急事態にしか勧められない方法だ．

この方法は，物理的にではなく薬理学的にアルコールを遠ざけるのだ．本人に説明せずに服薬させることを，非告知投与という．もしばれたらどうなるか．大変なことになりそうだ．患者は怒り狂って暴力沙汰になるかもしれない．星野さんの場合，気の弱そうな妻一人で決行するのは難しいと思う．仮にそういう方法で一時的に酒量が減らせても，根本的な解決にはつながりそうもない．やはりなんとしても断酒の必要性を自覚してもらうしかないのだろう．

非告知投与は倫理的に認められるのだろうか．本人にばれなければ行って

もいいのだろうか．かつてはアルコール依存症以外にも，たとえば統合失調症で病気の自覚のない患者に行われることもあった．精神疾患の場合，偏見などいろいろな事情で，本人に病名の告知がなされないまま服薬させることがあった．しかし今は，病名や治療方法について説明したうえで治療が行われることが，精神科でも当然のことになっている．

■ 強制的な入院について

　星野さんはこれまで3回入退院して，今，4回目の入院中だ．いずれの入院時も酩酊して，幻覚症状があり，自発的な入院ではなかったようだ．精神科が他の科と違うところをあげるとすれば，精神保健及び精神障害者福祉に関する法律（精神保健福祉法）にしばられていることだろう．初めにも言ったように，精神科では，本人の意思にかかわらず入院させなければならないことがある．一歩間違えば，とんでもない人権侵害になりかねない．だからきちんと法律で基準を定めているわけだ（表2-6）．

　入院はなるべく，本人の同意による任意入院であることが望ましい．しかし星野さんの入院時のように，精神症状があって，入院させないと治療ができないにもかかわらず，本人に同意能力がないか，あっても拒否しているような場合，代わりに家族等の同意で入院させることができる．これを医療保護入院という．これは強制的な入院になるので要件が厳しい．星野さんは入院して断酒すると，しばらくすると意識がすっきりして，幻覚症状もなくなるから，理性的で同意能力はあるとみなされるし，この時点では精神症状が消失しているので強制的に入院を続けさせるための要件を満たさない．だから星野さんが入院継続に同意せず退院したいと申し出れば，直ちに退院させなければならない．

　星野さんが強制入院の対象にならないということについては，疑問に感じる人も多いだろう．からだをこわすまで酒びたりになって，奥さんを苦しめているのだから．確かに困った人だ．無理やりでも入院させてほしいという意見も理解できる．しかしそれは人権侵害になるし，治療上の効果も期待できない．本人の恨みつらみが増すだけだ．それに法的なことについて言えば，ちゃんとした経緯がある．

表2-6　精神科の入院形態

任意入院：患者本人の同意による自発的な入院
医療保護入院：患者本人の同意が得られず家族等の同意による入院
措置入院：自傷他害のおそれがあり指定医2人以上の診察による入院
緊急措置入院：自傷他害のおそれがあり指定医1人の診察による入院
応急入院：本人・家族等の同意が得られず指定医1人の診察による入院

■ 宇都宮病院事件

30年ほど前，世間を騒がした傷害致死事件があった．その事件の前までは，日本では患者の自発的な意思による入院制度はなく，入院といえばほとんどが保護者の同意による入院だった．本来入院の必要のない患者まで入院させられ，本人による退院請求も，強制入院の妥当性を客観的に調べる外部監査の制度もなかった．星野さんのような「困った人」も入院させられ，退院のあてのないまま長期入院となり，鬱屈した不満が，いじめや暴力になって吐き出される．それを封じ込めるために，また暴力がふるわれる．一部の精神科病院は暴力の巣窟となってしまった．そんな背景のなかで，宇都宮病院事件が起きたのだ．1984（昭和59）年3月，職員からの「生活指導」という名目のリンチにあって，入院患者が死亡したことが報道された．

この事件がきっかけとなり，患者の人権に配慮した入院治療が行われるように，それまでの精神衛生法という法律が改正され，精神保健法が施行（1987（昭和62））されたのだ．そして医療保護入院の要件も示された．

■ 共依存にならないように支援

法的には，星野さんが退院したいと言えば，させなければならない．おそらくまたすぐに，酒びたりの状態に逆戻りするだろう．だからといって退院させないわけにはいかない．星野さんの妻は，こんなどうしようもない夫によく愛想がつきないものだ，と思わないだろうか．ただ，星野さんの妻もそうかもしれないけど，依存症の妻には「わたしがなんとかしなきゃいけない，この人を救えるのは自分しかいない」とがんばりすぎるタイプが多いようだ．一人で抱え込んでしまうのだ．それが自分の義務だと勘違いしてしまう．これを共依存ということがある．

共依存というのは，妻もアルコール依存症だという意味ではない．夫はアルコールに依存し，同時に献身的にケアしてくれる妻にも依存している．そしてそんな夫に依存されて世話をやくことに自分の存在意義や使命感を感じてしまい，妻がその役割から降りられなくなってしまうことがある．お互いが相手を必要とし依存している状態を「共に」依存していると考えるわけだ．

3　どうすればいいのだろうか

星野さんがいつ，本気で断酒しようと思うかわからないが，それまではいくら脅しても，なだめてもだめだろう．尻に火がつかないと気がつかないものだ．このまま自覚せずに破滅する人も多い．しかしそれもしかたがないことだ．医療はすべての患者を救うことはできない．今何より大事なことは，妻へのサポートだと思う．本当にこの先星野さんを信じて付き合っていくのか，離婚など別の人生を考えるのか，それによって周囲の対応も変わってくる．もし妻がが

泉水明臣「精神医療における『生活指導』の倫理問題」，『医学哲学医学倫理』14：24-33，1996．

本来の「生活指導」は服装や金銭管理など，社会で適応するためのスキルを助言するケアのことである．しかし，この病院では患者を強制労働させたり，検査などの医療行為を行わせ，この命令に服従させることが指導であった．少ない職員で多くの患者を管理するために暴力が常に行われていた．そのなかで，病院の食事がまずいと不満を述べた患者が，多数の看護職員によって金属パイプでなぐり殺された．残念ながらその後も精神科病院での不祥事は後を絶たない．

共依存
(codependence)

共依存状態にあると事態の打開は難しい．星野さんの理性が保たれているときにカウンセリングを受けることが大事だ．自分の生活と病状，妻との関係を自分で把握できて初めて，断酒会や家族会への参加が可能になるだろう．[加藤]

星野さんはなぜ断酒できないのか．退院後は妻とのような生活をしていたのか．妻に言えないことを相談できる友人はいるのだろうか．[中澤]
Re：友人の有無に着目することは大切だと思う．アルコール依存症からの回復のカギは家族の協力だ．家

んばるつもりなら，保健所や断酒会の家族会などへの参加を勧めたり，保健師や断酒会などの第三者に協力を求めることが不可欠だ．妻が一人で問題を抱え込んで追い詰められないようにすることが大切だ．

族と一緒に断酒会などに参加して回復する人が多い．家族からも見放されると予後不良だ．しかし，一人でも友人がいれば最後の砦になりうる．友人がいるということは，その患者がどことなく愛される人柄を有していて，基本的なところで人生を肯定できる可能性を残している人ではないかと思う．［伊東］

Case 16
身体合併症の強制治療

　石川朋子さんは60歳代の女性．20歳代の中頃に神様の声が聴こえるようになった．これは幻聴といわれる症状で，統合失調症と診断された．そしていくつかの精神科病院で入院治療が行われた．治療によって幻聴などの症状が改善すると，普通に社会生活を送ることができるようになるが，治療を中断してしばらくすると症状が悪化した．何回かの入退院の繰り返しの後，ある地方の総合病院の精神科病棟に長期入院となった．入院形態は任意入院である．本人が退院を希望すれば，いつでも退院は可能な状態であった．しかし，単身の石川さんに一人暮らしの自信はなく，退院するとすれば，病院の近所に住む弟夫婦の家で生活するしかなかった．また，病院暮らしもまんざら悪くはないと感じていたため，なんとなく入院を続けていた．

　この数年来の石川さんの精神症状は妄想が中心だった．「自分は天照大神だ」「太陽の分身だ」「皇女で皇室の血を引いている」「面会に来る弟は実は身分の低い使用人だ」などと言っていた．石川さんはたまに，近所のスーパーに買い物に行ったり，散歩に出かけたりする以外は，病棟の中で，自閉的，マイペースの生活を送っていた．病棟スタッフとの関係はおおむね友好的なものだった．

　2年前の9月，石川さんは「左の胸にしこりができたんだけど」と看護師に相談した．主治医からの勧めもあり，さっそく同じ病院内の外科を受診した．癌の可能性が高く，何度か受診し，X線撮影やエコーなどの検査を受けていた．しかし，しこりに針を刺して細胞を調べる検査をすることになると，突然に再診を拒否した．何度勧めても「死んでもかまわないんです」とか，「自分で太陽の光を当てて治しますから」などと言い，検査を拒否し続けた．石川さんは，検査や手術に対する不安やおそれのために受診を拒否している，つまり正常な反応であると受け止めて，根気よく説得にあたるという方針がとられた．石川さんは癌を自分で治せるのだという妄想を発展させたが，癌であるという現実はきちんと受け止めていたようだ．

　その後，時折，外科受診を話題にしても，石川さんは乗ってこなかった．胸に太陽の光を当てたり，油を塗ったりという自己流の治療をしていたが，

> 当然，効果はなく，1年前の12月には，しこりの大きさは6cmほどになり，乳房の変形が目立ち始めてきた．一時的に抗癌薬の注射を受け入れたが，効果はみられず，また副作用の吐き気などが強かったため，4か月ほどで中断していた．
>
> 　今年の初め，もはや手術による治療が可能な時期の限界が近づいていた．しかし相変わらず石川さんは外科受診を拒んでいた．「切らなくても，太陽のエネルギーを当てれば必ず治ります」などと言う．この頃，石川さんの身を案じる唯一の身内である弟夫婦から，なんとか強制的にでも手術してもらえないだろうか，という申し出があった．今後も石川さんが手術に応じる見込みはほとんどない．そして時間は限られている．

伊東隆雄「精神障害者の身体合併症への非自発的治療の倫理性；精神科医療におけるインフォームド・コンセントの限界について」，『医学哲学医学倫理』16：112-122, 1998.

1　このケースの問題はどこにあるのだろうか

　石川さんの治療拒否と自己流の治療を，このまま受け入れていいのだろうか．それとも，弟の代理判断で外科治療を強行してもいいのだろうか．

　石川さんは自分が癌だという現実を，本当に正しく理解していたのだろうか．手術しなければどうなるかをきちんと理解していたのか．独自の治療法で本当に治ると信じていたのだろうか．もしそれで治ると信じていたとしたら，石川さんの理解力や自己決定能力は健全といえるのだろうか．本人の同意の得られない治療が認められるのは，どんなときなのだろうか．

2　考えてみよう

■ 患者は病気をどう理解していたのか

　石川さんの病気は乳癌で，この時点での治療は手術か放射線照射を行うしかないようだ．抗癌薬の治療をしたが，あまり効果がなく中止している．放射線治療という可能性もあるが，石川さんのいる病院でできるのか，別の病院に移らなければならないのかどうかわからない．他に有効な治療があるのかもしれないが，少なくとも石川さんが実行している，太陽療法とやらで治る可能性はゼロに近いだろう．手術なしで命を救うのは，おそらく不可能だろう．

　だから，石川さんが納得して手術を受けてくれれば，それで一件落着だ．石川さんはどうして手術が嫌なんだろうか．精神の病気だからだろうか．そうだと考える人もいるかもしれない．精神障害で正しく現実を認識できないから，手術を受けるという合理的な判断に至らないのだと．だけど本当にそうなんだろうか．精神障害者でなくても，手術が嫌いで，受けたがらない人はゴマンといる．手術拒否が精神障害のせいだと決めつけられたら，手術が嫌いな人は納得できるだろうか．石川さんは，初めのうちは検査を受けていたようだ．し

初期の胃癌が見つかったとき，母は手術を拒否した．元々体が弱くいつも通院し薬を飲んでいる母が，手術でこれ以上つらい思いをす

かし，細胞診の段階で心を閉ざしてしまった．何かあったのだろう．とても嫌なこと，不安にさせるようなことが．これは想像するしかない．何もないのに，突然，拒否することは考えにくい．それを精神障害だからというふうに説明するのは短絡的すぎる．

　石川さんは自分が癌だということは理解しているのだろう．だから途中まで検査も受けたし，太陽療法もしているのだ．自分が癌になっているという現実を否認はしていない．絶対ではないにしても，手術を受ければ助かるかもしれない，手術しなければ危ないかもしれない．でも手術は受けたくない．こんな心境のとき，あなたならどうするだろうか．たぶん，手術以外の有効な治療を必死で探すだろう．石川さんもそうしたんだと思う．

　もともと石川さんは，太陽の神様に信仰をもっていたようだ．自分が太陽の神様の分身だと言ったり，それが他人からみて真実と受け止めてもらえるかどうかということは，石川さんにとってどうでもいいことだった．乳癌だとわかったとき石川さんは，わらにもすがる思いになり，その思いのたどり着いたところが太陽の光だった．太陽にまつわる一連の妄想だったわけだ．妄想というのは不合理な確信のことをいうけど，太陽で治るかどうか，石川さん自身もどこまで確信がもてていたのだろうか．信じた道を邁進せざる得なかったのかもしれない．

　癌の治療にはいろんな代替療法や民間療法がある．ナントカキノコのお茶を飲んだり，玉川温泉の岩盤浴に行ったり，神仏に祈願したりする．なかにはかなり，いかがわしいものもある．これと石川さんの行為と本質的に次元の違うことといえるだろうか．石川さんの行為を，妄想がらみの不合理で非現実的な愚かなこと，異常な行為として一笑に付せるだろうか．

■ インフォームド・コンセントの前提としての自己決定能力

　治療の原則は，インフォームド・コンセントを得ることだ（☞ pp.68-69）．

　インフォームド・コンセントの前提として必要とされる条件は，患者本人に理解力・判断力があるかどうか，自発性があるか，強制されていないかなどだ．さて，石川さんの場合，手術を勧めるにあたって，インフォームド・コンセントを得ることが可能かどうか考えてみよう．石川さんに，もしインフォームド・コンセントが必要ないのなら，代理同意者である弟さんの希望どおり，強制手術もありうる．

　インフォームド・コンセントという手続きが成り立つかどうかは，患者に理解力や判断能力など（これらを合わせて自己決定能力という（☞ p.93））があるかないかによると言っていい．

自己決定能力
(competence)

　自己決定能力がない場合というのは，一つは意識障害だ．もう一つは認知症などの知能の障害だ．もちろん程度の差があるが，少なくとも高度の知能の障

［欄外：るのは嫌だと言った．結局は手術を受け回復したが，医学的には母の手術拒否は合理的判断からは程遠かった．しかし母にとっては合理的判断であり，本心だった．合理的判断の危うさを知った．［足立朋］］

害では自己決定能力を欠くとされる．そして問題になるのが，精神障害者だ．もちろん今では，精神障害者というのは一律に狂気の人で理性のない人だ，などと誤解している人は少ないと思う．精神障害者とは何かという定義にもよるだろうが，大部分の精神障害者は理性的で，通常の社会生活を送っている．しかし，これから説明する妄想や自我意識障害などの精神症状によって，合理的な判断ができなくなり，日常生活に大きな支障が生じてしまうこともある．

　石川さんはどうだろうか．石川さんは，たまたま長期間，精神科に入院している人だ．しかし，病状が悪くて退院できなかったわけではない．

社会的入院　余談だが，十分に退院可能な状態にもかかわらず，戻る場所がないために入院を続けている人たちがいる．この状態を社会的入院という．日本には数万人から十数万人の社会的入院患者がいるといわれている．

　だから，石川さんが精神科に入院しているということが，自己決定能力なしの理由にはならない．石川さんは自閉的ではあるが，ときどき散歩や買い物に出かけており，病院のスタッフとはほどほどの交流もしているようだ．会話能力や，通常の理解力，判断力に問題はないようだ．

　太陽についての妄想があるが，誰にでも強い信念や信条，信仰などがあり，なかには他人には理解しがたいこともある．石川さんも，妄想はもちながらも，そのことで日常生活に支障をきたすようなことはなかっただろうと推測される．妄想世界と現実世界をきちんと使い分けることができたようだ．これを二重見当識という．教科書的には，妄想によって生み出された非現実的な判断をそのまま受け入れて，不合理な対処を行い混乱してしまう不適応状態のことだとされている．しかし見方を変えると，2つの異なる基準を臨機応変に使い分けることは，かなり高度な，社会適応のための方便といってもよい．たとえば石川さんの場合，弟のことをあるときは「弟」と呼び，あるときは「使用人」と，矛盾した表現をする．が，どちらも本人にとって本当なのだ．使用人扱いされた弟夫婦は，ちょっとうんざりだったかもしれないが．慢性期の統合失調症の人のほとんどは，こうしてうまく社会に適応しているのだ．

　石川さんはたまたまというか，運悪くというか，癌という命にかかわる病気の治療方針を決めるという局面で，妄想というサングラスをとおして現実を見てしまった．サングラスによる歪みがあるとしても，病気であるという事実は見えているのだ．厳しいとらえ方をする人ならば，石川さんは妄想に支配されていて，自己決定能力なしと判断するだろう．こうした立場なら，もし石川さんが妄想がらみで何か犯罪を犯してしまったとき，心神耗弱状態で責任能力を欠く，と判断するだろう．

　白黒つけるという言い方がある．あるのか，ないのか，どちらか一つにはっきりしろと言っても，石川さんの自己決定能力は灰色で白黒つけがたい．

　妄想の他にもインフォームド・コンセントの成立を困難にする要因がいくつ

両価性
(ambivalence)

かある．その一つが両価性（アンビバレンス）といわれる症状だ．これは同時に相反する方向へ意志や感情が向かう状態をいう．たとえば，ある人に対して愛する気持ちと憎しみの気持ちを同時に抱いてしまったり，何かをしたいという気持ちとしたくない気持ちが葛藤することだ．ある治療を受けたいという意思と，受けたくないという意思が同時に意識されて，患者は立ち往生してしまう．でもこの心境は，誰にでもある普遍的なものと思う．必ずしも病的なものとはいえない．

　精神障害の場合，もう一つ問題になるのは，自我意識障害といわれる症状だ．あなたは，自分はこの世に一人しかいなくて，その自分は昨日も今日も明日もずっと同じ自分で，しかも考えたり行動したりするのは自分の意思によるということを，いわば当たり前のこととして受け止めていると思う．ところが精神障害では，これらの，自分という自明の枠組みが揺らいでしまうことがあるのだ．そうなるとどうだろう．さっき自分が決めたことが，今の自分には他人事のように感じられる．何か決めても，誰かに操られて，決めさせられているように感じられるかもしれない．意思表示がそのつど変わってしまう．

　こういう症状は健康な人にはほとんどみられない．だから，自分たちとは違う世界の話だ，やっぱり精神障害者って特殊な世界の人だ，と思うだろうか．ぼくには，揺るぎない自己決定を行い，それを維持していられるなんていうことのほうが，かなり特殊で奇跡的なことのように感じられるのだが．

　ことさら，妄想や両価性や自我意識障害などを持ち出すまでもなく，最終的な意思決定とその意思表示を前にして，誰でもみんな揺れる．揺れ方は程度の差の問題で，揺れること，迷うこと，棚上げすること，それは普通のことで，石川さんは特別ではないと思う．

■ 本人の同意によらない手術の是非について

　本人に自己決定能力がなく，家族が同意していれば手術はできるのだろうか．一概には言えないが，もし外科医が意欲的な人なら，あるいは命を救うことに情熱をもっている人なら，手術に踏み切るかもしれない．しかしそういう外科医ばかりではない．仮に当事者本人が同意していても，精神障害を理由に手術に消極的な外科医もいる．

　石川さんに手術を行うべきという意見をまとめてみよう．一般的なのは，石川さんには自己決定能力がないので，その拒否は認められない．そして代理人である家族が同意しているし，手術して救命することが石川さんの利益にかなうのだから，行うべきだということになろう．こういう立場をパターナリズムといっていい．しかし家族に治療方針への同意や代理判断を行う機能があるとは，法律のどこにも書かれていない．たとえ家族であっても，免許や資格が譲渡できないように，生死にかかわる治療はあくまでもその人の一身上の問題

自己決定能力のない患者に代わり家族が代諾・代理決定することは日々行われているが，その法的根拠は明らかでない．また成年後見人には財産管理と身上監護の職務があると民法に定められているが，医療内容に関する代諾・代理決定はこの中に含まれていない．

で，民法上の一身専属的なものだという考えがある．

次に，治療拒否について改めて考えてみたい．命にかかわるような重大な状況で，治療拒否が認められるには，相当の理性が必要だと考える人がいる．たとえば，かぜをひいたときにかぜ薬を飲むのを拒否するように，あまり命にかかわらないようなときには，たいして理性的でなくてもいいが，命にかかわる決定は最高度に理性的な人でなければ認められないという考えだ．これをスライディング・スケール・モデル（☞ p.43）という．その考えによれば，妄想のある石川さんは拒否権なしと判定されてしまう．

その一方で，もし石川さんが妄想がらみの理由で治療に同意したとしても，それが受け入れられる可能性があるだろう．「神様が手術しろと言ったからします」と言っても，手術をしようと考えている治療者には，同意は同意だと受容されるのではないかと思う．一般に治療者は，治療拒否には高いハードルを，治療同意には低めのハードルを設定する傾向があるようだ．自分と同じ考えの人の意思は抵抗なく受け入れてしまう（☞ p.94）．

最後に代理者について少しふれておきたい．石川さんの場合，たまたま身内が弟だけで，その弟が手術を希望している．もし複数の身内がいて，意見が割れたらどうなのだろうか．あるいは，治療可能なのに身内が治療拒否をしたらどうなのだろうか．精神科の場合，世間体や偏見などがあり，家族がありながら協力が得られないということがしばしばある．

3 どうすればいいのだろうか

石川さんは死にたくないだろう．そのために必死で自己流の治療をしている．何とかしてあげたいと思う．手術を拒否しているが，真意というか，本心は治療を求めているので，それを受け止めて強引に手術するべきだろうか．隠れた本心に添った介入なのだから，決してパターナリズムにはあたらないとする意見は正しいのだろうか．ここで手術しないということは，助かりたいと思っている人を見殺しにする残酷なことだという意見もよくわかる．しかし，やはり，石川さんは自己決定能力を一応備えた人であり，いくら本人の利益にかなうといっても，手術しないという意思表示を踏みにじることには慎重でなければならない．

もし完璧に安全で確実な手術が可能であれば，強行するのも許されないことではないと思う．手術が成功すれば，事後承諾してもらえる可能性は高いと思うからだ．しかし，手術では何が起きるかわからない．もしものことがあったらと思う．

この指摘は重い．医療者は予め自分の言語と発想を共有する場所を前提としてのみ医療者であり得る．そこでは人格の相互承認は自動的に行われる．しかし自分が理性的であることを疑ったことのない人間は，はたして理性的と言えるだろうか．［加藤］

石川さんは生活上の細々とした意思決定を行っている．今回も，しこりに気づき，相談し，太陽の光での治療を選択し実行している．治療拒否とみなすのではなく，手術は受けないけれど独特な治療を行う意思決定をしたとはとらえられないか．すると，弟さん夫婦の求める強制的な手術はありえないと思う．今後，癌が悪化したときのからだの変化を石川さんと弟さん夫婦に伝え，いたわっていくことが医療者の課題ではないか．［米田］

たとえ手術が命にかかわるものでない場合も本人の意思確認は必要だ．それは本来，不確実である医療や医療者としてのあなたを信頼しますという，人間関係のひとつの究極の姿だからだ．そのとき医療者は一人の患者に対面すると同時に，神にも対面している．［加藤］

Case 17

自殺防止の行動制限

　20歳代男性の池田拓哉さんは，専門学校に通学中，ある宗教をとおして知り合った女性と交際していた．しかし彼女に別の恋人ができ，池田さんは失恋した．失恋を契機に池田さんはアパートの自室に引きこもった．彼女やその恋人，そして彼らが関係する宗教団体が，池田さんにいやがらせをしようと，盗聴器を仕掛けたり，水道水に毒物を混入したりする，という被害妄想が出現した．その一方で「おまえは神になり，その教団と戦うのだ」という幻聴が出現した．まじめな池田さんは，戦うべきか逃げるべきか迷い，昏迷状態（意識はあるが，意志の発動がみられないため，無言・無動になる状態）になって，精神科に初回入院した．統合失調症と診断されたが，病気だという認識はなく，退院後しばらくして服薬を中断し，数か月後には再発するというパターンを数年間，繰り返していた．

　服薬して症状が軽快すると，池田さんは物静かな好青年だった．しかし症状が悪化すると，同居の母親に対して易怒的で暴力をふるうこともあった．また興奮し，錯乱状態となり，発作的に自傷に及ぶこともあった．初回の入院は強制的な入院であったが，後には自発的に入院を求めてくることもあった．精神的な疾患との認識はないが，苦しいという自覚はあり，母親との同居がさらにストレスを増すことがあり，病院に助けを求めてきた．入院して落ち着くとすぐに退院を希望し，自宅で穏やかではあるが自閉的な生活をしていた．

　今回の入院時も，しばらくの服薬中断により，幻覚妄想が活発化していた．これまで何度か自傷がみられたが，今回は自宅の浴室で手首を切った．敵の攻撃があまりにひどく，耐えがたかったからだと言う．幸い大事には至らず，外科で簡単な処置をすませて精神科に入院となった．入院については強く拒否はしなかったが，同意の意思も示さなかったため，医療保護入院（☞ p.242）となった．

　入院後も不穏状態で，毒が入っているからと，何も口にしなかった．精神安定剤の注射にはしぶしぶ応じたが，点滴は拒否した．2日後，病棟の隅で首を吊ろうとするが，未遂に終わった．行動を制限し安静を図るため保護室に収容された．しかしここでも安静は保てず，壁に頭を打ちつけたり，さらに衣類の一部を使って自分で首を絞めるという行為が続いた．この時点で治療について説得することは困難であり，また切迫した生命の危機状況と判断し，全身を抑制し，点滴や経管栄養を実施することが検討された．

1 このケースの問題はどこにあるのだろうか

　池田さんは自殺未遂のために強制的に入院させられた．これまでには自発的に入院したこともあるが，今回は入院に同意しなかったので，家族の同意での入院になった．精神科では，本人が同意しなくても，治療上やむをえないときは強制的に入院させることができる．問題はその先だ．強制的に入院させたからといって，強制的な治療がすべて認められるわけではない．服薬や注射や行動制限などがそうだ．自殺未遂の池田さんに対して，全身を抑制したり，経管栄養を行うことは認められるだろうか．そしてさらに，自殺というものは絶対にさせてはいけないのだろうか．

2 考えてみよう

■ 池田さんはなぜ自殺しようとしたのだろう

　池田さんは重い精神障害を抱えていた．統合失調症という病気では，よく妄想の症状がみられる．これは，事実でないことを，本人は事実と思い込んでしまうことだ．池田さんも，ある組織に命を狙われていると信じ込んでしまっている．これはものすごくつらいことだと思う．命を狙われて平気でいられる人なんて，そんなにいないだろう．あなたならどうだろうか．殺される前に，いっそ自殺するほうが楽になれると思わないだろうか．

　ほとんどの自殺は絶望の果てに行われると考えていい．絶望というのは，あらゆる可能性がふさがれてしまうことだ．もちろんそれは本人にとって，そう考えられるということであって，第三者からみてそうだとはかぎらない．客観的には他の可能性もあるはずなのに，本人には自殺が最善の選択肢に思えてしまうところが問題だ．だから自殺しようとする人の多くは，できることなら死にたくないと考えている．しかし，それしか苦しみから逃れる方法がないと思い込んでいるのだ．生と死の2つの方向へ揺れる振り子をイメージしてみよう．振り子はそれぞれの方向への意思だ．それが死のほうに振れたまま止まってしまったのだ．

　日本では1998（平成10）年から毎年，3万人以上の人が自殺で亡くなっていた．2013（平成25）年には15年ぶりに3万人を下回ったが，世界的には高い水準が続いている．未遂者はその10倍とも20倍ともいわれている．その大部分がうつ病などの精神疾患がからんでいて，生きるエネルギーが乏しくなってしまった結果ではないかと考えられている．自殺を全部，病気のせいにすることはできないと思う．人生の問題や主義主張を貫くための自殺もある．けれど，とりあえず病気だと考えると都合のいいことがある．

　一つは罪からの解放ということだ．宗教によっては，自殺は罪だと考えられ

池田さんの絶望はもっぱら妄想に由来するのか．妄想以外の，たとえば今の生活に対する閉塞感に由来するのか．それとも病識のない池田さんにとって2つは区別不可能なのか．このケースの記述だけでは情報が不足していて判断できない．〔宮城〕

今回の自傷行為をこれまでの延長線上とみるのが適切なのか．物静かな池田さんから聞かれるのはどんな言葉か．それが知りたい．〔宮城〕

て，その宗教から破門されたり，埋葬してもらえないなんてことがあったようだ．また国によっては，殺人と同じように犯罪者扱いされることもあった．こういう理不尽な仕打ちから自殺者や未遂者が解放されたのは，せめてもの救いだと思う．もう一つは，病気だと考えれば予防や治療の対策を立てる理由になるということだ．

■ 自殺を防ぐにはどうすればいいか

それでは，自殺を予防する，あるいは防止するためにどうすればいいか考えてみよう．病気の予防には3つの段階がある．一次予防というのは，病気にならないような根本対策を立てることだ．二次予防は早期発見で，早期に治療などの介入をすることだ．三次予防はリハビリテーションや再発防止対策だ．自殺についても同じような考え方ができるだろう．

何より大事なのは，自殺したくなるような原因をなくしてしまうこと，絶望をなくすってことだ．つまりこれが一次予防だが，どうだろう．ぼくは悲観論者ではないつもりだけれど，少なくとも医療者としてできることの範囲では，これってほとんど不可能なことだと思う．二次予防の早期発見については，いろんな研究者や実践家が日夜，努力している．一言で言えば，うつ病などの精神疾患を早く発見して，治療しようということだ．最近では職場の健康診断で，血圧やコレステロールの検査だけではなく，メンタルチェックでうつ病やアルコールの問題を発見する方法が検討されている．

> 2016年度の健康診断からストレスチェックが導入されている．高ストレス者は産業医等の指導を受けることができるとされているが，実際にはまだほとんど行われていない．

では，三次予防としての自殺未遂を起こした人に対しての対応はどうすればいいのだろうか．池田さんのような，今まさに絶望の淵に立ち，切迫した自殺念慮に突き動かされている人に対して，医療は何ができるのだろうか．これはとっても難しいことだ．

■ 自殺未遂者への具体的な対応

誤解をおそれずに言ってしまえば，とにかく，なんとしてでも死なせないように手を尽くすこと．とにかく，実行できないようにすることだ．死なれてしまったら終わりだ．じゃあ，どうすればいい？

理想は，死にたいという気持ちの意味を受け止めて話し合い，自殺以外の選択肢があることを意識化してもらうことだ．精神療法とかカウンセリングなどの支援だ．多くの未遂者はこれでなんとかなる．「いのちの電話」でじっくり話を聞いてもらうだけで思いとどまる人も多いという．だけど池田さんのような，深刻で，せっぱつまった状況では，そんな悠長(ゆうちょう)なことはしていられない．とにかく物理的に止めるしかないことがある．精神科では，池田さんのように，保護室という鍵のかかる部屋に隔離したり，身体拘束をしなければならないことだってある（物理的拘束）．場合によっては注射でずっと眠らせたり

> いのちの電話

する（薬理的拘束）．24時間ずっと行動を監視することもある（心理的拘束）．

これらは，ある意味で時間稼ぎみたいなものと考えたらいい．池田さんのような病気であれば，病状が回復すれば死を思いとどまる可能性が高いだろう．それまで，なんとかしのぐしかないのだ．これはきれいごとじゃない．いろんな批判もあるだろうけど，死なれてしまったらもう生き返らないのだ．

大部分の未遂者は，隔離や拘束を受けているうちに自殺を断念する．死ぬことを本気でやめて，生きようと考えることもあるだろうし，とりあえず死を先送りすることもある．「死にたい，死なせてくれ」と叫んでいる間は拘束され続けるだろう．行動の自由を奪われる．自由を制限されるのは苦痛だ．だから，とりあえず自由にしてもらうために，嘘でもいいから「もう死にません」と言う．そうすれば解放されるのだ．

> すべての自殺未遂者に共通する叫びは「私は死ぬほどつらい」であるとシュナイドマンは言う．その叫びをあからさまに出すのは怖いし，出さないのもつらいという葛藤の中で次第に自分を追い込んでいくという．叫びのエネルギーもしくは希望が尽きたとき，決して失敗しない方法で自殺を決行するという．［加藤］

■ それでもだめなことがある

いま言ったように，不当な介入から解放してもらうために，自殺を一時的に先送りする人がいる．しかし絶望がなくなるわけではないから，別の機会に改めてひっそりと自殺する．今度こそ失敗しないようにと十分に計算して．残念ながら医療はそこまで手が届かない．「もう大丈夫です」と言う患者をしつこく追い回すことはできない．ある精神障害をもつまじめな患者は，自殺はしないというぼくたちとの約束を守って，車で壁に激突して交通事故死するというかたちで死んでいった．治療者を気遣った心優しい青年の死に胸が痛んだ．

医療としてできることには限りがある．当たり前のことだ．医療は万能ではない．抑制して，時間稼ぎの治療とカウンセリングをしても，池田さんの死を防ぐことができるかどうかわからない．しかし，何もしないわけにはいかない．でも，もし池田さんの自殺念慮がずっと続いたとしたら，いつまで抑制を続ければいいのだろうか．1週間なら許されるだろう．じゃあ，1か月はどうだろう．池田さんの絶望の続く限り，いつまでも介入しなければならないのだろうか．それは医療者の義務なのだろうか．

■ 生も死も剝奪されるということ

治療の目的は，とにかく死なせないことだと述べた．死なれてしまったら，後はどうすることもできないからだ．しかしそれでいいわけではない．本当の目標は，「死なせないこと」ではなくて，「生きて」もらうことだ．死なせないことと，生きてもらうことは，同じことのようでいて，まったく違うことだ．池田さんに対して，仮にずっと行動制限を継続したとしよう．そして池田さんがずっと死なずにいるとしよう．それで池田さんは生きているということになるだろうか．むしろ，ただ生かされているにすぎないのではないだろうか．

生と死についてはいろんな考え方，価値観がある．精神科でよくみられるこ

コタール症候群
(Cotard syndrome)

臨死体験をして生還したという人の映像を見たことがある．多くの人は，死は怖くなくなったとか人生を生きる意味がわかったと，それまでの自分の殻を脱ぎ捨てたかのように深い叡智とエネルギーを感じさせたが，その反対の人もいた．その人はまさに生きる屍となって，現世のことに一切関心をなくしてしまっていた．［加藤］

死よりも苦しい絶望という問題は，人生上のさまざまな困難によって生じているだろう．医療の範囲を超える問題に対して，医療者はどのように向き合えばよいのだろうか．［中澤］

自己決定という立場から自殺を考えてはいけないのだろうか．完全に判断能力のある個人が考え抜いた末に自分の利益のために死を選択することと，医療者が考える患者の利益，どちらの優先順位が高いのだろう．［倉林］

癌の告知後に，病院の屋上から飛び降りた患者さんの話を聞いたことがある．精神科に限らず，どの科でも患者が自殺する可能性はある．［中澤］

となんだけど，自分はもう死んでいると言う患者たちがいる．一度死んだからもう死ぬことができないとか，死んでいるのに身体だけ生きて動いているとか，奇妙なことを言うのだ．

そういう患者の多くは，昔，自殺未遂をしたことがある人たちだ．もしかしたら池田さんのように，無理やり死を妨害されたのかもしれない．本当なら自殺が成功して死んでいるはずなのに，たまたま未遂になり，生かされてしまった．生と死のちょうど中間地点で，宙ぶらりんのままで生きてしまっている．その人たちは，こう考えているのかもしれない．生きているということは，ただ生かされていることとは違うのだと．死の直前で無理やり「死を奪い取られた」ために，抜け殻のように「生かされている」だけで，本当は「生きてはいない」のだと．

医療は，とりあえず死なせないことでOKだと考えがちだ．しかし，死よりも苦しい絶望という問題を解決してあげられないまま，ただ死を先送りするだけの介入をすることは，とても残酷なことなのかもしれない．人を救うための医療が，人をさらに深い絶望に陥れ，そこに留め置いてしまう危険がある，ということに自覚的でなければならないと思う．よく考えると，これは精神科だけでなく一般医療での延命の是非と同じ問題かもしれない．

自殺未遂者を助けることの目的は，もちろん患者の利益のためだ．しかしそれ以外にも隠された動機があるかもしれない．医療の世界では，人が死ぬということに寛容でない．必死で命を救うための努力をしている傍らで，あっさり自分の命を絶つ人たちを，多くの医療者は容認できない．自分たちの価値観，存在を否定されるような不安や不快を感じる人もいる．そういう嫌な思いから目をそらすために，必死で救命に打ち込もうとする．そういう隠された動機もあるかもしれない．死を前にして，医療者としての無力さに直面したくないために，過剰な医療行為をしてしまう．もう一度言うが，医療には限界がある．すべての命が救えるわけではなく，ぼくたちの手の届かない死というものがあるのだという現実に，もっと謙虚に向き合う必要がありそうだ．そうすれば，患者を苦しめるだけのやりすぎの介入の歯止めにもなるだろう．

ホスピスで末期癌の患者が死亡しても，医療者や病院が非難されることはないだろう．「よくしていただきました」と感謝されるだろう．しかし病院で自殺が行われたらどうだろうか．どんなにがんばって治療していたとしても，感謝されることはありえない．事故報告書を提出し，改善計画書の提出を求められるだろう．また，もしかしたら自殺防止の注意義務違反があったとして，損害賠償の訴訟を起こされるかもしれない．そういう責任回避が過剰な治療につながり，生と死の剥奪に結びつくということに目を向けなければならない．自殺未遂への過剰な治療があるとすれば，無力感を味わいたくないという思いの他に，入院中に自殺されることに対する責任回避という意味も含まれるかもし

れない.

3 どうすればいいのだろうか

　池田さんに対しては，身体拘束して精神安定剤の注射をしたり，点滴したりという処置はやむをえないと思う．理由は，それによって妄想などの症状が軽快し，死ぬこと以外の選択肢がみえてくる可能性が残されているからだ．介入しなければ，池田さんはかなりの確率で自殺してしまうだろう．もしかしたら介入が，池田さんの絶望を引き延ばすだけなのかもしれないが，この切迫した状況では，その問題は棚上げするしかない．もちろん，いつまでも問題を先送りし続けることはできない．だからなるべく早期に，池田さんの意思の振り子が生のほうに振れることを信じて，制限を解除しなければならない．そうしなければ，「生きつつ死んでいる」患者を一人，新たにつくり出すことになるのだ．

伊東隆雄「心と身体の架橋としての自殺論；精神科領域における自殺への治療的介入の倫理問題」,『医学哲学医学倫理』18：78-89, 2000.

E 保健活動と研究, 教育の場で

Case 18
在留外国人に対する医療

　アニータさんは, 歌手として日本で働かないかという話をもちかけられ, 2年前に来日した. しかしいざ日本に来てみると, 招聘業者はアニータさんに歌手としてでなく, スナックのホステスとして働くように命じた.

　話が違うといって抗議したアニータさんだったが, パスポートを取り上げられ, また暴力をふるわれたため, こわくて逃げ出すことができなかった. 滞在を許可された半年が過ぎたが, パスポートを返してもらえないため, ビザが切れてそのまま超過滞在の身となってしまった. スナックのあるビルの中に数人のホステスが住み込み, 単独での外出も許されなかった. 食事も合わず, ストレスのたまる長時間の仕事に, アニータさんはすっかり体力をなくし, 体調を崩してしまった.

　2～3週間前から, アニータさんは, 咳が止まらず, 微熱がとれず, だるさが抜けない状態が続いていた. アニータさんがもう使い物にならないと考えた店長は, 戻ってくるなよと言い捨ててアニータさんを店の外に放り出した. しばらくあたりを歩き続けたあと路上にうずくまってしまったアニータさんを, 町の人たちの多くは怪訝そうに横目で見て通り過ぎていったが, 大丈夫かと声をかけて, 病院の場所を教えてくれる親切な人がいた. アニータさんは入国管理局に通報されるのではないかという心配をしつつも, 小さな病院の中に入っていった.

　結核の疑いが非常に高いと考えた診察医は, しかしアニータさんが健康保険証を持っていないことを看護師から聞いて, 一日も早く自分の国に帰ったほうがいいよと勧めるのだった.

1 このケースの問題はどこにあるのだろうか

　自分の意思とは無関係に不本意な生活を送らされているうちにビザも切れてしまい, それに加えて結核の疑いが濃いこともわかり, アニータさんはきっと途方にくれている. このアニータさんに医療者としてできること, すべきことはなんだろう.

2 考えてみよう

■ 超過滞在者

あなたがこの病院の看護師だったらどうするかな．このケースに出てくる診察医と一緒になって，母国に早く帰りなさいよと説得するだろうか．

それとも，警察に通報したほうがいいだろうか．なんといってもアニータさんは「不法滞在者」だ．不法というのは，日本の法律に違反しているということで，だから「不法滞在者」というのは，いってしまえば犯罪者だ．犯罪者を見逃すことは国民の義務に反する．だから，かわいそうだけど，急いでこっそりと警察に電話をしなければならない．アニータさんのような人は日本にいてはいけない人だ．悪い業者につかまってしまったのは不運だけど，もとはといえば一儲けしようなんて思って日本に来たのが悪い．そんなふうに考える人もきっといるに違いない．

出入国管理及び難民認定法には，アニータさんのように「在留期間の更新又は変更を受けないで在留期間を経過して本邦に残留する者」は「三年以下の懲役若しくは禁錮若しくは三百万円以下の罰金」（第70条）とある（2004（平成16）年の一部改正で，罰金が30万円以下から引き上げられた）．ただし，違反調査にあたるのは警察官ではなくて，入国警備官や入国審査官．管轄は法務省入国管理局で，警察庁ではない．2015（平成27）年時点で年間約6万人の外国人が「不法滞在」（オーバーステイ）していると推定されるそうだ（1993（平成5）年には29万8600人，本書の初版が出た2004（平成16）年には25万人だった．減少の理由は何だと思う？——答えは日本の経済不況）．

さてでは，その約6万人の「不法滞在者」の保健や医療は，どうなっているんだろうか．ちなみに，今ぼくが住んでいる前橋市は群馬県の県庁所在地で，人口は約34万人．関東平野の北限，伊香保温泉で有名な渋川市の人口が8万人．日本国中の「不法滞在者」を集めると，中規模県の小規模都市ほどの市が1つできるということだ．だからゆゆしい問題だ，これだけの数の人たちの健康はどうなっているんだろうか，という疑問もわいてくる．まさか病気をしないなんていうことはありえないだろうに．ならば，病気やケガをしたときに，この国ではどこでどんな医療が提供されることになっているんだろうか．

犯罪者なんだから，そんな人たちの保健や医療のことなんか考える必要もないし，お金を使う必要がない．そう考えるだろうか．それじゃ，刑務所に入っている受刑者たちは医療を受ける権利をもたないのだろうか．そんなことはないだろう．医療刑務所というところもある．いや，それは日本国民のためのものだよ，と考えるだろうか．外国人の犯罪者はたとえ医療を必要とする状態であったとしても，医療を受ける資格も権利もなく，早くこの国を出ていくべき

このケースで，不法はもちろん，合法であれ言葉も文化も違う異国で生活する困難さを考えさせられた．国籍をもたないままこの国で生まれ育った人たちのこと，移民や難民など，この国ではこれまで眼を逸らしがちだった問題や，またグローバル化のなかで国というものがどんな意味をもつのかについて，医療倫理学の範囲を越えてしまうが，考えてみよう．〔伊東〕

だ，帰国する途中で命を落としたってかまわない，と考えてよいだろうか．そもそもアニータさんは被害者のひとりなんだよ．

■ 結核予防の観点から

WHO包括的結核プログラム（ジュネーヴ）がまとめた「結核と飛行機利用；予防とコントロールのためのガイドライン」が掲げる10の勧告を読んでみよう．その一番初めに「感染性結核を患っている人は，非感染性となるまで旅行を延期すべきである」と書かれてある．とするならば，アニータさんがもしも排菌量の多い感染性結核であった場合としよう．そのときアニータさんはどうやって母国に帰ったらいいんだろうか．このケースにはアニータさんの母国がどこなのか示されていない．が，飛行時間が8時間以上の場合，患者の前後2列に座っている乗客や客席乗務員への感染可能性が高くなるというデータがあるらしい．アニータさん1人を乗せるために政府チャーター機を用意するべきだろうか．

もしもアニータさんを今すぐ母国へ送還することができないとしても，日本が治療をしてあげる必要はない，と考える人がいるだろうか．それに，治療費はどうなるのか．結核の治療で一番注意しなければならないのは，治療の中断だ．薬剤耐性ができてしまうからだ．きちんと治療するとなると，半年は服薬が必要だ．その費用はどうするのか．アニータさんが健康保険証を持っているわけはない．だとしたら全額本人負担になるだろう．そんなお金をアニータさんは持っているんだろうか．アニータさんの所持金の額は，ぼくにはわからない．

ただ，わかっているのは，結核の治療には公費負担制度があるということだ．感染症法にその定めがある．排菌量が多く伝染の可能性が高いときには，指定医療機関に入院して治療を受けるように命令を受ける．このときの医療費などはすべて保険と公費とで賄われる（第37条）．そして保険に加入していない外国人の場合には全額が公費負担となる．また，伝染性が低く一般通院で治療が行われるときには，その95％の額が公費によって賄われる（第37条の2）．外国人も例外ではない．いずれも保健所が窓口となっているようだ．そうであれば，アニータさんが健康保険証を持っていないということや，所持金がどれだけあるかなんていうことは，結核の治療において問題にならないということだ．

医師は，診断に必要な検査を行うべきで，アニータさんを追い返したりしてはならない．それにしてもなぜ，外国人の結核治療費を公費で負担するのかって？　もし保険未加入で治療費が支払えないからという理由で，感染性結核が放置されたとしたら，日本国民に感染が拡大する可能性が高くなるからだろう．病原体はその人の国籍を選ばない．

く雇っている企業と日頃から連携を取り情報提供をお願いしたり相談窓口を紹介したりする必要がある．[加藤]

中村安秀・沢田貴志「〈対談〉在日外国人に対する医療」，『日本医事新報』4458：34-41, 2009．沢田貴志『『外国人労働者』とは誰か？」「外国人労働者の健康問題」「外国人労働者の健康を築く」，『公衆衛生』74：599-602, 697-700, 786-789, 2010．

行旅病人とか死亡人とかいうと，路上で行き倒れになる時代劇の旅人を連想してしまう．しかしアパートなどで身元不明のまま孤独死した人たちも多く，「無縁死」とよばれ，年間3万人以上いるそうだ．国籍に関係なく，社会のアウトサイダーとして生きざるを得ない人たちの不安が重なって見える（NHK無縁社会プロジェクト取材班『無縁社会』文藝春秋，2010．）．[伊東]

「在留外国人医療のあり方」を考えることは，単にそれにとどまらない．外国人が利用しやすい医療は，私たち自身にとっても利用しやすい医療である．[宮城]

英語は世界共通の言語だと思われているが，すべての外国人が英語を理解するわけでないことに注意．[服部]

言葉が通じなければコミュニケーションがうまくとれず，診察は滞るだろう．外国人だけでなく，目や耳が不自由な人も病院にかかりにくいだろう．彼らのための居場所は病院内にあるだろうか．[中澤]

　この病院の看護師と医師は，どうやら結核治療の公費負担について知らないようだ．そのまま追い出してしまったりしたら，アニータさんはその後，一体どうなってしまうのだろうか．

■ 在留外国人に適用可能な医療制度

　このケース，どこが医療倫理学なの．まるで公衆衛生学，医療管理学の話なんじゃないの，そう感じる人もきっといるに違いない．確かに，知識という面ではそのとおりだ．医療者は日常診療を行うにあたって，種々の医療制度についてよく知っていなければならない．もし知識が十分でないということならば，相談窓口に問い合わせるなどして，勝手な判断をしないことだ．そういうことの一例としてこのケースをながめることもできる．たしかに，この病院で医療を拒否されたとしたら，アニータさんは二度と医療機関を訪れなくなるだろう．医療者の知識不足が，誤診や医療事故とは別の不幸を生む．似たようなことに，保険未加入の超過滞在外国人労働者への労災保険の適用がある．在留外国人にどんな社会制度が利用できるか，調べてみよう．

　一つ特異な法を紹介しておこう．その名を行旅病人及行旅死亡人取扱法という．1899（明治32）年に施行されて，1986（昭和61）年に改定されている．この法によると，行旅病人というのは「歩行ニ堪ヘサル行旅中ノ病人ニシテ療養ノ途ヲ有セス且救護者ナキ者」のことで，こういう人がいたら市町村は救護しなければならない．また，原則的に本人が弁済しなければならないが，それが不可能で医療費がどうしても払えないときには，自治体が医療機関に対してその一部を補填するという未払い補填事業があり，群馬県を皮切りとしていくつかの地方自治体で運用されている．

■ 在留外国人医療のあり方

　でも，このケースは単なる医療制度の話に回収されてしまうものではなくて，やはり倫理学的な問題をぼくたちに投げかけていると思う．とりわけ超過滞在の外国人は，当局への通報へのおそれや医療費の心配から，なかなか医療機関を受診しない傾向にあると聞く．痛みを必死にこらえて，結果的に手遅れになったり，相当に進行して大掛かりな治療が必要になってから，がまんしきれずにようやく来院するといった痛ましいケースが後を絶たないとも聞く．ただ，一般の医療機関にいるとそうしたケースがあることすら知らないでいることが少なくない．けれども，身近で見聞きしないから存在しないということはない．もう一度，6万人という数の大きさを思い浮かべてみよう．ぼくたちのまなざしは多く，日本人にのみ注がれている．院内の表示や掲示はたいていの病院ではすべて日本語だ．英語の表記すらないことがほとんどだ．けれども，日本語が読めない話せない外国人も，日本人と同じように病気になりケガをす

るだろう．見えない隣人たちに想いを馳せよう．そうした人々がどんな医療を必要としているのか．医療者にできること，すべきことはいったいなんだろうか．

ここでは十分な紹介ができないが，幾多の民間団体が在日外国人の保健・医療に取り組んでいる．インターネットなどでどんな活動が行われているか，調べてみよう．近くで活動しているところがあったら，見学に行ってみるのもいい．きっと歓迎してもらえるはずだ．

> 日本語が読めない・話せない外国人に対する援助では，民間のボランティアに頼らざるを得ない．行政は積極的にそうした団体を紹介したり援助したりするべきだ．地域に住む外国人との交流の機会を小中高校の教育に取り入れるのも長期的には重要な意味をもつ．［加藤］

> 「SHARE 国際保健協力市民の会」の「外国人医療相談ハンドブック」は，HIV陽性外国人の療養支援のためのものだが，外国人への医療提供の際に直面する問題一般について，福祉制度・法令・支援策などの面から，具体的に教えてくれる．非常に充実していて必読．http://share.or.jp/health/pdf/h22aids.pdf ［宮城］

> 海外生活では病気になることが最も恐ろしかった．医学的知識がないと母国語でも理解するのは難しいが，その説明が外国語だったらなおのこと．海外では，病気そのものの恐怖よりも，自分がどんな状況に置かれているかわからない恐怖のほうが大きく感じる．オープンな気持ちと態度で手を差し伸べよう．［足立朋］

> 外国人医療における悪循環．言葉の障害や通報・医療費負担の不安→受診が遅れる→重症患者が増える（受診先でそのまま亡くなる方もいる）→医療機関の負担が増える→外国人を積極的に受け入れようとする医療機関が増えない→外国人の足が医療機関からさらに遠のく→受診が遅れる→……．［宮城］

Case 19
海外派遣

本多勇一さん（45歳）は技術系企業営業部の中堅．上司からの信頼も厚い．学生時代はラグビー部主将で，酒豪でならしていた．就職後は運動の機会はめっきり減り，生来の社交的性格と仕事柄とで，飲酒の機会が多い．妻と息子（私立大1年生），娘（中学3年と小学4年）の5人家族．

7～8年ほど前から，職場の健康診断のたびに尿糖が指摘されるようになった．会社の健康管理室の看護師新井さんは一度詳しい検査を受けてみるように熱心に勧めたが，「今の仕事が片づいたら」「食事に気をつけ運動もしてみます」と言うばかりで，病院に行く機会を逸していた．3年前，時々だるさや口の渇きを感じるようになったため，妻の勧めもあって，自宅近くの総合病院の内科を受診．糖尿病と診断され，定期的な受診と食事療法・運動療法を具体的に指示された．数回の診察のたびに糖尿病に関する説明を受け，「どういう病気か，よくわかった」と言っていた本多さんだったが，その後，大きな仕事が入ると，やがて受診が不規則となり，血糖コントロールも十分とはいえない状態になった．しばらくは，あぶらの多い食べものを控えたり，気が向くと散歩に出かけたりはしていたが，あいかわらず深夜遅くまで飲酒する機会が多く，そのうち散歩にも行けなくなってしまった．2年前に経口糖尿病薬を処方されたが，飲むのが面倒になり，ふた月ほどでなんとなくやめ，それ以来，病院からも足がすっかり遠のいてしまっていた．

今月，本多さんに中南米のある国への急な赴任命令が下りた．現地の事業所の責任者が取引先からの理不尽なクレームへの対応に追われるなかで過労が重なり脳梗塞で倒れてしまったために，大至急その後任として，現地での勤務経験のある本多さんに2～3年赴任してもらおうというのだった．本多さんは，社の方針に従い，出発に向けて準備を始めた．

海外赴任前の法定健康診断を受けると，空腹時血糖280mg/dL，HbA1c

8.3%で，判定は「要治療」だった．慌てて病院を受診したところ，検査結果をみた担当医は，本多さんがこれまでも治療を中断していることや，現地の医療事情の悪さを考慮して，このまま海外に赴任させると糖尿病が進行し合併症の危険性が高まると考えた．そこで，血糖コントロールと，インスリン導入の適応判断のため，ひとまず2～3週間入院したほうがいい，と本多さんに勧めた．しかし本多さんは「いま入院している余裕はないです．食事には今まで以上に本当に十分気をつけますし，具合が悪くなったら現地で病院にかかりますから」と入院の勧めを断った．妻は，「責任感が人一倍強くて，言い出したらきかない人だから」と夫の入院加療を半ばあきらめながらも，それでも夫の身体が心配でならない．

1 このケースの問題はどこにあるのだろうか

本多さんの身体のことを案じているのは本多さんの妻だけではないだろう．このケースを読むと，本当に本多さんをこのまま中南米に行かせてしまっていいんだろうか．健康管理室の看護師新井さんや，総合病院の担当医は，一体どうしたらいいのだろう．

2 考えてみよう

■ 企業というところ

企業は営利集団だ．業績を伸ばし，事業規模を拡大し，そうやってこそ社員の定期昇給やボーナス，そして退職金の支払いが可能になる．企業は社員に給料や手当，交通費などを現金で支払う他に，失業保険や健康保険，年金の掛け金の事業者負担など目につきにくい支払いをしている．そんなわけで企業の支出のうち，人件費の占める割合はかなり大きい．もし社員の数を増やしてしまったら，人件費がそれだけかさんでしまうから，そのぶん相当余計に業績をあげないとならなくなってしまう．そこで企業は，より少ない社員でより大きな利益をあげようとする．そうすることで社員へ無理はかかるが，同時に福利面で社員に還元される率も高まるのだ．今や，「社員は家族同然」という気風や終身雇用制，年功序列，定期昇給といった戦後の日本の企業風土は大きく変わりつつある．いずれにしろ，企業がその業界で生き残ること，会社員であることは，そう楽ではない．

営業部というのは，他社と競って顧客を獲得し，仕事をもらってくる最前線のセクションだ．顧客のニーズやペースに合わせて，良好な関係を築いていかなくてはならない．勤務時間内であろうとなかろうと，遠くであろうと，顧客から呼び出されれば営業担当は飛んでいかなければならない．仕事をもらい続

医療者のかかわりが患者さんを医療から遠ざけているかもしれない．患者さんは，糖尿病の治療だけに生きているわけではない．でも「糖尿病の治療は続けてくださ

けるためには，無理を呑まなくてはならない．その無理（たとえば納期をかなり早めるとか）は当然社内の他の部署にも及ぶことになるから，営業マンは対外的だけでなくて対内的な調整も図らなければならない．かなりきつい仕事だ．それでいて（技術系の部署と違って）特殊な資格認定があるわけでなく，いつでも人員補充がつきやすいと思われているため，くたくたになるまで酷使され，それに耐えられないのなら辞めてもらっていいんだよという空気の中で仕事をこなしているのがこの国のおおかたの営業マンだと思う．本多さんが接待やら何やらで定期的な受診や日々の運動療法から遠ざかってしまったのも無理はない．

　医療者はとかく，健康あっての仕事だし，自分の身体のことなんだから，患者は何よりも治療を優先して当然だと考えがちだ．けれども，そんなに自由がきき余裕のある仕事をしていられる人ばかりではない．世の中にはさまざまな職種があり，さまざまな職場がある．さまざまな人々を診なければならない医療者は，いろんな職業の労働環境に興味をもち関心を払っておいたほうがいい．そうでないと，働いている患者にあまりにも現実から離れすぎた理想的な治療参加を要求してしまいかねない．そうした医療者の姿勢は時として有効だが，時には患者を医療から遠ざける原因にもなりうる．

■ 海外での勤務と医療

　海外と言っても，世界は広い．いろいろな国々があり，その国の中でも地域によって生活環境はまるで違うものだ．陸路で国境を越える旅をしてみると，地続きでありながら隣り合った国と国とでは人々の生活があまりに違うことがあるのがよくわかる．本多さんの赴任地は都市部だろうか．ただ，開発系の仕事だとすると，都市部から離れた地方に留まる期間が長くなる可能性もある．だとすると，国によっては医療体制が十分でないことだって予想される．

　1990年代初頭，日本からも数多くの企業人が赴任していた中東で湾岸戦争が勃発した．約7か月間にわたって軍事的な緊張状態が続いたのだが，この間，慢性疾患を抱えながら単身赴任していた人たちの中には，生命の危機を感じた人が少なからずいたという．それはミサイル弾が恐かったということじゃない．会社に病気のことが知れると将来の昇進に差し障るということで，病気を隠して出張していた一部の人たちは，日本にいる家族から医薬品を送ってもらっていた．ところが，この戦争によって物資の輸送が全面的にストップしてしまったのだ．

　こうした異常事態は特別なことだと言われるかもしれない．でも，諸外国の医療環境が日本と同じだとは思わないほうがいい．問題は，医療提供側の体制にとどまらない．食生活や住環境，気候が異なる外国では，ただでさえ心理的なストレスがたまりやすい．心理的ストレスは予想以上に糖尿病の進行に大き

い」と私はお願いする．治療を中断して散々な状態となって受診してきた患者を診てきた体験からだ．そうなってから慌てて血糖をコントロールしても，失われたからだ（壊疽で失った足，脳梗塞で麻痺した手足，機能不全となった腎臓，失われた視力）は戻らない．その後もその人なりの人生はあるが，医療者として働きかけることが，その人なりの人生を生き抜くことにつながると考える．[米田]

日本の高度成長を支えたのは企業戦士と呼ばれる人たちだった．営業はとりわけ熾烈な戦場であり，自分の身体など二の次だっただろう．医療者にとってはその実態は想像もつかないものだろう．他方で社員は病気になったら元も子もないということもわかっている．だから緻密な計算と戦略に立脚したサポートが医療者に可能なはずだ．[加藤]

農村と漁村とで流れる時間の違いについて，内山 節『時間についての十二章』岩波書店，1993. からおもしろく学んだ．

野田 衛「エイズと職場」，『都市問題』85(7)：60, 1994.

く影響するという．そうした病気対策という以前に，精神衛生上の理由で，大企業のなかには海外赴任の際には，家族同伴もしくは夫婦同伴を原則とするところもある．本多さんの場合はどうだろうか．以前，その地には赴任経験があるとはいうものの，やはりさまざまなストレスがかかりそうだ．現地の責任者が，脳梗塞で倒れる前，取引先からの理不尽なクレームへの対応に追われていたことからも，後任の本多さんが置かれる状況の困難さが想像できる．家族構成をみるかぎり，家族全員で任地に移るという選択はとりにくそうだ．長女は中学3年生，高校受験を控えている．入試が終わるまで本多さんの妻も日本を離れられないだろうと想像する．そうだとすると，本多さんは当分のあいだ単身でがんばらなければならない．ラグビーで鍛えた身体だから，そう心配はいらないと言ってすませられるだろうか．

■ 産業医と産業看護師の役割

しかし，健康管理室の看護師新井さんは，この数年来，本多さんの健康管理ぶりをずっと見てきているだけに心配のようだ．海外事業所における責任者としての激務によるストレスが，糖尿病に良くないというだけでない．本多さんは，会社の定期健康診断で指摘された尿糖を数年も放置して仕事に打ち込んでいたし，頭では病気のことを理解しているようでも，いざ仕事が忙しくなるとそちらに気持ちがいって，療養指示がきちんと守れない．奥さんが一緒に付いて行けない状況で，食事のカロリーや栄養バランスの管理はちゃんとできるだろうか．それにお酒好きな本多さんのことだ．酒量と酒肴(つまみ)をセーブできるだろうか．取引先の接待だけでは終わらず，ストレスが大きければ大きいだけ，家に帰ってからひとり酒をして，気持ちを紛らわすんじゃないか．新井さんはそんな想像をして案じている．できることなら本多さんには行ってもらいたくない．前任者のようなことになってもらっては困る．

ところでそもそも会社のトップは，本多さんが糖尿病であることをちゃんと把握しているんだろうか．たとえ知っていたとしても，あまりそのことに気をとめていないかもしれない．それよりも，前任者が病気で倒れたことで，それどころでないのかもしれない．新井さんの他に社員の健康情報についてある程度把握しているのは総務課人事係や労務係だろう．健康診断を実施している機関との契約は，人事係や労務係が担当窓口になっているところが多い．しかし，健康診断の結果は，新井さんのいる健康管理室に届けられるに違いない．さて，健康管理上本多さんの赴任には看護師の立場からはあまり賛成できないという意見を，新井さんは人事係や労務係の担当者に提示すべきだろうか．ここで新井さんの頭の中では，本多さんのプライバシーの尊重という考えがあるに違いない．その一方で，本多さんの健康を守らなければ，という気持ちがあって悩んでいる．

本多さんは自分の病気に向き合うことに抵抗があるのでは？　だからいくら病気について情報をもらっても結局は他人事にしてしまう．どこで他人事でなくせるか，そのために新井さんには何ができるか．［加藤］

本多さんは自己管理できないダメな人だ，そう言うのはたやすい．が，療養に専念することは実はそうたやすいことではない．その理由は2つ．自分のためとわかっていても合理的・意志的に自己管理することの難しさ．そして人生の課題に価値的な優先順位をつけることの本質的な難しさ．［宮城］

服部健司「職域健康管理の倫理問題」，『医学哲学医学倫理』14：69-80，1996．

海外赴任前には法定の健康診断がある（検査項目については労働安全衛生規則第45条の2）．その結果をみた病院の担当医が本多さんに入院を勧めることになったのだった．労働安全衛生法（第66条の4, 5）によると，事業者（代表取締役つまり社長）は，健康診断の結果に基づいて，医師の意見をふまえて，もし社員の健康保持のために必要な措置があれば，それを講じなければならない．就労上の配慮もしなければならないことになっている．

そこでもし，病院の担当医が，こんな状態ではとても海外に赴任させるわけにはいかないと強硬に意見すれば，本多さんの派遣を決定した会社の上層部はこの決定を見直さなければならなくなるだろう．通常，こうした権限をもって任に就いているのは産業医だ．産業医は，法の定めによって常時50人以上の社員が働いているような職場で選任されることになっている．

この会社には健康管理室があるが，産業医は常勤していない．おそらく新井さんが健康管理の実際的な仕事を一切こなしている．もしかすると，この会社の産業医は，労働基準監督署へ一応届け出ているだけで健康管理の実務にはタッチしていない人かもしれない．

新井さんが産業医に連絡をとってみる価値はあるだろう．産業医と本多さん，そして新井さんとでよく話し合い，その結果を人事係や労務係また上層部に伝え，ふたたび協議することも可能だ．場合によっては，本多さんの上司から，産業医に現地での業務内容とその厳しさの程度について詳しく説明してもらう必要もあるだろう．その傍らで，産業医はネットワークやインターネットを利用して，現地の医療事情についてある程度調べることができるし，ぜひそうするべきだ（それにはスペイン語かポルトガル語ができないと無理だ）．

産業医がこんなふうに動いてくれず，人事係や労務係とか役員に押し切られて，機械的に「本多さんの海外赴任には特に問題なし，通常勤務可」という判断をしてしまったとき，新井さんはどうしたらいいんだろうか．

3　どうすればいいのだろうか

その会社の産業医でないかぎり，病院の担当医はおそらくそこまでかかわってくれないだろう．健康診断の結果をただ書いて渡してくれるだけに違いないし，かくかくしかじかの事情で出張しないとならないので，穏便に書いてくださいと本多さんが熱心に頼んだら，しようがないと言って，診断書には本多さんの言うとおりにコメントを書いてしまう可能性だってある．

そのとき，新井さんにできることは，本多さんと妻に健康管理室に来てもらって話し合うことだろう．本多さんに，会社の上層部からの命令だからしぶしぶ受けるのか，それとも，自分の気持ちとして行きたいのか，本音のところを尋ねるだろう．本音と言っても，本当のところはわからない．

会社員としての〈大人の事情〉がある．本田さん本人が自分のからだのこと

産業医の選任については，労働安全衛生法第13条．健康診断後の保健指導については，同法第66条の7．海外派遣労働者の健康診断については，労働安全衛生規則第45条の2．健康診断結果についての医師からの意見聴取ならびに事後措置については，労働安全衛生法第66条の4と5．病者の就業禁止については，労働安全衛生規則第61条．

2008（平成20）年から生活習慣病予防のための「特定健診」がスタートした．健診結果はリスク因子の数により階層化され，情報提供，動機づけ支援，積極的支援に分類される．積極的支援の対象となると3か月以上にわたる継続的支援が受けられ，さらに6か月後に効果判定が下される．支援されたい・されたくない，という区分はそこに存在しない．［倉林］

前任者が倒れたことは会社にとって大きな損失だ．難しい仕事であればあるほど代わりを務められる人は限定されるから，健康管理は会社にとっても重大な関心事のはずだ．その認識が一致すれば，産業医を交え本多さんと上司が話し合うのが当然となる．［加藤］

海外赴任は昇進につながるかもしれない．本多さんにとって赴任は将来的な利益であり，食べたいものを食べ，酒の誘惑に負けることは欲求である．治療による健康快復という利益と，昇進の可能性＋欲求の充足という利益と，本多さんは無意識に天秤にかけている．こう考えると，新井看護師の医療者としての責任はもう十分に果たされている．［倉林］

人はより高い健康を目指して努力しなければいけない

のだろうか，という問いが再び現れてくる．[中澤]

私（が医師）なら，すぐに外来でインスリン療法を導入して血糖をコントロールし，海外赴任の準備をしようと提案する．赴任先では内服療法にしてもよいだろう．血糖測定のモニタリングを行ってもらい，データを自分で把握してもらう．海外に赴任するかしないかではなく，仕事のできるからだに調子を整えることに焦点をあてたい．赴任先からは医務室へメールで血糖その他のデータを送信してもらい，生活調整の助言をする．これは良い関係を築いていないとできない．[米田]

を気遣って，南米への配置転換・転勤を拒否したらどうなるだろう．会社には人事命令権がある．配置転換・転勤を命じることがあることは就業規則に規定されているはずだ．この命令に従わなかった場合，規則違反として懲戒解雇されることがありうる．産業医が海外派遣前健康診断の判定で「不可」と書けば，懲戒処分の対象にはならなくなる．

赴任が，本人の人生上の選択だというのなら，現地の医療環境と本多さん自身の健康管理についての具体的プランについて現地での経験のある本多さん自身に尋ねてみたい．もし医療体制が十分でないとしたら，そこそこの医療が受けられる町までの距離を尋ね，またポータブルの簡易血糖自己測定器を購入してもらって，こまめに記録してもらうことを提案するのも一つだ．

とはいえ，どんなに事前に話し合っても，現地に着任してからの本多さん次第ということになる．新井さんの不安もそこにある．それでどうするか．仕事・生活と医療とではどちらが優先なのか．仕事や現在の生活を優先させるというなら，たとえ糖尿病が進行して寿命が縮まったとしても，それはしかたない．機会あるごとにこまめに連絡をとることが新井さんにできる仕事だ．

Case 20
単身高齢者の在宅支援

　有馬静江さんは80歳の女性で，北陸の豪雪地帯の小さな町でひとりで生活している．長年公務員をしていた夫は5年前，胃癌のために亡くなっている．子どもは3人いるが，いずれも首都圏に住んでいる．ときどき訪れて有馬さんの様子をみているが，それぞれの家庭の事情で，同居することはできない．現在の住居は築30年ほどの木造一軒家である．

　これまで健康には恵まれ，大きな病気をしたことはなかった．もともと内向的な性格で，夫が亡くなってからは，近所付き合いも少なくなり，町内に住む夫の妹ともほとんど交流がなくなっていた．また，近所の人たちから見て，この2～3年はすっかり老け込んで元気がなく，知人に会ってもあいさつをしなかったり，名前を忘れていたりといった認知症の兆しもうかがえたという．

　去年の冬，有馬さんはかぜをこじらせて肺炎を起こし，1か月ほど入院した．軽い脳梗塞と高血圧と診断されたため，退院後ヘルパーの訪問と訪問看護が行われるようになった．

　訪問看護師の黒川さんは月に2～3度訪問し，血圧測定や服薬状況の確認をしている．ヘルパーの水上さんは週1回訪問し，家事援助を行っている．

最近の黒川さんの訪問では，薬の飲み忘れが目立ちはじめた．また食欲もないようで，体重減少もみられる．ひとりで買い物に行くことも少なくなってきた．デイサービスへの通所も勧められたが，大勢の人がいるところに通うのは気が進まないと断った．

水上さんは，1週間前に調理して冷蔵庫に入れておいた惣菜がそのまま残っていたり，電気釜の中のご飯にカビが生えていたりすることが気がかりになってきた．先日，居間に新しい布団が置いてあった．水上さんが尋ねると，訪問販売で，かなり高額なものを買ってしまったようだ．

押入れを開けると，汚れたままの衣類がたくさん出てきた．さらに関係者を困らせたのは，ここひと月の間に2回，鍋を焦がしてあやうく火事になるところだったということだ．これから冬になるがストーブの火の始末が心配なことである．近所の人たちは，火事や孤独死を恐れていて，何とか施設に入れてほしいと町役場に要求している．当の有馬さんは，最後まで家を離れたくないと言い，子どもたちも施設に入れることは考えていないようだ．

1 このケースの問題はどこにあるのだろうか

有馬さんは高齢で，去年入院してからはかなり虚弱になり，物忘れもひどくなっている．しかし，ヘルパーの家事援助や訪問看護で，何とか単身生活を続けてきた．このまま，たくさんの人たちに支えられて在宅を継続できればいいが，どこまでやればいいのだろうか．どこまでやれるのだろうか．訪問による支援にも限界があり，安全な生活のためには，子どもと同居するか施設入所が望ましいのかもしれない．入所の話を進めていくのがいいのだろうか．それとも，それはいらないおせっかいなのだろうか．もし火事でも出したら，というご近所の心配にどう答えたらいいだろう．

2 考えてみよう

■ 孤独死って孤独な死なの？

本題に入る前に，ちょっと回り道をさせてもらう．高齢者の在宅生活でよく問題になることの一つが孤独死だろう．最近では無縁死などともいわれ，ときどき新聞などに載っている．その記事の中では，たとえば「死後何十日も気づかれずに放置されていた．市役所ではプライバシーの問題もあり，介入に限界があり……」などと書かれる．

とても違和感を感じるのは，「放置されていた」という表現だ．ふつう，放置というのは，知っていながらそのままにしておくことだ．いったい誰が放置したというのだろう．行政や周辺の住民が事情を知りながら，かかわれなか

最近，訪問診療を導入するケースをみていると，高齢・単身（＋担癌，認知症，貧困…）というケースが増えてきている印象をもつ．未婚率が増えている現状からは今後もこういったケースは増えていくと予測され，どうマネジメントすべきなのか社会全体で考えていくべき重要な問題である．［西］

マザー・テレサの活動は，死期を迎えたヒンドゥー教徒が道端に放置されているのを助けたことから始まった．輪廻転生が前提とされている社会では，死ぬことに特別注目することが少なかったということだろう．しかしマザー・テレサの活動は多くのインド人の共感を呼び，広まった．彼女は一時カトリックから破門されてもそれを行ったのだ．［加藤］

ったという例もたしかにあるだろう．しかし，多くの場合は誰にも知られずに亡くなっている．自宅で誰にも知られず，わずらわされることなくひとりで死ぬことは許されないことなのか，孤独でよくない死に方なのか，この疑問をちょっと頭のすみに留めておいてほしい．

■ 本人の希望に添った支援をすること

さて，本題に戻るとしよう．

看護師やヘルパーは何をするべきだろうか．有馬さんが自宅で生活することを支え続けるべきだろう．今，有馬さんは在宅生活を望んでいるし，子どもたちも反対していない．危なっかしいけれど，訪問サービスでなんとか生活できている．サービスの内容や質をアップすれば，もう少しがんばれるだろう．また病気になって倒れたり，本人がギブアップするまでは様子を見よう，ということになるだろう．とりあえずは，それでいいかもしれない．

予算の問題を度外視して，訪問介護の回数を増やせば，ほとんどの人が在宅で生活できるだろう．ところで，有馬さんがもっと深刻な病状になったとき，それでも入院しない，施設に入りたくない，とがんばったらどうだろう．子どもたちが「ばあちゃん，もう施設に入れ」と引導を渡したらどうだろう．ぼや騒ぎを起こして，消防車が自宅まで出動したらどうだろう．近所の人たちが，町役場になんとかしろと押し寄せたらどうだろう．それでも「有馬さん，お家でがんばりましょうね」と言えるだろうか．本人の意向に添って在宅支援を主張し続けられるだろうか．おそらくあなたも，「有馬さん，しかたないよ」と言うんじゃないだろうか．

今，介護施設や病院を利用ている高齢者の大半は，そういう形で在宅生活を断念したか，断念させられた人たちだと思う．

■ 自宅で生活するということ

有馬さんはいま自宅にいる．木造一軒家で築30年だ．どんな家なんだろうか．公務員の夫が定年前に，終の棲家(ついのすみか)にしようとして奮発して新築したのかもしれない．子どもたちはこの家から都会に就職し，やがて結婚し，孫を連れて里帰りしていたのだろう．家の壁のあちこちに孫の落書きがあるかもしれない．元気な頃，夫と2人で旅行した北海道で買った熊の木彫りが茶筆笥(ちゃだんす)の上に置いてあるだろうか．仏壇の上には，夫の勤続30年の表彰状が額に入れて飾ってあるかもしれない．

家というものは生活の場だ．生活している空間なわけだ．だけど，それだけじゃない．有馬さんのこれまでの人生の後半戦のさまざまなドラマが繰り広げられた舞台なのだ．有馬さんはこの中で生きてきた．そこに根を張って生きてきたといえる．特別な意味をもった場所なわけだ．人の生活の基本的なものに，

2008（平成20）年頃から官公庁を中心に「孤立死」という言葉が使われている．厚生労働省が使い始めたもので，「地域や社会から「孤立」した結果，死後，長期間放置されるような死，人の尊厳を傷つけるような悲惨な死」を指す．居住生活形態と心理的状態とを区別し，ひとくくりに「孤独」としない姿勢には共感できる．一方，公的な役割はあくまで外的な環境の改善であり心理的な領域には立ち入らない，という距離をとった構えを批判する声もある．［宮城］

実際には，予算の問題は度外視できないことが多い．介護保険の自己負担額は1〜2割（所得による）だが，通所・入所系サービスの食費等は自己負担で，その他の加算を合わせると予想していた額をはるかに上回ることがある．限度額を超えた場合は全額自己負担である．それを避けるため，受けたいサービスを我慢するケース，その経済的負担が家計を圧迫するケースも少なくない．［倉林］

在宅以外の選択肢はどう提示されているのか．高齢者のための住環境は多様化している．広い庭と縁側のある古民家を利用した小規模多機能型居宅介護（宿泊，通所，訪問介護を合わせた介護保険サービス），サービス付き高齢者向け住宅，介護や看護ケアの充実した有料老人ホームなど，施設入所を強要したり在宅継続を応援したりする前に，医療者が知るべきことがある．［倉林］

家は仕事が現役で子育て中の時期に購入されていることが多く，ほとんどの場合大きさや間取り，設備等が高齢になってからの暮らしに合致しない．思い出も大

切だけれど，新しい住まいに馴染む方も多い．高齢であろうと人は案外しなやかなものだ．[足立大]

「住まう」ことが「存在すること」の根底であることを指摘したのはハイデガーである．天と地と神々と人間と（四方域）の交わるところが世界であり，そこに「住む」ということが現れる．しかし「住む」ことは今，このように困窮し危機を迎えている．それをどうとらえるか，われわれの日常はその証しとなる．[加藤]

患者の臨終に際して，家族が駆けつけるまでの時間を対症療法で稼ぐことがある．みんなに見守られてよい最期だったと家族から言われる．一方で，慣れ親しんだ自宅でひっそりと息を引き取る人もいる．よい死とは誰にとってのよい死なのか．[中澤]

有馬さんが，施設に入ることと自宅を整理してなきものにすることとを，直結したイメージでとらえている可能性はないか．施設に入りながら，時折，子どもたちの力を借りて外泊という形で自宅に短期滞在することができると知ったら，視野が少し広がり，不安や閉塞的な感じが幾分でも緩まるのではないか．[宮城]

"思い出のつまった我が家"にこだわりがある場合を除いては，有料老人ホームや高齢者向け住宅で，昔話を共有できる仲間を作ったり温かい食事を楽しんだり，何よりも常に誰かがいるという安心感を得られる生活に満足している人たちもいる．[倉林]

死に場所と死に方，死の受け止め方は密接に関係する．戦死した兵隊をその最期の地で弔おうとする欧米人に対して，日本人は遺骨を故郷に持ち帰ろうとする．死者がどこで憩うことができるかは「住まう」ことと深

衣食住がある．それぞれに意味があるが，高齢者にとっては住居に特別な思い入れがあることが多い．その家を離れることは，すべての思い出や，大切にしてきたものから切り離されることでもある．まさに根っこを引っこ抜かれるような体験といっても，大げさではないかもしれない．

最近，健康寿命という言葉が流行している．健康に過ごせる間だけが幸福な人生で，健康を損なったら寿命だというのなら，自分の望む社会生活ができなくなったら寿命だという意味で〈生活寿命〉という言葉を創作してもいい．施設入所によって，有馬さんの生活寿命が尽きると言えるのかもしれない．しかしそれで有馬さんと，有馬さんを取り巻く多くの人たちの安全と安心が担保されるのなら，それはそれでよいことなのかもしれない．

■ 自宅で死ぬということ

　生活の延長に死がある．有馬さんがこの家で暮らしたいということは，この家で死にたいということなのかもしれない．ただ引っ越すのが面倒なだけではないだろう．1975（昭和50）年頃までは自宅で死ぬ人が多かった．高度経済成長期以降，都市への人口の集中，核家族化など，家族のあり方が変わり，自宅は死に場所ではなくなってしまった．現代では自宅で死ぬことはあまりない．有馬さんの世代の人たちにとって，自宅で家族に看取られて死んでいくことは一つの理想だ．

　死に場所について考えるとき，ぼくはいつもある小説を思い出す．リルケが書いた『マルテの手記』だ．舞台はちょうど100年くらい前のパリ．主人公がパリの街を歩く冒頭の部分で，病院のことが出てくるのだ．マルテは考える．人は生きるために都会に出てくるけど，それは本当は死ぬために来るのではないかと．都会の何百ベッドもある大病院で，毎日，大勢の人が死んでいく．彼はこれを，画一的で大量生産の死だと考える．それに対して，自分のおじいさんが自宅で大声でわめきながら死んでいったことを思い起こし，それが個性的な本当の死だと言うのだ．リルケに言わせれば，今の日本の高齢者の施設での死は，大量生産の死ということになるのだろう．

　ぼくはリルケに共感するけれど，自宅が理想の死に場所だと決めつけたり，押し付けたりするつもりはない．死そのものは避けられないし，時期も選べない．しかし，死ぬ場所だけは幸か不幸か選ぶことができる場合がある．もしも選べるならば選ぶことは悪いことではないと思う．多くの人が選べなくなっているが，有馬さんは選ぼうとしている．

■ 在宅生活の危険

　安全を理由に施設入所の必要性が語られる．しかし施設や病院が安全だとはかぎらない．むしろ危険な場所ともいえる．院内感染や医療事故のことを持

く関係する．故郷は景色とともにある．日本人の神は景色の中にいるとも言える．［加藤］

近頃では在宅の「いい話」ばかりが聞こえてくる．在宅生活さえ実現できれば，それで万事OKと聞こえることもある．医療介護福祉関係者は，在宅だけでなく施設や病院を選ぶ人がいることも知っておかないとならない．［原］

限界集落というかたちで，僻地を畳んでしまおうとする動きが加速している．しかし僻地に人が住めなくなることこそが「日本の貧困」の象徴だし，日本が消滅していくことの端的な表れではないか．民の生活の根っこを奪い，力を弱らせたものはなんなのか，深く考えるべきときだ．［加藤］

延命中心の医療技術だけでなく，その人が主体的に生活し続けられるための技術革新がなされればすばらしい．安価で操作が簡単な通信機器，GPS…．生活援助や見守りのためにもっと活用できないか．［足立朋］

高度成長の終わりとともに成熟社会となったといわれる．その裏で進行しているのは個人化だ．家族も地域も解体していく中で「成熟する」とはどういうことか．そのヒントを与えてくれるのが「死にゆくもの」の姿ではないか．［加藤］

火事を出してお亡くなりになった認知症の方がいる．火災のリスクの高い家へはスプリンクラーが設置できれば確かにベストだが，金銭や契約履行の問題などで難しいケースも多い．水を溜めたバケツを室内にいくつも置いて，いつでも消火できるよう備えたケースもあった．［西］

ち出すまでもないだろう．自宅という根っこをもぎ取られ，生命力を失い，枯れてゆくということもある．

確かに有馬さんは，危険のなかで単身，在宅生活している．押し売りにだまされて高価な布団を買わされた．ひと月に2回も鍋を焦がした．火事にならなかったのが幸いだった．財産や生命をあやうくするような状況に，有馬さんを放置することに対する罪悪感を，周囲の人たちは感じるのかもしれない．しかしこの程度の危険は，何も有馬さんにかぎったことではない．「たかがこの程度で」と思うか，「この程度だから大変」と感じるか，これは感受性の違いなんだろうか．ぼくはこの程度で生活が奪われるとしたら，生きにくい社会だと思ってしまう．

じゃあ，有馬さんが火事で死んでもいいのか，近所を巻き込んでもいいのか，という議論が出てくる．火事になったらどうしてくれる，誰が責任とってくれるんだと，町役場に抗議が寄せられるかもしれない．これは危険性をどの程度切迫したものと受け止めるかという問題なのだろうか．火事は極端な例としても，病死する可能性もある．施設にいれば早めに対処ができて救命できたものが，自宅では発見が遅れて手遅れになるかもしれない．場合によっては，死後発見されるかもしれないだろう．それは孤独な死なのだろうか．誰からも見捨てられ，無視されたなかでの死と，数日間隔の訪問のはざまでの偶然の死とは違うものだろう．その死の可能性を理解して，ひとり暮らしを続けたうえで在宅単独死を遂げたとしても，それは孤独死，不幸な死なのだろうか．

施設や病院で，看取られながら死ぬことは，少なくとも残された者たち，看取る者たちにとっては，満足のできる良い死に違いない．誰にとっても，看取られずに死ぬのはつらいことかもしれない．しかし根っこをもぎ取られながら，施設で形だけ看取られて死ぬことと，どちらがいいかは選好の問題だろう．

3 どうすればいいのだろうか

有馬さんがあくまでも在宅を希望して，子どもたちも同意していれば，そのために努力するのがいいだろう．炎の出ない安全な調理器具を用意したり，自動消火センサーの付いた暖房設備を設置したり，場合によってはスプリンクラーも設置できるかもしれない．なんとかして近所の人たちにも，有馬さんや子どもたちがそういう努力をしていることを理解してもらい受け入れてもらいたい．不本意ながら在宅をあきらめたとき，そこで有馬さんの生活寿命が尽きるのだから．

Case 21
異なる文化圏での調査

　とある国が日本の研究者和田友介氏に調査協力を要請してきた．その国では人畜共通感染症（ヒトにも他の動物にもうつる）の一種である胞虫症が，保健施策上の重要な課題である．胞虫症の原因は，エキノコックスという寄生虫だ．エキノコックスの虫卵は，宿主の肺や肝臓などに多数の嚢胞（ふくろ）を作る．はじめは無症状だけど，これが20年近くかかって数センチの大きさに成長するとその臓器の機能不全が起こり，またこれが破裂するとショック状態になり，死に至る．治療としては外科的切除が行われるが，この国ではそれだけの医療費はかけられない．また，胞虫症に確実に効く薬剤は現時点ではない．虫卵をまき散らす感染したイヌやキツネの駆除によってヒトの感染率を下げることに成功している国々がある．しかしそうした大掛かりな作業を展開する際に，有限な資源配分を効率よく行うために，国民の間に胞虫症がどれだけ広がっているか，どの地域に感染率が高いのかをより正確に把握する必要がある．そこで専門家である和田氏に依頼がきたというわけだ．

　和田氏は，調査のデザインとして次のようなやり方がベストと考えた．被験者の指先を針で小さく刺して血液を数滴採って詳しい検査にまわし，皮内テストでアレルギー反応を見る．和田氏は，西欧の国で研修を積んだ現地の同僚と相談し，公立の診療所を受診しに来た成人の患者を被験者にしようと考えた．この診療所には毎日200人近い人たちが広い地域から何日もかけて歩いてやって来る．

　いざ予備的調査を開始してみて，和田氏は現地の人たちの疾病観が日本人のものとは大きく違うことに気づかされた．病気というのは悪霊や誰か恨みをもった人の呪いの結果であって，治療の成否はこの悪霊や呪詛を取り払えるかどうかにかかっている，と多くの人々が信じている．しかし同時に，人々は西欧の医師たちが病気の症状を緩和する術をもっていることも認めてはいるようで，診療所の医師が針を用いた治療をしてくれると，とても喜ぶ．針で身体に穴をあけるという行為が，人々の疾病観・医療観にとてもよく合致しているらしいのだ．

　さて，和田氏とその同僚は疫学調査をどうやって進めていったらよいのだろうか．

（B-J. Crigger：*Cases in Bioethics*, 1997. より一部改変）

1 このケースの問題はどこにあるのだろうか

　和田氏の任務は明確だ．この国で胞虫症がどれだけの広がりをみせているのかを客観的に調査することだ．全国民に検査を実施すればもちろん精確なデータがそろうわけだけれども，そうしたやり方は実際的じゃない．疫学調査ではふつうサンプル調査を行う．つまり部分をつまんで全体を推計するわけだ．ただそのとき，偏りを排除するために，できるだけサンプル数つまり被験者数を増やしたい．では，どうすればいいか．調査だなんていちいち説明しないで，診療所に来た人たち全員に黙って検査をしてしまえば，とても楽だし簡単だ．それとも，和田氏は人々に十分な情報を提供したうえで，調査への参加の同意を一人ひとりから得るべきだろうか．

2 考えてみよう

■ 医学研究におけるインフォームド・コンセント

　和田氏は，しっかり患者一人ひとりからインフォームド・コンセントを得るべきだという意見の人もいるに違いない．なんでかな．だって，現代の医療や医学研究ではインフォームド・コンセントを得ることが鉄則だから．なるほど，治療の場でインフォームド・コンセントが求められるようになってきたその流れはすでに見てきた（☞ pp.63-65）．では，研究の場ではどうだろうか．

　医学が進歩するためには，動物実験ばかりでなく人体実験・臨床実験・疫学調査が不可欠だ．世界で初めて全身麻酔下で乳癌摘出術を成功させた（1804）のは和歌山の開業医・華岡青洲だ．その麻酔薬「通仙散」開発の蔭には，母の於継と妻の加恵に対する人体実験があった（加恵は失明している）．どんなことが自分の身に起こるかわからないなかで，医学の発展のために協力を申し出ること，それは並大抵の気持ちでできることではない．人はみな後世の人々がよりよい治療を受けられるようになるための実験台になる義務をもつだろうか．医学の進歩のためなら，知らぬ間に実験の対象者にされてもやむをえないだろうか．

　歴史的にみると，人体実験は必ずしも臨床を志向したものばかりとはいえない．ヒットラーの指揮の下にナチスの医師団が数々の猟奇的な人体実験を行ったことは，よく知られている．けれども，それはナチスだけの話じゃない．石井四郎率いる日本の731部隊（関東軍防疫給水部）は，満州で細菌兵器開発のために現地の人々に細菌を注入した後に解剖したり，町に細菌をまき散らしたりなどして，大規模な感染実験を行った．アメリカでは，公衆衛生局の資金提供を受け，梅毒を治療しないで放っておくとどうなるのかを観察するために，黒人の梅毒患者が集められた．無料で治療してあげると偽って，（当時すでに

人体実験
(medical research inovolving human subjects)

731部隊
(the Japanese 731 troop)

表2-7 調べておきたい人体実験

- 731部隊
- 九州帝国大学生体解剖事件
- ウィローブルック肝炎事件
- ユダヤ人慢性疾患病院事件
- タスキーギ事件

タスキーギ事件
(the Taskegee syphilis experiment)

G・ペンス『医療倫理 2』(宮坂道夫・長岡成夫訳), みすず書房, 2001. の第10章.

大阪市立大学の土屋貴志さんのインターネット講座「人体実験の倫理学」で勉強させてもらおう. http://www.lit.osaka-cu.ac.jp/user/tsuchiya/class/vuniv99/vuniv-index.html

ヘルシンキ宣言

W・ラフルーア, G・ベーメ, 島薗 進『悪夢の医療史』(中村桂志・秋山淑子訳), 勁草書房, 2008.

今や血液1滴は遺伝情報を集めるのに十分な量である. 本人の知らないうちにさまざまな研究がなされうると考えると恐ろしくなる. どんな手続きをしても, 目的外使用の禁止を確実に保証することは非常に難しい. [加藤]

治療法が確立していたのに) 研究に必要な検査をする以外に1932年から1972年の間ただ自然経過を見ていた (タスキーギ事件). 少なくとも表2-7にあげたものについては, 参考資料にあたって勉強してほしい.

直視したくないような, 忌まわしい過去の事実がある. でも, そうした数々の悲惨な人体実験と違って, 和田氏の調査研究はただ少量の血を採って皮内テストをするだけの話じゃないか, と考える人もいるだろう.

ナチスの戦争犯罪を裁いたニュルンベルグ裁判の後に提唱された「ニュルンベルグ綱領」(1947) を継承した倫理綱領として「世界医師会ヘルシンキ宣言」があり, 数年ごとに修正されてきた. これには, ヒトを対象とする医学研究の倫理的原則が盛られている. 要点だけ抜き出すと, ヒトを強制的に医学研究に参加させてはならない. 研究についての (もちろん危険性を含めた) 情報を十分に提供したうえで, 自発的に協力するという人から (できれば) 文書でインフォームド・コンセントを得なければならない. 途中で研究から降りる自由が保証されなくてはならない. 研究に参加しなかったり途中で降りたりしたからといってその人が (たとえば手抜きの治療をされるなどの) 不利益を被るようなことがあってはならない.

それでは, たとえ数滴の血を採るだけにしても, 和田氏は国際的な倫理上の宣言に従って, やはり患者一人ひとりからインフォームド・コンセントを得るべきだ, ということになるだろうか.

■ インフォームド・コンセントは本当に必要か

この診療所にはかなり遠くから多くの患者さんが来るようだ. おそらく医療スタッフの数もそう多くはないだろう. だとすれば, 一人ひとりに対して, 胞虫症やエキノコックスのこと, 疫学調査の必要性や危害の小ささについて説明して, さらに質問を受けたり答えたり, 同意文書をもらったりなんていう余裕はあるんだろうか. そんな面倒なことをしていたら, 調査に協力してくれる人の数はかなり減ってしまわないだろうか. そんなことでサンプル数が少なくなってしまったら, 調査の客観性や意義が損なわれてしまうのではないか. だったら, 倫理綱領だとか宣言だとかにかまってないで, その国の人々の健康増進に直接つながるような調査をどんどん進めたほうがいい. 危害の少ない研究調査のために形式的にインフォームド・コンセントを得るよりも, そのほうがは

るかに実利的だ．そういう考え方もある．

　そもそも，その地の人々は病気の原因を悪霊や呪いのせいだと受け止めている．そういう人々に，エキノコックスだとか西洋医学的な説明を押しつけるのは，どんなものだろう．その国の人々の医療観や文化を傷つけることになるんじゃないか．人々の理解を得られなかったり，それどころか反発を招きかねないんじゃないだろうか．

　人々が針を刺されることを喜んで受け入れるというのだから話は簡単だ．針を刺すことは良いことだ．どうしても説明がいるというのなら，「悪霊が体内にいるかどうかを調べます」とか言えばいいんじゃないか．体内に寄生して命を奪うエキノコックスを悪霊と表現したところで，あながち嘘とは言えない．──そう考えていいかな？

　これには反対意見もあるだろう．針を刺して体液を採っているという行為をその国の人々は治療だと受け止めて，検査だとは思わないかもしれない．それでいいのか．それでは（脳脊髄液を採って検査していただけなのを治療と偽っていた）タスキーギ事件に近いじゃないか．

　この反対意見には，こんな反論が返されるかもしれない．タスキーギ事件が悪いのは，梅毒が薬で治せるのに治さないでずっと観察を続けていたからだ．一方，このエキノコックスのケースでは，たとえ感染しているのがわかっても外科手術以外に治す手立てがないし，しかも医療費の乏しいこの国では患者全員が手術を受けることができない．どうやっても治せない人にちょっと検査させてもらう．タスキーギ事件とはそこが違う．こんなやりとりについて，どう考える？

■ アフリカの研究者の意見

　このケースについて，ナイジェリアのある研究者は，こんなことを言っている．もしこの国がアフリカにあるとしたら，和田氏は〈アンインフォームド（uninformed 情報提供抜きの）・コンセント〉をとるべきだ．つまり，こまかい説明なんかしないで，簡単な通知だけしておくべきだ．たとえ説明・同意文書を差し出したとしても，読めない．読めたとしても理解できない．そんなものを渡されたら，不安感と拒絶的な気持ちが強まるだろう．言葉を尽くして熱心に説明するとかえって，巧みに嘘を隠そうとしているのではないか，と感じられてしまう．こうしてインフォームド・コンセントを得ようとすればするほど，協力者は減っていくだろう．そうしたら，データに偏りが出てきて，精確に現状を把握することができなくなってしまう．ただし，針を刺しても具合が良くなるわけではないことは，初めにきっちり伝えておかなくてはならない．そうしないと，いずれ近い将来に診療所に対して悪評が立つようになるだろう．だって，感染している場合は針を刺して治るわけでなく，次々亡くなって

ナイジェリア・ラゴス大学医学部のEbun O. Ekunweさんの意見．*Hastings Center Report* 14(3)：23, 1984.

これはアフリカだけの話ではない．日本のある地方都市では，大学と共同で1000人以上の市民の生活習慣病の発症に関するコホート研究（□頁p.280）が行われている．住民は単なる健康診断のつもりで気楽に参加したが，集められた血液などのサンプルを将来，だれがどのように利用するかが曖昧で，住民への説明もないまま研究が開始されていた．［伊東］

Re：大学病院のように研究・教育も任務とする医療機関では，検体・試料を診

保健活動と研究，教育の場で　273

療目的外で利用することへの（使途を細かく明記しない）「包括同意」を初診時に受診者にお願いしていた．［服部］

いくんだから——というわけだ．

　この研究者の意見には考えさせられる．インフォームド・コンセントという原則が，そもそもあくまで欧米の法廷で生まれたものだということをもう一度確認しておかなければならない．それでは，全世界に通用するような医療倫理の原則なんてないということなんだろうか．欧米以外の国々では，個人の意思の自由や自己決定というものは尊重されなくていいんだろうか．インフォームド・コンセントというかたちをとらないとしたら，いったいどうやって個人の自由意思を尊重していくことができるんだろうか．それとも，人間はみな自由なんだということ自体が，とてもローカルな一種のフィクションなんだろうか．

■ 信頼を得ることと協力へのお礼

　いちいち個人に同意を求めたりしないで，村落の長に許しをもらえばいい．そのためには贈り物を持参し，ちょっと食べるのを遠慮したくなるような現地の食べ物をおいしそうに平らげ，酒を酌み交わし，仲良くなって，長からの信頼を得ることが大事だ．——フィールドワークの経験の豊富な研究者が，そう語ったことがある．さて，どうだろうか．信頼という言葉が出てきたね．この人が言う信頼って，どんな意味だろうか．信頼という語にふさわしい意味で使われているだろうか．この研究者は，要するに，手練手管で相手をまるめこんで，自分がやりたいことをうまくやってきたというだけのことだ．それを信頼という言葉で道徳的に正当化しようとしているわけだ．

顔のきく地域の自治会の役員が1軒ずつまわって戸口でデータを回収すれば，協力しないわけにはいかなくなる．調査に協力したくない人にも，無記入のまま回答用紙を厳封して一様に提出してもらうようにすれば，研究協力の自発性が確保しやすい．

　長老や役人のような人が検査に協力するようにと号令をかければ，逆らえる人はほとんどいないだろう．データを集めるためには，それでも構わないだろうか．なんといっても，現地の人々の健康増進のためのデータなんだから．そう言っていいだろうか．わたしなら血を採られるぐらい別に構わない，と言う人がいるかもしれない．けれども，それはその人が個人的に同意するという事実を示しているだけで，他の人の同意や拒否とはぜんぜん連動していないし，半強制的な検査が実施されてもいいという結論を導かない．調査への協力者にちょっとした贈り物をあげるというやり方がある．エサで釣るような方法を，どう考えたらいいだろうか．

同意を周囲の人に知られないよう日本よりも細心の注意を払う必要がある．異文化の受容を契機に濃厚な現地コミュニティから排除の対象となる可能性もあるからだ．ただ，過度にその点を強調するのもかえって不信感を煽るだろう．［宮城］

■ 異なる文化圏というのは異国のことだとはかぎらない

　このケースそのものは，地理的に遠く離れたずいぶん違う文化をもつ国で医療活動をする場合の問題だ，そんなふうにしか見えないかもしれない．それはそれで重要な問題だろうけど，海外で医療活動する人なんてそうそういるものじゃない．少なくとも自分とはあんまり関係ないや，と読み飛ばしたくなったかもしれない．けれども，よく考えてほしい．実はもっと身近なところにもよく似た問題が潜んでいるっていうことを．

「エキノコックスを悪霊という言葉に置き換えて説明していいか」という問題．それは，医療者は患者や家族に医学的事実をどこまでわかりやすく伝えたものか，という問題でもある．西洋流の医学を体系立てて学んだ医療者と，学んだことのない人々との間には，医学的な事柄に対する理解のしかたに大きな違いがある．もし，かみくだいた表現をしようとすれば，いくらでもわかりやすく説明できるだろう．だが同時に，事柄の正確さはそのぶんだけ損なわれていくことになる．伝わりやすければ，わかりやすければ，それでいいんだろうか（☞ p.64）．

「医療観の違い」という問題．悪霊を払い清めたり，呪いを解くことで病気が治ると信じている人々を笑うことはできるだろうか．どこの国にも民間療法というのがある．あやしげなものから，生物科学的な裏づけの得られたものまで．健康雑誌が毎月さまざまな特集を組んでいる．あなたの担当患者が，今受けている治療を止めて，（あなたにはいかがわしく思える）○○療法を試したいと言ってきたら，どう対応する？

さらにこのケースは，この島国では最近，治験に参加する人が激減しているという事実と突き合わせて考えてみる必要がある．

> 「エキノコックスが起こす病気」という言葉を住民が理解するには，教育から変える必要がある．しかし教育が西洋に発するものである以上，ローカルな文化への侵略という側面をもつ．またエボラ出血熱の例が示すように，ローカルな病気によって逆に世界が危機に見舞われる可能性もある．[加藤]

3 どうすればいいのだろうか

公衆衛生活動のためには個々人の自由意思はあまり尊重していられない．うむを言わさず網にかけることで実効性の高い調査や保健施策が可能になる．そこが社会医学と臨床医学の違いだろう．けれども，社会医学的な調査研究すべてに，地域住民を半強制的に参加させるに足る価値があるのかというと，そうとはいえないだろう．地域住民の健康のためといいながら，その実，研究者の研究心を満たしたいという動機が小さくないこともあるだろう．

今回の調査は調査にとどまらないだろう．やがて，エキノコックス駆除のために，飼いイヌに駆虫剤を飲ませたり，処分したりなどの作業が必要になることは明らかだ．そのときも説明不要ということにはならないだろう．だとするならば，今回も説明を省くことはしないほうがいい．診療の待ち時間に現地の人に説明してもらい，もし，それで協力が得られないならば，診療所を拠点とする調査を切り上げて，各地域をまわって，協力を要請していくのがよいだろう．そのときに，どうやって強制性を少なくして，個人の自発的協力を得ていくことができるか，現地の歴史や文化をよく知る人の協力を得ながら，工夫していく必要がある．

> 個人の自由と共通善（社会全体にとっての公共的な善）のバランスの問題，つまり，保健予防介入に際してのパターナリズムの正当化やその範囲について考えるのが公衆衛生倫理学．[宮城]

> 国際医科学団体協議会（CIOMS）の「人を対象とする生物医学研究の国際倫理指針（2002）」の指針4と13を読んで，どんな問題点が検討されているかを確認してほしい．[足立朋]

Case 22
アンケート調査

　牛島祐未さんは中規模総合病院に勤務して12年目の看護師で，今春，隣県にある大学院看護学研究科修士課程に進学した．勤務をこなしながら必修基礎科目を受講したり，演習の準備をしたりと忙しいけれども，久しぶりの学生生活はとても充実して感じられる．臨床の仕事ももちろんおもしろいし，やりがいがあるものだと思う．でも，すこし距離をとって自分の仕事を客観的にながめてその意義を確かめたくなったのと，看護教育にも関心が出てきたというのが，進学の動機だった．研究論文をまとめていくにあたっては，指導教授と相談して，次のようなテーマを選ぶことにした．

　それは，ある程度病状が落ち着いて療養型の病院や施設へ転院していった患者たち，ないし在宅医療に切り換えて自宅近くの医院で診療を受けている患者たちが，その後に十分な医療や療養を受けているのかどうか，転院措置が患者本人はもちろんのこと家族にとっても，満足のいくものだったかどうか，実態調査をしてみようというものだ．

　もちろん牛島さんが所属している病棟で現在入院中の患者とその家族には，転院措置決定後に牛島さん自身が調査協力を直接お願いすることができる．しかし，それでは，調査サンプル数があまり多くならない．それに疾患に偏りができてしまう．そこで，牛島さんは，かつて同病棟に入院していた患者に協力をお願いするとともに，他病棟に入院中もしくは入院していた患者も調査対象とすることにした．

　自分で言うのもなんだけど，患者との関係づくりにとりわけ気を配っている牛島さんは患者にも評判が良く，牛島さんが頼めばきっと多くの患者は快く調査に協力してくれるに違いない．他病棟の患者の調査については，地域連携室に勤務している同期で仲の良い看護師の協力を得て，対象患者の抽出をさせてもらえる見通しが立った．調査協力のお願い文と調査質問用紙に返送用の封筒を添えて自宅宛てに郵送すれば，わざわざ病院に来てもらわなくてもすむので，患者の負担も少ないだろう．

1 このケースの問題はどこにあるのだろうか

　牛島さんはきっと仕事のよくできる人なんだろう．それになんといっても熱意がある．きちんと働きながら，そのうえ，自分に磨きをかけようとしている．なかなかできることじゃない．最近は牛島さんのように，大学院へ進む看護者もずいぶんと増えてきたようだ．

大学院というのは，すでにわかっていることを教えてもらったり暗記したり（勉強というね）するところじゃなくて，本腰を入れて研究（まだわかっていないことやはっきりしていないことを自分たちの手で明らかにしようとすること）をしてみたいと思う人が，その方法を学ぶところだ．大学の研究室や実験室の中でする研究もあれば，牛島さんのように学外で調査をしてその分析をまとめる研究もある．このケースでは，牛島さんのとろうとしている方法や具体的な手順が倫理学的にふさわしいかどうかを点検してみよう．

2 考えてみよう

■ 研究に必要なもの

数学者や理論物理学者なら，もしかすると紙と鉛筆だけで研究ができるかもしれない．実際には，本や研究雑誌，研究に打ち込んでいられる自由な時間がさらに必要だ．パソコンも，と言いそうになるけど，ほんのちょっと前まで，パソコンなんてこの世界に存在しなかった．不自由きわまりない塹壕の中や，凄惨をきわめる強制労働収容所の中で画期的な哲学書を書いた人たちもいる．しかし，医学研究だとそういうわけにはいかない．ヒトやその他の動物が観察や実験，調査の対象として欠かせない．

学問研究には，論証研究と実証研究とがある．論証研究は，理論の正しさや誤りを思考の力によって理詰めで究明していくものだ．実証研究は，ある仮説の正しさや誤りを経験的事実に基づいて検証・反証していくものだ．医療倫理学は論証的な，医学は実証的な研究によって組み立てられている．牛島さんのしようとしている研究は実証研究だ．別にヒトに薬物を投与したり骨髄から細胞を採ったりするわけではないけど，生活状況や意識についてのアンケートに回答してくれる人たちが要る．そうした人たちの協力が得られなければ，牛島さんがいくら机の前で考えをめぐらせても，何一つ明らかにならない．

■ 調査参加への同意

もしも，急性期を脱して総合病院から転院措置を受けた患者や家族のおよそ何割が満足しているかという単純な数値をただ見たり，どんな要望やどんな意見があるかをただ拾い上げるだけのものならば，調査票に患者の名前を記入してもらう必要はないだろう．けれども病状の重さの程度や治療経過，措置についての事前の話し合いの進め具合など条件の違いを無視し一緒くたにして，満足・不満足の割合を見たって，分析のしようがないし，意味のある結論を導くことはかなり難しそうだ．

そこでもしも，カルテや看護記録など，医療者側の客観的な記載を参照しながら，寄せられた回答と突き合わせて詳細に分析しようとするなら，調査票へ

ウィトゲンシュタイン『論理哲学論考』（野矢茂樹訳），岩波文庫，2003．レヴィナス『実存から実存者へ』（西谷 修訳），ちくま学芸文庫，2005．

看護学生の卒業研究ではしばしば医学生に対するアンケート調査が用いられてい

る．避妊法や性感染症など性に関するプライバシーに立ち入った調査も珍しくない．多くは，授業終了直後，講義室にいる学生に趣旨を説明し，アンケート用紙を配り，質問に答えてもらい，その場で回収するという簡略な方法で行われる．しかし，研究を計画・実施する前に，この方法に問題が潜んでいないか，さまざまな側面からよく考える必要があるだろう．[西川祐]

ヒトゲノム・遺伝子解析研究に関する倫理指針，人を対象とする医学系研究に関する倫理指針をはじめ，利益相反管理など，研究に関する倫理指針は次のサイトからダウンロードできる．
http://www.mhlw.go.jp/stf/seisakunitsuite/bunya/hoka-bunya/kenkyujigyou/i-kenkyu/

の患者氏名の記載は絶対に必要になるだろう．

　牛島さんの実施しようとしているアンケート調査の詳しい内容は，ぼくたちには明らかではない．けれども，かなり立ち入った質問もあると想像する．たとえば，家族の負担の大小が尋ねられているとしよう．家族の経済的状況や，介助や看病にあたる人員，住居の広さや間取りといったことが絡んでくるに違いない．場合によっては，患者と家族との，他人様には言いにくいリアルでなまなましい関係性が浮き彫りになってしまうこともあるだろう．患者やその家族はこうしたことを，医療者とはいえ他人に明かす義務をもってはいない．

　「個人情報の保護に関する法律」が平成27年9月に改正され，ついで行政機関，ならびに独立行政法人等が保有する個人情報の保護に関する法律が改正されたのに伴って，「人を対象とする医学系研究に関する倫理指針」も改正された（平成29年2月28日）．この改正によって，血液・体液・細胞・DNAなど人体からとった試料を使わずに情報だけを扱う研究，侵襲や介入を伴わない研究については，手続きの面でかなり簡略化されてゆるくなった．

　今回牛島さんがやろうとしている研究は，人体の試料は扱わない．アンケートへの回答という情報から得られる結果を分析して考察を行う．体を傷つけることはないし，心の傷にさわり刺激する可能性は高そうにみえない．つまり侵襲性はないか，あっても軽微だ．患者や家族に働きかけて前後の変化をみるようなこと，つまりは介入も行わない．このような場合には，研究協力をお願いする相手からインフォームド・コンセントを厳格なかたちで得る必要は必ずしもない，と倫理指針に書かれている．しかし，研究のあらましについての最低限の事柄を知らせて，同意を得ることができなければ，その人の情報を研究に用いることは許されない．

　質問票に回答することで，今すぐ不満な点が解消されたり，今後の入院に際して優遇措置がとられるというのなら，もしかしたら熱心に回答する気持ちになるかもしれない．けれども，これは研究だ．それぞれの患者と家族を直接支援し，便宜を図るための調査じゃない．回答者に直接的な利益があるわけがない．ならば，なおのこと，調査研究に参加して回答を寄せるかどうかは，それぞれの患者と家族の自発性に委ねないとならない．不参加の自由が保証されていなくてはならない．

　牛島さんはもちろん調査への協力依頼のあいさつ・説明文に，「回答協力は強制的なものでなくて，研究への参加を拒否しても不利益を受けることはいっさいありません」と書くに違いない（「世界医師会ヘルシンキ宣言」24）．そして実際，牛島さんは回答をしてくれなかった患者や家族に対して否定的な感情（失望や怒り）をみじんも感じず，差別的な扱いなどしないだろう．けれどそれが真実だとしても，患者や家族にとって確かめようがないことだ．

　牛島さんは患者さんやその家族からの信頼も厚く評判もいいらしい．それは

牛島さんの人柄や仕事に対する姿勢によるようだ．牛島さんは一方的で押しつけ的なことをせず，常に良好な関係性を築こうと努めている人だ．そしてここが逆説的でとっても重要なところなんだけれど，関係性が希薄だと，断ることに抵抗感が少ない．しかし，研究調査者と調査対象者との間に濃密な関係性ができていればいるほど，調査対象者は協力依頼を断りにくくなる．病棟であれだけよくしてもらったのだから協力しないとならないかな，と無理がかかる．参加協力は自由と言いながらも，心理的には自由とは言いづらい状況にあるわけだ．恩義を感じてというのではなく，今後また何かのときにお世話になるのではないかと思って回答に協力する人もいるだろう．関係性のある程度できあがった人への調査協力依頼には，こうして牛島さん自身に非のないところで，回答への圧力がかかってしまう可能性があるということだ．似たようなことは，教員が学生や大学院生，教室関係者にアンケート協力や実験協力をお願いするときに生じてしまう．

■ 個人情報の目的外使用

では，牛島さんが直接見知っていない，他の病棟に入院していた人たちへの協力要請ならば，心理的圧力がかかりにくくて，好ましいんじゃないか．そう思われるかもしれない．しかし，その場合，どうやって調査対象者を選び，どうやってその人に連絡をとるのか．

牛島さんは学校の同期で仲のよい，地域連携室の看護師の協力を得るつもりでいる．地域連携室には，転院措置となった患者さんに関する情報がファイルされている．それを利用できれば，確実なしかたで調査票を対象者のもとに送り届けることができる．ファイルそのものを閲覧してさらにカルテなどを参照できれば，さらに対象者の条件を絞り込めるだろう．研究の質を考えれば，そうすることが望ましいに違いない．しかしそこに問題はないだろうか．

患者とその家族の立場に立ってみよう．ある日突然，知らない看護師から調査協力をお願いしたいという封書が届く．説明文の最後には，牛島さんの所属している隣県の大学院の名前や指導教授の名前が載っている．どうしてそんな人たちからわたしたち家族のところに手紙が来たんだろう．どうしてわたしたち家族のことを知っているんだろう．この牛島という人は以前入院していた病院の看護師さんでもあるみたいだ．でも，あの病棟にいたかしら．わたしたちの住所氏名や転院したこととかの情報は，もちろん病院が把握し管理しているんだろうけど，ちょっと気持ち悪いねえ．だって，これはあの病院からの調査依頼じゃなくて，誰だか知らない看護師さん個人からのものだよ．病院の人は，自由に患者の個人情報を見たり利用したりできるのかね．病院長が許可したにしたって，どういう理由でそんな許可を出したんだか．わたしたちのことはみんな病院内では筒抜けなのかしら．病院内どころか，隣の県の大学の教授たち

のところにも流れているのかしら.

「世界医師会リスボン宣言」によれば,患者の個人情報が第三者に開示されてよいのは,本人の承諾がある場合と,どうしても「知る必要」がある場合に限られる.「知る必要」というのは,どういうことを指すのだろう.治療するうえで患者の役に立つこと(たとえば,カルテの表紙に「NSAIDsアレルギーあり」と朱書きする)や,また医療者を含めた他者への危害を防止するうえでの必要(手術時に徹底した感染予防をする)ととらえるのが妥当だろう.こうした観点からすると,地域連携室にいる牛島さんと仲の良い看護師は,患者と家族の承諾なしに,その情報を牛島さんに流してしまってはいけないのではないか.こうしたことが,医療機関への不信を膨らませる.

■ 研究者からすると

研究者からすると,患者のプライバシー保護とか,研究参加の自発性の確保,同意書の取得といった要件は,実にやっかいなもの,研究推進の障壁にすら感じられるかもしれない.とりわけ,地域住民の疫学調査をする場合――しかもコホート研究(ある地域に住んでいるある人たちの健康状態を10年20年とずっと追いかけて,どんな病気になったかなんで死んだかなどを把握して,どんな因子が健康に影響を与えるのかを分析する)のように連結不可能匿名化したら遂行できない研究ならまして――については,きちんと説明をして同意をとるという作業は並の労力では果たせるものじゃない.だから中には,地域の自治会の役員に戸別訪問のうえで協力要請をしてもらったりしている研究もあったりする(狭い地域社会では当然協力を拒みにくいだろうね).

個人情報の保護だとか倫理だとかを優先して,人々の健康状態に影響を与える因子の解明ができなくなるなんて,本末転倒もはなはだしいと主張する研究者に対して,なんと言ったらいいだろうか.

3 どうすればいいのだろうか

> たとえば県内に数人しか患者がいないとても稀な疾患の場合,いくら連結不可能匿名化をしても,年齢や性別から,誰のデータか,関係者には推測できてしまう.[服部]

もし牛島さんが,それによっては個人を特定できないような質問票を使って調査をするというのなら,同意書は不要だ.牛島さんに記入ずみの質問票を返送してもらったことで同意の意思があったとみなせる.協力したくない人は返送しなければいい.むしろ同意書にサインして同封なんてしてもらったら,逆にその質問票への回答を誰が書いたかがわかってしまうから,かえってまずい.そして,もし個人を識別特定できる可能性のある調査の場合には,基本的に当人の明確な同意が必要と考えなければならない.

さて,調査対象者をどうするか.匿名化しない場合に,一番問題が少ないのは,転院措置が決まった患者さんと家族に,調査概要説明文と協力依頼のお願い,そして牛島さんの連絡先を載せたちらしを機械的に配布して,協力し

てもいいという方から個別にその旨の連絡や問い合わせをしてもらうというやり方だろう．その方たちにだけ調査票を郵送すればよい．

倫理委員会　こうした研究を始めるに際しては，計画を立てた段階で，所属する大学や病院，学会などに設置された倫理委員会に倫理審査申請書を提出して受審する．

研究をまとめるうえで，捏造（存在しないデータのでっちあげ）・改竄（資料の加工変更操作）・盗用（他人の業績の無断ないし適切な表示なき流用）は特定不正行為とよばれ，二重投稿や，研究に貢献していない人を論文の著者に加えたり，貢献した人を外したりといったこととともに，厳に戒められる．でも忘れないでほしい．研究倫理の最重要ポイントは被験者保護にある．

Case 23
実習で取り扱う患者情報

宮間麻衣さんは市内の看護学校の3年生だ．現在，病院での実習の真っ最中で，とても忙しい毎日を送っている．今週からは，市立病院の内科病棟で成人看護の実習が始まった．3週間の予定で受持ち患者の長岡さんの情報収集，看護計画の作成，実施，そして卒業研究に向けてのレポート作成，発表検討会と，山ほど課題がある．その合間を縫うように，仲間と国家試験対策の勉強会もスタートしたところだ．

宮間さんが紹介された受持ち患者の長岡さんは，70歳代の女性で，糖尿病のコントロールのために最近，入院したということだ．入院は初めてではなく，また以前にも学生実習に協力したことがあるとのことで，受け入れは良好だった．話し好きで，宮間さんのことを孫のように気に入って，いろいろと話を聞かせてくれる．長岡さんは宮間さんとおしゃべりするのが楽しみのようで，病気のこと以外でも，しゃべりだすと止まらない．病院の医者や看護者，他の入院患者の私的なことまで，話題は広がる．

3～4日過ぎた頃，宮間さんはちょっと重荷に感じるようになってきた．長岡さんのおしゃべりにどこまで付き合ったらいいのか，よくわからなくなった．「これは内緒だけどね，あなたにだけ教えるからね」などと言われたら，どう対処していいかわからず，困惑してしまった．

実習時間内に患者情報の整理が終わらないので，宮間さんは学校に戻ってから夕方まで，長岡さんから聞き取った話や，看護記録の抜き書きを整理するのが日課になっていた．ある日，学校まで戻った宮間さんは，長岡さんの情報を書き込んだノートが見当たらないことに気がついた．急いで戻ってきたので，どこかに置き忘れたのだ．

> 翌日，市立病院に行った宮間さんは，掃除のおばさんから，置き忘れたノートを手渡された．おばさんは「学生さんは大変だね，ずいぶんいろんなことまで調べなきゃなんないんだねえ」と言って，宮間さんをいたわってくれた．

1　このケースの問題はどこにあるのだろうか

　宮間さんは実習でちょっとおしゃべりな長岡さんの受け持ちになった．長岡さんからは，実習に必要な情報だけでなく，いろいろと余計なことまで聞かされるはめになっているようだ．こういうとき，学生はどこまで付き合えばいいのか困ってしまうだろう．しゃべってくれない人も困るが，しゃべられ過ぎもまた困るものだ．切り上げるタイミングがつかめず，時間がオーバーしてしまう．そのため焦ってしまったのか，宮間さんは，ノートを病院のどこかに置き忘れてしまった．幸い翌日，届けられたが，それでよかったと喜んでいいのだろうか．患者の個人情報の取り扱いについて，この際，きちんと考えておくべきではないだろうか．

2　考えてみよう

■ 秘密を聞き出すこと・共有すること・漏らすこと

　宮間さんは，受け持ちの長岡さんから聞かされる「秘密」の話に，どう対処したらいいか困っている．はっきり言って，長岡さんの病室に行くのは気が重いことだろう．ぼくは，最悪の場合，担当を交代するのも悪くないと思う．担当決定のプロセスがどんなものだったかわからないが，決して失礼にはならないと思う．だが，まずその前に，宮間さんははっきりと自分の思いを長岡さんに伝えるのがスジだと思う．

　患者の秘密を漏らすことは良くないことだというのは，誰でもわかることだ．しかしその前に，秘密を聞くということがどういうことなのか，考えなければならない．知らずにいることは漏らしようがないのだから．診療上，どうしても必要な情報は，たとえ本人が秘密にしておきたいことでも，知らせてもらわなければならない．だけど，そうでないことまで聞く必要はない．ましてそれが，職員や他の患者の噂話ならなおさらだ．秘密を共有することは，なんとなく共犯関係のような，怪しい気持ちにさせられるものだ．その相手と特別な関係になるってことだ．だから，うかつにそうしてはいけないと思う．

　学生の宮間さんにかぎらず，守秘義務を負った医療者は，一人で秘密を抱え込んではいけないだろう．そうしなければならないことも，まれにはあるかもしれないが，とてもしんどいことだ．身がもたない．「王様の耳はロバの耳」

> 学生にとっては実習中，患者さんとコミュニケーションをとることができるかどうかが大きな課題だ．患者さんがたくさん話してくれればあまり困らない．秘密の話を聞き出しているという意識は少なく，むしろ信頼関係ができている結果だと勘違いしていることもあるだろう．〔米田〕

> 患者がそれを話し分けることができない以上，どうしても必要な情報かそうでないかは聞いてみないとわからないこともある．実際にはなかなか難しい．〔原〕

> 自分が秘密にしたい情報について，患者から質問されることもある．患者と適切な距離感を保ちながら診療するために，答え方を決め

じゃないけど，秘密はどこかで吐き出さないとやってられないものなんだと思う．じゃあどこで吐き出すのがいいかって？　それは，カンファレンスが一番だろうね．

　患者情報は職場の共有財産みたいなもの，そう考えると気が楽になる．日本看護協会の「看護者の倫理綱領」(2003 (平成15)) の第5条には，「看護者は，守秘義務を遵守し，個人情報の保護に努めるとともに，これを他者と共有する場合は，適切な判断のもとに行う」とある．またその解説文には，「共有する情報の内容と必要性等を説明し，同意を得るよう努める」とある．現実的には，ほとんどの患者情報は共有すべきものであるだろう．だから，患者から，「これは秘密にしてほしい」と言われても，きちんと事情を話して，「看護者はチームで仕事をしています．だからうかがったことは私一人の胸にとどめておくことはできないんです．申しわけありません」と言うのがいいだろう．

■ 患者情報の取り扱いについて

　学生を含め，病棟にはいろんな職種の人が出入りしているし，カルテなどを閲覧することは容易だ．いちいち鍵のかかる棚にしまってある施設は少ないだろう．多くの関係者が自由に閲覧できないと不便だ．多くの人たちが自由にアクセスするものだ．おそらく数十人が関与する．これはチーム医療が趨勢となっている現状ではやむを得ないことだ．

　学生が病棟でカルテを読むことが，とりあえず問題ないとして，メモをとることはどうだろうか．病院スタッフはメモをとっても，これを院外に持ち出すことはあまりないだろう．しかし実習の看護学生が，記録作成を院内だけでやり遂げることは困難だろう．学校に戻って，メモを参考にして，教員に助言をもらいながら，なんとか書き上げる．ふつうは自宅に戻って，夜なべ仕事で仕上げる．つまり患者情報が学生と一緒に病院，学校，自宅と移動して歩くのがふつうではないだろうか．多くの看護学校と実習病院とは，地理的に離れた場所にあるだろう．だから学生のかばんの中の個人情報が，あちこち移動して回るのはしようがないことなのだろうか．

　宮間さんは大事なノートを院内で紛失してしまった．院内だったからよかったのだろうか．たまたま職員が発見して届けてくれた．部外者に見られなかったからよかった，と言っていいのだろうか．メモやノートを院外に持ち出すことが避けられないことなのかどうか，検討が必要だろう．そしてもし避けられないなら，個人を同定できないように，情報を一部改変するとか，部分情報に限定するとか，なんらかの規制が必要だろう．もしバッチリ名前や病名の入ったメモを外に漏らしたらどうなるか，きちんと考えておかなければならない．これらの対策は学校任せにするんじゃなくて，学生として何ができるか，主体的に考えて工夫してみよう．

ておくとよいかもしれない．[中澤]

情報をチームで共有する旨を通知する姿勢には疑問がある．重要なことなので共有していいかを，患者さんに尋ねてからでも遅くない．[米田]
　Re：一般的に，重大な秘密をいきなりぺらぺらしゃべり出す人は少ないだろう．会話の途中でその内容の取扱いを確認することはできるはずだ（笠原さんの意見〔☞ p.50〕．そのうえでどこまで聞くか，情報を共有していいかどうかが判断される．[伊東]

患者は「あなただから話した」という思いをもっている可能性がある．それを裏切ることはつらいかもしれないが，それこそ医療者と患者が二人称の関係と三人称の関係の間にあるということなのだ．「治療のためにここにいる」という前提条件が，二人称の関係にとどまることを許さない．[加藤]

多くの病院が電子カルテを採用するようになってきた．病理診断をするうえで必要に応じ端末から患者の電子カルテを参照するが，すべての情報がオープンになっていることに驚く．医学部・看護学部などでは情報の取扱いに関する教育を徹底しなければいけない．しかし，自分自身のデータが病院全体で共有されることを知ったら，抵抗を感じる患者も多いのではないか？[西川祐]

■ 学生実習について，患者の同意を得ること

　学生実習のことに戻るとしよう．さっき，患者とうまくいかなければ担当を代わればいいと書いた．しかし現実にはなかなか難しいようだ．それは，どこの病院でも，実習の担当を引き受けてくれる適当な患者が少ないからだ．理由はいろいろあるようだが，一つには入院期間の短縮ということがあるだろう．病棟の機能分化とやらで，急性期の治療病棟では患者がどんどん回転していく．実習を始めたとたんに退院されては困るから，対象者が絞られる．それと患者側の意識の変化もあるだろう．できれば，余計なことにかかわりたくないということだ．

　ところで実習担当患者の決め方や，説明はどうなっているんだろうか．候補者の選定はおそらく，病院側の臨床指導者がするところが多いだろう．その後の患者への説明と承諾は，誰がどの程度のことをやるんだろうか．きちんと説明しないと，長岡さんのように，学生を暇つぶしの話し相手と勘違いするかもしれない．学生を単なる見学者や見習いみたいなものと思っている人もいることだろう．

　自分のカルテや看護記録を学生も読むこと，看護計画を作って基本的な手技を実施すること，実習の記録やレポートが学校に提出されること，事例研究発表が行われること，などについてはほとんど説明されず，なんとなく受け持ち学生ですからよろしく，という程度ですませてはいないだろうか．もしこれらのことを全部説明されたら，患者は尻込みしてしまうだろうか．患者に断られる可能性が高くなるのだろうか．もしそうだとして，それであえて説明を省略することがあるとしたら問題だろう．実習とはいえ，医療の一環として行われるのだから，説明と同意を得ることの対象外ではないと思う．

　厚生労働省の「看護基礎教育における技術教育のあり方に関する検討会報告書」(2003（平成15))には，実習の内容を患者に説明して承諾を得ることの重要性と，具体的な手順などについて記載されている．学生がどのような内容のことを実施するか，きちんと文書で取り交わすことが望ましいとされている．しかしまだ一部の学校では，口頭のみですませているようだ．また実習で知り得た情報についての，プライバシー保護には十分留意すべきであるとしている．しかしここでも，学生に記録がどの程度開示されるかとか，情報の移動については具体的に議論されていない．

　「世界医師会リスボン宣言」では，患者の情報を開示するときは患者の同意を前提としている．他のヘルスケア担当者への開示は，厳密に「知る必要性」のあることのみとされる．この必要性とは，治療にとっての必要性という意味で，治療に直接関係するヘルスケア担当者についての記述と考えられる．それをそのまま定義どおり理解すれば，学生は対象外となり，そう考える立場が主流かもしれない．しかし学生も治療のチームの一員であると考えるならば，こ

学生がカンファレンスを参

の対象に含まれると解釈することも可能であると思う．したがって学生がカルテを見る場合は，必要な部分に限るなどの配慮をすることを，患者に了解してもらえばかまわないだろう．

■ 学校での患者情報の管理

きちんと作成した実習記録（看護計画や看護記録など）を，実習終了後，どのように管理するかという問題も，あまりきちんと検討されていないところが多いと伝え聞いている．すべて学生の自己管理にしているところや，卒業まで保管してその後破棄するところや，実習終了後，直ちに処分するところなど，まちまちだという．これらの資料は学校にとってはフィールドで得られた教材だが，同時に個人情報のかたまりなのだ．

2003（平成15）年，「個人情報の保護に関する法律」が成立した．この法律は，主として個人情報取扱事業者（個人情報を事業の用に供している者）を対象としている．2017年施行の改正法では小規模な事業所も対象とされ，また犯罪歴や病歴などは「要配慮個人情報」と位置付けられ，本人の同意なしに第三者に提供できないとされた．学生実習で扱う個人情報については「医療・介護関係事業者における個人情報の適切な取り扱いのためのガイダンス」（平成29年4月厚労省）を受けて，「Q＆A（事例集）」が公表され，「実習を行うさいには事前に十分に説明を行い，その同意を文書でとりかわすことが望ましい」と記載されている．きびしい情報管理が求められているが，しかしここでも，病院や学校から持ち出すことについての具体的な記載はない．

3 どうすればいいのだろうか

実習生は見学者でもお客さんでもない．守秘義務を負った医療チームの一員とみなされる．そこで得た情報は単なる教材ではなく，とっても重たいものなのだ．だから必要なこと以外の患者の情報は見ないようにすること，聞き出さないこと，聞かされても断ること，知りたいことや学びたいことは山ほどあるだろうが，禁欲すること．記録類の取り扱いには細心の注意をすること．そう，きわめて当たり前のことだ．そしてそれが，とても難しいことなのだ．

学生は，患者からはスタッフの一人とみなされても，実際には外部の人間だし，病院の中だけで記録の整理や資料づくりをするのは無理だ．無理を承知で，教員も学生も工夫を凝らしながらがんばっているのだ．こういうあやうい状況で，看護教育が綱渡り的に行われていることを，病院の関係者や学校の教員が，もっと大きな声で発言してもいいように思う．そうしないと，結局，患者がしわ寄せを受けることになるのだから．

観するだけでなく，担当患者についてなんらかの情報提供をすることもあり得るだろう．自分は学生だという意識にとどまらず医療者の一人だという意識をもつことが大切だ．［加藤］

個人情報の保護に関する法律

研修医にとっても同様の問題がある．数か月で別の科に異動する身でどこまで患者（特に長期入院の方）とかかわるべきか迷うことがあった．患者と担当医の関係性が強く形成されている場合，その間に研修医が入ることでバランスが崩れるのではと考えたこともあった．研修指定病院であるか否かを気にして受診機関を選ぶ患者は少なく，しかも研修医の受け持ちにさせてほしいという担当医からの申し出を断ることができる患者も稀だ．［宮城］

付録　医療倫理学のQRS　読者のみなさんからのお悩み，ご質問にお答えします．

Q1
医療現場では業務が忙しくて倫理のことに時間をかけられません．どうしたらいいですか？

A

■診療をしたり看護をしているなかで，なんだかこれでいいのかなって引っかかることはないでしょうか．そこに倫理的な問題が隠れていることもあります．カンファレンスなど開かなくても病棟の隅や廊下で他の医療スタッフとちょっとした立ち話をしてみるのはどうでしょう．自由に発想できるのではないでしょうか．（西川彰）

□廊下での立ち話はまずいでしょ（笑）（📖 p.50）．準夜勤帯，休憩室でお茶を飲みながらの意見交換がおすすめ．みんながケーススタディのトレーニングを積んでいくと，頭の中に発想の回路ができるので，すごく短時間で濃い話し合いができるようになる．時間がかかるのは（本書を読んだりするとかの）トレーニング．（服部）

■人が人にどう向き合ったらよいかを問うのが倫理だ．だから，倫理を考えずに医療行為に臨むことはできないということだ．まさか，時間がないから診断できない・看護ケアができないという医療者はいないだろう．診断や看護ケアを検討することと同じときに同じように倫理を問うのはどうだろう．（原）

□幸いなことに，業務を中断して考えざるを得ないような問題には，今のところ遭遇していない．しかし，問題はあるのに，それに気づいていないだけかもしれない．たとえば，「仕事が忙しくて健診に行く時間がありません」と言う患者に対して，あなたはどのような印象を受けるだろうか．忙しさを理由に検査しないなんて健康管理に問題があると思うかもしれない．では「仕事が忙しくて倫理のことに割く時間がありません」と言う医療者に対してはどうだろうか．（中澤）

■時間ができたらあの本を読もう，この箪笥の整理をしよう，まとまった時間ができたらヨガを習おうか水泳にしようか，結局，時間は容易に捻出できない．忙しさを怠惰の口実にしてしまう自分を反省．どんなに忙しくてもトイレには行ってるしね．（伊東）

Q2
倫理にはどうせ正解なんてないんでしょ？

A

□スーパードクターは，診断学の難問を難なく解いてみせる．診断には正解があるからだ．倫理は，クイズを解くことや，どこかに必ず埋まっている宝を探し出すこととは違う．正解を求めていくプロセスそのものだからだ．倫理は正解を答えてはくれない．けれど，疑問を抱いている自分に向き合う方法を教えてくれるような気がする．（原）

■そもそも正解とはなんだろうか．1+1の正解は，

いつでもどこでも，だれにとっても2である．医療現場で問題になるのは，田中さんという患者の生き方だったり，病に怯えながらも笑顔をふりまいている木村さんに対する，医療者としての私の立ち振舞いだったりする．これは，田中さん，木村さん，私の問題であり，いつでもどこでも誰にとっても該当するような正解はないだろう．（中澤）

□昔，1＋1＝10が正解だとわかったとき衝撃だった．二進法ではね．答えがたった1つしかないと思い込んでいた算数でさえ，切り口が変われば答えが無数にある．倫理の正解も無数というか人数分あっていいんだろうな．（伊東）

■倫理には統計とかエビデンスという考え方はなじみません．一人ひとりの生きざまは実証実験じゃないからね．でも，合点がいく，腑に落ちる，すうっと喉を通る，なるほどといって膝を打ちたくなる，ぴんとくる意見というのがあるってことは，誰しも経験していることでしょ．後になってみると，もっといい見方が出てくるかもね．でもそれって，医学の診断だって同じでしょ．（服部）

Q3
いい意見，だめな意見ってあるんですか？　どうやったら区別できますか？

A
■自分のアタマでとことん考え抜いた意見を，いい意見と言いたい．（原）

□自分の意見の良し悪しを考えてもしょうがないと思う．他人の考えを刺激するのがいい意見だとしたら，どんなおバカな意見でも発言してみたらいい．発言しないで終わる意見が，だめな意見かな．（伊東）

■いい意見，わるい意見ははじめから決まっているわけではありません．いろいろな角度で人とは違う意見を出していくことで，見えなかったものが見えてくることがあります．時に極端な意見が，物事の本質を捉えていることがあります．話し合っていくうちに，今回はこの意見は合わないねとか，この意見をすすめていこうなどと熟成されていくものだと思います．（西川彰）

□いい意見とは正しい意見のことではありません．だめな意見とは間違った意見のことではありません．メダカの学校みたいに同調圧力がかかったなかで付和雷同で出される意見は，たいてい味が薄くてつまらない．新たな発見を可能にする道を切り開く意見，図形の証明問題の補助線のような意見が，いい意見．（服部）

■わるい意見は，一面的な見方でしか捉えていない意見．いい意見は，多面的に捉えていたり，新たな問題点を含んでいたりする意見．たとえば，ピアノの鍵盤を1つ叩けば音は出る．でも，10本の指で鍵盤を押さえることで，様々な和音を響かせることができる．ある音を強調してみたり，あえて不快な響きにしてみたりすることで，演奏者の個性も現れてくる．（中澤）

Q4
みんなで意見を出し合うのが大事だというのはわかりますが，実際にはなかなかうまくいきません．どうしたらいいですか？

A
□毎日の臨床では，目の前の患者に「どのように」応じるのがよいだろうかと考えるだろう．そこにもうひとつ加えてみよう．自分が「なぜ」そう応じようとしているのかを自分に問いかけてみることだ．そしてそれを仲間や同僚と言葉にし合うことから始めてみたらどうだろう．カンファレンスや会議でなくてもいい．休憩室の雑談のひとつとして話してもかまわないと思う．（原）

■まず自分から意見を出してみるのがよいのでしょう．でも断定的な意見だと他の人がしゃべりにくいので，僕はこう思うけどって，なんでも言ってよい雰囲気をつくることが重要です．それでもうまくいかないとき，よくありますよね．医療現場では，日頃の医療スタッフどうしのコミュニケーションを充実することから始めるのがよいかもしれません．（西川彰）
□会議とか研修会とかで活発に意見が飛び交うのがいいとはかぎらない．その場でゆっくり言葉を選んで，かみ合わなくてもいいからまず発言してみる，反応してもらう，それにまた応答する，他人の話を必死で理解しようと集中する，そんな場を共有できればいいね．（伊東）
■大勢で意見を出し合うのは単なる手段にすぎない．自由に意見交換することで，多角的に考えることが本来の目的だろう．まずは，意見を聞きたい相手や意見をぶつけたい相手と，2人で対話してみるとよい．対話してみると，新たな問題点が生じたり，議論に限界があったりして，話し合いに加わってほしい相手が次々と浮かんでくるに違いない．（中澤）
□リーダー格の人がいつもすばらしい優等生的な意見を出していたらダメです．たまにはわざとみんなから「なにそれ？」と言われるような突飛なハズれた意見もあえて出してみるのが，誘い水作戦の極意です．野球のピッチャーもストライクばかり投げないでしょ．意見を出し合うっていうのは鑑別診断するってこと．みんなが思いつかない意表をつく病名を出すことが大事．オセロゲームで勝つ秘訣は，斜めに方向の少しはずれたマスに置くこと．あえてみんなと違うアイデアを置いてみよう．それが突破口になることが多いよ．（服部）

Q5

深く考える力をつけたいです．どうすれば，つきますか？

A

■この答えを知っている人はいないと思います．情報を収集し，人と議論し，メモに書いて反芻するしかありません．深く考えるという動機を保つことだけが答えだと思います．もっとも，臨床の現場では注意すべきことがあります．しつらえられたガイドラインやマニュアル，慣習に盲従せず，常に疑うことが重要だと感じます．（徳永）
□深く考えるためには「論理学」を学ぶとか，難しい本を辛抱強く読み通さなければならないと思う．それが苦手な人は浅くてもいいから柔軟にいろんな角度から多様な考えができるのがいい．そのためには対話することだね．タテ×ヨコ＝広さ．広く浅くか，狭く深くか．（伊東）
■論理学は，飛躍や間違った詰め方を防止するガードレールで，深く考える役には立たないよ．それに，フッサールとかの哲学がよくわかる本の類はお勧めできません．かなり単純化され，歪曲されていることが多いからね．そんな本で用語を覚えて知識を増やしたって哲学したことになんかぜんぜんならない（水泳の本をいくら読んでも水の中に入らなきゃ，でしょ）．一番おすすめなのは，等身大の人間が濃く描かれる短編小説や演劇を誰かと一緒に読んで観て，語り合うこと．次につながる発見があるよ．医療と関係のない作品のほうが自由に話し合いやすいと思う．そうやって心の土に肥料をやり，ふかふかにする．硬い知識伝達型の教科書や自分の手持ちの人生経験だけから考えていても，土が固くなるだけだから．（服部）
□テニスや野球の上達のためには素振りが欠かせない．考える力をつけたいとき，素振りに相当するのは読むことである．まず，この本を読み込んでみるとよいだろう．著者の思考回路を追いながら，なぜこの問いを立てたのか，書いてあることの真意は何なのか，一つひとつ点検していく．著者の考え方になじむことができれば，それを利用して深く考えられるだろう．（中澤）

参 考 文 献

　次にはどんな本を読んだらいいのという人のために，参考文献を挙げておこう．ここに挙げたもの以外にも，ごまんとある．執筆者のぼくたち自身がずいぶん勉強させてもらった優れた本もいっぱいある．でも，かなり専門的だという理由でそのほとんどを省くことにした．知識を増やしてくれるものよりも，考えさせてくれるものを優先した．ここにたくさん挙げてしまうと，どれを読んだらいいの，こんなに読まなきゃなんないの，ということになってしまう．そうならないように，あくまでもこの本の次に読んだらいいと思えるものに限定した．本文左余白に挙げたものは紙幅の関係から基本的に省かせていただいた．絶版で入手困難なものについては古書店や図書館を活用してほしい．

■ 考えるチカラ・書くチカラをつける

名古屋大学教育学部附属中学校・高等学校国語科『はじめよう，ロジカル・ライティング』ひつじ書房，2014．

慶應義塾大学教養研究センター監，慶應義塾大学日吉キャンパス学習相談員『学生による学生のためのダメレポート脱出法』慶應義塾大学出版会，2014．

戸田山和久『新版　論文の教室；レポートから卒論まで』NHKブックス，2012．

■ 医療倫理学全般

H・T・エンゲルハート，他『バイオエシックスの基礎；欧米の「生命倫理」論』（加藤尚武・飯田亘之編），東海大学出版会，1988．

浅井篤・服部健司・大西基喜・大西香代子・赤林朗『医療倫理』勁草書房，2002．

福井次矢・浅井篤・大西基喜編『臨床倫理学入門』医学書院，2003．

S・ポスト編『生命倫理百科事典』全5巻，丸善，2007．

E・バンドマン，B・バンドマン『ケーススタディ　いのちと向き合う看護と倫理』（鶴若麻理・仙波由加里訳），人間と歴史社，2010．

盛永審一郎・長島隆編『看護学生のための医療倫理』丸善出版，2012．

粟屋剛，他編『シリーズ生命倫理学』全20巻，丸善出版，2012-13．

児玉聡，なつたか『マンガで学ぶ生命倫理』化学同人，2013．

Sugarman J, *20 common problems ; Ethics in primary care*, McGraw-Hill, 2000．

Ashcroft R, et al. (eds), *Case analysis in clinical ethics*, Cambridge University Press, 2005．

■ ケースブック・ケースドラマ集

服部健司・伊東隆雄『ドラマで考える医療倫理』全8ケース　DVD2枚組，art medical，2009．
カナダ国立映画制作庁『生命倫理を考える；終わりのない7編の物語』（赤林 朗 日本語版監修）
　　DVD7巻，丸善，2009．
樋口範雄編著『ジュリスト増刊．ケース・スタディ生命倫理と法，第2版』有斐閣，2012．
Fry S, Veatch R, *Case studies in nursing ethics*, Second ed., Jones and Bartlett Publishers, 2000.

■ 哲学・倫理学

川原栄峰『哲学入門以前』南窓社，1967．
岡田雅勝『ウィトゲンシュタイン』清水書院，1986．
安彦一恵・大庭健・溝口宏平編『道徳の理由；Why Be Moral ?』昭和堂，1992．
笹澤豊『〈権利〉の選択』勁草書房，1993．
加藤尚武『現代倫理学入門』講談社学術文庫，1997．
佐藤康邦・溝口宏平編『モラル・アポリア；道徳のディレンマ』ナカニシヤ出版，1998．
加茂直樹編『社会哲学を学ぶ人のために』世界思想社，2001．
戸田山和久『科学哲学の冒険』NHKブックス，2005．
古東哲明『他界からのまなざし；臨生の思想』講談社選書メチエ，2005．
篠澤和久・馬淵浩二編『倫理学の地図』ナカニシヤ出版，2010．
J・レイチェルズ『倫理学に答えはあるか』（古牧徳生・次田憲和訳），世界思想社，2011．
田中朋弘『文脈としての規範倫理学』ナカニシヤ出版，2012．

■ 文学

大橋洋一『新文学入門；T・イーグルトン『文学とは何か』を読む』岩波セミナーブックス55，1995．
土田知則・青柳悦子・伊藤直哉『現代文学理論；テクスト・読み・世界』新曜社，1996．
別役実『舞台を遊ぶ；別役実の演劇教室』白水社，2002．
丹治愛編『知の教科書；批評理論』講談社，2003．
廣野由美子『批評理論入門；『フランケンシュタイン』解剖講義』中公新書，2005．
P・バリー『文学理論講義；新しいスタンダード』（高橋和久監訳），ミネルヴァ書房，2014．
亀井秀雄監，蓼沼正美『超入門！　現代文学理論講座』ちくまプリマー新書，2015．
Tyson L, *Critical theory today; A user-friendly Guide*. 3rd ed., Routledge, 2014.

■ 法学・政治学・社会学

齋藤純一『公共性』岩波書店，2000．
田口宏昭『病気と医療の社会学』世界思想社，2001．
黒田浩一郎『医療社会学のフロンティア；現代医療と社会』世界思想社，2001．
植木哲『医療の法律学，第3版』，有斐閣，2007．
仲正昌樹『集中講義！アメリカ現代思想；リベラリズムの冒険』NHKブックス，2008．

■ 想像力をみがくのに最適な小説

ジュンパ・ラヒリ『停電の夜に』（小川高義訳），新潮文庫，2003．
レベッカ・ブラウン『体の贈り物』（柴田元幸訳），新潮文庫，2004．
グレアム・スウィフト『ウォーターランド』（真野泰訳），新潮クレスト・ブックス，2002．
ジュディ・バドニッツ『元気で大きいアメリカの赤ちゃん』（岸本佐知子訳），文藝春秋，2015．
ラモーナ・オースベル『生まれるためのガイドブック』（小林久美子訳），白水社，2015．
アリス・マンロー『ピアノ・レッスン』（小竹由美子訳），新潮クレスト・ブックス，2018．

■ テーマをしぼりこんだ単行本・雑誌特集

池上千寿子『性ってなんだろう』大修館書店，1989．
山田昌弘『近代家族のゆくえ；家族と愛情のパラドックス』新曜社，1994．
米本昌平・松原洋子・橳島次郎・市野川容孝『優生学と人間社会』講談社現代新書，2000．
荻野美穂『ジェンダー化される身体』勁草書房，2002．
江原由美子『自己決定権とジェンダー』岩波セミナーブックス84，2002．
金井淑子編著『ファミリー・トラブル；近代家族／ジェンダーのゆくえ』明石書店，2006．
杉野昭博『障害学　理論形成と射程』東京大学出版会，2007．
春日キスヨ『変わる家族と介護』講談社現代新書，2010．
M・フーコー『監獄の誕生；監視と処罰』（田村俶訳），新潮社，1977．
I・イリッチ『脱病院化社会；医療の限界』（金子嗣郎訳），晶文社，1998．
『現代思想』26(2)［特集 身体障害者］，青土社，1998．
『現代思想』26(8)［特集 自己決定権―私とは何か］，青土社，1998．
『現代思想』34(14)［特集 自立を強いられる社会］，青土社，2006．
『現代思想』36(2)［特集 医療崩壊―生命をめぐるエコノミー］，青土社，2008．
『現代思想』36(3)［特集 患者学―生存の技法］，青土社，2008．
『現代思想』37(2)［特集 ケアの未来―介護・労働・市場］，青土社，2009．
山田昌弘『家族難民；中流と下流―二極化する日本人の老後』朝日文庫，2016．
伊東美緒編著『認知症の人の「想い」からつくるケア；在宅ケア・介護施設・療養型病院編』インターメディカ，2017．
田中美穂・児玉聡『終の選択；終末期医療を考える』勁草書房，2017．

■ 学会雑誌

日本医学哲学・倫理学会『医学哲学医学倫理』（1983～）
日本医事法学会『年報医事法学』（1986～）
日本生命倫理学会『生命倫理』（1991～）
日本看護倫理学会『日本看護倫理学会誌』（2008～）
日本臨床倫理学会『臨床倫理』（2013～）

資　　料

人生の最終段階における医療・ケアの決定プロセスに関するガイドライン

厚生労働省　改訂　平成30年3月

解説編　人生の最終段階における医療の普及・啓発の在り方に関する検討会

【平成19年版ガイドライン作成の経緯】

人生の最終段階における治療の開始・不開始及び中止等の医療のあり方の問題は，従来から医療現場で重要な課題となってきました．厚生労働省においても，人生の最終段階における医療のあり方については，昭和62年以来4回にわたって検討会を開催し，継続的に検討を重ねてきたところです．その中で行ってきた意識調査などにより，人生の最終段階における医療に関する国民の意識にも変化が見られることと，誰もが迎える人生の最終段階とはいいながらその態様や患者を取り巻く環境もさまざまなものがあることから，国が人生の最終段階における医療の内容について一律の定めを示すことが望ましいか否かについては慎重な態度がとられてきました．

しかしながら，人生の最終段階における医療のあり方について，患者・医療従事者ともに広くコンセンサスが得られる基本的な点について確認をし，それをガイドラインとして示すことが，よりよき人生の最終段階における医療の実現に資するとして，厚生労働省において，初めてガイドラインが策定されました．

本解説編は，厚生労働省において策定されたガイドラインを，より広く国民，患者及び医療従事者に理解いただけるよう，「終末期医療の決定プロセスのあり方に関する検討会」において議論された内容をとりまとめたものです．

国に対しては，本ガイドラインの普及を図るとともに，緩和ケアの充実など人生の最終段階を迎える患者及び家族を支えるため，その体制整備に積極的に取り組むことを要望します．

【平成30年版ガイドライン改訂の経緯】

平成27年3月には，「終末期医療に関する意識調査等検討会」において，最期まで本人の生き方（＝人生）を尊重し，医療・ケアの提供について検討することが重要であることから，「終末期医療」から「人生の最終段階における医療」へ名称の変更を行いました．

今回の改訂は，ガイドライン策定から約10年の歳月を経た平成30年3月には，近年の高齢多死社会の進行に伴う在宅や施設における療養や看取りの需要の増大を背景に，地域包括ケアシステムの構築が進められていることを踏まえ，また，近年，諸外国で普及しつつあるACP（アドバンス・ケア・プランニング：人生の最終段階の医療・ケアについて，本人が家族等や医療・ケアチームと事前に繰り返し話し合うプロセス）の概念を盛り込み，医療・介護の現場における普及を図ることを目的に「人生の最終段階における医療の普及・啓発に関する検討会」において，次の1）から3）までの観点から，文言変更や解釈の追加を行いました．

1）本人の意思は変化しうるものであり，医療・ケアの方針についての話し合いは繰り返すことが重要であることを強調すること．

2）本人が自らの意思を伝えられない状態になる可能性があることから，その場合に本人の意思を推定しうる者となる家族等の信頼できる者も含めて，事前に繰り返し話し合っておくことが重要であること．

3）病院だけでなく介護施設・在宅の現場も想定したガイドラインとなるよう，配慮すること．

加えて，本ガイドラインについて，人生の最終段階における医療・ケアに従事する医療・介護従事者が，人生の最終段階を迎える本人及び家族等を支えるために活用するものであるという位置づけや，本人・家族等の意見を繰り返し聞きながら，本人の尊厳を追求し，自分らしく最期まで生き，より良い最期を迎えるために人生の最終段階における医療・ケアを進めていくことが重要であることを改めて確認しました．

国に対しては，医療・介護従事者が，丁寧に本人・家族等の意思をくみ取り，関係者と共有する取組が進むよう，また年齢や心身の状態にかかわらず，家族等との繰り返しの話し合いを通じて本人の意思を確認しておくことの重要性が，広く国民，本人，医療・介護従事者に理解されるよう，改訂された本ガイドラインの普及を図ることを要望します．

【基本的な考え方】

1）このガイドラインは，人生の最終段階を迎えた本人・家族等と医師をはじめとする医療・介護従事者が，最善の医療・ケアを作り上げるプロセスを示すガイドラインです．
2）そのためには担当の医師ばかりでなく，看護師やソーシャルワーカー，介護支援専門員等の介護従事者などの，医療・ケアチームで本人・家族等を支える体制を作ることが必要です．このことはいうまでもありませんが，特に人生の最終段階における医療・ケアにおいて重要なことです．
3）人生の最終段階における医療・ケアにおいては，できる限り早期から肉体的な苦痛等を緩和するためのケアが行われることが重要です．緩和が十分に行われた上で，医療・ケア行為の開始・不開始，医療・ケアの内容の変更，医療・ケア行為の中止等については，最も重要な本人の意思を確認する必要があります．確認にあたっては，適切な情報に基づく本人による意思決定（インフォームド・コンセント）が大切です．
4）人生の最終段階における医療・ケアの提供にあたって，医療・ケアチームは，本人の意思を尊重するため，本人のこれまでの人生観や価値観，どのような生き方を望むかを含め，できる限り把握することが必要です．また，本人の意思は変化しうるものであることや，本人が自らの意思を伝えられない状態になる可能性があることから，本人が家族等の信頼できる者を含めて話し合いが繰り返し行われることが重要です．
5）本人の意思が明確でない場合には，家族等の役割がいっそう重要になります．特に，本人が自らの意思を伝えられない状態になった場合に備えて，特定の家族等を自らの意思を推定する者として前もって定めている場合は，その者から十分な情報を得たうえで，本人が何を望むか，本人にとって何が最善かを，医療・ケアチームとの間で話し合う必要があります．
6）本人，家族等，医療・ケアチームが合意に至るなら，それはその本人にとって最もよい人生の最終段階における医療・ケアだと考えられます．医療・ケアチームは，合意に基づく医療・ケアを実施しつつも，合意の根拠となった事実や状態の変化に応じて，本人の意思が変化しうるものであることを踏まえて，柔軟な姿勢で人生の最終段階における医療・ケアを継続すべきです．
7）本人，家族等，医療・ケアチームの間で，話し合いを繰り返し行った場合においても，合意に至らない場合には，複数の専門家からなる話し合いの場を設置し，その助言により医療・ケアのあり方を見直し，合意形成に努めることが必要です．
8）このプロセスにおいて，話し合った内容は，その都度，文書にまとめておくことが必要です．

1　人生の最終段階における医療・ケアの在り方

①医師等の医療従事者から適切な情報の提供と説明がなされ，それに基づいて医療・ケアを受ける本人が多専門職種の医療・介護従事者から構成される医療・ケアチームと十分な話し合いを行い，本人による意思決定を基本としたうえで，人生の最終段階における医療・ケアを進めることが最も重要な原則である．

また，本人の意思は変化しうるものであることを踏まえ，本人が自らの意思をその都度示し，伝えられるような支援が医療・ケアチームにより行われ，本人との話し合いが繰り返し行われることが重要で

ある.

　さらに，本人が自らの意思を伝えられない状態になる可能性があることから，家族等の信頼できる者も含めて，本人との話し合いが繰り返し行われることが重要である．この話し合いに先立ち，本人は特定の家族等を自らの意思を推定する者として前もって定めておくことも重要である．

* 注1　よりよい人生の最終段階における医療・ケアには，第一に十分な情報と説明（本人の心身の状態や社会的背景に鑑み，受ける医療・ケア，今後の心身の状態の変化の見通し，生活上の留意点等）を得たうえでの本人の決定こそが重要です．ただし，②で述べるように，人生の最終段階における医療・ケアとしての医学的妥当性・適切性が確保される必要のあることは当然です．
* 注2　医療・ケアチームとはどのようなものかは，医療機関等の規模や人員によって変わり得るものです．一般的には，担当の医師と看護師及びそれ以外の医療・介護従事者というのが基本形ですが，例えばソーシャルワーカーなど社会的な側面に配慮する人が参加することも想定されます．また，在宅や施設においては，担当の医師と看護師のほか，本人の心身の状態や社会的背景に応じて，ケアに関わる介護支援専門員，介護福祉士等の介護従事者のほか，他の関係者が加わることも想定されます．
* 注3　医療・ケアチームは，丁寧に，本人の意思をくみ取り，関係者と共有する取組を進めることが重要です．また，本人の意思は，時間の経過や心身の状態の変化，医学的評価の変更等に応じて，大きく変化する可能性があることから，繰り返し話し合いを行うことが，本人の意思の尊重につながります．

②人生の最終段階における医療・ケアについて，医療・ケア行為の開始・不開始，医療・ケア内容の変更，医療・ケア行為の中止等は，医療・ケアチームによって，医学的妥当性と適切性を基に慎重に判断すべきである．

* 注4　人生の最終段階には，がんの末期のように，予後が数日から長くとも2－3ヶ月と予測が出来る場合，慢性疾患の急性増悪を繰り返し予後不良に陥る場合，脳血管疾患の後遺症や老衰など数ヶ月から数年にかけ死を迎える場合があります．どのような状態が人生の最終段階かは，本人の状態を踏まえて，医療・ケアチームの適切かつ妥当な判断によるべき事柄です．また，チームを形成する時間のない緊急時には，生命の尊重を基本として，医師が医学的妥当性と適切性を基に判断するほかありませんが，その後，医療・ケアチームによって改めてそれ以後の適切な医療・ケアの検討がなされることになります．
* 注5　医療・ケアチームについては2つの懸念が想定されます．1つは，結局，強い医師の考えを追認するだけのものになるという懸念，もう1つは，逆に，責任の所在が曖昧になるという懸念です．しかし，前者に対しては，医療・介護従事者の協力関係のあり方が変化し，医師以外の医療・介護従事者がそれぞれの専門家として貢献することが認められるようになってきた現実をむしろ重視すること，後者に対しては，このガイドラインは，あくまでも人生の最終段階の本人に対し医療・ケアを行う立場から配慮するためのチーム形成を支援するためのものであり，それぞれが専門家としての責任を持って協力して支援する体制を作るためのものであることを理解してもらいたいと考えています．特に刑事責任や医療従事者間の法的責任のあり方などの法的側面については，ガイドライン策定以降，このような側面から大きく報道されるような事態は生じていませんが，引き続き検討していく必要があります．

③医療・ケアチームにより，可能な限り疼痛やその他の不快な症状を十分に緩和し，本人・家族等の精神的・社会的な援助も含めた総合的な医療・ケアを行うことが必要である．

* 注6　緩和ケアの重要性に鑑み，2007年2月，厚生労働省は緩和ケアのための麻薬等の使用を従来よりも認める措置を行いました．
* 注7　人が人生の最終段階を迎える際には，疼痛緩和ばかりでなく，他の種類の精神的・社会的問

題も発生します．可能であれば，医療・ケアチームには，ソーシャルワーカーなど，社会的な側面に配慮する人やケアに関わる介護支援専門員などが参加することが望まれます．

④生命を短縮させる意図をもつ積極的安楽死は，本ガイドラインでは対象としない．

＊注8　疾患に伴う耐え難い苦痛は緩和ケアによって解決すべき課題です．積極的安楽死は判例その他で，きわめて限られた条件下で認めうる場合があるとされています．しかし，その前提には耐え難い肉体的苦痛が要件とされており，本ガイドラインでは，肉体的苦痛を緩和するケアの重要性を強調し，医療的な見地からは緩和ケアをいっそう充実させることが何よりも必要であるという立場をとっています．そのため，積極的安楽死とは何か，それが適法となる要件は何かという問題を，このガイドラインで明確にすることを目的としていません．

2　人生の最終段階における医療・ケアの方針の決定手続

人生の最終段階における医療・ケアの方針決定は次によるものとする．

(1) 本人の意思の確認ができる場合

①方針の決定は，本人の状態に応じた専門的な医学的検討を経て，医師等の医療従事者から適切な情報の提供と説明がなされることが必要である．

そのうえで，本人と医療・ケアチームとの合意形成に向けた十分な話し合いを踏まえた本人による意思決定を基本とし，多専門職種から構成される医療・ケアチームとして方針の決定を行う．

②時間の経過，心身の状態の変化，医学的評価の変更等に応じて本人の意思が変化しうるものであることから，医療・ケアチームにより，適切な情報の提供と説明がなされ，本人が自らの意思をその都度示し，伝えることができるような支援が行われることが必要である．この際，本人が自らの意思を伝えられない状態になる可能性があることから，家族等も含めて話し合いが繰り返し行われることも必要である．

③このプロセスにおいて話し合った内容は，その都度，文書にまとめておくものとする．

＊注9　話し合った内容を文書にまとめるにあたっては，医療・介護従事者からの押しつけにならないように配慮し，医療・ケアについての本人の意思が十分に示された上で，話し合われた内容を文書として残しておくことが大切です．

＊注10　よりよき人生の最終段階における医療・ケアの実現のためには，まず本人の意思が確認できる場合には本人の意思決定を基本とすべきこと，その際には十分な情報と説明が必要なこと，それが医療・ケアチームによる医学的妥当性・適切性の判断と一致したものであることが望ましく，そのためのプロセスを経ること，また合意が得られた場合でも，本人の意思が変化しうることを踏まえ，さらにそれを繰り返し行うことが重要だと考えられます．

＊注11　話し合った内容については，文書にまとめておき，家族等と医療・ケアチームとの間で共有しておくことが，本人にとっての最善の医療・ケアの提供のためには重要です．

(2) 本人の意思の確認ができない場合

本人の意思確認ができない場合には，次のような手順により，医療・ケアチームの中で慎重な判断を行う必要がある．

①家族等が本人の意思を推定できる場合には，その推定意思を尊重し，本人にとっての最善の方針をとることを基本とする．

②家族等が本人の意思を推定できない場合には，本人にとって何が最善であるかについて，本人に代わる者として家族等と十分に話し合い，本人にとっての最善の方針をとることを基本とする．時間の経過，心身の状態の変化，医学的評価の変更等に応じて，このプロセスを繰り返し行う．

③家族等がいない場合及び家族等が判断を医療・ケアチームに委ねる場合には，本人にとっての最善の方針をとることを基本とする．

④このプロセスにおいて話し合った内容は，その都度，文書にまとめておくものとする．

＊注12　家族等とは，今後，単身世帯が増えることも想定し，本人が信頼を寄せ，人生の最終段階の本人を支える存在であるという趣旨ですから，法的な意味での親族関係のみを意味せず，より広い範囲の人（親しい友人等）を含みますし，複数人存在することも考えられます（このガイドラインの他の箇所で使われている意味も同様です）．

＊注13　本人の意思決定が確認できない場合には家族等の役割がいっそう重要になります．特に，本人が自らの意思を伝えられない状態になった場合に備えて，特定の家族等を自らの意思を推定する者として前もって定め，その者を含めてこれまでの人生観や価値観，どのような生き方や医療・ケアを望むかを含め，日頃から繰り返し話し合っておくことにより，本人の意思が推定しやすくなります．その場合にも，本人が何を望むかを基本とし，それがどうしてもわからない場合には，本人の最善の利益が何であるかについて，家族等と医療・ケアチームが十分に話し合い，合意を形成することが必要です．

＊注14　家族等がいない場合及び家族等が判断せず，決定を医療・ケアチームに委ねる場合には，医療・ケアチームが医療・ケアの妥当性・適切性を判断して，その本人にとって最善の医療・ケアを実施する必要があります．なお家族等が判断を委ねる場合にも，その決定内容を説明し十分に理解してもらうよう努める必要があります．

＊注15　本人の意思が確認できない場合についても，本人の意思の推定や医療・ケアチームによる方針の決定がどのように行われたかのプロセスを文書にまとめておき，家族等と医療・ケアチームとの間で共有しておくことが，本人にとっての最善の医療・ケアの提供のためには重要です．

(3) 複数の専門家からなる話し合いの場の設置

　上記（1）及び（2）の場合において，方針の決定に際し，

・医療・ケアチームの中で心身の状態等により医療・ケアの内容の決定が困難な場合
・本人と医療・ケアチームとの話し合いの中で，妥当で適切な医療・ケアの内容についての合意が得られない場合
・家族の中で意見がまとまらない場合や，医療・ケアチームとの話し合いの中で，妥当で適切な医療・ケアの内容についての合意が得られない場合

等については，複数の専門家からなる話し合いの場を別途設置し，医療・ケアチーム以外の者を加えて，方針等についての検討及び助言を行うことが必要である．

＊注16　別途設置される話し合いの場は，あくまでも，本人，家族等，医療・ケアチームの間で，人生の最終段階における医療・ケアのためのプロセスを経ても合意に至らない場合，例外的に必要とされるものです．第三者である専門家からの検討・助言を受けて，あらためて本人，家族等，医療・ケアチームにおいて，ケア方法などを改善することを通じて，合意形成に至る努力をすることが必要です．第三者である専門家とは，例えば，医療倫理に精通した専門家や，国が行う「本人の意向を尊重した意思決定のための研修会」の修了者が想定されますが，本人の心身の状態や社会的背景に応じて，担当の医師や看護師以外の医療・介護従事者によるカンファレンス等を活用することも考えられます．

索引

あ行

アドバンス・ケア・プランニング 178
アドヒアランス 107
アドボカシー 108
ありがたい 4
アンケート調査 276
安楽死 100
意志 106
意思 106
移植医療 199
遺伝情報 211
イベント・モデル 70
医療資源 36, 135, 220
医療資源配分 142, 192
医療保護入院 242, 250
医療倫理学 26, 28
胃瘻造設 227
インフォームド・アセント 204
インフォームド・コンセント 62, 204, 246, 271
宇都宮病院事件 243
運 139
疫学調査 271
SOL 34
延命治療 181
OECD8原則 60
おまかせ医療 40, 62

か行

ガイドライン 19
快楽主義 45
核家族 130
カズイストリ 153
家族愛 131
家族主義 128
家父長制 214
カルテ開示 80
カレン事件 188
環境倫理学 141
看護師－医師関係 237
看護倫理学 28
監視 224
患者－医療者関係 72
患者さま 121
患者の身になる 7
完全義務 197
カンタベリー判決 76
緩和医療 100
緩和ケア 191
キーパーソン 232
機会の平等 139
規則功利主義 158
義務論 156
逆差別 137
客観的リスト説 45
QALY 37
QOL 35
QOLチェックシート 36
強制治療 244
共通道徳 151
協働決定モデル 71
苦痛 99
ケアの侵襲性 119
ケーススタディのやり方 168
結果主義 101, 158
結果の平等 140
決定援助モデル 71
健康 111
原サファリング 117
原則論 148
行為功利主義 158
公序良俗 94
拘束 222, 223, 253
幸福 157
功利主義 137, 157
合理的医師基準説 76
合理的患者基準説 76
個人 104, 106
個人主義 128
個人情報保護法 60
孤独死 259, 266
個別的患者基準説 76
コホート研究 280
孤立死 267
コンプライアンス 107

さ行

最善の利益 43
在留外国人 256
サルゴ事件 63
産業医 263
産業看護師 263
資源の配分 135
自己決定能力 42, 93, 246
自己決定モデル 70
自己実現 111
自殺幇助 99
事前指示 187
実習記録 285
実証研究 277
自由 40, 104, 144, 225, 274
shouldの倫理 11
守秘義務 49, 195, 282

シュレンドルフ事件　62
消極的安楽死　100
消極的自由　105
消費者運動　65, 121
知らされない権利　86
自律　104, 157
自律尊重　149
真実告知　82
侵襲的　66, 115
人体実験　65, 271
正義・公正　150
性同一性障害　124
生命至上主義　34
生命倫理学　26
責任　5
世代間倫理　142
積極的安楽死　100
積極的自由　105
積極的優遇措置　137
説得　74
善行　150
全人的医療　52
その他の関係　133
尊厳死　101

た行

タスキーギ事件　272
タラソフ事件　57, 195
他律　104
治療拒否　126, 185, 249
治療の差し控え　213
DNAR　129
デス・エデュケーション　38
デリカシー　49
電子カルテ　59
徳倫理学　155
トリアージ　136

な行

731部隊　271
ナンシー・クルーザン事件　229
難病医療　146
ニュルンベルグ綱領　65, 272
任意入院　242
ネイタンソン事件　64

は行

パーシヴァル　82
パーソン論　216
バーナード・ショー　67
パターナリズム　88, 248
判断能力　246
ヒポクラテス　82
秘密　50, 195, 282
平等　138, 144, 220
不完全義務　197
プライバシー　49, 280, 284
プライバシー権　55
プラシーボ　84, 235
フローニンゲン・プロトコル　214
プロセス・モデル　70
ベビー・ドゥ規則　214
ヘルシンキ宣言　65, 272
補助生殖医療　123

ま行

民間療法　275
無益　177
無益性　46
無縁死　259
無危害　150
mayの倫理　11

や行

よい家族　128
よい死　37
欲求充足説　45
弱いパターナリズム　93
四分割表　160

ら行

リスボン宣言　49, 87, 280, 284
リビング・ウィル　188
臨床倫理学　26
倫理学　24
倫理綱領　22
倫理指針　19
老人差別　220
論証研究　277

わ行

わが子論　216

服部　健司（はっとり・けんじ）群馬大学大学院医学系研究科
　　　　　　　　　　　　　　　医学哲学・倫理学分野教授

- 1984年　旭川医科大学医学部医学科卒業
- 1989年　早稲田大学第一文学部哲学科卒業
- 1993年　早稲田大学大学院文学研究科哲学専攻修士課程修了
- 1999年　早稲田大学大学院文学研究科博士後期課程満期退学
　　　　　群馬大学医学部助教授
- 2002年　群馬大学医学部教授
- 2003年〜　現職

伊東　隆雄（いとう・たかお）順真会メイプル病院診療部長

- 1982年　旭川医科大学医学部医学科卒業
- 1990年　北海道立紋別病院医長
- 1998年　芦別精療院副院長
- 1999年　群馬大学医学部非常勤講師
- 2008年　萌仁会荻野病院診療部長
- 2011年　旭川大学短期大学部教授
- 2021年〜　現職

医療倫理学のABC　第4版

2004年12月24日　第1版第1刷発行	定価（本体2,900円＋税）
2012年1月30日　第2版第1刷発行	
2015年12月25日　第3版第1刷発行	
2018年12月20日　第4版第1刷発行	
2024年3月21日　第4版第6刷発行	

編　著　　服部　健司 ©
　　　　　伊東　隆雄　　　　　　　　　　　　　　〈検印省略〉

発行者　　亀井　淳

発行所　　株式会社メヂカルフレンド社

https://www.medical-friend.jp
〒102-0073　東京都千代田区九段北3丁目2番2号　麹町郵便局私書箱48号　電話(03)3264-6611　振替00100-0-114708

Printed in Japan　　　　　　　　　　　　印刷／港北メディアサービス(株)　製本／(株)村上製本所
落丁・乱丁本はお取り替えいたします
ISBN978-4-8392-1635-1 C3047　　　　　　　　　　　　　　　　　　　　　　　　　107096-095

本書の無断複写は，著作権法上での例外を除き，禁じられています．
本書の複写に関する許諾権は，㈱メヂカルフレンド社が保有していますので，複写される場合はそのつど事前に小社（編集部直通 TEL 03-3264-6615）の許諾を得てください．